KRÄUTERPFARRER
HERMANN-JOSEF WEIDINGER

HEILKRÄUTER

ANBAUEN – SAMMELN – NÜTZEN – SCHÜTZEN

BAND 2

MIT 20 FARBBILDERN
NACH AQUARELLEN VON ADOLF BLAIM
UND 20 SCHWARZWEISSABBILDUNGEN

SONDERAUSGABE
VEREIN »FREUNDE DER HEILKRÄUTER«

UEBERREUTER

CIP-Kurztitelaufnahme der Deutschen Bibliothek

Weidinger, Hermann-Josef:
Heilkräuter anbauen, sammeln, nützen, schützen:
Leben aus d. Natur / Hermann-Josef Weidinger. –
Wien; Heidelberg: Ueberreuter

Bd. 2. [Zeichn. u. Aquarelle von Adolf Blaim]. – 1984.
ISBN 3-8000-3186-8

1. Auflage
November 1984

J 1373/1

Schutzumschlag (unter Verwendung einer Fotografie
von Wilfried Vas): Hans Schaumberger, Wien
Zeichnungen und Aquarelle von Adolf Blaim

Papier und Gesamtherstellung: Salzer - Ueberreuter, Wien
Printed in Austria

Inhalt

Meinem Buche zum Geleit

Heilkräuter
anbauen – sammeln – nützen – schützen

Anhang

MEINEM BUCHE ZUM GELEIT

Ver
Ve

Meinem Buche zum Geleit

Wie ich zum »Chinesenpater« kam

Vierzig Erntewagen. Hunderte von Menschen. Pferde-, Ochsen-, Kühe-, Esel- und Ziegengespanne. Eine Reitervor- und -nachhut. Keine Turnierpferde. Ackergäule. Der Noriker-Rasse. Im Hochglanz. Mit Kutscherhand geschmückt. Und die Reiter? Bauern. Bäuerinnen. Burschen und Mädchen, Bauernsöhne und Bauerntöchter.
Ein Erntedankfest im Waldviertel. Oktober 1956. In meiner Pfarre Harth. Die ich damals zwei Jahre zuvor übernommen hatte.
Das Bauernjahr auf Wagenrädern. Die Sprache der Erntewagen. Unsere Pfarrbewohner an den 6 Wochentagen bei ihrer Arbeit. Mit blauem Schurz und kariertem Kalmukjanker. Im schlichten Arbeitsdirndl und mit nach rückwärts gebundenem Kopftuch. – Nicht Folkloristik. Nein. Der Bauernalltag, wie er ist. Geregelt und gelenkt von den Jahreszeiten.
Der Bezirkshauptmann und der Redakteur der Lokalzeitung. Werden an der Pfarrgrenze abgeholt. Mit einer Pferdekutsche, mit der einst die Prälaten des Stiftes Geras fuhren. Am Ortseingang erwartet sie der Festzug.
Tage später stand in Großbuchstaben in den Zeitungen der »Waldviertler Chinesenpater«.
Das Fest war verklungen. Eines blieb mir. Der Beiname. Jahre hindurch.
Ob ich auswärts Einkehrtage hielt. Volksmission predigte. Das Land durchwanderte, um bei Veranstaltungen zu sprechen oder Vorträge zu halten. Überall war es der »Chinesenpater« aus dem Waldviertel.
Meine »Sing-Sang-Sprache«? Jahrelang behielt ich sie bei. Ungewollt. – Der »Chinesenbart«? Den ich bis 1971 trug. – Die einfache Lebensweise? Die ich nie geändert habe. – Meine Liebe zu China und seinem Volk? Heute noch so stark und klar wie vor dreißig Jahren. – Die »blumenreiche« Sprache und das »eurasianische« Denken? Beides kann ich bis heute nicht leugnen. – Die sechzehn Jahre Missionsarbeit in China auf meinem Buckel, der, leicht gekrümmt, manches aushielt?
Was von alldem daran schuld war, an der Namensgebung?
Ich weiß es nicht. – Höchstwahrscheinlich ich. So wie ich war.
Jedenfalls die Zeitung, die ihn erfunden hatte, verkaufte sich gut. Und mir blieb der Name. Bis zum Tage, da ...
Aber der Name tat mir nicht weh.
Dann vergingen Jahre. Jahre der kulturellen Arbeit. Jahre intensiver Seelsorge.

Wie ich meinen neuen Weg fand

Unterdessen war ich Fünfzig geworden. Ein innerer Reifeprozeß vollzog sich. Deutlich spürte ich es.
Als ich die Pfarre Harth übernommen hatte, spielte deren Armut für meinen Entscheid eine wichtige Rolle. – Keine Pfarrpfründe. Kein Pfarrvermögen. Nur ein großer Garten stand mir zur Benützung zur Verfügung. 7 200 Quadratmeter Ausmaß. Mit einer günstigen Nord-Süd-Lage. Umgeben mit Mauern. Zum Großteil verfallen. Durch einen primitiven Prügelzaun notdürftig ersetzt.

Das alles gefiel mir. Und ich sagte ja. Zu meinen Pfarrkindern, zur Armut der Leute, zu meinem alten Pfarrhof, in dem ich von nun an wohnen durfte. Sagte ja zur verfallenen Gartenmauer.
Legte Hand an. Werkte. Ließ werken.
Ich war ein »Bauernpfarrer«.
»Pfarrerbauer« wollte ich keiner werden.
Etwas ganz anderes drängte mich. Kam von ganz innen. Wurde zur Sprache meines Seins. Zur Mutter meiner Handlungen.
Die Wunder in der Schöpfung.
Die unmittelbare Gegenwart Gottes in seinem Werke. In der Welt.
Die vielen Geheimnisse, verborgen und spürbar zugleich, in allem was lebt. Um mich herum ist. Zu meinem alltäglichen Leben gehört. Mir zur Selbstverständlichkeit wird. Und sich so in meinen Augen verallgemeinert. In meinem Denken. Und nicht zuletzt im Handeln.
Dieses »Mich-selber-Verbrauchen« durch Gewöhnung, dieses »Weder-kalt-noch-heiß-Sein«, diese »eingefleischte Lauheit« erschütterte mich. Ich wurde mir selber zur Last.
Meine Selbsterkenntnis baute mir einen »neuen« Weg in die Zukunft.
Dem Menschen gehört das Primat meiner Liebe. Menschen sind für mich ein Geschenk, keine Last. Ihnen zu dienen ist Gnade. Macht mein Leben zur Aufgabe. Der Dienst am Nächsten ist kein Hobby, kein Steckenpferd. Ist Sendung, Lebenszweck, erfüllt auch das ganze Leben. Ganz und gar.
Der Mensch steht für mich an erster Stelle.
Ich liebe auch das Tier. – Hunde, Katzen, Kaninchen, Enten, Hühner und Puten wurden von mir aufgezogen. Gehörten durch Jahre zum »lebenden Inventar« meines Pfarrhofes. Alles aber, was davon sterben und in den Kochtopf wandern sollte, war bald aus dem Pfarrhof verschwunden. – Weil ich alle »meine Tiere« liebte und mir ihr Sterben zu meinem Verzehren wehtat.
Ich liebe auch alle Tiere, die um mich herum leben. Ich spüre, daß sie mich alle mögen. Die Bienen, die Wespen, die Hornissen und Hummeln, die Ameisen und die Igel. Selbst Iltis, Marder, Fuchs und Dachs sind meine Freunde. Hasen, Rehe, Hirsche. Und die unendlich vielen Vogelarten. – Für letztere baute ich in der Gartenmauer Brutnestlöcher. Stellte Nistkästchen auf. Fütterte sie im Winter.
Das Tier mit allen seinen Familien, Gattungen und Arten steht für mich an zweiter Stelle. – Zuerst kommt immer der Mensch. Er hat vor dem Tier den Vorrang.
Und all die Pflanzen und Kräuter, Bäume und Sträucher, Blumen und Gräser? Das alles wuchs in meinem Garten. Den ich neu plante und anlegte. Für den ich die Begrenzungsmauern neu aufbaute. Die benötigten Steine selber brach. Die Holzzäune entfernte. Und so ein wachstumsfreundliches »Kleinklima« schuf.
Dieser Garten ist schuld an dem, was dann kam.

Wie ich zum Kräuterpfarrer wurde

Der Garten lohnte mir mein Arbeiten. In der freien Zeit. Nach dem Religionsunterricht und der Seelsorge.
Er fruchtete von Jahr zu Jahr reichlicher.
Das war aber nur ein Teil der Ernte. Der kleinere.
Ich vertiefte mich immer mehr in das Studium der Pflanzen. Besonders der Heilkräuter. Eine wunderbare Welt tat sich in mir auf.
Die Liebe aus meinen Kindertagen zum Thymian, zum Kalmus, zum Rhabarber nahm neue Dimensionen an.

Die Erfahrung aus China, mit Heilpflanzen die Leiden zu lindern, war auf einmal wieder da. Und dennoch sah ich jetzt alles ganz anders. – Nicht oberflächlich, von außen hinein, sondern vor allem von innen heraus. Ich lernte richtig fragen. Nicht: »Wozu dient mir dieses Kraut?« Sondern: »Warum hilft mir diese Pflanze?« Lernte die Begriffe »exoterisch«, sichtbar wirksam, und »esoterisch«, verborgene Kraft, richtig verstehen und gebrauchen.
Erkannte auch die planetarische Übereinstimmung und den Einfluß auf alles Lebende.
Lernte den »Pflanzencharakter« der Familien, Gattungen und Arten der einzelnen Kräuter kennen.
Fand Beziehungen zwischen Heilkraut und »Menschentyp« heraus.
Merkte bald, daß sich gewisse Pflanzen untereinander mögen, andere sich aber nicht ausstehen können. – Auch bei Menschen soll es so ähnlich sein.
Das war für mich der zweite Teil der Ernte. Der größere.
Studium und Praktik gingen Jahre hindurch Hand in Hand.
Ich lernte immer mehr Kräuter »verstehen«. Liebte sie. Sprach mit ihnen. Machte die kranken Pflanzen gesund. Verwendete sie mit Erfolg zum Heilen.
Daraus entstand in meinem Innern die Mitteilungslust. Unbewußt zuerst.
Nicht wenige Menschen aus dem Inland kamen zu mir. Früher fuhr ich fort. Zum Predigen. Jetzt kamen die Leute zu mir. In meinen Garten.
Urlauber und Reisende aus Deutschland fragten in der Gegend nach dem Weg zum »Kräuterpfarrer«. Keiner der »Einheimischen« hatte den Namen je zuvor gehört, vor allem nicht in bezug auf den Pfarrer von Harth. Sie konnten sich aber vorstellen, wer damit gemeint war. »Man sagte uns, den Kräuterpfarrer muß man gehört und gesehen haben, wenn man nach Österreich kommt.« Das zur Begründung ihrer Frage.
Sie fanden, was sie suchten.
Wir gingen gemeinsam durch den Garten. Die Liebe zu den Pflanzen spiegelte sich im Reden wider. Ich gab meinen Gästen eine eigene Teemischung als Geschenk. Saß dann noch in der Stube, beim Tisch in der Ecke. Wir plauderten. Tranken ein Gläschen »Kräuterschnaps aus dem Pfarrgarten Harth«.
Bald wurden diese »Pfarrhofgespräche« zu »Lebens- und Gesundheitsgesprächen«.
Der neue Weg, den ich beschritten hatte, führte zu den Menschen. Es war ein neuer Weg der Seelsorge. Er wurde zur Sendung. Zum Auftrag. Und ich zum Pfarrer, der sich mit Kräutern befaßt.
So wurde der »Kräuterpfarrer Hermann-Josef Weidinger« geboren. Im fünfzigsten Jahr seines irdischen Daseins. 18 250 Tage nach seiner Geburt.
Das Fernsehen, der Rundfunk und die Presse, sie alle halfen, mehr als mir lieb war, mit, die Geburt zu verkünden.

Wie die Erde schön ist

»Die Erde ist schön.
Der Himmel noch schöner.
Glücklich, wer beides sieht.
Erde und Himmel.«

So schrieb ich in meinem soeben erschienenen Band 3 der »Kleinen Reihe des Kräuterpfarrers«. Als Untertitel »Aufatmen der Seele«. »In Gold geprägt«, der Buchtitel. Aphorismen und Verse.
Erde und Himmel sehen.
Mit einem Blick umfangen. Für die Ganzheit plädieren. In allem. Im Menschsein. Das Unsichtbare, Geist und Seele, dabei nicht ausklammern. Nicht stiefmütterlich behandeln. Mit

Brosamen abspeisen. Jedem der drei seinen Stellenwert zukommen lassen. Diesen Dreibund im Leben achten. Einkalkulieren. Die Folgerung daraus ziehen. Nicht wie seelenlose Logik. Wie erlösende Konsequenz, die Freude in uns weckt. Uns froh macht. Weil es beklemmende Kerkermauern zeitlich beschränkten Erdendaseins durchbricht. Dem Geist fruchtbringende Freiheit gewährt. Zeitlos wird. Grenzen überwindet. Hoffnung gebiert.

Und das Wunder der All-Liebe ist geboren. Das Zeitlose. Das Ewige.

»Heilkräuter anbauen – sammeln – nützen – schützen«, der Titel des Buches. Hinweise auf praktisches Werken mit Heilkräutern. Um gesund zu werden. Oder besser noch, gesund zu bleiben.

Im Band 1 waren es 31 Gesichtspunkte, unter denen ich jede Pflanze sah und darstellte. Band 2 geht darüber hinaus. 42 Gesichtspunkte sind es jetzt, unter denen ich jedes einzelne Kraut der Leserin und dem Leser präsentiere.

Nichts ist im Universum losgelöst. Nichts ist seelenlos. Blutarm. Unsere Welt und die unendlich vielen Sterne. Alles gehört zusammen. Erde und Himmel. Wir sind ein Teil davon. Jedes Tier und jede Pflanze trägt genauso seinen Teil zum Ganzsein bei.

Über allem steht der unendlich gütige Schöpfer-Vater-Gott.

Er liebt dich. Er liebt jedes Wesen. Alles Geschaffene. Auch das »Tote«.

Für dich habe ich dieses Buch über Heilkräuter geschrieben.
Damit du die Erde liebst
Den Himmel dabei aber nicht vergißt.
Die beiden Kräfte in dir wirken läßt. Zum Werden.

Harth, am Vortag von Christi Himmelfahrt 1984

Hermann-Josef Weidinger

HEILKRÄUTER ANBAUEN – SAMMELN – NÜTZEN – SCHÜTZEN

Andorn, Weißer

Marrubium vulgare
Lippenblütler
ausdauernd

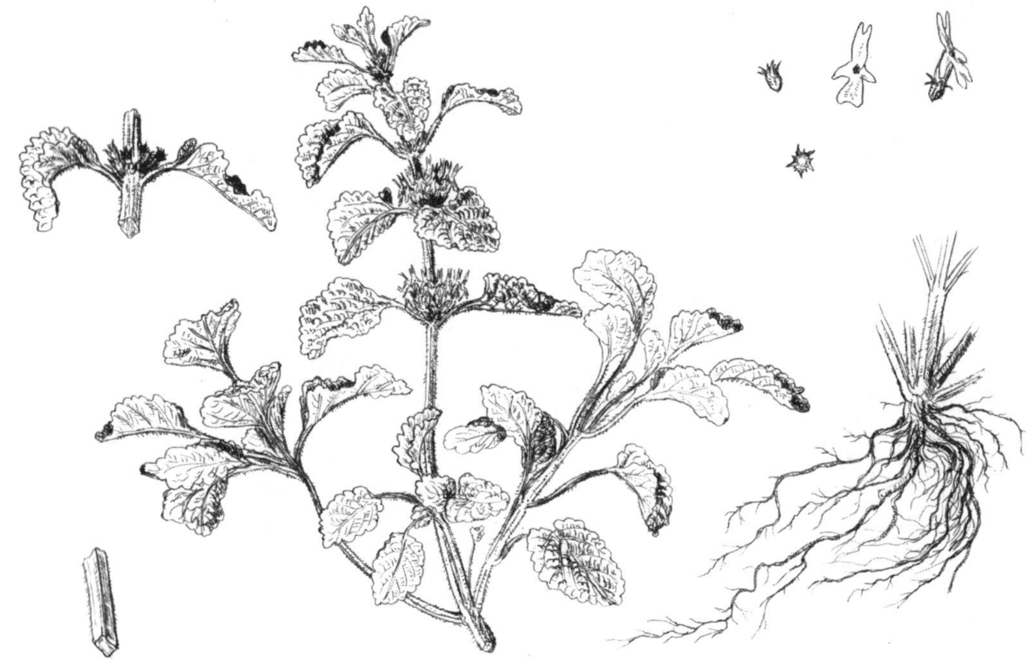

Kurz gefaßt

Aussehen: Stumpf-4kantiger, weißfilziger, vom Boden an verästelter Stengel. 30–80 cm. Dunkelgrüne, gestielte Blätter wollig behaart, runzelig. Blüten weiß, in Scheinquirlen angeordnet. 7–9. *Vorkommen:* Hauptsächlich auf Sandböden. *Verbreitung:* In Europa. *Heilkräftige Pflanzenteile:* Blühendes Kraut ohne Wurzel. *Heilanzeige:* Luftwege, Leber, Magen, Milz, Appetitlosigkeit, Haut, Blut, Drüsen, Harnwege, Gebärmutter, Nerven.

Volkstümliche Bezeichnungen

Aindorn, Alte Weiber, Andron, Annadorn, Antonitee, Antron, Appelkraut, Ballota, Barchhoppen, Berghopfen, Bitteres Andornkraut, Brustdeh, Brustkraut, Chinakraut, Dauer, Dauerndes Lungenkraut, Dauerrang, Doort, Dorant, Dort, Duvelsbete, Edann, Eselorn, Gemeiner Andorn, Geschwürkraut, Gotteshilf, Gotteshilfe, Gotteshilfkraut, Gotteshülff, Gottesmuttertee, Gottvergeß, Gottvergessen, Greandem, Gregander, Haiflä, Hannatee, Helfkraut, Helpe, Helrifkraut, Kalpaneitee, Liewer Andorn, Lippenblumenkraut, Longentei, Lungendank, Lungenkraut, Marcobell, Mariennessel, Mariennesselkraut, Marobel, Marobelkraut, Marubel, Marubelkraut, Matruvie, Mauer-Andorn, Mutterkraut, Ratt Nagel, Roitnabel, Rugertee, Saat des Horus, Samen des Horus, Schabrack, Schwindsuchtkraut, Schwindsuchtkräutel, Segmünz, Siebennagelspitzen, Siegminzenkraut, Siegmünze, Sigminz, Tauerrand, Taurant, Todnessel, Weiße Leuchte, Weißer Anton, Weißer Dorant, Weißer Odohrn, Weißes Andornkraut, Weißleuchtkraut, Wilder Taurant, Witt Beinecken, Witten Andorn.

Namenerklärung

Nach Linné läßt sich der Name *Marrubium* auf Maria-Urbs, eine Stadt in Latium, zurückführen. – In der vorchristlichen Zeit schon wurde der Name mit dem hebräischen *mar* = bitter und *rob* = viel in Zusammenhang gebracht. Was einer sachlichen Interpretation entspricht und über den Geschmack der Heilpflanze aussagt, da es sich hier tatsächlich um eine »sehr bittere« handelt. Wie die Mischna überliefert, wurde Andorn als eines der fünf bitteren Kräuter auch beim traditionellen jüdischen Passahfest verwendet. – Irreführend hingegen ist der Artname *vulgare* = gewöhnlich, häufig, leicht anzutreffen; weil das Heilkraut gar nicht so leicht vorzufinden ist wie ausgesagt. – Den deutschen Namen *Andorn* mit »ohne Dornen« in Verbindung zu bringen, wäre sprachlich zwar möglich, biologisch gesehen findet man jedoch dafür nur einen plausiblen Zusammenhang oder Vergleich mit Pflanzen ähnlichen Aussehens oder ähnlicher Wirkung, und zwar mit den Nesseln. Wegen seiner Blattform wurde Andorn zu den Nesseln gezählt. Den Schmerz bei der Berührung derselben Gewächse nannte man »Dorn«. Da Andorn nicht brennt, nicht weh tut, hat man die Pflanze als »ohne Dorn« identifiziert und bezeichnet. In diese Richtung würde sich ein näheres Studium lohnen. – Die deutsche Artbezeichnung *Weiß* entspricht ganz und gar der Blütenfarbe.

Kulturgeschichte

Der Weiße Andorn ist ein uraltes Heilkraut, dessen Wirkung durch Überlieferung bekannt geworden ist. Die Ägypter schätzten den »Samen des Horus« als wirksames Gegenmittel bei Giften sehr hoch ein, gebrauchten ihn aber auch bei Krankheiten der Luftwege. – Bei Hippokrates und seinen Schülern, den Hippokratikern, wurde diese Heilpflanze bereits um 400 v. Chr. unter den offizinellen geführt. Das heißt, Andorn stand auf der »Liste der wichtigen Kräuter«. Damals nannten die Griechen den Andorn *prasion.* Antike Ärzte haben ihn wegen seiner bittertonischen, harntreibenden, anregenden und auswurffördernden Wirkung vielfach verwendet. *Prasion* erfreute sich größter Wertschätzung und galt als »letztes Mittel« bei Lungenkrankheiten. – Die Germanen weihten den Weißen Andorn dem Gotte Thor. Er stand nicht nur als Heilkraut, sondern auch als Zauberkraut in hohen Ehren und stellte ein Schutzmittel gegen den bösen Feind dar. Sollte ebenso vor Gespenstern, Wald- und Berggeistern bewahren. Man vertrat die Meinung, daß er von Wichteln und Nixen gemieden wird. Er wurde ebenso als sicheres Mittel gegen den Biß eines tobsüchtigen Hundes mit den Worten gelobt:

»Hier ist Andorn,
es versagt nie.«

Weiters heißt es im gleichen Zusammenhang:

»Wenn man Marrubium vulgare
aus der Familie der Labiatae
in den Schuhen trägt,
bellt kein Hund,
wenn man an ihm vorübergeht.«

Der Schutz dieses Heilkrautes gegen böse Geister kommt in einer alten Sage zum Ausdruck: Auf dem Weg in den Keller erschien einer Frau ein Geist. Von panischer Angst erfaßt, drückte sie sich an die Kellerwand. Dabei ergriff sie ein Bündel Andornkraut, das dort an der Mauer hing. Der böse Geist konnte nunmehr der Frau nichts anhaben. Vor der Macht des Andorns mußte er weichen. – Ferner glaubte man, der »Dorant« könnte Tiere aus dem Zauberbann befreien, ihnen die verlorene Stimme wieder zurückgeben. Gleichzeitig wurde ihm nachgesagt, er spiele den Leuten manchmal Streiche und führe sie irre. – Des Andorns wirkliche Macht aber ist die Heilkraft, und an diese glaubte man im Wandel der Jahrhunderte. Auch in unseren Tagen. Schon im 9. Jahrhundert kultivierte der Benediktinerabt Walahfrid Strabo, karolingischer Hofgelehrter und Dichter, auf der Klosterinsel Reichenau im Bodensee Marrubium vulgare. Er verwendete ihn bei »ärgerlichen Beklemmungen«. Worum es dabei ging, kann heute nicht mehr festgestellt werden. Später finden wir den Andorn aber als »Allerweltskraut« überall angewandt. Es ist bemerkenswert, daß der Dichterabt Walahfrid Andorntee bei Eisenhutvergiftungen als Gegenmittel empfiehlt

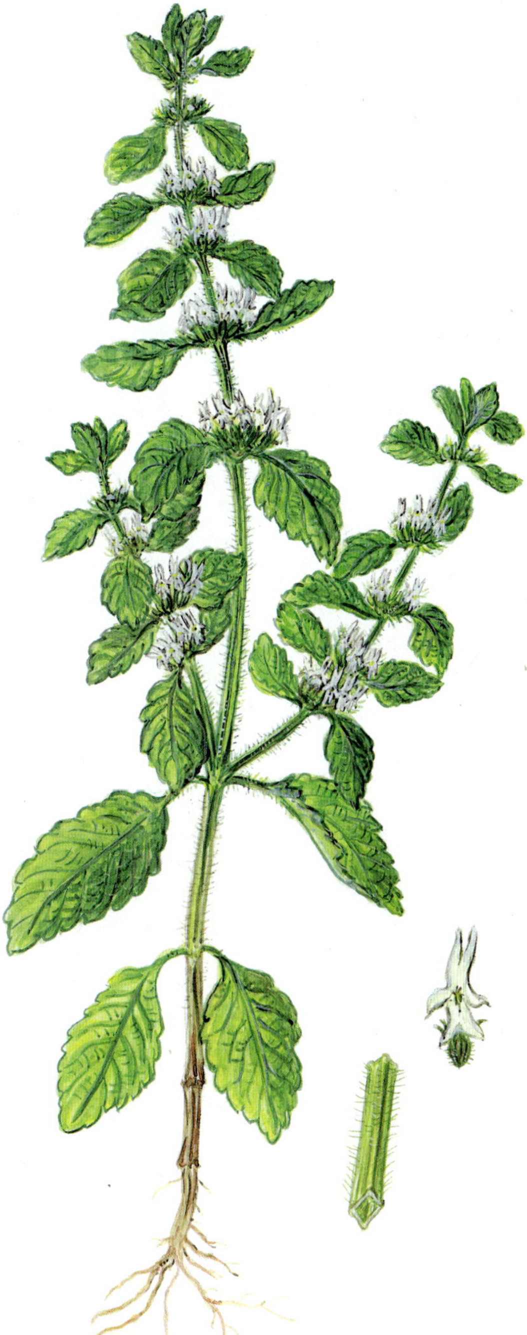

ANDORN, WEISSER
Marrubium vulgare

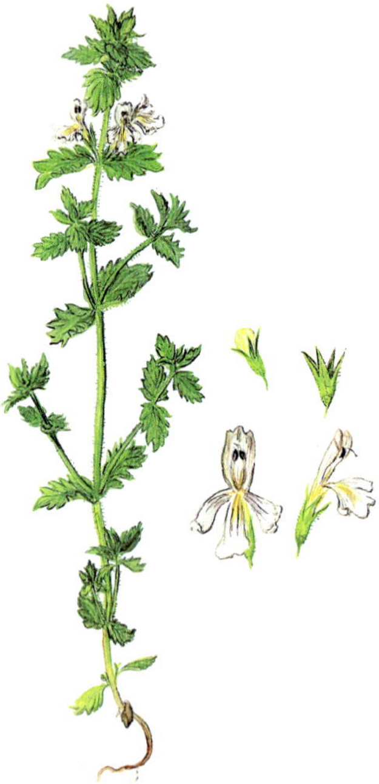

AUGENTROST, ECHTER
Euphrasia officinalis

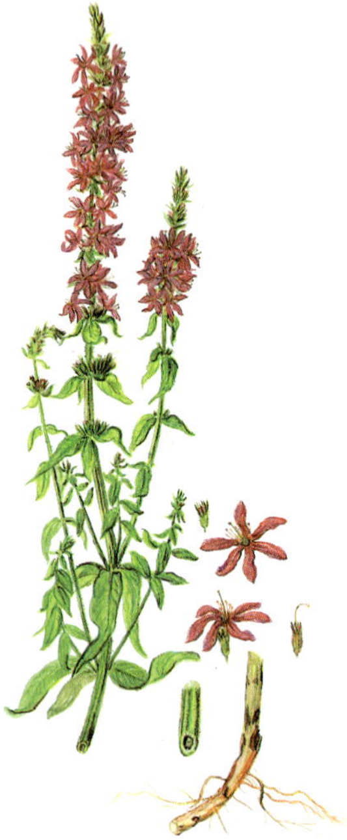

BLUTWEIDERICH
Lythrum salicaria

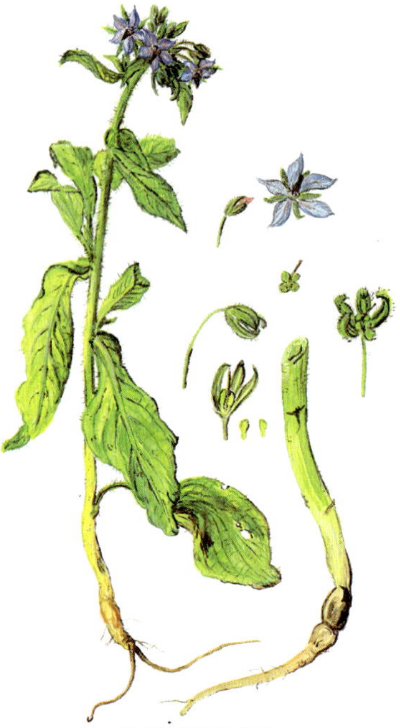

BORRETSCH
Borago officinalis

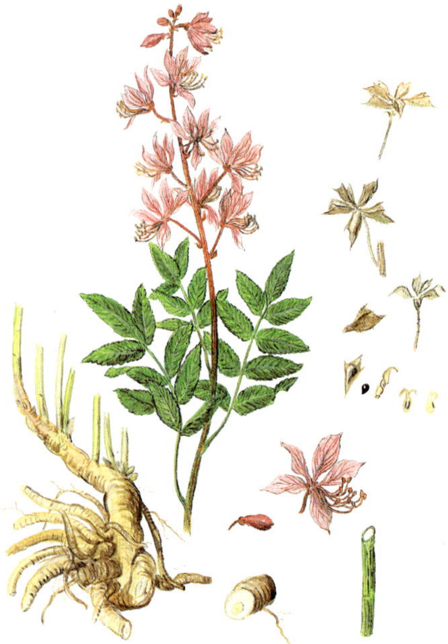

DIPTAM, WEISSER
Dictamnus albus

und auch beschreibt. – Die heilige Hildegard von Bingen führt bei ihren Ratschlägen »vom Kopfschmerz durch Verqualmung des Magens« als hilfreiches Kraut vor allem den Andorn an. Der heilige Albertus Magnus sah im Weißen Andorn ein Kraut »sehr gut fürs Abnehmen [Schwindsucht], Husten, Seitenstechen, Blutspeien, für kurzen Atem und Brustgeschwüre«. Und zwar: »Saft, Blätter und Samen in Wein gesotten und mit Honig getrunken.« – Ein altes Kräuterbuch schreibt: »Gott macht bei dem Gebrauch von Andorn die Schmerzen vergessen, deswegen wird er *Gottvergeß* oder *Gottvergessenkraut* genannt.« – Die christliche Ära brachte diese beliebte Heilpflanze mit der Muttergottes, Maria, in Verbindung, unter der Bezeichnung *Mariennessel* und *Mariennesselkraut.*

Herkunft

Die Heimat des Andorn ist Zentralasien und die Gegend um das Mittelmeer.

Verbreitungsgebiet

Im Mittelalter drang diese Pflanze bereits bis Mitteleuropa vor. Ist in Nordeuropa wie in Irland, Schottland, Dänemark und Südschweden, auf den Kanarischen Inseln und in Nord- und Südamerika anzutreffen. Wächst in Nordafrika, West- und Zentralasien. Fehlt jedoch in Nordwestdeutschland, in den deutschen Alpen und Mittelgebirgen sowie an vielen Küstenstrichen.

Verbreitungsgrad

In der Wildnis nur *sehr zerstreut bis selten* anzutreffen. Der Weiße Andorn ist *vom Aussterben bedroht.*

Standort

Marrubium vulgare war ursprünglich außerhalb des Herkunftsgebietes eine Kulturpflanze. Durch Schafe und Ziegen verschleppt, wurde sie mit der Zeit zur Wildpflanze. Findet sich heute auf trockenen Weiden und Triften, auf Hängen, an Wegrändern, entlang der Dorfstraßen, auf Schuttplätzen, Ödland und Unkrautfluren. Verschmäht auch magere Wiesen und Weiden als Standort nicht. Ist an Hecken und Zäunen zu sehen. Kann als »Dorfpflanze« angesprochen werden. Gedeiht äußerst gut auf Viehlagerplätzen und überdüngten Böden. Eine besondere Vorliebe sind in Nordeuropa aufgrund des Wärme- und Lichtbedürfnisses von Marrubium vulgare Kalkböden.

Merkmale

Aus der harten spindelförmigen *Wurzel* mit zahlreichen Faserwurzeln treibt ein mehrköpfiger Wurzelhals. Der hohle *Stengel* ist 4kantig, dicht und filzig behaart, aufrecht und steif. Die untersten *Blätter,* rundlich bis eiförmig-elliptisch, am Rande kerbig gezähnt, stehen auf langen Stielen. Erreichen eine Länge bis 3,5 cm. Tragen besonders in der Jugend eine spinnwebenartige weiße Behaarung. Später entwickelt sie sich oberseits schwächer und unterseits filziger. Die Blattstiele werden nach oben hin immer kürzer und die Blätter immer kleiner. In den Blattachseln stehen die weißen *Lippenblüten* mit stacheligen Kelchen in dichten Scheinquirlen angeordnet. Die *Höhe* ist je nach Standort sehr unterschiedlich, zwischen 30 und 80 cm. Schwach aromatischer *Geruch,* leicht moschusartig, sonst dem Thymian sehr ähnlich. Der *Geschmack* ebenfalls aromatisch, balsamisch, eher etwas scharf, stark bitter und salzig.

Verwechslungen

Der Andorn ist eine eigentümlich riechende Pflanze. Hat man sich einmal diesen Geruch eingeprägt und beachtet man noch dazu die weißwolligen Stengel und die reinweißen, aber fast unscheinbaren Blüten in kugeligen, dichten Quirlen, dann ist eine Verwechslung kaum mehr möglich. Ansonsten kann man im Vergleich mit *anderen Lippenblütlern* Zweifel haben, ob man die richtige Pflanze vor sich hat. – Nicht selten wird der Weiße Andorn mit der *Weißen Taubnessel (Lamium album),* welche in die gleiche Gattung gehört und mit ihm nahe verwandt ist, verkannt. Die Blätter der Lamium-Art sind zwar herzförmig und behaart, aber nicht oval und filzig wie beim Andorn. Der Weißen Taubnessel fehlt auch der leicht moschusartige Geruch. –

Eine weitere Verwechslung ist mit der *Katzenminze (Nepata cataria)* leicht möglich. Besitzt größere Blätter, rotpunktierte Blüten. Zitronenartigen Geruch, angenehmen, nicht bitteren Geschmack.

Verwandte Arten

Grauer Andorn oder Ungarischer Andorn (Marrubium peregrinum): Auch Schmalblättriger Andorn genannt. 30 bis 60 cm hoch. Kennzeichnet sich durch viele sparrig abstehende graufilzige Äste. Durch eiförmig-lanzettliche Blätter mit stark hervortretenden Nerven. Durch kleine weiße zu 6 bis 12 in lockeren Quirlen stehende Blüten mit 5 Kronzähnen. Sitzen in weißfilzigen Kelchröhren. Blüht von Juli bis September *zerstreut und häufig auf Ödland der Ebene.* Wird als Heilpflanze nicht verwendet.

Schwarzer Andorn, Stinkender Andorn oder Schwarznessel (Ballota nigra): Wegen seiner schmutzigroten Blüten und wegen seines unangenehmen Geruches auch »Gottvergeß« genannt. Früher betrachtete man diese Pflanze als »von Gott verstoßen und dem Bösen preisgegeben«. Kommt *in Unkrautfluren, auf Schutthaufen häufig* vor und ist eine ausgezeichnete Bienenweide. – Wird in der Pharmazie als »Stinkendes Andornkraut« oder als »Schwarzes Andornkraut«, *Herba Ballotae (nigrae),* heute wieder mehr denn je verwendet. Gilt neben dem Baldrian als eines der wirksamsten Naturheilmittel gegen Depressionen. Tee im Aufguß zubereiten. 2 Teelöffel Kraut oder 2 g Pulver für $^{1}/_{4}$ l kochendes Wasser. Täglich 3 bis 4 Tassen längere Zeit hindurch (6 Wochen) trinken.

Wolfstrapp oder Wolfsfuß (Lycopus europaeus): Eine anerkannte Heilpflanze. Findet sich in ganz Europa und in der nördlichen Hemisphäre entlang der Flüsse und an feuchten Orten. Wird zwischen 30 und 90 cm hoch. Mit breiten, zugespitzten, grob- und tiefgesägten Blättern und in den Achseln in Scheinquirlen angeordneten weißen, purpur-punktierten Blüten. Blüht von Juli bis September. – Wirkt hauptsächlich durch ihren Bitterstoff Lycopin bei Schilddrüsenerkrankungen durch Hemmung der Jodwirkung. Wird seit zirka 100 Jahren in der Schulmedizin verwendet. Die Homöopathie behandelt mit Lycopus-Essenz die Basedow-Krankheit sowie Herzklopfen und Nervosität.

Amerikanischer Wolfsfuß (Lycopus virginicus): Vor allem für pharmazeutische Spezialitäten herangezogen: wie zum Beispiel Lycoaktin, bei bedingten Kreislaufstörungen, Herzbräune und vegetativer Dystonie. Professor Assman hat nachgewiesen, daß der Europäische Wolfstrapp, der von der Importdroge fast gänzlich verdrängt wird, die gleichen Eigenschaften besitzt wie die amerikanische Pflanze.

Blütezeit

Verhältnismäßig lang, von Mai bis September.

Befruchtung

Der Weiße Andorn wird namentlich von *kleineren Wildbienenarten* aufgesucht und befruchtet. Die Blütenform ist zur Orientierung unwesentlich. Immen können nur auf eine Entfernung von 40 bis 60 cm gut sehen und unterscheiden. Auf größere Abstände nehmen sie bloß sich bewegende Gegenstände wahr. Sehr wichtig ist dabei der Geruch. Bienen besitzen die vortreffliche Eigenschaft, zusätzlich zum Geruch des eigenen Bienenvolkes noch zirka 40 andere Arten zu unterscheiden. Durch den engen Kronschlund der Andornblüte wird der eingeführte Bienenrüssel erst beim Zurückziehen unweigerlich mit Pollen beladen, so daß eine Bestäubung nicht umgangen werden kann. Obwohl durchaus auch eine *Selbstbestäubung* ohne Bienenbeflug möglich ist.

Samenreife

Erfolgt unterschiedlich und nicht zur gleichen Zeit. Erstreckt sich von Ende Juni bis Ende September.

Ernte- und Sammelgut

Das *blühende Kraut ohne Wurzel (Herba Marrubii). Reine Blütendroge,* zu der auch die obersten Pflanzenteile gezählt werden, bezeichnet man als *Flos Marrubii.*

Erntezeit

Das Kraut wird von Anfang Juni bis Mitte September geerntet. Der Samen hingegen je nach Reife.

Ernte- und Sammelvorschriften

Gesammelt und geerntet werden die oberen Pflanzenteile zur Zeit der beginnenden Blüte. Seltener nur die Blüten allein. Bei der Krauternte die ganze Pflanze etwa handhoch über dem Boden abschneiden. – So schnell wie möglich bei gleichbleibender mäßiger Temperatur trocknen. Zu langsamer Vorgang führt zu beachtlichen Verlusten des äußerst wertvollen ätherischen Öles, das von Haus aus nur in geringen Mengen vorhanden ist.

Anbau

Der Marrubium vulgare bevorzugt warme und windgeschützte Lage, ist aber ansonsten anspruchslos. Gedeiht ausgesprochen gut auf Sandfeldern. Erreicht dort den höchsten Wirkstoffgehalt. Kann auch noch an jenen Stellen gepflanzt werden, wo wegen des steinigen Untergrundes eine andere Kultur nicht mehr in Frage käme. Stauende Nässe und undurchlässigen Tegelboden sowie reine Lehmböden verträgt der Weiße Andorn nicht. Auf bestimmte Vorfrucht stellt er keine Ansprüche. – In der Feldkultur sind die gleichen Entfernungen der Reihen und die Abstände in der Reihe wie beim Kartoffelbau empfehlenswert. – Zur Vermehrung kann sowohl Stockteilung als auch Samenaussaat in Betracht gezogen werden. Letztere Möglichkeit kommt vor allem für Anfänger im Andornbau in Frage. Die günstigste Zeit der Aussaat liegt im Herbst. Stockteilung ist dann empfehlenswert, wenn genügend entwickelte Altstöcke vorhanden sind und die Kultur vergrößert werden soll. Auf diese Weise kommt es bereits im 1. Jahr der Bepflanzung zu einer mäßigen Ernte und somit zu einem Ertrag. Stockteilung ist genauso vorteilhaft, wenn das alte Kulturland aufgelassen und ein neues Feld bepflanzt werden soll. – Obwohl der Boden nicht leicht »andornmüde« wird, ist es dennoch ratsam, nach 5 bis 6 Jahren den Standort zu wechseln. Stockteilung führt man am besten im zeitigen Frühjahr durch. Oder im Frühherbst, gleich nach der Ernte. Bei zu später Auspflanzung muß bei ungünstigen Winterverhältnissen mit einem größeren Ausfall gerechnet werden. Die Entfernung in der Reihe soll 25 cm betragen. – Hacken und Freihalten von Unkraut ist notwendig. Das Auftragen von altem, verrottetem, krümeligem Kompost im Herbst steigert ebenso den Ertrag wie Jauche- oder Gülledüngung im Frühjahr bei feuchtem, trübem Wetter. Eine Winterschutzdecke ist angebracht.

Saatgut

Der *Samen* des Weißen Andorns ist schwarz, rund und rauh. – Zur Gewinnung des Saatgutes müssen die Samenstände vor der völligen Reife ausgeschnitten und in spaltenfreien Steigen gesammelt werden, um Verluste zu vermeiden. Bei ordnungsgemäßer Lagerung bleibt das Erntegut bis zu 3 Jahre keimfähig. Nach Aussaat keimt der Samen nach 2 bis 3 Wochen. – Das *Tausend-Korn-Gewicht* beträgt 0,89 g.

Erträge

In Hinblick auf die vielseitige Verwendung für Heilzwecke würde es der Andorn verdienen, mehr als bisher feldmäßig angebaut zu werden. – Der Hektarertrag an Andorndroge *(Herba Marrubii)* als Apothekerware kann mit einem Durchschnittswert von 6 500 kg aus der Erfahrung heraus angegeben werden.

Für den Heimgarten

Wollen Sie eine bestimmte Pflanze, in unserem Falle ein Heilkraut, in Ihrem Garten unterbringen, müssen Sie den Standort bestimmen. Zuvor ist es jedoch notwendig, die Lebensbedingungen des Krautes genau zu kennen. Fragen Sie sich: »Wo war diese Pflanze ursprünglich daheim? Wo kommt sie in der freien Natur vor?« Jetzt versuchen Sie, die Antwort zu geben. Ein konkretes Beispiel: der Andorn. Seine Heimat ist Zentralasien und das Mittelmeergebiet. Also Gegenden, wo Wärme und eine entsprechende Luftfeuchtigkeit vorhanden sind. Bei uns findet er sich auf Schuttplätzen, Wegrändern, zwischen Zäunen und Hecken. Nachdem Sie diese Antwort zur Kenntnis genommen haben, müssen Sie die Schlüsse daraus ziehen. Nun wieder zum Andorn: Er braucht Sonne, gedeiht aber auch noch im Halbschatten. Siehe Zäune und Hecken! In bezug auf Bodenbeschaffenheit ist er sehr genügsam. Kalkhaltigen Boden, sandigen Lehm liebt er besonders. Und was die Düngung betrifft, stellt er keine großen Ansprüche. Nun, da Sie alle diese Fragen beantwortet haben, können Sie zur Durchführung übergehen, indem Sie sich noch einmal fragen: »Wo habe ich in meinem Garten so ein Plätzchen?« Die Antwort wird leicht sein. Ich will Ihnen dabei helfen. – Wie steht es bei Ihnen längs des Gartenzaunes? Der Mauer entlang? Was steht dort? Hat dort noch etwas Platz? Haben Sie in Ihrem Garten eine Stelle, wo Bauschutt abgelagert worden ist? Wie steht es mit einem »Alpinum«? – Auf alle diese Fragen müssen Sie sich selber Antwort geben. Ich kann Ihnen dabei nur behilflich sein. Bin sozusagen Ihr »geistiger Handlanger«. Und das bin ich gerne. – Wenn Sie sich so für Ihre »neue« Pflanze ein Plätzchen im Garten ausgesucht haben, dann säen oder pflanzen Sie. Beachten aber dabei auch immer das Kapitel »Anbau«. Nur wenn Sie sich Ihre Heilkräuter im eigenen Garten auf diese Weise »erobern und erarbeiten«, werden Sie Freude daran finden. Der erste Kontakt und nicht der »geringste« ist vollzogen. Und Kontakt zu »Ihren« Pflanzen wollen und sollen Sie finden. Erst dann werden Sie diese richtig mit Sorgfalt und Erfolg nützen.

Krankheiten und Schädlinge

Der Andorn ist sehr widerstandsfähig. Krankheiten sind kaum bekannt. Dies dürfte eindeutig auf den hohen Bitterstoffgehalt der Pflanze zurückzuführen sein. Ich konnte außer *gelegentlichem Mehltaubefall* im Spätsommer und vereinzelt sporadischem Befall der Pflanzenstengel durch *Rostpilz* keine anderen pilzlichen Erkrankungen feststellen. An tierischen Schädlingen sind es vor allem die *Raupen einiger Schmetterlingsarten*, welche die Pflanze hie und da als Wirtspflanze benützen und Fraßschäden verursachen. – Gegenmaßnahmen: Die vom Mehltau oder Rostpilz befallenen Exemplare ausschneiden. Die gesunden Teile können noch als Droge verwendet werden. Die kranken Pflanzenteile sofort verbrennen. Nicht kompostieren. Nicht wegwerfen und liegenlassen. Denn die Pilze werden durch den Wind vertragen und befallen die gesunden Kräuter aufs neue. Beim Kompostieren würden die Pilze verrotten und nicht sterben. In der normalen »Kompostwirtschaft« eines Hausgartens wird ja die gare Komposterde nicht durch Dampf sterilisiert, sondern gut verrottet im Garten zur Düngung oder Verbesserung der Krumme ausgelegt. Auf diese Weise kommen Rost- und Mehltaupilze zur Verbreitung und leben auf anderen Wirtspflanzen wieder weiter. Deshalb gilt hier nur ein einziges Gebot: Alle von Pilzen befallenen Pflanzenteile abschneiden und sofort verbrennen. Nur so kann man dem Pilzbefall im Garten Herr werden. Ich weiß jedoch, daß es unter den Fachleuten geteilte Meinung gibt. Nämlich solche, die den Standpunkt vertreten, verseuchte Pflanzenrückstände würden die Widerstandskraft der Vegetation stärken. Die Erfahrung aber hat mich diesbezüglich skeptisch gemacht. – Raupen einsammeln und vernichten.

Wirkstoffe

Die Pflanze enthält 0,3 bis 1,0% Marrubiin, ein Bitterstoff, ferner 0,05% ätherisches Öl. Bedeutend ist das Vorhandensein von 6,5% Gerbstoff. Andorn beinhaltet außerdem noch Harze, Fett, Wachs, Pflanzenschleim und vor allem viel an Salzen. Saponine sind keine aufzuweisen.

Heilwirkung

Magenstärkend, hustenstillend, hustenreizmildernd, expectorierend, harntreibend, hautfreundlich, appetitanregend, stopfend bei Durchfällen verschiedenster Ursache, in größeren Mengen abführend. – Mit Erfolg angewandt bei Keuchhusten, Lebererkrankungen, Krampfadern, Rheumabeschwerden und Stoffwechselstörungen.

In der Heilkunde

Leider hat die Schulmedizin heute auf die

Anwendung dieses Heilkrautes verzichtet. – Da Andorn, auch in größeren Dosen angewandt, keinen Brechreiz verursacht, wäre er anstelle des immer noch verwendeten Ipecacuanha, das gleichzeitig ein Brechmittel ist, anzuraten. – Der hauptverantwortliche Träger der Wirkungen des Weißen Andorns ist das Marrubiin. Es fördert die Drüsensekretion der Atemwege. Seine therapeutische Verwendung in der Medizin als Expectorans wird sich sicherlich lohnen. Ferner steigert Marrubiin auch die Leberfunktion. Wirkt günstig bei extrasystolischer Arrhythmie, aber nur in geringen Gaben. Der Preßsaft der grünen Pflanze fördert die Ausstoßung der Placenta.

Als Hausmittel

Paracelsus, Matthiolus, Hufeland und Pfarrer Kneipp hielten große Stücke auf den Weißen Andorn. Seine anregende Kraft auf die Leber und auf die Säftebildung des Magens macht ihn seit alters her zu einem vielgebrauchten Hausmittel. Er wird auch gerne bei chronischem Krampfhusten älterer Leute, bei Kehlkopfschmerzen, bei Blutarmut und zur allgemeinen Hebung körperlicher Kräfte nach Schwächeanfällen und überstandenen schweren Krankheiten eingesetzt. Bei Gelbsucht und Leberschwellung leistet er merkliche Hilfe. Zur Normalisierung des Stuhlganges wird er oft angewandt. – Bei allen diesen angegebenen Fällen kann man den frischen aus der Pflanze gepreßten Saft verwenden. Zwei Möglichkeiten stehen offen: 1. Täglich 3- bis 4mal 1 Eßlöffel voll, vermischt mit 1 Teelöffel Bienenhonig, einnehmen. – 2. 2mal täglich, vormittags und nachmittags, 1 Tasse Fleischbrühe je 2 Eßlöffel Saft beigeben und trinken. Es ist dabei zu achten, daß das tägliche Quantum 60 g nicht überschreitet. – Andorntee kann bei Uterus-Erkrankungen, vor allem bei Menstruationsstörungen und bei ausbleibender Regel sehr empfohlen werden. Man nimmt 2 gehäufte Teelöffel frischen oder getrockneten Andornkrautes, übergießt es mit $1/4$ l kochendem Wasser. Kurz ziehen lassen, 5 Minuten genügen. Um eine spürbare Wirkung zu erzielen, ist es notwendig, täglich 3 bis 5 Tassen davon zu trinken. Man kann dadurch zum Großteil seinen Flüssigkeitsbedarf decken, so daß diese Menge niemanden abschrecken und daran hindern soll, die Kur wenn nötig durchzuführen. Die gleiche Teekur wird auch bei Gelbsucht, bei Leber- und Gallenbeschwerden, bei Magenschmerzen, bei Blähungen, Hämorrhoiden, Eingeweidewürmern, bei geistiger und körperlicher Überanstrengung, bei Nervenleiden durchgeführt, ebenso bei Nieren- und Blasenleiden. – Bei schlecht heilenden Wunden empfiehlt es sich, dieselben mit Andorntee auszuwaschen und eine Auflage anzubringen, die alle 8 Stunden erneuert wird. Auf ein sauberes Leinenflekkerl eine Handvoll Watte und obendrauf wieder ein Leinenfleckerl legen, dann gut mit warmem Andorntee durchtränken, leicht ausdrücken, auflegen und verbinden.

In der Tiermedizin

Wunden und Geschwüre der Haustiere jeder Art können mit dem Absud des Andornkrautes ausgewaschen werden. Dabei muß der Tee gut warm sein. Hernach kann auf dieselben Wunden Andornöl geträufelt werden (Zubereitung siehe im Kapitel »Auszüge«). – Haustiere, die an gastritischen Erkrankungen leiden, wie Reizung der Schleimhäute oder Mangel an Magensaftproduktion, bei denen es nicht angebracht ist, reine Bittermittel wie Enzianwurz oder Benediktenkraut anzuwenden, können mit Andornkraut ausgeheilt werden. Dafür gibt es zwei Anwendungsmöglichkeiten: Grasfressenden Tieren gibt man je nach Körpergröße pro Tag einige Male 1 Handvoll blühendes Andornkraut, frisch oder getrocknet, als Futter. Die anderen bekommen Andorntee als Tränke oder als Einguß verabreicht.

In der Homöopathie

Die homöopathische Essenz *Marrubium, D4*, täglich 3mal 15 Tropfen genommen, wird hauptsächlich bei Husten, bei Gallen- und Leberleiden und bei Appetitlosigkeit angewandt.

In der Küche

Menschen, die an Appetitlosigkeit leiden,

können frische feingehackte Andornblätter der täglichen Suppe beimischen. Allerdings dürfen diese nicht mitgekocht werden. Man soll sie gemeinsam mit Schnittlauch erst kurz vor dem Servieren beigeben. – Leber- und Gallenleidenden ist Andorntee zum Frühstück zu empfehlen.

Für die Körperpflege

4 gehäufte Eßlöffel Andorndroge, frisch oder getrocknet, werden in ein Leinensäckchen gegeben, dasselbe zugebunden, mit 3 l kochendem Wasser übergossen, 15 Minuten ziehen gelassen und dem Badewasser zugefügt. Sie hilft bei unreiner Haut und Leberflecken. Der Kräuterbeutel kann während des Bades im Badewasser bleiben. Bei Leberflecken soll aber zusätzlich noch 2mal täglich 1 Tasse Andorntee nach dem Essen getrunken werden. – Frischer Andornsaft, mit Honig gut verrührt, auf ein Leinwandfleckchen aufgetragen und bei Hautausschlägen aufgelegt, heilt dieselben in kurzer Zeit aus. Man muß jedoch dieses Pflaster einige Tage hindurch 2mal täglich anbringen.

Auszüge

Süßholz, Fenchelsamen und Andorndroge zu gleichen Teilen mischen, davon 3 Eßlöffel voll in $^1/_2$ l Weißwein gut aufkochen, 20 Minuten ziehen lassen. Abseihen und darin 1 Eßlöffel Bienenhonig auflösen. Ergibt einen ausgezeichneten *Medizinalwein,* der bei Schwierigkeiten des Harnlassens Abhilfe schafft. Eßlöffelweise öfters während des Tages nehmen. – *Andornöl* kann man so zubereiten: $^1/_2$ l kaltgepreßtes reines Olivenöl wird mit 3 vollen Eßlöffeln Andorndroge vermischt und 14 Tage in die Sonne gestellt, in einem verschlossenen Glasgefäß natürlich. Täglich 1mal gut durchschütteln. Hernach abseihen, den Rückstand auspressen. In eine enghalsige Flasche füllen und dunkel lagern. Das Andornöl ist gebrauchsfertig und stets einsatzbereit. Bei Ohrenweh, Ohrenstechen werden einige Tropfen vorsichtig eingeträufelt. Täglich 2- bis 3mal 1 Teelöffel voll eingenommen und etwas warme Milch oder eventuell auch einen Schluck Tee nachgetrunken, hilft bei schmerzhafter Periode. Besonders jungen Mädchen in der Entwicklung und vor den ersten Regeln zu empfehlen. Auf die gleiche Weise angewandt, schafft Andornöl auch bei leichter Verstopfung Abhilfe, aber ebenso bei kurzem Atem älterer Leute und bei Hustenreiz. – Bei Lungenschwäche, Stickhusten wie auch bei Magenschwäche kann *Andornsirup* empfohlen werden. 150 g frisches oder getrocknetes Andornkraut mit 1 l kochendem Wasser überbrühen, 10 Minuten ziehen lassen. Abseihen, $^3/_4$ kg Rohzucker hinzufügen, auflösen und so lange kochen, bis eine dickzähe Flüssigkeit entsteht. Abfüllen, dunkel und kühl lagern. Täglich 2 bis 3 Teelöffel voll einnehmen. Bei Asthma mit dickem, gelblichem, sehr zähem Auswurf wie auch bei allen anderen Erkrankungen der Luftwege, die in den Schleimhäuten ihren Sitz haben und oft sehr langwierig sind, hilft Andornsirup, wenn er längere Zeit hindurch regelmäßig angewandt wird. – *Andornbonbons* sind bei länger anhaltendem Husten sehr beliebt. Die Zubereitung ist vorerst die gleiche wie beim Andornsirup. Man kocht die Flüssigkeit so lange, bis sie fest und hart wird, nimmt im noch warmen Zustand halbe Teelöffel voll heraus, gibt sie in kaltes Wasser und schreckt sie so ab. Die gewünschten Bonbons erhält man aber auch, indem man die Masse auf ein Nudelbrett, das vorher mit Staubzucker bestreut wurde, legt, zu fingerdicken Walzen formt, Scheiben herunterschneidet und die Bonbons an Ort und Stelle hart werden läßt. – *Andornhonig:* $^1/_4$ l Andornsaft wird erwärmt (nicht über 40° C). Darin löst man $^1/_4$ kg Honig auf. Diese Masse noch warm in Rexgläser füllen. Die Gläser werden zuerst warm ausgewaschen, dann gibt man pro Glas 1 schwachen Löffel Kognak oder guten Schnaps hinein, schüttelt durch, leert den Schnaps heraus, und jetzt füllt man die heiße Masse ein. Zuschließen, dunkel und kühl aufbewahren. Kindern, die an Bleichsucht leiden, zuwenig rote Blutkörperchen haben, wie auch solchen Kindern, die rachitisch veranlagt sind, soll 4- bis 6mal pro Tag 1 Teelöffel voll davon gegeben werden. Eventuell etwas Milch nachtrinken. – *Andornsalbe:* 675 g Schweinefett werden bis zum Aufprasseln erhitzt. Auf kleine Flamme drehen, 200 g Schaftalg und nach dessen Auflösung 100 g Bienenwachs hinzufügen. Das Gefäß wegstellen, 25 g Honig und $^1/_4$ l Andornsaft einrühren. Wenn eine Einheitsmasse vorliegt, abfüllen. Nach dem Erkalten abschließen und kühl und dunkel lagern. Stillende Mütter reiben damit 2mal täglich ihre Brüste ein. Fördert den Milchfluß.

In der pharmazeutischen Industrie

Die Spirituosenindustrie setzt das aus dem Andorn gewonnene Öl Bieren und Likören bei. Da Andorn in der Schulmedizin kaum verwendet wird, ist bis jetzt auch die pharmazeutische Industrie wenig an seiner Verarbeitung interessiert gewesen. Die zum Großteil aus Amerika importierte Droge ist öfters mit *Ballota hirsuta* verfälscht. – Im Handel gibt es einige *Fertigpräparate:* Asthma-Tee Hevert, Dolichos Oligoplex, Salus Chol-Tee, Gallen-Lebertee EF-EM-ES (nach Austria-Codex).

Aus meiner Erfahrung

Andornsamen, zur Teebereitung verwendet, bringt gute Erfolge bei hartnäckigem Husten. 1$^1/_2$ Teelöffel Samenkörner werden mit $^1/_4$ l Wasser kalt angesetzt, kurz aufgekocht, 10 Minuten ziehen gelassen, abgeseiht und mit 1 Eßlöffel echtem Bienenhonig gesüßt, in eine Thermosflasche gefüllt und während des Tages schluckweise getrunken. Hat schon manchem von lästigem, hartnäckigem Husten Gequälten Linderung verschafft. – Bei Milzverhärtung hat sich Frischsaft, zur Hälfte mit lauwarmem Wasser verdünnt und 3mal täglich getrunken, bewährt. Zubereitung: 1 Eßlöffel frisch gepreßten Andornsaft in ein Glas geben, mit 1 Eßlöffel warmem Wasser vermengen, abrühren und trinken. – Linné sagt, Andorn helfe gegen Speichelfluß nach Quecksilberkuren. – Persönliche Erfahrung mit alten Rezepten: »Die Blätter vom Weißen Andorn in Wasser gesotten und mit Honig versüßt, getrunken, hilft den Frauen in Kindsnöten und reinigt nach der Geburt.« – »Andorn nimmt man auch zu Bädern für Frauen, welche über Schmerzen im Rücken, in den Beinen und in der Seite klagen.« – »Blätter und Samen mit Schmalz vermischt und aufgelegt, verzehren den Kropf.« – »Andorn-Absud in Lauge [Schmierseife] heilt den Grind, die Schuppen und die Flechten!«

Nicht übersehen

Der Weiße Andorn wird von manchen Fachleuten oft gegen Extraschläge des Herzens und bei nervösen Herzbeschwerden empfohlen. Auch bei Wurmbefall wird er eingesetzt. – Andorntee schmeckt sehr bitter. Bitterstoffe aber üben auf den Körper zusätzlich zur speziellen Heilkraft der Pflanze eine günstige Wirkung aus. Es soll normal nicht gesüßt werden. Sträubt sich der Körper gegen den zu starken bitteren Geschmack, dann süßt man. In diesem Fall nicht mit Honig, obwohl ich diesen immer wieder empfehle, sondern man nimmt Süßholzwurzel: $^1/_2$ bis 1 Teelöffel Süßholzwurzel mit $^1/_8$ l Wasser kalt zustellen, aufkochen, 10 Minuten ziehen lassen, abseihen und diese Flüssigkeit dem durch Aufguß zubereiteten Tee beifügen. Dabei sei vermerkt, daß man den Aufguß nicht mit $^1/_4$ l, sondern mit $^1/_8$ l Wasser herstellt, um am Ende wieder $^1/_4$ l zu haben. Vom Andorn nimmt man jedoch auch in diesem Fall 2 Teelöffel voll der Droge, um so die Wirkung nicht zu schmälern.

Naturschutz und gesetzliche Bestimmungen

In einschlägigen botanischen Werken wird der Weiße oder Gemeine Andorn unter Verbreitungs- und Häufigkeitsangabe für Deutschland als »zersteut und selten« geführt. Ich selbst habe ihn in nördlichen Gebieten Österreichs nicht sehr häufig gefunden und betrachte ihn deshalb zu jenen Pflanzen gehörig, die man schützen und verbreiten soll. Das heißt konkret: Nicht alle Pflanzen, die man an einem Standort findet, sammeln. Gut entwickelte Pflanzen als Samenträger stehen lassen. Wenn möglich, Samen zur Zeit der Reife einsammeln und im eigenen Garten vermehren. Aber auch in der Wildnis kann man durch Ausstreuen der Samenkörner eine weitflächige Ausbreitung fördern. Am günstigsten ist dies nach einem Regen. Wenn Sie das nächste Jahr an derselben Stelle vorüberkommen, werden Sie sich an Ihren „Pflanzen-Paten-Kindern“ erfreuen können.

Aus meiner Kräuterapotheke

Der Neurastheniker hat sich nicht selten selbst zugrunde gerichtet. Durch Überanstrengung, Kaffee, Alkohol und Nikotin. Ihm fehlt das bewußte Leben. Er läßt sich hingegen von der Strömung oder von der Gegebenheit mitreißen. Hat am eigenen Körper Raubbau getrieben. Er muß beginnen, sich von Leber, Galle her, über Luft- und Atemwege, zu stärken. Die folgende Teekur, 3 Wochen hindurch je 1 Tasse vor den Mahlzeiten getrunken, dann 3 Tage aussetzen, 3mal durchgeführt, hilft nur dann, wenn ein bewußteres Leben, mit vernünftiger Zeiteinteilung und genügend Schlaf, begonnen wird. – Andornkraut 3 Teile, Pfefferminzblätter 2 Teile und Fenchelsamen 1 Teil. Andorn und Minze können sowohl frisch als auch getrocknet verwendet werden. 2 Teelöffel der Mischung mit ¼ l kochendem Wasser übergießen, 15 Minuten zugedeckt stehen lassen, abseihen. Schluckweise, warm und langsam trinken.

Altbewährte Rezepte

Bei Milzschwellung: Schmerzende Schwellungen an der linken Seite des Oberbauches können unter Umständen von einer vergrößerten Milz herrühren. Arzt aufsuchen und die Ursache fachmännisch feststellen lassen. – Als *Teemischung* kann empfohlen werden: Andornkraut 60 g, Ringelblumenblütenblätter 30 g, Bockshornkleesamen 20 g, Lavendelblüten 20 g und Weiße Taubnessel 20 g. 2 Teelöffel der Mischung mit ¼ l kochendem Wasser übergießen, 15 Minuten ziehen lassen, abseihen. Täglich vor den Mahlzeiten 1 Tasse trinken.

Bei Depressionen: Heilend wirken in erster Linie Gespräche mit erfahrenen Personen über den praktischen Lebenssinn. Zu meiden sind alle »philosophischen Hin-und-her-Deutereien«. Der Schöpfer will mich haben, hier auf meinem Platze. Ich darf mich nicht unterschätzen. Mein Leben hat einen Sinn. Hier und so wie ich bin, mit meinen Fähigkeiten, muß ich aus dem Leben etwas machen. Erst wenn ich mich geöffnet habe, kann ich mit dieser *Teekur* beginnen, die ich 3mal 4 Wochen lang, mit je 1 Woche Unterbrechung, durchführe: Andorn 100 g, Johanniskraut 80 g, Wacholderbeeren 50 g, Weißdornblüten 30 g, Arnikablüten 20 g und Majoran 20 g. 2 Teelöffel der Mischung mit ¼ l kochendem Wasser abbrühen, 15 Minuten ziehen lassen, abseihen. In der Früh nach dem Aufstehen und abends 1 Stunde vor dem Schlafengehen je 1 Tasse trinken.

Zur Blutverbesserung: Hautblässe, leichte Graufärbung des Zahnfleisches und der Lippen, Frostgefühl am Körper, blasse Fingernägelfarbe sind nur einige der wichtigsten Merkmale von *Bleichsucht* oder *Blutarmut.* Ernährungsreform ist das wichtigste Gebot: naturbelassene Kost, viel grünes Blattgemüse, rohe Salate von Roter Bete, Sellerie, Möhren. Viel Spinat, auch von Brennesseln zubereitet. Täglich 1 Löffel voll Lebertran einnehmen. Bienenhonig in Apfelmus gemischt. Täglich nach dem Aufstehen Kaltabreiben der Brust, des Gesichtes und der Arme. Alkohol gänzlich meiden. – Unter allen tonischen, bitteren, appetitanregenden und aufbauenden Heilpflanzen sind die folgenden die wertvollsten: Alantwurzel, Anisfrüchte, Birkenblätter, Bockshornkleesamen, Brennesselkraut, Eichenrinde, Gelbe Enzianwurzel, Hagebuttenfrüchte, Löwenzahnblätter, Rosmarinblätter, Salbeiblätter, Thymiankraut, Walnußblätter, Weißdornblüten und Wermutkraut. Alantwurzel, Eichenrinde, Enzianwurzel und Hagebuttenfrüchte werden zerkleinert kalt zugestellt und 5 Minuten aufgekocht, 10 Minuten ziehen gelassen. Alle anderen angeführten Kräuter übergießt man mit kochendem Wasser, läßt 15 Minuten ziehen. Bei beiden Zubereitungsarten nimmt man für ¼ l Wasser 2 Teelöffel der Droge. Diese Kräutertees sollen abwechselnd getrunken werden, pro Sorte höchstens 1 Woche lang. Man kann auch täglich wechseln. – Für eine 3-Wochen-Kur ist folgende *Teemischung* bestens zu empfehlen: Andornkraut 60 g, Schafgarbe 30 g, Odermennig 20 g, Arnikablüten 20 g, Eisenkraut 20 g. Zubereitung durch Aufguß. Menge wie oben. Täglich 3 Tassen, 3 Wochen lang, trinken.

Bei starker Verschleimung der Atemwege, schwerem Atem, Husten: Erkrankungen der Atemwege sind u. a. Ursache von Entzündungen, Infektionskrankheiten und oft die

Folgen einer Überanstrengung der Stimme. Können aber auch von Lähmungen des Stimmbandnervs und von Rachenkrankheiten herrühren. Bei öfteren Schwierigkeiten der Luftwege ist eine ärztliche Untersuchung unbedingt notwendig, damit schwere Krankheiten nicht übersehen werden. Schonung der Stimme für einige Tage erforderlich. – Als Gurgelwasser empfehle ich: 3 Teile Arnikablüten, 2 Teile Kamillenblüten und 1 Teil Pfefferminzblätter. Durch Aufguß zubereiten. 2 Teelöffel der Mischung für ¼ l Wasser, 15 Minuten zugedeckt ziehen lassen. Zusätzlich kann man auch mit dem gleichen Tee inhalieren. – Als oft bewährte *Teemischung* sei folgende erwähnt: Andornkraut 5 Teile, Alantwurzel 4 Teile, Huflattichblätter 4 Teile, Bibernellenwurzel 3 Teile, Lungenkraut 3 Teile, Seifenkrautwurzel 2 Teile, Veilchenwurzel 1 Teil. 1 Stunde kalt ansetzen, kurz aufkochen, 10 Minuten stehen lassen, abseihen und täglich 3 Tassen schluckweise und warm trinken. 3 Wochen lang, dann 1 Woche aussetzen und bei Bedarf diese Kur wiederholen.

Stärkung der oberen Luftwege: Durch Stärkung der oberen Luftwege kann man vorbeugend viel für die eigene Gesundheit tun, und dafür empfehle ich folgende *Teemischung*: Andornkraut 6 Teile, Seifenkrautwurzel 5 Teile, Fenchelsamen 4 Teile, Süßholzwurzel 3 Teile, Königskerzenblüten 2 Teile, Arnikablüten 2 Teile, Brombeerblätter 1 Teil. Zubereitung auf folgende Weise: 2 Teelöffel der Mischung mit ¼ l kaltem Wasser 1 Stunde ansetzen, dann kurz aufkochen und 15 Minuten zugedeckt ziehen lassen. Abseihen. 3 Wochen lang 2mal täglich, früh und abends, 1 Tasse trinken.

Planetarische Übereinstimmung

Die Heilpflanze Weißer Andorn steht unter dem planetarischen Einfluß des *Merkur.* Die Beziehungen dieses Planeten zu der Pflanze finden ihren Niederschlag in einem schnellen Wachstum, einer verhältnismäßig bescheidenen Form, in einem schwach aromatischen Geruch und in einem säuerlich-bitterlichen Geschmack. Der Merkur wirkt auf die Verdauung durch den Plexus solaris und seine Verzweigungen (= Magen- und Bauchnerven) ein und beeinflußt so den Oberbauch.

Pflanzencharakter und Menschentyp

Pflanzencharakter: Der Andorn bringt als Lippenblütler von seiner Familie her schon in seiner urpflanzlichen Ausprägung eine ausgesprochene Heilkraft mit. Die ganze Pflanze wird von der rhythmischen Wärme des Kosmos durchdrungen. Ihr Stengel ist in der Röhrenhaftigkeit regelmäßig durch Knoten unterbrochen, aus denen Blätter und Blüten entspringen. *Der Charakter der Pflanze verlagert sich mehr von der Wärme zur rhythmischen Wirkung.*

Menschentyp: Menschen, deren rhythmischer Lebensvorgang leicht durch innere oder äußere Einflüsse gestört wird, finden im Andorn jene Heilpflanze, die zu ihnen paßt. Unregelmäßige Magen- und Darmverschleimung, zuviel Speichelfluß, Trägheit der Leberfunktion oder des Gefäßsystems, chronische Entzündung der Atmungsorgane und Altersasthma sind rhythmische Störungen. Auch den Hypochonder (= eingebildeter Kranker) kann man dazu rechnen. Er leidet an einer übersteigerten Sorge und Ängstlichkeit in bezug auf seinen Gesundheitszustand. Täglich entdeckt er am eigenen Körper neue Krankheitssymptome. Niemand nimmt ihn mehr ernst. Oft nicht einmal der Arzt. *Andorn wirkt hier nicht nur heilend, sondern auch vorbeugend, vor allem durch seine Leber- und Gallenfreundlichkeit, indem er so mithilft, das körperlich-seelische Gleichgewicht des Menschen günstig zu beeinflussen.* Weiters ist der Andorn das Heilkraut für jenen Menschen, der Sinn für Abwechslung hat, aber zuwenig beständig, also flatterhaft ist. Faßt schnell einen Entschluß, mangels Durchführungskraft bleibt es jedoch nur beim Planen. Er reagiert nach außen hin rasch, geht aber mit seinen Gefühlen nicht tief genug. Ist anfällig auf das Atmungssystem, den Blutkreislauf, auf das Nebennierenmark und leidet leicht an nervöser Überregbarkeit. *Diese Wesensart entspricht dem Sanguiniker.*

Pflanzensympathie

Den Weißen Andorn verbindet eine besondere Freundschaft mit dem *Beifuß (Artemisia vulgaris)*, mit der *Tollkirsche (Atropa Belladonna)* und mit der *Brennessel (Urtica dioica)*. – Kaum eine andere Pflanze ist so von ihrer pflanzlichen Umwelt abhängig wie die Belladonna. Der wirksame Inhaltsstoff dieser Heilpflanze sitzt in der schwarzglänzenden Beere und besteht aus mehreren Alkaloiden, darunter hauptsächlich das L-Hyoscamin und das Atropin. Der normale Gehalt an wirksamen Substanzen einer alleinstehenden Pflanze beträgt 1,04%, in der Nachbarschaft sympathischer Pflanzen aber 1,30%. Die Tollkirsche ist sehr giftig. Ihre Anwendung gehört ausschließlich in den medizinischen Bereich. Tollkirschenpräparate dürfen nur vom Arzt verordnet werden.

Pflanzenantipathie

Der *Lebensbaum (Thuja occidentalis)*, amerikanischer Herkunft, in Mitteleuropa bereits heimisch geworden, oft nur Thuja oder Thuje genannt, manchmal auch »Segelbaum«, wird häufig zur Errichtung »lebender Gartenzäune« verwendet. Der Geruch junger frischer Triebe ist sehr intensiv aromatisch, hervorgerufen durch das zitronengelbe, giftige Thujin oder Thujugin. Gegen diese Pflanze hat der Weiße Andorn, so wie viele seiner Verwandten aus der Familie der Lippenblütler, eine ausgesprochene Antipathie, die man auch als Abneigung oder Feindschaft bezeichnen kann. Deshalb niemals den Weißen Andorn in die Nähe von Thujen pflanzen.

Nebenerscheinungen

Bei Einhalten der angegebenen Dosis, Tagesmenge und Verwendungsdauer sind *keine Nebenwirkungen* bekannt. *In zu großen Gaben jedoch ist Andorndroge giftig,* kann Herzrhythmusstörungen auslösen. – Wissenschaftliche Untersuchungen haben ergeben, daß bei Marrubium vulgare durchschnittliche Mengen von ausfällbarem Eiweiß vorhanden sind, die sich jedoch bei normalem Gebrauch vorteilhaft erweisen. Bei übermäßiger Verwendung oder Langzeitanwendung könnte das aber besonders für die Nieren nachteilig sein. *Nierenleidende sollen Andorndroge vorsichtig verwenden.* Das gilt aber nicht für Teemischungen.

Augentrost, Echter

Euphrasia officinalis
Rachenblütler
einjährig

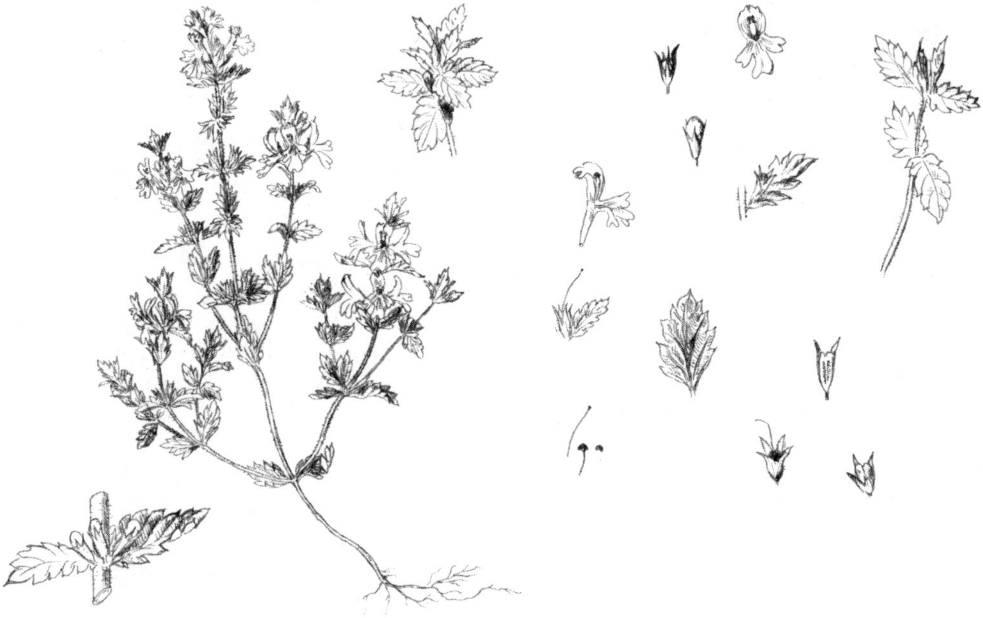

Kurz gefaßt

Aussehen: Verästelter, aufsteigender Stengel. 5–25 cm. Bräunlich-grüne, gezähnte und gegenständige Blätter. Weiße Rachenblüten mit gelben Flecken an 3lappiger Unterlippe. Oberlippe violett gestreift. 7–9. *Vorkommen:* Trockenwiesen. *Verbreitung:* Europa, Westasien. *Heilkräftige Pflanzenteile:* Blühendes Kraut ohne Wurzel. *Heilanzeige:* Augen, Magen, Atemwege, Zahnfleisch, Haut.

Volkstümliche Bezeichnungen

Aagehelf, Achatrust, Alderla, Armutei, Augeblüemli, Augenbleaml, Augendank, Augendienst, Augendienstblümli, Augendienstkraut, Augendienstkräutl, Augendroist, Augengras, Augenhelf, Augenklar, Augenkraut, Augenkräutl, Augenmild, Augennichts, Augennicksel, Augensüß, Augenweide, Augezieger, Augngroß, Augste, Augstenblustzieger, Augustblume, Augustinuskraut, Augustschoß, Beschreikraut, Brusttee, Christinchen, Donnerkraut, Dörrblümel, Frasia, Garaus, Gemeiner Augentrost, Gewitterblume, Gibinix, Gib-is-nüüt, Gibnichts, Grummetblume, Gwenling, Heideln, Heinzele, Henei-bi-bi, Herbstblume, Herbstblümle, Herbstbriegger, Heuschelm, Heuscheln, Hexenblume, Hirnkraut, Hongergras, Hungerblume, Hungerblümli, Huschal, Hyrnkrautt, Jakobibleaml, Kinawoiz, Kinderflachs, Kleiner Klaff, Kreidel Allerbest, Leuchter, Lichchen, Lichter Tag, Lichtkraut, Lichttagkraut, Liebfrauenbrot, Lorenzekraut, Magenkraut, Magentrost, Milchbische, Milchdiabal, Milchdieb, Milchdiebkraut, Milchraber, Milchräuber, Milchschelm, Milchschimmel, Milchtötteln, Nasen un Münneken, Nichtnutzle, Nichts, Nitnützle, Nixblümle, Noinzela, Ogetrost, Ohmedblume, Ohmedfresser, Pipn-aigla,

Preissethee, Röserlbleaml, Saatblume, Schabab, Schafzieger, Schneeblume, Selbheila, Spiri-Gingisli, Spöttlich, Storkronet, Tagebruchkraut, Tageleuchte, Teufelsabbiß, Totenbleaml, Tränengras, Wegleuchte, Weiddieb, Weidedieb, Weihbrunnkessel, Weiße Blüemla, Weiße Leuchte, Weißer Kuckuck, Weißer Nichts, Weißes Ruhrkraut, Wiesengrind, Wiesenröserl, Wiesenwolf, Wilder Ispel, Wildes Röserl, Woaddiab, Wolf, Worzelkreitich, Zahnwehkraut, Züst, Zwangkraut.

Namenerklärung

Der deutsche Name *Augentrost* bedarf keiner weiteren Erklärung. Es würde auch keine andere Bezeichnung besser zu dieser Pflanze passen. Ihre Heilwirkung widerspiegelt sich im Namen, den das Volk ihr gab. Unsere Vorfahren erkannten in ihr ein »fein wirksam Augenkraut«. – Der lateinische Name *euphrásia* stammt aus dem griechischen *euphrasiá*, heißt Wohlbefinden, Frohsinn, Freude und kündet von der Heilkraft, die sich über den ganzen Körper erstreckt.

Kulturgeschichte

Euphrasia officinalis ist botanisch gesehen ein Sammelbegriff für zirka 20 Euphrasia-Arten. Kaum eine andere Pflanzengattung macht dem Botaniker soviel zu schaffen wie diese. Für den Kräuteranbau und für die Phytotherapie ist das jedoch bedeutungslos, denn nach dem heutigen Untersuchungsstand der Forschung wirken alle Euphrasia-Arten medizinisch gesehen gleich und können daher ohne Bedenken als Droge verwendet werden. Ein Qualitätsunterschied der einzelnen Augentrostdrogen muß aber herausgehoben werden: Je höher der Standort, desto wertvoller das Kraut. Trotz der vorhandenen systematischen Schwierigkeiten behält die Heilkunde die einfache Bezeichnung *Euphrasia officinalis* generell bei. Diese klare Feststellung ist notwendig, um überhaupt über die Heilpflanze Augentrost schreiben und reden zu können. – Weitere Schwierigkeiten ergeben sich in bezug auf die Kulturgeschichte dieser Heilpflanze. Der weltweit anerkannte Gerhard Madaus schreibt in seinem dreiteiligen Werk »Lehrbuch der biologischen Heilmittel«, daß in den Schriften der Antike der Echte Augentrost nicht genannt wird, leitet aber gleichzeitig den Namen *Euphrasia* vom Griechischen ab. Andere ernst zu nehmende Autoren wieder sind sich einig, daß bereits Plinius und Dioskurides den Augentrost bei Augenkrankheiten verschrieben haben sollen und daß Theophrast den Augentrost schon erwähnt hätte. – Die Schreibweise *eufragia* taucht bereits in den Pflanzenlisten des 13. und 14. Jahrhunderts auf und wird von Mathaeus Sylvaticus bestätigt. Derselbe Wissenschaftler stellt die Vermutung an, daß die Araber schon den Augentrost unter dem Namen *adhil* kannten. Es soll sich dabei um eine Pflanze von augenheilender Wirkung, die ihnen von einem sagenhaften Adler gezeigt worden wäre, gehandelt haben. Offensichtlich ist dies eine Sage, in welcher der Adler in der Auslegung mit Sehschärfe identifiziert werden kann. – So unsicher die Antike in diesem Punkte ist, um so genauere Kunde bringt uns das spätere Mittelalter. In den Kräuterbüchern des 16. Jahrhunderts wird Euphrasia officinalis ausführlich beschrieben. Hieronymus Bock preist ihn als vorzügliches Mittel gegen die Gelbsucht und nennt ihn »edel Augentrost der Straßburger«. – In der *Reformierten Deutschen Apotheke* des H. Ryffius, Straßburg 1573, wird eine sehr ausführliche Darstellung der Eigenschaften und Wirkungen dieser Heilpflanze gegeben. In einer Erzählung aus der damaligen Zeit heißt es, daß ein gewisser Melanchthon an einem Augenfluß litt. Alle Kunst der Ärzte war vergeblich. Da hatte er einen Traum. Es erschien ein Schutzgeist in der Gestalt eines Arztes und gab ihm den Rat, Euphrasia zu verwenden. Er tat es. Zwei Tage später war er von seinem Leiden geheilt. – Matthiolus singt ein Loblied über den Augentrost und sagt unter anderem:

»Man macht auch Wein aus Augentrost.
Zur Zeit der Weinlesung
da legt man das Kraut mit dem Most ein
und läßt darüber verjähren.«

Verschiedene Volksbräuche knüpfen an den Augentrost. So richtet sich der Bauer mit der

Wintersaat nach ihm: Erscheinen die Blüten zuerst an der Spitze des Stengels, kommt ein früher Winter, und das Korn muß zeitig gesät werden. Eine alte Bauernregel meint:

»Blüht der Augentrost recht reich,
folgt ein strenger Winter gleich.«

Euphrasia officinalis hat sich nicht nur deshalb im Volke so beliebt gemacht und wurde bei Augenkrankheiten herangezogen, weil man in der Zeichnung der Blüte das Zeichen (= Signum) des Auges erkannte, sondern da es sich in der Praxis tatsächlich bewies, daß Augentrost der Wirkung nach eben ein Augenkraut ist. Die Lehre, daß man von gewissen Pflanzen ihre Heilanwendung durch ein äußeres Zeichen erkennen kann, hat sich im Volke Jahrhunderte hindurch hartnäckig gehalten. Im 19. Jahrhundert wurde sie schwer angefochten, kommt aber in unserer Zeit nach genauer wissenschaftlicher Untersuchung wieder neu zu Ehren. Paracelsus hält sich streng an die Signaturlehre und bringt die Wirkung auf das Auge mit der Blütenzeichnung, »wie kleine Äuglein«, in innige Verbindung. – In einer alten Beschreibung über die »Bedeutung der Blumen« heißt es in Nr. 19 über das »Kräutlein Augentrost (Euphrasia)«:

»Wer allezeit ein wohlgefallen hat
an seinem liebsten
und nichts an ihm sieht,
als was ihm wohlgefällt,
und dadurch muth und freude hat,
der sol augenweide tragen,
denn augenweide ist aller Zeit
ein lustiges blümel.«

Euphrasia nannte man also Augenweide, Augentrost. – Pfarrer Kneipp wandte dieses Heilkraut noch bei Magen- und Darmerkrankungen an. Ihm und den Anhängern Hahnemanns, den Homöopathen, ist es in erster Linie zu verdanken, daß man erneut auf Euphrasia aufmerksam wurde. Heute ist dessen entzündungswidrige und schmerzlindernde Wirkung auf den Seh- und Verdauungsapparat wissenschaftlich erwiesen. Pfarrer Kneipp gab dem Augentrost den Titel »Magenkraut« und fand diese Wirkung auch in der Praxis bestätigt. Pfarrer Künzle setzte ihn mit Erfolg bei Ohrenschmerzen ein.

Herkunft

Der Augentrost kann seiner Herkunft nach als europäische Heilpflanze bezeichnet werden.

Verbreitungsgebiet

Der Schwerpunkt seiner Verbreitung liegt in Mittel- und Westeuropa und bis zu den südlichen Alpenausläufern. In Griechenland kommt er nicht vor. Das dürfte auch der Grund für die Streitfrage sein, ob ihn die griechischen Ärzte und Schriftsteller des Altertums gekannt hatten oder nicht.

Verbreitungsgrad

Auf ungedüngten Wiesen und Halbtrockenrasen *stellenweise sehr häufig*. Die Pflanze wird in ihrem Verbreitungsgrad stark von der »Keimstimmung« beeinflußt. Augentrostsamen ist von den Wintertemperaturen abhängig. Der Frost spielt eine besonders keimfördernde Rolle. In winterwarmen Gegenden wird Euphrasia zur Gänze vermißt.

Standort

Euphrasia liebt Ton-, Sand- und Lehmböden. Ist vorwiegend in frischen bis feuchten, mageren Wiesen und Weiden sowie im Magerrasen zu finden. Eine ausgesprochene Wiesen-Heide-Wald-Pflanze. Zählt zu den nordischen Wiesenpflanzen. – Der Augentrost ist gelegentlich auch am Rande von moorigen Wiesen anzutreffen. Wächst gerne auf Schafweiden und klettert sogar bis zu 2 300 m der Bergwelt empor. Meidet jedoch gedüngte Stellen. Ist kalkscheu. Gilt als Magerkeitsanzeiger und kann durch richtige Düngung, besonders durch Jauchegaben, leicht vertrieben werden. Eine gesellige Pflanze, die gerne in größeren Beständen auftritt.

Merkmale

Der Augentrost gilt als klassisches Beispiel eines Halbschmarotzers. Das unterirdische, nicht sehr tiefgehende *Wurzelwerk*, das hauptsächlich der Verankerung dient, besteht aus einem ziemlich zarten und verkrümmten Hauptwurzelsystem, ergänzt durch feine sproßbürtige Wurzeln. Nur spärlich vorhanden sind die Wurzelhaare. Er nimmt mit seinen Saugwurzelfasern von den umgebenden Gräsern Nährstofflösungen auf. Dabei kann er selbst noch durch Photosynthese Energie zum Aufbau organischer Stoffe gewinnen. Der *Stengel* ist aufsteigend verästelt und unten holzig. Die *Blätter*, oft rot überlaufen, erscheinen oval, flaumhaarig und steif. Die *Blüten* werden 10 bis 15 mm groß, sind weiß, mit mehr oder weniger violetter Oberlippe, dunkel gestrichelter Unterlippe und typischem gelbem Unterlippenfleck. Die *Höhe* der im Oberteil stark verästelten Pflanze schwankt zwischen 5 und 25 cm. Der *Geruch* ist angenehm, aber eher schwach. Der *Geschmack* gilt als würzig, leicht scharf und harzig.

Verwechslungen

Der Augentrost kann wegen seiner typischen Blüten, »wie Äugelein«, *kaum mit anderen Rachenblütlern* verwechselt werden.

Verwandte Arten

Euphrasia officinalis wird als Linnésche Art bezeichnet. Es gibt zirka 20 Euphrasia-Formen, die zum Großteil durch Kreuzungen entstanden sind und oft nur geringfügig voneinander abweichen. In diesem Buche wurde ein Standard-Art-Typ als *Euphrasia officinalis*, Echter Augentrost, genommen. In Anlehnung an die gegenwärtig seriösesten Fachautoren und nach mehrjähriger persönlicher Erfahrung. Für den gegenwärtigen Formenwirrwarr der europäischen Augentrostarten ist die Ursache des Gen-Austausches untereinander verantwortlich, obwohl an der Großgliederung der Arten schon seit Generationen wissenschaftlich gearbeitet wird. Unter der Bezeichnung *Euphrasia officinalis* handelt es sich vorwiegend um den Augentrost *Rostkoviana* und zum Teil um den Augentrost *stricta*. – Friedrich Wilhelm Gottlieb Rostkovius (1770–1848) war ein preußischer Botaniker und Arzt. Lebte als Medizinalrat in Stettin und beschäftigte sich damals schon eingehendst mit dem Studium der Euphrasia-Arten. Eine der häufigsten Augentrostarten in Europa bekam seinen Namen. – Um für den Heilkräuterbauern und -sammler keine Fragen offen zu lassen, sei noch bemerkt, daß alle Augentrostarten heilkräftig sind und es bei Verwechslungen keine nachteiligen Folgen geben kann. Der Sachlichkeit halber seien hier noch zwei in der Vielzahl der Augentrostarten am auffälligsten hervortretenden angeführt:

Steifer, Aufrechter oder Heide-Augentrost (Euphrasia stricta): Höherer Wuchs, 10 bis 30 cm, aufrechter Stengel, der meistens schon von der Basis her verzweigt ist, mit bogig aufsteigenden Seitentrieben und eiförmig gekerbt-gesägten Blättern, die auf jeder Seite 3 bis 6 spitze Zähne haben. Der Kelch ist ohne Drüsenhaare, mißt 5 mm und bleibt auch zur Fruchtzeit gleich. Die 0,7 bis 1 cm langen weißen oder weißvioletten Blüten tragen auf der Unterlippe einen gelben Fleck. Diese Augentrostart liebt Wegraine und sandige Böden. Kommt an Moorrändern nicht vor. Ist ebenfalls ein Halbschmarotzer. Blüht von Mai bis September.

Kleinster Augentrost, auch Zwerg-Augentrost (Euphrasia minima): Gilt als die alpine Form des Augentrostes. Die Blüten können gelb, weiß, violettblau oder mehrfarbig sein.

Mit dem Augentrost nahe verwandt sind:

Wiesen-Wachtelweizen (Melampyrum pratense): Ist ein 1jähriger, 15 bis 30 cm hoher Halbschmarotzer mit 12 bis 50 mm langen gelblichweißen Blüten und gerader Blütenröhre. Verbreitet sich gerne in Nadelwäldern. Die Blütezeit erstreckt sich von Juni bis September. Wird für Heilzwecke nicht verwendet.

Wald-Wachtelweizen (Melampyrum silvaticum): Findet als Heilpflanze Anwendung und unterscheidet sich von der ersten Art durch goldgelbe Blüten mit einer gekrümmten Blütenröhre.

Acker-Wachtelweizen (Melampyrum arvense): Sehr seltene 1jährige, 10 bis 30 cm hohe Pflanze, deren Blüten eine gelbliche Röhre und rötliche Lippen haben. Gilt als Unkraut und ist von Mai bis Juli vereinzelt auf Äckern und Trockenrasen zu finden. Wurde in der heutigen Zeit durch Spritzmittel fast ausgerottet.

Kleiner Klappertopf (Rhinanthus minor): 15

bis 40 cm hoch. Diese Pflanze weist eine Heilwirkung auf, da sie ebenfalls den Wirkstoff Aucubin enthält. Wird als Unkraut betrachtet, wächst auf Wiesen und Halbtrokkenrasen und ist ein Magerkeitsanzeiger. Der Name »Klappertopf« ist auf die raschelnden Samen in der trockenen Fruchtkapsel zurückzuführen.

Großer Klappertopf (Rhinanthus grandiflorus): Unterscheidet sich vom Kleinen Klappertopf vor allem durch den höheren Wuchs: 30 bis 60 cm.

Zottiger Klappertopf (Rhinanthus alectorolophus): Blüht von Mai bis September auf Wiesen und wird 10 bis 50 cm hoch. Besitzt gelbe Blüten und zottig behaarte Hochblätter und Kelch.

Blütezeit

Selten ist eine Heilpflanze von der Pflanzengemeinschaft so stark abhängig wie der Augentrost. Die Hauptblütezeit erstreckt sich normalerweise vom Spätsommer bis Herbst. Meistens nach der ersten Mahd. Bei sonnigen Lagen blüht er jedoch schon von Juni bis Juli. Vereinzelt sogar im Mai.

Befruchtung

Der oberflächliche Beobachter kann zum Schluß kommen, daß es nur *langrüsseligen Insekten* möglich ist, zu dem am Blütengrund reich abgesonderten Nektar vorzudringen und so die Befruchtung durchzuführen. Die Wirklichkeit, bestätigt durch Fachliteratur, ist anders, und zwar: Am Grunde des oberständigen Fruchtknotens, an einer schwieligen Anschwellung, wird der Nektar abgesondert, so daß er auch von *kurzrüsseligen Insekten* leicht erreicht werden kann. – Der Nektar selbst besteht aus einer Zuckerart einfacher Zusammensetzung. Ist nur im Ennstal in der Steiermark für die Honiggewinnung von notabler Bedeutung. Ansonsten spielt der Augentrost in ganz Europa zur Honiggewinnung eine untergeordnete Rolle.

Samenreife

Da die Blütezeit so verschieden sein kann, erstreckt sich die Samenreife über mehrere Monate: von Juli bis Oktober. Zirka 1 Monat nach dem Aufblühen kann mit der Samenreife gerechnet werden.

Ernte- und Sammelgut

Das *ganze blühende Kraut ohne Wurzel,* vor allem aber die *blühenden Zweigspitzen.* Die Drogenbezeichnung heißt *Augentrostkraut (Herba Euphrasiae).*

Erntezeit

Legt man auf Saatgutgewinnung keinen Wert, so soll die Ernte während der Blüte der Pflanze vorgenommen werden. Die Erntezeit kann von Juni bis September andauern.

Ernte- und Sammelvorschriften

Aus meiner Praxis haben sich für den Sammler folgende Richtlinien ergeben: Die ganze Pflanze wird während der Blütezeit vom Boden herausgezogen, also mitsamt der Wurzel. Dies ist sehr leicht durchführbar. Eventuell anhaftende Erdteilchen sofort an Ort und Stelle gut abschütteln und etliche Pflanzen zu einem Bündel zusammenbinden. Man hängt diese in einen zugigen, von direkter Sonnenbestrahlung geschützten Raum mit den Köpfchen nach unten auf. – Die Trocknung muß rasch und sorgfältig durchgeführt werden. Wurde die Pflanze mit der Wurzel geerntet, ist diese jetzt abzuschneiden und wegzugeben. Verdorbene Ware bekommt ein unansehnliches Aussehen und darf bei der Droge nicht verbleiben, da dadurch die Wirkung verringert wird. – Die gebrauchsfertige Augentrostdroge vor Lichtzutritt geschützt aufbewahren.

Anbau

Ein feldmäßiger Anbau in krümeligem Akkerboden ist nicht durchführbar. Dieses Heilkraut braucht nämlich als Halbschmarotzer zur Erfüllung seiner Lebensbedingungen Wirtspflanzen; das sind die Wurzeln der Gräser. Aus dieser Tatsache heraus ergibt sich von selbst die Art der Bepflanzung: natürliche Vermehrung durch Ausstreuen des Samens auf trockene Wiesen, Berghänge und lichte Waldränder. Sogar auf Almwiesen im Hochgebirge kann der Augentrost vermehrt werden. Dort ist die gewonnene Droge besonders wertvoll. Die Pflanze wird aber auf letztgenannten Böden nicht sehr hoch. Allzuoft findet man Kümmerformen mit nur einer einzigen Blüte vor. Für Almbepflanzungen eignet sich die Abart *Euphrasia minima* oder Zwerg-Augentrost besonders. Den Samen dafür sammelt man nur von solchen Pflanzen, die gut entwickelt und keine Kümmerlinge sind. Diese Form des Anbaues nennt man Einstreukultur. Sie hat Vor- und Nachteile. Vorteil: Jede weitere Pflege kann ausfallen. Das Kraut gedeiht von selbst und ohne Arbeitsaufwand. Nachteil: Die Erntearbeiten müssen dabei normalerweise händisch und ohne Einsatz von Maschinen durchgeführt werden. Dichte Bestände lassen sich jedoch ohne weiteres mit der Sense oder mit dem Handmotormäher abmähen. Bei dieser Ernteart müssen alle abgeschnittenen Fremdbestandteile sorgfältig entfernt werden. – Will man eine Neukultur anlegen, dann eignen sich besonders sandige Grundstücke gut. Der Augentrostsamen wird gemeinsam mit Grassamen niedriger Grassorten ausgesät, so daß man praktisch eine Wiese neu anlegt. Diese Wiesen kommen kaum für das Abweiden in Frage, soll sich der Augentrost richtig entwickeln können und ein guter Ertrag eingebracht werden. – Bei der Ernte oder beim Sammeln ist unbedingt darauf zu achten, daß einige blühende Pflanzen auf die ganze Anbaufläche verstreut stehenbleiben, zur Samenreife gelangen, damit sich der Samen von selbst ausstreut. Auch Ameisen tragen durch Verschleppen viel zur Ausbreitung des Augentrostes bei. Die Pflanze ist ja 1jährig und kann sich nur durch Samen vermehren. Ernte ich alle blühenden Pflanzen ab, verhindere ich die Samenbildung und somit auch die Vermehrung. Das ist eine einfache, logische Überlegung. Und daraus ergibt sich die Handlungsweise für den »Augentrostbauern« oder »Augentrostsammler«: Nicht alles abernten oder einsammeln, dann erübrigt sich eine jährliche Neuaussaat.

Saatgut

Die *Frucht* ist eine 5 mm große ausgerandete, vielsamige Kapsel. Der bräunliche Samen zeigt eine Länge von 1 mm. – Gerade beim Augentrost ist es sehr ratsam, das Saatgut nicht einzukaufen, sondern selber in der freien Natur zu sammeln. Dazu sucht man sich gut entwickelte Pflanzen aus, die man nach dem Abwelken der Blütenblätter vorsichtig abschneidet und in dichte Steigen legt. Daheim an einen luftigen Ort stellen und erst nach vollständiger Trocknung ausschütteln. Dann kann gleich der Samen ausgestreut werden. Ist dies im Herbst nicht mehr möglich, dann muß derselbe trocken und vor Lichtzutritt geschützt aufbewahrt werden. Im Frühjahr nach Abklingen der Fröste sobald wie möglich an Ort und Stelle aussäen.

Erträge

Augentrostdroge ist zur Zeit sehr gefragt und begehrt. Es dürfte deshalb kaum Absatzschwierigkeiten geben, vorausgesetzt, daß das verkaufsfertige Erzeugnis allen Anforderungen entspricht. – Da zum Anbau minderwertige Grundstücke verwendet werden können und die Kultur nur weniger Pflege bedarf, ist der Zeitaufwand sehr gering. Außer der Ernte und Aufarbeitung entstehen bei der Einstreukultur keine Kosten. Bei der Neukultur ist mehr Arbeitsaufwand erforderlich, dafür aber auch späterhin eine reiche Ernte zu erwarten, vorausgeschickt, daß man die Selbstaussaat nicht unterbindet. – Konkrete Zahlen über Erträge liegen zwar nicht auf, aus dem bisher Gesagten kann jedoch geschlossen werden, daß der Anbau zumindest als zufriedenstellend betrachtet werden kann. Voraussetzung dafür bleibt immer: Absatzmöglichkeiten müssen vor dem Anbau ausgekundschaftet werden.

Für den Heimgarten

Augentrost paßt in jeden Steingarten. Es darf dabei jedoch nicht vergessen werden, daß diese Pflanze ein Halbschmarotzer ist und in ihrer unmittelbaren Nähe immer Gräser stehen müssen. Ein Versuch würde sich lohnen. Als Grassorten eignen sich auch Ziergewächse. Von den achttausend Gräserarten, die es auf der Erde gibt, werden rund hundert winterharte Ziergrasarten und -formen in Staudengärtnereien kultiviert. Unter die-

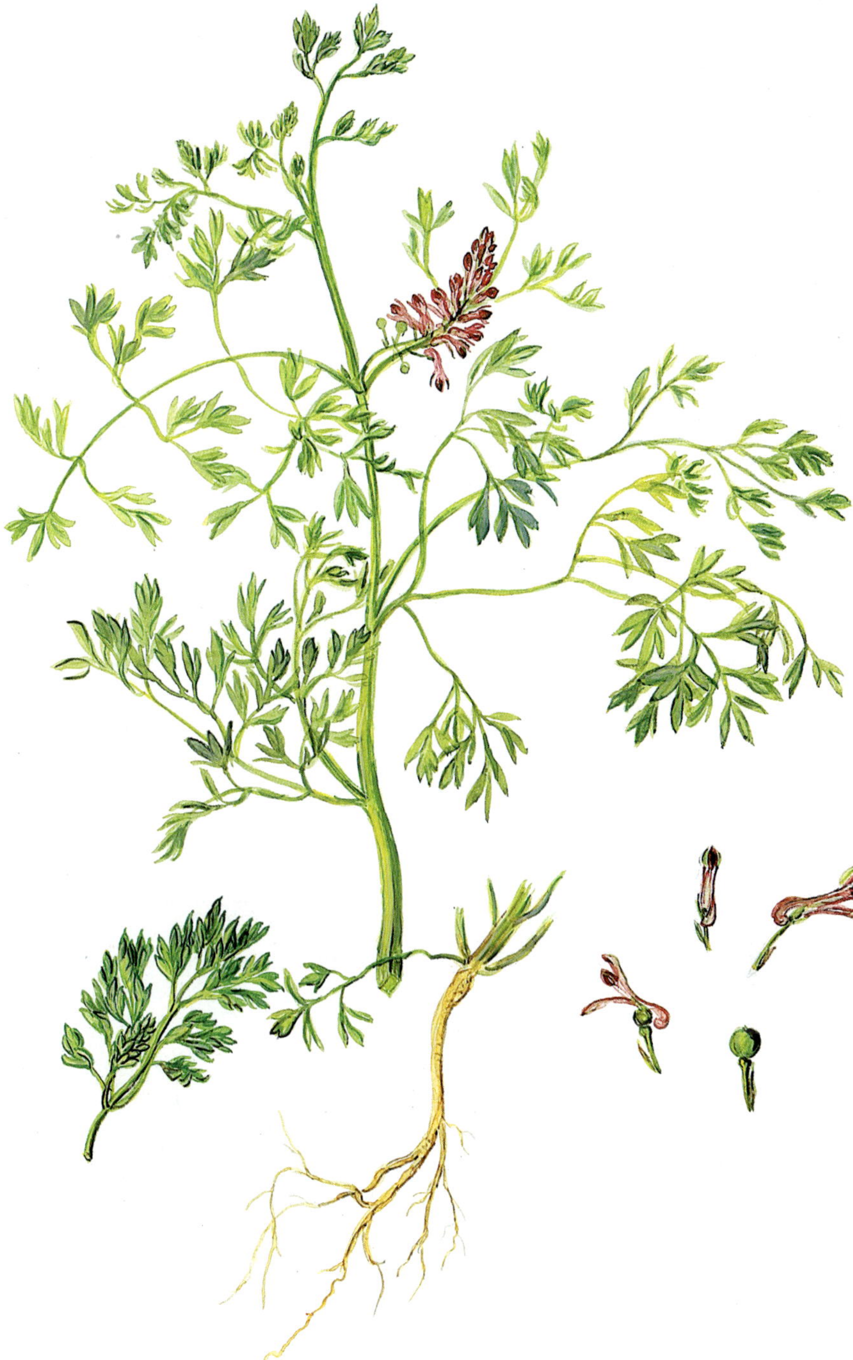

ERDRAUCH, ECHTER
Fumaria officinalis

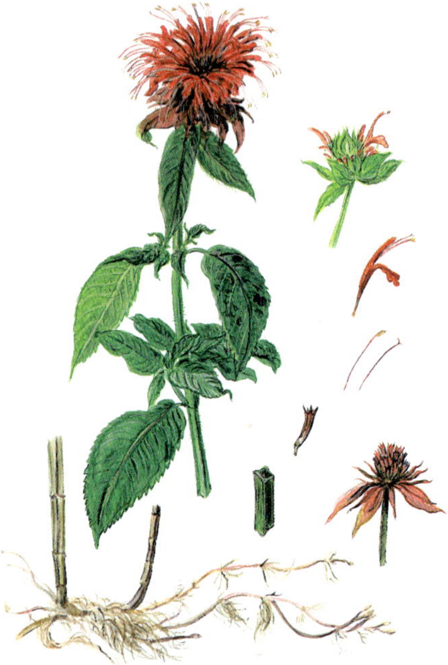

GOLDMELISSE
Monarda didyma

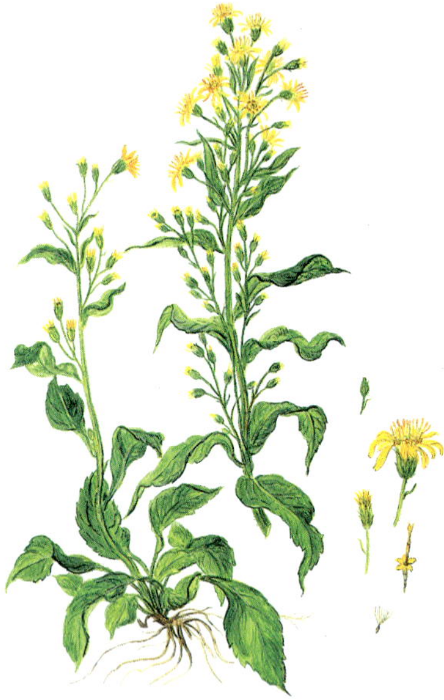

GOLDRUTE, ECHTE
Solidago virgaurea

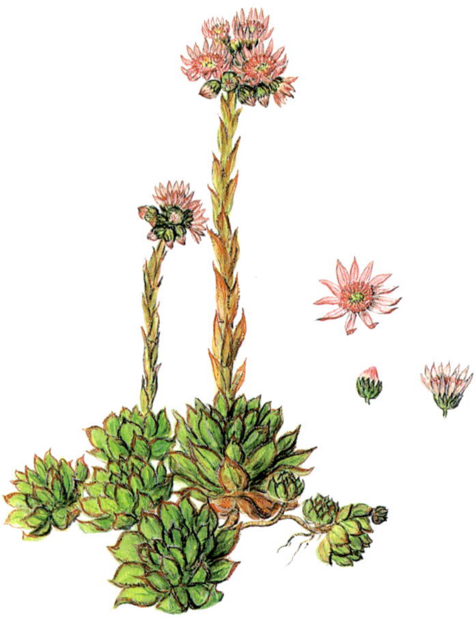

DACH-HAUSWURZ
Sempervivum tectorum

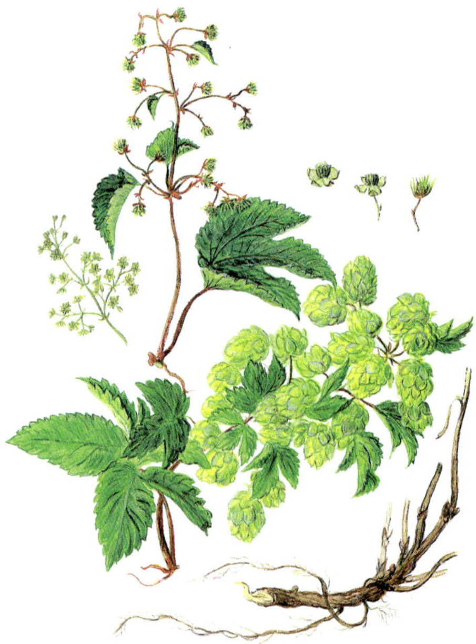

HOPFEN
Humulus lupulus

sen gibt es »Gräserzwerge« und bis 4 m hohe »Gräserriesen«. Für die Augentrostkultur im Steingarten kommen vor allem niedrige robuste Formen in Frage: Unter diesen sind die *Carexgräser* zu empfehlen. Sie sind wegen ihrer Anspruchslosigkeit sehr geschätzt, bilden eine gute Bodendecke und halten längere Trockenheit ohne weiteres aus. Die *Japansegge (Carex morrowii »Variegata«)* ist in der Erscheinung sehr wirkungsvoll. In ganz kleinen Polstern setzen und Augentrostsamen nach der Pflanzung einsäen. Die *Waldsegge (Carex plantaginea)* zeichnet sich durch frische grüne und dauerhafte Blattrosetten aus. Weiters kann noch die ganz niedrige *Schattensegge (Carex umbrosa)* empfohlen werden. Diese Sorte gewährt durch ihren niedrigen Wuchs die Möglichkeit, Augentrost leicht zu ernten. Das *Bärenfellgras (Festuca scoparia)* bildet feinhalmige Polsterflächen. Wächst sehr rasch. Zähmt man sie nicht, überwuchert diese Grasart alles, was sich ihr in den Weg stellt. Vor allem für schwere Böden geeignet. Die schönsten blauen Polstergräser kommen jedoch aus der *Blauschwingel-Gruppe (Festuca glauca)*. Sie erreichen eine Höhe von 15 bis 20 cm. – Der Hobbygärtner kann aus diesem Angebot wählen, wenn er Euphrasia in seinem Garten zieht. Er schafft so ein schönes Gartenbild und hat eine wertvolle Heilpflanze im Augentrost in unmittelbarer Nähe zur Verfügung.

Krankheiten und Schädlinge

Bei allen Euphrasia-Arten tritt *Rostpilz* sehr häufig auf. In der freien Natur konnte ich in niederschlagsreichen Jahreszeiten *gelegentlichen Mehltaubefall* beobachten. Der *falsche Mehltau* zeigt sich bisweilen an den Trieben und der Unterseite der Blätter. Die *Gallmücke* kann einer Pflanze beträchtlichen Schaden zufügen. Sie beginnt meist nicht zu blühen, kriecht abartig am Boden dahin, verzweigt sich auf unnatürliche Weise und ist stark behaart. – Erkrankte Pflanzen müssen daher rechtzeitig eingesammelt und verbrannt werden. – *Raupen* aus der Gattung der *Spanner* kommen nicht selten als Schädlinge in Frage.

Wirkstoffe

Gerbstoffe, Bitterstoffe, ätherisches Öl, fettes Öl, Cumarin, Quercetin, Rutin, einen blauen Farbstoff, Aucubin und ähnliche Glykoside. Ferner Zucker, Salze, verschiedene Fettsäuren, die Euphrastansäure und eine aromatisch duftende, harzartige Substanz, aber kein Saponin.

Heilwirkung

Ist von der Heilwirkung einer Pflanze die Rede, dann fragt man sich in erster Linie, welchen Hauptwirkstoff sie enthält. Die Antwort auf diese Frage reiht sie dann selbst als Helferin in bestimmte Krankheitsgruppen ein. In unserem Falle steht der Gerbstoff an erster Stelle. Dieser ist von alters her zur Gerbung von Tierfellen verwendet worden. Im Gerbstoff selbst wird vom Tannin, das in hohem Prozentsatz enthalten ist, die Wirkung bestimmt. Zu den spezifischen Eigenschaften der Gerbstoffe gehört das Ausfällen von Alkaloiden. Dies sind Giftstoffe, die, in größeren Mengen verabreicht, dem Körper schädlich sein können. – Gerbstoffhaltige Pflanzen erweisen sich als adstringierend, das heißt zusammenziehend. Auf Wunden und Schleimhäute gebracht, bilden sie eine dünne Gerinnungsschicht. Sie sind in Form von Kompressen oder als Badezusätze besonders wirkungskräftig und werden vor allem bei Entzündungen, Schwellungen und Rötungen mit Erfolg angewandt. Diese Wirksamkeit erklärt auch, warum Augentrost schon vor Jahrhunderten als »Augenkraut« innerlich und äußerlich verwendet worden ist. – Augentrost wirkt zusammenziehend, entzündungshemmend, schmerzlindernd, verdauungsfördernd, hautstärkend, abheilend, »gesichtsstärkend« = sehkraftstärkend und nervenanregend.

In der Heilkunde

Der Augentrost ist ein eindeutiger Beweis dafür, daß die Volksheilkunde der amtlichen Medizin durch ihre Erfahrung nicht selten wertvolle Vorarbeit leistet. Durch die Anwendung und die gezielten Erfolge mit bestimmten Heilkräutern wird die wissenschaftliche Forschung oft bewogen, sich näher mit diesen Pflanzen zu befassen. So geschah es auch beim Augentrost. Das Lob über das »Augenkraut« drang bis zu den Ärzten vor und wurde positiv aufgenommen. Dies gilt nicht nur für die äußerliche, sondern auch für die innerliche Anwendung. – Die Medizin macht sich vor allem den adstringierenden Effekt von Euphrasia officinalis zu Nutzen. Wendet Augentrost äußerlich bei Blepharitis (Lidrandentzündung) und bei Konjunktivitis (Augenbindehautentzündung) an. Verordnet werden: 3 Teelöffel des frischen oder 2 Teelöffel des getrockneten Krautes auf 1/4 l kochendes Wasser. Ziehen lassen, bis der Aufguß körperwarm geworden ist. Abseihen und warme Augenbäder durchführen. 2mal täglich. – Beim Gerstenkorn werden heiße Umschläge mit einem Tee aus Euphrasia, Fenchelfrüchten und Kamille zu gleichen Teilen, als Aufguß zubereitet, empfohlen. – Ferner wendet man Fertigpräparate zur Behandlung und zur Prophylaxe (= Vorbeugung) vor Ermüdungs- und Alterserscheinungen des Auges und bei funktionellen Sehstörungen, ganz gleich, ob sie nervöser oder muskulärer Art sind, an. Augentrosttee zur Stärkung der Sehkraft innerlich eingenommen, wird so zubereitet: 2 Teelöffel des frischen oder getrockneten zerkleinerten Krautes mit 1/4 l kochendem Wasser übergießen, 15 Minuten ziehen lassen, abseihen und 2mal täglich je 1 Tasse vor den Mahlzeiten trinken.

Als Hausmittel

Die Volksmedizin hat schon seit alters her das Augentrostkraut als Heilmittel geschätzt und fleißig benützt. Die ganze blühende Pflanze besitzt im frischen Zustand einen schwachen, gewürzhaften Geruch und Geschmack, der auch auf den Tee übergeht und angenehm zu nehmen ist. Euphrasia ist und bleibt in der Meinung des Volkes das »Augenkräutl«, das nicht nur Krankheiten dieses Sinnesorganes heilt, sondern vor allem die Sehkraft stärkt und rechtzeitig angewandt, auch vorbeugend wirkt. – Selbstbehandlung der Augen ist nur bei leichter Bindehautreizung, bei Übermüdung oder zur Stärkung der Sehkraft erlaubt. Ansonsten muß man sich immer gewissenhaft an die Anleitung des Arztes halten. – Weitere Anwendungsgebiete des Augentrostes in der Volksheilkunde sind Magen- und Darmkatarrh, Verdauungsschwäche, Gelbsucht, Entzündungen der Atemwege, Husten, Rachenkatarrh, Schnupfen, Heuschnupfen und Zahnfleischbluten. – Zum Gurgeln bei Entzündungen der Atemwege und bei Zahnfleischbluten nimmt man 2 Teelöffel Augentrostdroge für 1/4 l kochendes Wasser. Bei dieser Anwendungsart ist insofern Vorsicht geboten, da man nichts hinunterschlucken darf. Unbedingt ausspucken. – Zur inneren Anwendung trinkt man bei Magen- und Darmkatarrh und bei Verdauungsschwäche oder bei Gelbsucht, Schnupfen und Heuschnupfen 2mal täglich 1 Tasse Augentrosttee. Mehr einzunehmen, ist nicht ratsam, da Augentrost leicht giftig ist. – Auch Augentrostpulver kann man bei Gelbsucht verwenden und anschließend etwas lauwarmes Wasser nachtrinken. Die Tagesration darf aufgeteilt auf 2mal je 1/2 Teelöffel voll nicht überschreiten. – Kindern soll nie reiner Augentrosttee verabreicht werden, sondern ihnen ist folgende Mischung anzuraten: Kamille 3 Teile, Augentrost 2 Teile und Fenchelsamen 1 Teil. 1/4 l kochendes Wasser über 1 Teelöffel der Mischung gießen, 15 Minuten ziehen lassen. Abseihen und tagsüber zu trinken geben. – Aus alten Kräuterbüchern: »Zerquetscht man das Augentrostkraut, so erhält man einen Saft, der das Gesicht [Auge] stärkt und klare Augen macht.« – »Auch wird das Gesicht ungemein gestärkt, wenn man das gedörrte Kraut pulverisiert und täglich davon 2 g in Wasser trinkt.« – »Der Augentrost wird ebenso bei Gelbsucht gelobt. Er wirkt noch besser, wenn man ihn zur Hälfte mit Milch mischt. So läßt er sich besser trinken.« – »Man kann auch hie und da eine Messerspitze voll fein gepulvertes Augentrostkraut in Wasser, Milch, Suppe und dergleichen einnehmen. Es ist ein bei Gelbsucht und Magenschwäche besonders geachtetes Volksheilmittel.« – »Euphrasia bedeutet nicht umsonst Frohsinn; seine freundlichen Blüten sind ein Trost den Augen, sie erzeugen und fördern Licht,

Freude, Heiterkeit, Wohlbefinden.« – »Mit einer vollen Kur hemmt man sogar Zungenlähmung und behebt das Stottern.« Und das soll nicht Euphrasia, Frohsinn, bedeuten?

In der Tiermedizin

Haustieren werden bei Augenkatarrh, bei Augenentzündung und bei Augenbindehautkatarrh die Augen mit Augentrosttee ausgewaschen. Auch hier 3 Teelöffel für $^1/_4$ l kochendes Wasser und 15 Minuten ziehen lassen. – Augentrost-Tinktur (siehe Auszüge), 20 Tropfen davon in 60 g Wasser gelöst, wird von Tierärzten angewandt, nämlich bei der katarrhalischen Entzündung der Augenbindehaut, vor allem aber, wenn diese mit Nasenkatarrh und sehr vermehrter Schleimabsonderung verbunden ist. Sogar dann, wenn sich Pusteln auf der Hornhaut bilden, und wenn bei Nachlaß der übrigen Erscheinungen eine Trübung der Hornhaut zurückbleiben sollte. – Beim Weiden des Viehs auf Wiesen mit starkem Augentrostvorkommen führt das in dieser Pflanze enthaltene Aucubin zu Vergiftungserscheinungen. Der Urin färbt sich dunkelrot und die Milch mißfarbig. Das Weidevieh in die Stallungen bringen. Nur mit Heu füttern und lauwarmen Kamillentee als Tränke aufstellen. Bei der Zubereitung von 1 l Kamillentee braucht man 4 Eßlöffel Droge. Im Aufguß. 15 Minuten ziehen lassen. Die Milch ist während der Genesungsperiode weder für Menschen noch für Tiere verwendbar.

In der Homöopathie

In der Homöopathie wird das Homöopathikum *Euphrasia officinalis* eingesetzt. Die Essenz ist von grünlichbrauner Farbe, aromatischem Geruch und etwas bitterem Geschmack. – Äußerlich kann man 30 bis 50 Tropfen der Urtinktur auf $^1/_4$ l warmes Wasser zu Umschlägen und Spülungen verwenden. Dies hauptsächlich zum Ausheilen von Augenentzündungen. – Bei innerlicher Anwendung gebraucht man die Potenzen D4 bis D6. Verabreicht werden 3mal täglich 6 bis 12 Tropfen zur Stärkung der Sehkraft und neben dem äußeren Gebrauch bei Augenentzündungen als zusätzliche Behandlung. Die gleiche Dosierung nimmt man auch bei Rheuma- und Gichtschmerzen, bei Arthrose sowie bei Magen- und Darmkatarrh. Die genannte Anwendung kann ebenso bei Prostataleiden empfohlen werden.

In der Küche

Augentrost gehört zu jenen Kräutern, die das Wohlbefinden, die Freude, die Heiterkeit und das Licht der Seele fördern. Deswegen ist es empfehlenswert, im Herbst getrocknetes Augentrostkraut zu pulverisieren, in ein gut schließendes Gefäß zu geben, vor Licht und Feuchtigkeit geschützt. In der Winterzeit, besonders bei trostlosem Wetter, kann man dieses Pulver hie und da der Suppe beifügen, bevor sie serviert wird. 1 Messerspitze pro Teller. Dies vermittelt nicht nur ein fröhliches Gemüt, sondern wirkt gleichzeitig auch magenstärkend und hilft bei Gelbsucht. – Während der Vegetationsperiode kann natürlich frisches blühendes Augentrostkraut feingeschnitten der Suppe beigegeben werden: pro Teller nicht mehr als $^1/_2$ Teelöffel. Dies soll man jedoch nicht öfter als 2- bis höchstens 3mal in der Woche tun.

Für die Körperpflege

Augentrosttee als Badezusatz hat sich bestens bewährt. Zur Reinigung der Haut, zur Förderung der Widerstandskraft, zum Abbau von Fettpolstern und zur Steigerung des allgemeinen Wohlbefindens kann ein solches Bad 1mal wöchentlich empfohlen werden. Man nimmt 5 Eßlöffel Augentrostdroge für 1 l kochendes Wasser, brüht ab, läßt zugedeckt 15 Minuten ziehen. Nach dem Abseihen dem Badewasser beifügen. Den Rückstand in ein Säckchen geben, abbinden und in die Wanne legen. Für Hand- und Fußbäder genügt je $^1/_2$ l mit 3 Teelöffeln der Droge in der gleichen Zubereitung wie oben. – Den so angefertigten Tee kann man auch zur Stärkung der Sehkraft für Augenkompressen verwenden. Man benötigt dazu ein Leinenfleckerl, worauf man 1 Handvoll Watte legt, mit dem Leinen einhüllt, mit Tee gut durchdringen läßt, leicht ausdrückt und auf die geschlossenen Augen auflegt. Es werden immer beide Augen behandelt, wenn auch nur eines schwach ist. Denn dadurch wird das zweite ebenfalls in Mitleidenschaft gezogen.

Auszüge

Zubereitung von *Augenwasser:* 50 g frisches Augentrostkraut und 50 g frische Spitzwegerichblätter werden zerquetscht, mit 50 g Fenchelwasser und 50 g Rosenwasser übergossen, in ein breithalsiges Glasgefäß gegeben, gut zugedeckt und bei Zimmertemperatur 2 Tage hindurch digeriert (ausgelaugt). Filtrieren, in ein Fläschchen füllen, kühl und dunkel lagern. Das Augenwasser hilft vor allem bei triefenden Augen. Abends werden davon einige Tropfen mittels eines Schwämmchens in die Augen geträufelt. Auch bei müden Augen verschafft diese Anwendungsart Erleichterung. Rosen- und Fenchelwasser besorgt man sich am besten aus der Apotheke. – Zur Verbesserung der Magensäfte und zur Anregung der Verdauung dient die *Augentrost-Tinktur:* 150 g frisches blühendes Augentrostkraut wird zerkleinert und in 1 l 70%igem guten Obstbrand 14 Tage lang bei normaler Zimmertemperatur in einem gut verschlossenen Glasgefäß angesetzt. Täglich tüchtig durchschütteln. Dann abseihen, den Rückstand mit 1/4 l abgekochtem und ausgekühltem Wasser 3 Stunden lang ziehen lassen. Auspressen, filtrieren und dem Auszug beifügen. Nochmals 14 Tage im Zimmer stehen lassen, in eine Flasche füllen, gut abschließen, dunkel und kühl lagern. Davon täglich 2- bis 3mal 1 Eßlöffel voll einnehmen.

In der pharmazeutischen Industrie

Die pharmazeutische Industrie verarbeitet Augentrost vielfach. Sehr bekannt sind die verschiedensten Augenwässer, die sich bei den Kranken großer Beliebtheit erfreuen. Es sind dies meistens aromatische Wasser, zu denen neben Augentrost noch andere Heilkräuter, vor allem Kamillenblüten und Fenchelfrüchte, verwendet werden. – *Fertigpräparate:* Romershausener Augenwasser, Lowers Augenwasser, Augentonikum Ophtol, Durajod-Augentropfen, Solan-Augentonikum, Asthen-Idril, Bulbotruw-Augentropfen, Oculosan.

Aus meiner Erfahrung

Kann man frisches blühendes Augentrostkraut haben, dann ziehe ich dieses dem getrockneten vor. Man schneidet es klein, gibt davon 3 Teelöffel in 1/4 l kochendheißes Wasser, läßt 15 Minuten ziehen, seiht ab. Am günstigsten wird ein Augenbad auf folgende Weise durchgeführt: Man taucht ein Läppchen in den Tee ein und legt es immer wieder frisch auf die Augen auf, darf es aber nicht eilig haben, 30 Minuten sind dazu erforderlich. Daß sich dabei die Augen schließen, spielt keine Rolle, denn die Heilkraft dringt durch die Augenlider und Lidspalten durch. Sogar bei Grauem Star wurde durch eine gewissenhafte Anwendung schon oft Besserung erzielt. – Ich habe Augentrosttee selbst als krampfstillendes und nervenanregendes Mittel mit Erfolg eingesetzt. Ebenso bei Hysterie, Schlaflosigkeit und nervösen Kopfschmerzen.

Nicht übersehen

Augentrosttee wird immer ungesüßt getrunken. – Auch bei alkohol- und nikotingeschädigten Personen kann durch regelmäßiges tägliches Trinken von 2 Tassen Erleichterung und Besserung erwartet werden. Man muß aber 3mal eine 3-Wochen-Kur mit jeweils 1 Woche Pause durchführen.

Naturschutz und gesetzliche Bestimmungen

Ein chinesisches Sprichwort sagt:
»Die eine Generation baut die Straße,
auf der die nächste fährt.«

Schelm, Spaßvogel, Schlingel, Schlankel, Lauser, Lausbub, Strick, Bengel. Diese Begriffe über einen übermütigen Jungen assoziieren sich in mir, wenn ich »Augentrost« sage oder denke. Den ganzen Frühling und Frühsommer über sehe ich ihn nicht. Kaum ist die erste Heumahd vorbei und das »Grummet«, das ist die zweite Heumahd, im Kommen, steckt er, der »Milchdieb«, in das Grün der Wiese sein buntes Gesicht, das nur aus »Äuglein« zu bestehen scheint, hinein. Gesegneter »Augentrost« sagt er, und verfluchter »Milchdieb« denkt er, der Bauer, der seine Wiese nicht gedüngt hat. Das will ja gerade der Augentrost. Dünger ist sein Todfeind. Es bleibt dem Bauern nur die Wahl: gutes Gras, gute Weide und keinen Augentrost. Oder viel Augentrost, dafür aber schlechtes Gras und gefährliche Weide. Um den richtigen Weg zu zeigen, den Augentrost nicht zum Aussterben zu verurteilen und somit die Menschheit eines wertvollen und liebenswerten Heilkrautes zu berauben, dafür studierte ich eben die Pflanze und beschrieb sie so eingehend. – Die Chinesen haben recht, wenn sie von der Straße und von zwei Generationen sprechen. Das gleiche gilt auch vom »Augenkräutl« und von vielen anderen seiner Leidensgefährtinnen und -gefährten, den Heilkräutern. Die gegenwärtige Generation entscheidet bereits über das Schicksal vieler Pflanzen und Tiere für die Epoche der nächsten Generation. Nicht vergessen, der »Milchdieb« Augentrost ist das »Heilkraut« Augentrost. Und soll es auch bleiben. Noch viele Generationen lang. Und was den »Milchdieb« anbelangt, sagt kein geringerer als Gustav Hegi, daß »sich einige Augentrostarten in der Wiesenwirtschaft unbeliebt machen, doch vermögen sie nur bei äußerst hoher Bestanddichte den Heuertrag etwas zu schmälern«.

Aus meiner Kräuterapotheke

Für die alten Ägypter war das Auge das »sehende Herz«. Krankheiten brachte man damit in Zusammenhang, »Unrechtes oder Böses gesehen zu haben«. Mit einem fettigen Schminkstift, dem »Kajal«, bestrich man die unteren Lidränder. Damit wollte man die Fliegen abwehren, die nicht nur zur Plage der Menschheit, sondern auch zu Überträgern von Krankheitskeimen, über die Augen, auf den menschlichen Körper geworden sind. »Auf seine Augen muß man schauen«, sagt eine volkstümliche Redensart. Das stimmt auch. – *Zur Erhaltung der Sehkraft* empfehle ich Ihnen neben einem öfteren Augenbad folgende Teemischung: Augentrost 3 Teile, Fenchelsamen 2 Teile und Ringelblume 1 Teil. 2 Teelöffel für $^1/_4$ l kochendes Wasser, 15 Minuten ziehen lassen und täglich früh und abends je 1 Tasse mäßig warm und schluckweise trinken. Zu Beginn jeder Jahreszeit diese Kur 3 Wochen lang durchführen. Wirkt heilend, aber auch vorbeugend.

Altbewährte Rezepte

Zur Behandlung des Grauen Stars: Diese Augenkrankheit beginnt mit einer langsamen, fast schleichenden Eintrübung des Linseneiweißes, bald gefolgt von Sehstörungen. Dabei besteht immer ein Zusammenhang mit hormonell verursachten Stoffwechselstörungen, mit Diabetes (Nebenschilddrüsen-Unterfunktion) und mit Harnsäureüberladung des Blutes. – *Teemischung:* Augentrost 4 Teile, Kalmuswurzelpulver 4 Teile, Ysop 4 Teile, Fenchelsamen 3 Teile, Ringelblume 3 Teile, Wegwarte 2 Teile und einige Fäden Safran für die Mischung. Mit $^1/_4$ l kochendem Wasser übergießen und 15 Minuten ziehen lassen. Abseihen und täglich langsam, mäßig warm und schluckweise 3 Tassen trinken. 3 Wochen lang, um dann 1 Woche auszusetzen und wieder neu zu beginnen. – Weiters empfiehlt sich bei Grauem Star ein tägliches Wassertreten. Füllen Sie einen Behälter mit frischem Wasser. Äußerst gut wirkt es, wenn Sie 3 bis 4 Kartoffeln, sie sollen ziemlich groß sein, zerreiben, mit heißem Wasser überbrühen, 15 Minuten stehen lassen, dann abseihen und dem Wasser beimengen. Mit den Füßen regelmäßig im Wasser auf- und abtreten. Dabei ruhig und tief atmen. Für frische Luft im Zimmer sorgen. Nach 10 Minuten Durchführung die Füße in kaltem Wasser ganz kurz abschrecken, »rein und raus«. Dann abtrocknen und mit Rosmarinöl einreiben. – Die tägliche Einnahme von Weizenkeimöl ist zu empfehlen. Besorgen Sie sich dieses in der Apotheke oder im Reformhaus. Weizenkeimöl nimmt man am besten als Mischtrunk mit Sauermilch, Buttermilch, Joghurt oder mit Fruchtsäften ein. Auch hier ist Abwechslung geraten. Abwechslung in den Milcharten, aber auch Abwechslung in den Fruchtsäften. Besonders hervorgehoben seien unter ihnen: Apfel-, Schwarzer Johannisbeer-, Kirschen-, Holunderbeeren- oder Brombeersaft. 1 bis 2 Teelöffel voll Weizenkeimöl pro Glas.

Zur Behandlung des Gerstenkorns: Das Gerstenkorn wird durch Verstopfung der Wimperntalgdrüse hervorgerufen. Der Talgabfluß ist dadurch gehemmt, und Bakterien sammeln sich in der Talgdrüse an. Entzündungen entstehen als Begleitung von unangenehmem Juckreiz. Auf keinen Fall kratzen. So könnte es zusätzlich zu Augenentzündungen kommen. Kurze, kühle Augenbäder oder kühle Auflagen helfen hier. Kräutertee kann in diesem Falle primär nur eine antiseptische Wirkung erzielen, aber sekundär die Abheilung nicht nur beschleunigen, sondern auch verhindern, daß es zur Auslösung anderer Krankheiten kommt. – *Teemischung:* Augentrost 5 Teile, Brombeerblätter 5 Teile, Bockshornkleesamen 4 Teile, Leinsamen 2 Teile, Ringelblume 2 Teile und Fenchelsamen 1 Teil. 1 Stunde kalt ansetzen. 2 Teelöffel der Mischung für $^1/_4$ l Wasser. Ganz kurz aufwallen, 5 Minuten ziehen lassen und abseihen. Dann pro Tasse 20 Tropfen der homöopathischen »Echinacea-Tinktur«, aus der Apotheke, beigeben. Mäßig heiß, langsam und schluckweise trinken. Früh und abends je 1 Tasse.

Planetarische Übereinstimmung

»Schnelles Wachstum; stolze farbige Form; Färbung, bei der Gelb oder Orange vorherrscht; Geschmack säuerlich.« So hat sich bereits Paracelsus bemüht, und nach ihm andere Forscher, in kurzen Schlagworten diejenigen Pflanzen, die unter dem Einfluß der *Sonne* stehen, zu skizzieren. Das ist in unserem Falle auch der Augentrost.

Pflanzencharakter und Menschentyp

Pflanzencharakter: Augentrost kann allein nicht leben. Er ist auf die Wachstumsgemeinschaft der Gräser angewiesen. Die Vitalität der Gräser beruht primär auf einer starken Entwicklung des Wurzelsystems, mit dem sie das lebensnotwendige Wasserelement begierig aufnehmen, um die langen, schmalen Blätter wie Strahlen vorerst in das Lichtmeer zu werfen, als Vorboten des Halmes, der, hintendrein kommend, wortwörtlich in das Luftelement hineinwächst. Und in der Luft geht auch die Windbestäubung der Blütenstände vor sich. Gräser streben mit Macht dem Lichte und der Luft zu. Sind farb- und duftarm. Erst getrocknete Gräser, zu Heu geworden, verleihen durch das Vorhandensein von Ruchgras dem Ganzen den charakteristischen Heugeruch. Denn durch die Trocknung wird im Ruchgras der Wirkstoff Cumarin frei und verbreitet den bekannten Duft.

»Sag mir, mit wem du gehst,
und ich sage dir, wer du bist.«
Oder:
»Sag mir, was du ißt,
und ich sage dir, wer du bist.«

Beide Redensarten treffen auf den Augentrost zu. Als Halbschmarotzer wird für ihn die Gemeinschaft mit den Gräsern Lebensnotwendigkeit. Sein Säure- und Salzgehalt ist stark von der Lichtliebe der Gräser abhängig. Euphrasia wurzelt auf den Graswurzeln und leitet dadurch das Grasleben in seinen Wachstumsprozeß über. Nur so kann der »Milchdieb« in einem Jahr zur Vollendung gelangen, aber auf Kosten des Graswuchses, der gedämpft wird. Der Blütenstand entwickelt sich nicht auf einmal, sondern die Pflanze wächst und blüht gleichzeitig. Die violette, gewölbte Oberlippe und die weiße, dunkel gestrichelte Unterlippe, mit kräftiggelbem Schlundfleck geziert, nach vorne gestreckt; so kontrastieren Farbe und Gegenfarbe in der Blüte. *Durch diesen harmonischen Gegensatz fühlt sich das Auge sympathisch berührt. Das dürfte auch der Grund dafür sein, warum der Anblick einer solch bescheidenen Pflanze, wie sie der Augentrost ist, auf das Auge des Menschen bild- und wirkungsmäßig einen starken Eindruck macht und Pflanzenblüte und Menschenauge so nahebringt.*

Menschentyp: Worte eines Menschen sagen vieles aus. Die Augen aber alles. Sie strahlen vor Frohsinn und Liebe. Erwecken Vertrauen. Sprechen von Sehnsucht und Verlangen. Verkünden Angst. Drohen mit Zorn. Bitten um ein Stück Brot oder eine Schale Reis. Beim Erblicken der Welt beginnt das Leben. Und wenn einer die Augen schließt, dann geht er von dieser Welt. Krankheiten widerspiegeln sich im Auge. Gesundheit leuchtet aus ihnen heraus. »Die Leuchte deines Leibes ist dein Auge. Ist dein Auge gesund, so ist dein ganzer Leib erhellt; ist es aber krank, so ist dein ganzer Leib im Finstern« (Lukas 11, 34). – »Spiegel der Seele. Barometer der Seele.« So wird das Auge genannt. Nicht mit Unrecht. Die Aufgabe des Menschen, »Mensch zu sein«, besteht nicht in der Vielbeschäftigung oder im Großerwerb, sondern darin, in Harmonie zu leben. Leib, Seele, Geist müssen eins werden. Wendet sich der Mensch von der Liebe ab, verzerren sich die positiven Charaktereigenschaften, die Tugenden, und führen zu negativen Seelenzuständen, zu Leidenschaften.

Ein anonymes Zitat sagt:

»Gerechtigkeit ohne Liebe macht hart.
Glaube ohne Liebe macht fanatisch.
Macht ohne Liebe macht gewalttätig.
Pflicht ohne Liebe macht verdrießlich.
Ordnung ohne Liebe macht kleinlich.«

Negativer Seelenzustand aber ist mit negativem Gemütszustand gleichzusetzen. *Um ein inneres Gleichgewicht und somit ein ausgewogenes Leben zu finden, müssen wir vor allem wieder sehen und die Dinge richtig empfinden, um zu wissen, was wir abgeben müssen. Wir brauchen dazu: das Auge zum Sehen, die Haut zum Erkennen, Galle, Magen und Darm zum richtigen Verarbeiten. Sehen, Erkennen und Verarbeiten betätigen den ganzen Menschen, bestätigen ihn, machen ihn somit froh und heiter.* Das Wort »Euphrasia« will seines griechischen Ursprunges nach nichts anderes vollbringen. *»Trösten« will der Augentrost. Er ist das Kraut für den Sanguiniker, der Ruhe und Besonnenheit braucht.*

Pflanzensympathie

Mag ein Bettler den, der ihm den Hunger stillt? Es geht ihm vor allem um die Gabe und nicht um den Geber. Die gleiche Frage taucht auf, wenn wir Augentrost und *Gräser* konfrontieren. Euphrasia will durch die Gräser günstige Lebensbedingungen erfüllt wissen. – Aber Augentrost, so nach meiner langjährigen Beobachtung, liebt die Nähe der *Besenheide (Calluna vulgaris).* Vorausgesetzt, daß Gräser in unmittelbarer Nähe wachsen. Oft sind die Calluna-Pflanzen viel kleiner als andere in einiger Entfernung stehende, wo er nicht gastiert. Dennoch bleibt der Augentrost in der Nähe des Heidekrautes.

Pflanzenantipathie

Theophrast (371–287 v. Chr.) sagt: »Einige Pflanzen töten andere zwar nicht, aber sie verschlechtern sie durch die Kraft ihrer Säfte und Düfte.« Das würde auch auf den Augentrost und die Gräserarten zutreffen, da zum großen Leidwesen der Bauern *Gräser* in Symbiose mit Augentrost schwächer werden als solche, die allein stehen. Eine besondere Abneigung hat das »Augenkräutl«, so wie viele andere Pflanzen, zum *Nußbaum (Juglans regia),* in dessen unmittelbaren Nähe es nicht gedeiht.

Nebenerscheinungen

Warnhinweis: Augentrost wirkt sehr intensiv. Deswegen darf diese Droge nicht regelmäßig auf unbeschränkte Zeit angewandt werden. Der im Augentrost enthaltene glykosidische Giftstoff *Aucubin* erzeugt, im Übermaß aufgenommen, *Kopfschmerzen und Schwindel, bei Dauergenuß in erhöhter Dosis sogar Gehirnblutungen und Entzündungen des Magen-Darm-Gebietes.* Bei richtigem Gebrauch, wie in diesem Werke angeführt, besteht keinerlei Gefahr von unerfreulichen Nebenerscheinungen.

Blutweiderich

Lythrum salicaria
Weiderichgewächse
ausdauernd

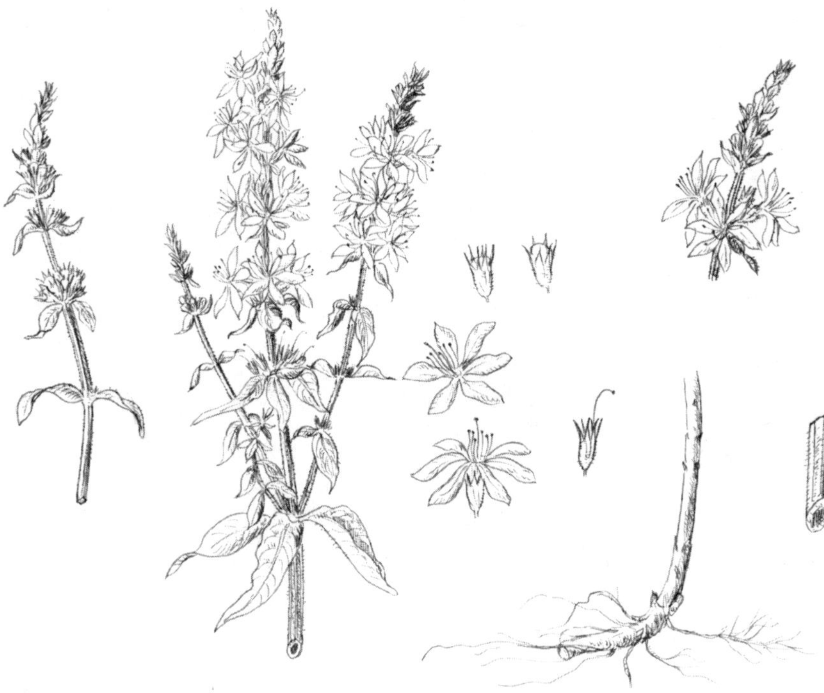

Kurz gefaßt

Aussehen: Stengel 4- bis 6kantig. 50–200 cm. Lanzettliche, flaumhaarige Blätter gegenständig oder in Quirlen zu dreien. Bläulich purpurrote Blüten in langer Scheinähre. 7–9. *Vorkommen:* Nasse, schwere, leicht stickstoffhältige Böden. *Verbreitung:* Ganz Europa. *Heilkräftige Pflanzenteile:* Blühende Pflanze ohne Wurzel. *Heilanzeige:* Magen, Darm, Blut, Luftwege, Infektionskrankheiten.

Volkstümliche Bezeichnungen

Ackerweiderich, Ährenweiderich, Alb, Bienenpflanze, Blauer Fuchsschwanz, Blotstrunk, Blueterich, Bluetkraut, Bluetströpfli, Blut Jesu Christi, Blutkraut, Braun Weiderich, Christi Bloodbloom, Dust, Ederich, Eisenkraut, Fuchsschwanz, Fuchssterz, Fuchswedel, Gemeiner Weiderich, Gickelschwanz, Guller, Gullerwadel, Hahn, Hommelstüer, Hummelturm, Iserharth, Kattensteert, Kattenswans, Kattsteert, Kattsteertswans, Kattswans, Katzenwedel, Katzenzagel, Keaz, Köihschwonz, Kuckucksblume, Lämmerschwänzla, Lewerschwänz, Lospe, Machill, Mattenrotschwanz, Particke, Purpurweiderich, Regnegekraidich, Roer Voss-Swans, Roode Kattsteert, Roter Hersche, Roter Voss-Swans, Roter Wedel, Rotschwanz, Seeblume, Spitzweiderich, Stolzer Heinrich, Wa'idengekraidich, Wedel, Wederich, Weideblum, Weiderich, Weikmann, Werkowasch, Wilde Weide.

Namenerklärung

Der Name *Lythrum* leitet sich vom griechischen *lytron* oder auch *lythron* ab und bedeutet mit Blut besudelt oder blutüberströmt. Wohl deswegen, weil die Blütenähren, die nicht selten aus 100 Einzelblüten bestehen, in einer bezaubernden Purpurblütenpracht dastehen. – *Salicaria* stammt vom lateinischen *salix*, die Weide, und weist auf die Form der Blätter und auf den Wirkstoff Salicarin hin.

Kulturgeschichte

Der »Allerweltsgeselle« Blutweiderich war bereits dem Wanderarzt und Naturforscher Dioskurides bekannt, der nicht nur im ganzen Orient herumreiste, sondern auch als erster Militärarzt in der Geschichte genannt wird und zur Zeit Kaiser Neros um 50 n. Chr. lebte. Es ist anzunehmen, daß die Anwendung des Blutweiderichs als Heilpflanze noch weiter zurückreicht. – Sein spezieller Einsatz zur Blutstillung beruht hauptsächlich auf dem Inhaltsstoff Tannin und anderen Stoffen, die eine zusammenziehende Wirkung ausüben. Früher wurde Blutweiderich auch für Gerbzwecke verwendet. – Ursprünglich gehörte er in der Volksheilkunde zu den offizinellen Pflanzen. – Daß man den Blutweiderich früher als Mittel gegen Blutungen ansah, gründet sich auf die rote Blütenfarbe, die dem Blute sehr ähnlich ist. Viele Heilpflanzen verdanken ihre Einreihung in der Volksmedizin den Prinzipien der Signaturlehre, nach der äußere Zeichen den inneren Heilwert kundtun. – Lythrum salicaria wird heute noch gerne *Stolzer Heinrich* genannt, in Anlehnung an einen alten Volksglauben, nach dem diese Pflanze der Sitz von Kobolden sei, die dem Menschen bald hold, bald feindlich gegenüberstehen. – In Frankreich gilt der *Salicaire* oder *Lysimachie rouge* als Sinnbild der Eitelkeit.

Herkunft

Die Heimat des Blutweiderichs ist die nördliche gemäßigte Zone.

Verbreitungsgebiet

Zu seinem weiten Verbreitungsgebiet in Europa, Asien und dem gemäßigten Nordamerika kommen noch einige Gebiete in Australien hinzu. Ursprünglich war dort die Pflanze nicht heimisch, sondern wurde vermutlich durch Vögel verschleppt. Sie fehlt in großen Teilen Afrikas gänzlich, ebenso im Norden Schwedens und Finnlands.

Verbreitungsgrad

Der Blutweiderich wird in der einschlägigen Fachliteratur als *verbreitet und häufig*, von der Ebene bis in die Voralpen bis zu etwa 1 300 m Höhe, angegeben. Dieses Vorkommen ist jedoch gebietsweise sehr beschränkt. In *vielen Gegenden* muß er als *selten* betrachtet werden.

Standort

Auf nassen und feuchten Wiesen, an Bächen, auf Riedwiesen, an Gräben, Ufern und Sumpfrändern. Liebt nährstoffreichen, feuchten Wiesenboden. Zählt zu den Ufer- und Sumpfpflanzen.

Merkmale

Die *Wurzeln* sind ausdauernd und bilden einen dicken, verholzten Erdstock. Der 4- bis 6kantige, einfache oder im unteren Teil verästelte *Stengel*, oft rötlich gefärbt, trägt die kreuzweise gegenständigen, schmalen, spitzen *Blätter*, die jenen der Weide ähnlich sehen. Sie werden bis 12 cm lang, sind am Grunde abgerundet und sitzen zumeist paarweise, manchmal auch quirlig zu dritt oder viert ungestielt am Stengel. Der Blattrand, die Blattoberseite sowie die Rippen auf der Blattunterseite sind ganz kurz, aber deutlich behaart. In langen Ähren stehen die bläulich purpurroten bis blut- und hellroten *Blüten*. Die *Höhe* schwankt zwischen 50 und 200 cm. Der *Geruch* der Pflanze ist schwach wahrnehmbar, aber nicht unangenehm. Der *Geschmack* hingegen leicht herb, zusammenziehend und säuerlich.

Verwechslungen

Es gibt in der freien Natur kaum eine zweite Pflanze mit bläulich purpurroter Blütenfärbung, für die von der Form her gesehen der volkstümliche Name »Fuchsschwanz« so treffend paßt wie für den Blutweiderich. Aber dennoch ist eine Verwechslung mit *rotblühenden Lippenblütlern* möglich, vor allem mit dem *Echten Ziest (Stachys officinalis)*, auch Betonie genannt. – Namensmäßig mit dem *Gilbweiderich (Lysimachia vulgaris)*, aus der Familie der Primelgewächse, der aber nicht zu den Heilpflanzen zählt.

Verwandte Arten

Ysop-Weiderich oder Ysopblätteriger Weiderich (Lythrum hyssopifolia): 1jährige 5 bis 60 cm hohe Pflanze. Ist dem Blutweiderich sehr ähnlich, mit lineal-lanzettlichen, meist wechselständigen Blättern, die gegen die Spitze hin allmählich größer werden. Die Blüten sind jedoch hellrot, am Stengel zu ein bis zweien achselständig verteilt, mit bogig aufsteigenden Seitenästen. Liebt Zwergbinsengesellschaft. Findet sich an Schlammufern, in Auwiesen, auf feuchten Äckern und Wegen. Beheimatet in Mittel- und Südeuropa. Selten, zählt zu den gefährdeten Pflanzen unter Stufe 2. – Seiner heilkräftigen Wirkung nach kommt der Ysop-Weiderich dem Blutweiderich gleich. Wird wegen seines Seltenheitsgrades kaum verwendet und zur Drogengewinnung nicht angebaut. Würde es aber verdienen, im Garten, an Wasserbecken und im Moorgarten gezogen zu werden.

Ruten-Weiderich (Lythrum virgatum): Diese Art von Blutweiderich ist an der kahlen aufrechten Staude, mit holzigem Erdstock und 4kantigem, im oberen Teil ästigen Stengel, von einer Höhe bis 120 cm, und den purpurroten Blüten, vor allem durch seinen rutenähnlichen Wuchs nicht schwer zu erkennen. Auf feuchten, sumpfigen Böden, an Überschwemmungsgebieten, in seichten Wassergräben, in Moor- und Torfgebieten, auf feuchten Wiesen, in Auwäldern, zwischen Ufergestrüppen, in der Ebene und im Hügelland anzutreffen. Fehlt im Gebirge. – In der Verwendung besteht kein Unterschied zu Lythrum salicaria. Beide kreuzen sich und bilden einen Blutweiderichbastard, der in den Marchauen in Niederösterreich vorkommt.

Blütezeit

Juli bis September.

Befruchtung

Der Blutweiderich wird hauptsächlich von *Bienen* und *Hummeln* befruchtet. Zählt in der Imkerei zu den Trachtpflanzen. Bedingt durch die »Tristylie«, das heißt »Dreiform« der Blüten, gibt es bei den Pollen 3 Formen, verschieden in Farbe und Größe, so daß die Bienen in den Weiderichblüten grüne und gelbe Höschen mit Pollen in dreierlei Größen sammeln. Der Hektarertrag von reinen Weiderichbeständen kann als Mittelwert von 260 kg angegeben werden. Die günstigste Zeit der Nektarabsonderung ist von 10 bis 14 Uhr. Weiderichhonig ist reich an Fruchtzucker.

Samenreife

Ab Mitte August bis anfangs Oktober.

Ernte- und Sammelgut

Gesammelt werden die *weichen Stengelteile mit Blättern und Blütenähre (Herba Salicariae).* – Für alkoholische Auszüge oder zum Gerben von Tierhäuten kann nach der Haupternte, das ist Ende September, die *ganze Pflanze* verwendet werden. Man schneidet sie 10 cm über dem Erdboden ab, um so die Pflanze vor Frostschäden im Winter zu bewahren und einen günstigen Austrieb im kommenden Frühjahr zu gewährleisten.

Erntezeit

Die Blütenwedel werden zur Blütezeit geerntet. – Da jeder Wurzelstock unterschiedlich viele Triebe bildet, die sich von Jahr zu Jahr vermehren und wieder Seitentriebe ansetzen, geht das Aufblühen aller Scheinähren in verhältnismäßig langer Zeitspanne vor sich. Daraus ergibt sich folgerichtig eine Erntezeit von Juli bis September.

Ernte- und Sammelvorschriften

Alle Zweige einer Blutweiderichstaude blühen nicht zur selben Zeit. Normalerweise entwickelt sich zuerst die Ähre des Haupttriebes, und dann folgen rasch hintereinander diejenigen der Seitentriebe; da diese aber während der Vegetationsperiode nachwachsen, zieht sich die Blütezeit hinaus. Logischerweise ergibt sich daraus eine lange Erntezeit, da immer nur jene Triebe eingebracht werden, die eine volloffene Blütenähre zeigen. – Gesammelt wird ausschließlich an sonnigen, trockenen Tagen, am besten zu späten Vormittags- und Mittagsstunden, also von 10 bis 14 Uhr. Dies fällt jedoch mit der Bienenbeflugszeit zusammen. Was zur Vorsicht bei der Arbeit aufruft. – Aus dem bisher Gesagten ergibt sich, daß nur händisch geerntet werden kann, legt man auf erstklassige Droge Wert. Die einzelnen Zweige werden knapp über der Vergabelung abgeschnitten, gebündelt und mit den Blütenähren nach unten hängend im Halbschatten getrocknet. Nach diesem Vorgang ist es angebracht, das Erntegut zu zerkleinern und noch einmal bei 35° C künstlicher Wärme nachzutrocknen. Erst dann wird es in Behälter gegeben, gut abgeschlossen und dunkel aufbewahrt.

Anbau

In der freien Natur finden wir den Blutweiderich in wechselfeuchten bis feuchten, meistens nährstoffreichen Wiesen und Naßwiesen, aber auch entlang von Wasserläufen unterschiedlichen Ausmaßes. Vom Wassergraben bis zum breiten Strom, aufgelassenen, mit Wasser gefüllten Sand- und Lehmgruben, Schlamm- und Geröllinseln, steilen Ufern und Böschungen, Sumpf-, Moor- und Torfgebieten, nicht zu vergessen auf Teiche, Wassertümpel und Seen. Obwohl diese Heilpflanze in Fachbüchern unter »den häufig vorkommenden Pflanzen« geführt wird, ist diese Einreihung kritisch zu betrachten. Es gibt viele Gebiete Mitteleuropas, wo ihre einmalig purpurne Blütenpracht höchst selten das Auge erfreut. Der Blutweiderich gelangt nur dort zur Massenentfaltung, wo seine Entwicklung nicht durch Grasschnitt unterbrochen wird. Es ist deshalb logisch, daß sich die schönsten Weiderichbestände in landwirtschaftlich ungenutzten und schwer zugänglichen Hochstaudenfluren, an Grabenböschungen, Bachrändern und anderen Standorten von geringer Flächenausdehnung bilden. – Daraus ergeben sich die notwendigen Richtlinien für den Anbau: Der Blutweiderich braucht zur guten Entwicklung und zur Lieferung einer wertvollen Droge einen vollsonnigen bis halbschattigen Standort mit humusreichem, durchlässigem Boden, der immer feucht sein soll. Aus Rentabilitätsgründen kommt vorerst die sogenannte Einstreukultur in Frage. Das heißt, wirtschaftlich ungenützte oder aufgelassene Flächen können durch die Bepflanzung mit Blutweiderich ausgenützt werden. Es sind in erster Linie Wasserläufe durch eigene Wiesengebiete, an deren Böschungen er vortrefflich gedeiht. Da sich im Laufe der Jahre die Stöcke stark vergrößern und die unteren Teile der Haupttriebe sehr hart werden, muß in entsprechender Entfernung zur Wasserrinne gepflanzt werden, da dies sonst leicht zur Absperrung des Wasserlaufes führen könnte. Fischteichränder, Wassertümpel in aufgelassenen Sand-, Lehm- und Steingruben, Geröllinseln in der Nähe von Flüssen, sowie feuchte Wiesen und Moorgebiete, aber auch steile Ufer können noch genützt werden. Ist der Untergrund nicht von Natur aus feucht, dann oft und ausgiebig gießen. Um sich diese zeitaufwendige Arbeit zu ersparen, rate ich, vor der Bepflanzung am künftigen Standort reichlich Torferde, vermengt mit gut abgelegenem Kompost, einzuarbeiten. – Die einfachste und zeitsparendste Bepflanzungsart ist das breitspurige Ausstreuen von Samen. Die beste Zeit dazu ist der Frühherbst oder das zeitige Frühjahr. Obwohl Herbstsaat vorzuziehen wäre. Das Saatgut kann man sich leicht von alten Beständen beschaffen. – Blutweiderich darf als Lichtkeimer nicht eingeeggt werden. Das Einsetzen der Stöcke wird im Frühjahr durchgeführt. Stehen ältere zur Verfügung, dann sollte man diese teilen, wenn nicht, dann Stecklinge verwenden: Im Hochsommer schneidet man zirka 10 bis 20 cm lange Seitentriebe von der Mutterpflanze ab, noch besser bricht man sie einfach vom Haupttrieb, bei der Ansatzstelle der Vergabelung, herunter, läßt sie leicht anwelken und legt sie in eine 6 bis 8 cm hohe Wasserwanne, die im Garten im Halbschatten stehen soll. Wichtig ist dabei, daß regelmäßig Wasser nachgegossen, aber nicht gewechselt wird. Haben sich an der Schnitt- oder Bruchstelle genügend feine Wurzeln entwickelt, werden die einzelnen Pflänzchen vorsichtig aus der Wurzelumschlingung der Nachbarpflanze gelöst und in ein Freilandbeet gepflanzt. Die Erde desselben soll zu gleichen Teilen aus feiner Komposterde, Sand und Torfmull bestehen. Der Abstand beträgt 10 cm. Dieser Jungbestand ist fortwährend feucht zu halten. Bis zum Spätherbst hat er sich kräftig entwickelt, so daß er den Winter überstehen kann. Es ist jedoch ratsam, im Herbst zwischen den Reihen Fallaub auszulegen, um damit die Wurzeln zu schützen. Nach Abklingen der Frühjahrsfröste an Ort und Stelle umpflanzen. – Außer einer Einstreukultur kann Blutweiderich auch in Reinkultur gebaut werden. Dafür eignen sich am besten nasse Wiesen, die sonst nicht viel Ertrag abwerfen. Sie werden im Spätsommer umgebrochen. Dabei gilt folgende Vorgangsweise: Trockenperiode abwarten, damit man Maschinen einsetzen kann. Letzten Grasschnitt vornehmen und mit einer Fräse die Grasnarbe umbrechen. Im Spätherbst pflügen. Im darauffolgenden Frühjahr bei günstiger Witterung mittels Kultivator den Boden auflockern und nach den Spätfrösten die im Frühbeet gezogenen Pflanzen in einem Reihenabstand von 84 cm und in der Reihe mit 30 cm Abstand setzen. Während des 1. Jahres ist die Anlage einige Male aufzulockern und unkrautfrei zu halten. Nach Einwurzelung der Jungpflanzen erweist sich eine leichte Stickstoffgabe als sehr wachstumsfördernd. Im 1. Jahr sind bereits schwache Erträge zu erwarten, die sich von Jahr zu Jahr steigern.

Saatgut

Zur Ausbildung des Samens ist eine rege Tätigkeit der Insekten, vor allem von Bienen und Hummeln notwendig. Legt man Wert auf Saatgutgewinnung, dann läßt man die nötige Anzahl von Pflanzen ausreifen. Da dies aber zu einem unterschiedlichen Zeitpunkt geschieht, müssen die reifen Scheinähren immer wieder ausgeschnitten und eingebracht werden. Zu lange damit zu warten bringt erhebliche Verluste. Deshalb schneidet man die Ähren nach dem Abfall der letzten Blütenblätter ab, sammelt sie in Steigen ohne Ritzen im Boden und stellt sie zum Trocknen in einen vor Wind und Regen geschützten luftigen Raum. Ist die volle Ausreife erfolgt, kann der Samen ausgerebelt oder gedroschen werden. Letzteres wird sich wegen der geringen Bedarfsmenge kaum lohnen, außer es ist ein guter Absatz für Saatgutverkauf gegeben. – Die *Frucht* dieses Lichtkeimers ist eine 2klappige, bis zu 5 mm lange Kapsel.

Erträge

Bedingt durch das rasche Wachstum der Pflanze und durch den problemlosen Anbau, dürfte der Ertrag kein schlechter sein. Steht jedoch im engen Zusammenhang mit der Bewirtschaftung und Ernteweise. Exakte Erfahrungswerte liegen bis jetzt nicht vor.

Für den Heimgarten

Auf einer Liste über die wichtigsten Sumpf- und Wasserpflanzen fand ich auch Lythrum salicaria, den Blutweiderich. Als Wassertiefe waren von 0 bis 20 cm angeführt. Daraus ergibt sich eine von vielen Gartenbesitzern zuwenig genützte Möglichkeit, den Blutweiderich auf seinen typischen Platz im eigenen Garten zu pflanzen. Dieser Standort befindet sich beim Wasser. Ist das Anlegen eines Gartenteiches ein schwer lösbares Problem? Nein! Er benötigt nicht viel Platz. Wichtig ist vor allem eine sonnige Stelle. Fast alle Sumpf- und Wasserpflanzen brauchen viel Sonnenwärme und Sonnenlicht. Auf den Wassergarten darf weder der Schatten von hohen Bäumen noch der des Hauses fallen. Auch die Windrichtung muß beachtet werden, damit das im Herbst fallende Laub die Tiefe des Wassers durch Verrottung nicht verringert. Über die Anlage selbst gibt es hinreichend einschlägige Literatur. Wichtig ist für die Bepflanzung mit Blutweiderich, daß der innere Beckenrand wasserdurchlässig ist und daß zwischen ihm und der wasserdichten Außenwand ein Gemisch von Humus, Torf, Sand und Kies das Pflanzenbeet bildet. Dieses Beet soll eine Durchschnittsbreite von 80 bis 100 cm aufweisen und muß keineswegs geradlinig verlaufen. Auf 100 cm^2 Bepflanzungsfläche wird 1 Steckling oder 1 geteilter Stock gesetzt. Zwischen den einzelnen Pflanzen kann Torfmull zur Abdeckung verwendet werden. – Obwohl der Blutweiderich im Hausgarten zu den attraktivsten Stauden mit hübschen schlanken Blütenrispen zählt und obendrein noch einen guten Dauerblüher darstellt, ist dennoch auf eine Gefahr aufmerksam zu machen: Dieses Weiderichgewächs zieht nicht nur viele Bienen an, die es wegen seinem hohen Nektargehalt eifrig befliegen, sondern auch eine Anzahl von Schmetterlingen. Unter diesen aber an erster Stelle die Kohlweißlinge. Befindet sich im gleichen Garten oder in der Nähe eine Gemüseecke, braucht über die latente Gefahr kaum gesprochen werden. – Nicht nur im Wassergarten kann man Blutweiderich ziehen. Er gedeiht an jeder anderen sonnig bis halbschattigen und feuchten Stelle gut, wenn man seinen Boden nie gänzlich austrocknen läßt, sondern fleißig gießt. Gerade hier lohnt sich das Mulchen mit Schnittgras oder das Abdecken mit Torfmull. – Im eigenen Garten soll es nicht nur um die Gemeinschaft mit einer attraktiven Blume gehen, sondern vor allem um den Heilwert dieser Pflanze. Da der Blutweiderich ein ausgesprochenes Darm- und Magenkraut ist, aber auch bei Verwundungen ein sicheres blutstillendes Mittel abgibt, lohnt es sich, dieses Kraut für den Hausbedarf in allernächster Nähe zu haben.

Krankheiten und Schädlinge

Die Pflanze zählt zu den widerstandsfähigsten unter den Heilkräutern. Sie wird jedoch manchmal von einem *Fleckenpilz* befallen, der sich vor allem am Stengel, aber auch an den Blüten bemerkbar macht. – Als tierische Schädlinge kommen besonders *Feldhasen, Kaninchen* und *Schafe* in Frage, die Blätter und Stengel gerne fressen. Die *Raupen von Schmetterlingen*, hauptsächlich vom *Kohlweißling*, sind zeitweise auf den Blättern zu finden.

Wirkstoffe

Stengel und Blätter sind reich an Gerbsäure, auf welche die Wirkung des Blutweiderichs gegen Blutfluß, Durchfall und andere Darm- und Magenerkrankungen zurückzuführen ist. Außer den polyphenolischen Gerbstoffen und Tannin enthält die Pflanze noch das Flavon-C-Glykosid Vitexin, ätherisches Öl und das wertvolle Pektin mit dem rohen Stoffkomplex Salicarin. Weiters konnten organische Säuren, Fett, Pflanzenschleim, Phytosterin, Carotin, Zucker, Traubenzucker und Farbstoffe nachgewiesen werden.

Heilwirkung

Der Blutweiderich besitzt leicht antibiotische Eigenschaften. Es wirkt ferner zusammenziehend, blutstillend, stopfend und entzündungshemmend und wird gegen Blutfluß, Durchfall, Ruhr, Katarrhe und Magenuntersäuerung eingesetzt.

In der Heilkunde

In der Schulmedizin wird Lythrum salicaria bis jetzt nicht verwendet.

Als Hausmittel

In der Volksheilkunde galt Blutweiderich immer schon als beliebtes Heilkraut. In neuester Zeit besinnt man sich wieder auf seine keimtötenden Eigenschaften und benützt ihn mehr denn je, vor allem bei infektiösen Erkrankungen des Magen- und Darmtraktes. – Besonders gute Wirkungen erzielt man bei hartnäckigen Durchfällen. Zu diesem Zweck nimmt man 1½ Teelöffel der zerkleinerten frischen oder getrockneten Blüten und Blätter *(Herba Salicariae)* für ¼ l kochendes Wasser, brüht ab, läßt 15 Minuten ziehen, seiht ab und trinkt davon täglich 3 Tassen. – Bei inneren Blutungen im Darm- oder Magentrakt hat sich folgende Mischung bewährt: Blutweiderichblüten und -blätter 4 Teile, Schafgarbenblüten und -blätter 3 Teile, Gänseblümchenblüten und -blätter 2 Teile und Zinnkraut 1 Teil. 2 Teelöffel der Mischung mit ¼ l Wasser 1 Stunde kalt ansetzen, kurz aufkochen, 5 Minuten ziehen lassen, abseihen und täglich 3 Wochen lang langsam, warm und schluckweise, aufgeteilt auf den ganzen Tag, 3 Tassen einnehmen. – Bei übermäßiger Menstruation trinke man kurz nach der letzten abgeschlossenen Regel 3 Wochen lang täglich nüchtern 1 Tasse dieser Mischung: Blutweiderich 5 Teile, Frauenmantel 3 Teile, Schafgarbe 3 Teile, Hirtentäschel 2 Teile und Vogelknöterich 1 Teil.

2 Teelöffel für 1/4 l Wasser, durch Aufguß zubereitet. – Bei stark blutenden Hämorrhoiden: Blutweiderich 3 Teile, Hirtentäschel 2 Teile und Mistel 1 Teil. 3 Teelöffel auf 1/4 l, kalt zustellen, aufkochen, 15 Minuten ziehen lassen und abseihen. Tagsüber 3 Tassen schluckweise und ungesüßt trinken, aber nicht länger als 3 Wochen. – Zum Stillen des Blutes nach Verwundungen und zum Ausheilen von Wunden nimmt man frische saubere Blätter, zerquetscht sie und legt die Masse auf.

In der Tiermedizin

Bauern gaben früher den Haustieren Blutweiderichdroge bei langandauerndem Durchfall. Die Zubereitung ist die gleiche wie oben. Bei kleineren Tieren täglich aufgeteilt 1/4 l, bei Rindern und Pferden 1/2 l bis zu 1 l. – Die Pflanze ist ein geschätztes Futterkraut. Ihr Anteil im Heu hebt die Qualität desselben.

In der Homöopathie

Die Homöopathie verordnet die Essenz *Lythrum salicaria*, aus dem frischen Kraut, bei Durchfällen und Ruhr als Urtinktur oder in der Potenz D4. Die Anwendung hat in Dosis und Dauer nach ärztlicher Vorschrift zu erfolgen.

In der Küche

Die frischen zarten Blätter und Spitzen der Seitentriebe können im Monat Mai und anfangs Juni, unter Umständen auch noch im Sommer, aber noch vor dem Ansetzen der Blüten, in der Küche verwendet werden. Sie werden ähnlich wie Kohl als Kochgemüse zubereitet. – Die Blätter allein liefern einen vorzüglichen Salat. Da sie säuerlich schmekken, sollen sie zu gleichen Teilen mit Vogelmiere oder Melde gemischt werden, dann wirken sie milder. – Blätter allein genommen oder zu 3 Teilen; gemischt mit Brombeerblättern, Erdbeerblättern, Himbeerblättern, je 2 Teilen; Melissenblätter, Pfefferminzblätter und Ysopblätter, je 1 Teil, ergeben einen vorzüglichen Haustee, der geschmacklich noch mit echtem Bienenhonig verbessert werden kann. 2 Teelöffel der Mischung für 1/4 l Wasser, im Aufguß zubereitet. Diese Hausteemischung sollten Sie auch getrocknet für den Winter aufbewahren. – In der Zuckerbäckerei gebraucht man den aus der Blüte gewonnenen Farbstoff.

Für die Körperpflege

Blutweiderichblätter eignen sich ebenso zur Zubereitung eines erfrischenden Badewassers. 50 bis 70 g frischer oder getrockneter zerkleinerter Blätter werden mit 3 l kochendem Wasser abgebrüht und 20 Minuten ziehen gelassen. Abgeseiht und dem Badewasser beigefügt. Der Rückstand kommt in ein Leinensäckchen. Ebenfalls in die Badewanne geben. Nach großen Strapazen während des Tages erfrischt dieses Bad und bringt einen erquickenden Schlaf.

Auszüge

Blutweiderichgeist, mehrere Male während des Tages eßlöffelweise eingenommen, hilft bei Durchfall. Zubereitung: 150 g frische Blutweiderichblätter werden mit 1 l 75%igem Obstbrand übergossen, in ein weithalsiges Einmachglas gefüllt, gut abgeschlossen und 14 Tage in die Sonne gestellt. Abgeseiht und mit 1/2 l destilliertem Wasser vermengt. Den Rückstand mit 1/4 l destilliertem Wasser übergießen, gut durchrühren, abseihen, auspressen. Diese Flüssigkeit wird der ersten beigefügt. Noch einmal in einem gutverschlossenen Gefäß 1 Woche in die Sonne stellen, filtrieren und in Flaschen füllen. Diese werden in einem dunklen, kühlen Raum aufbewahrt. Eine 3monatige Lagerzeit ist notwendig, damit Blutweiderichgeist erfahrungsgemäß eine gute Wirkung für Darm und Magen erzielt.

In der pharmazeutischen Industrie

Blutweiderichblätter werden häufig Tees beigefügt, die eine stopfende Wirkung erzielen sollen. Auch in Teemischungen, wirksam gegen Entzündungen der Magen- und Darmschleimhäute und der Nieren sowie bei Ruhr und Typhus, ist Blutweiderichdroge ein wichtiger Bestandteil.

Aus meiner Erfahrung

Menschen, die an Wassersucht leiden, sei es Bauch-, Brust- oder Herzwassersucht, werden meistens von großem Durst gequält. Sie sollen schluckweise Weiderichtee trinken und dazu 3 Wacholderbeeren über den Tag verteilt kauen. Mehr als 5 dieser Beeren dürfen an einem Tag nicht genommen werden.

Nicht übersehen

Wegen seiner leicht antibiotischen Wirkung sollte Blutweiderichtee in Grippezeiten längere Zeit hindurch getrunken werden. 1 Tasse täglich als Frühstückstee ist sehr zu empfehlen. – Menschen, die beim Wechsel der Jahreszeiten leicht an Erkältungen leiden, sollen abends vor dem Schlafengehen 1 Tasse Blutweiderichtee einnehmen.

Naturschutz und gesetzliche Bestimmungen

Vorne das schiefergrau-braune Naß des eisenhältigen Flußwassers langsam dahinschlängelnd. Dahinter das dunkle Grün sich tiefverneigender Weidenäste, als Überleitung zum hellen Grün dicht aneinandergedrängter Schilfgräser, und mitten drin ein purpurroter Fleck prächtig-stolzer Blutweiderichähren. Am Ufer der Wanderer ruhig dastehend, das herrliche Bild der Natur genießend. Ein prächtiger Anblick für einen stillen Beobachter. Lassen wir diese roten Flecken entlang unserer Flüsse stehen. Glücklich, wer sie noch sieht und sich daran erfreut. – Wie kam es zu diesen roten Flecken da und dort in der Wildnis? Die sehr kleinen, 1 mm langen, bräunlich-gelben *Samen* des Blutweiderichs sind dicht mit Schleimhaaren besetzt, mit denen sie sich im Gefieder, an den Füßen und an den Schnäbeln der Vögel festkleben. Diese Eigenart trägt viel zur natürlichen Vermehrung der Pflanzenart bei. In Frage kommen vor allem der Graureiher *(Ardea cinera)*, die Große Rohrdommel *(Botaurus stellaris)*, der Haubentaucher *(Podiceps cristatus)*, die Stockente *(Anas platyrhynchos)*, alle anderen Wildentenarten, die Graugans *(Anser anser)* und der Höckerschwan *(Cygnus olor)*. Sie tragen in ihrem Gefieder nicht selten Blutweiderichsamen in Gebiete weit vom Standort entfernt. Auch Schwalben *(Hirundinidae)*, Bachstelzen *(Motacilla alba)* und Dohlen *(Corvus monedula)* verschleppen die Samen. Ein Dank an die Vogelwelt.

Aus meiner Kräuterapotheke

Bei Infektion der Luftwege und des Magen- und Darmtraktes: Blutweiderichblätter 3 Teile, Bohnenkraut 2 Teile und Salbei 1 Teil. – 2 Teelöffel für $^1/_4$ l Wasser, abbrühen, 15 Minuten ziehen lassen, abseihen. Täglich 3 Tassen trinken. 3 Wochen lang, dann 1 Woche aussetzen und wenn nötig noch einmal, aber nicht öfter, wiederholen.

Altbewährte Rezepte

Bei Sommerdurchfall: Die frische Decke eines Wildes oder irgendeines anderen Säugetieres, leg sie zur Seite und verwerte nur das »ausgezogene Tier« für die Küche. Ein perfider Rat. Denn bald wirst du sehen, was sich unter der »Decke«, unter der »Haut« tut. Sie wird »lebendig«. Maden, in allerkürzester Zeit aus den Insekteneiern ausgeschlüpft, sind hier zu Gast. Deshalb läßt man die »abgezogene Haut« eines Tieres nicht liegen, sondern bringt sie in die Gerberei. Mit Hilfe von Gerbstoff entsteht hier das wertvolle Leder oder die gegerbte Decke mit dem Naturfell auf der einen Seite. – Spricht man vom Gerbstoffgehalt einer Heilpflanze, ist es gut, wenn wir an seine Wirkung denken. Ein Stoff, der primär in der Eichenrinde im höchsten Ausmaß enthalten ist. Nicht jeder Mensch verträgt Eichenrindentee intern angewandt. Weniger rasant wirkend ist Blutweiderichdroge. Laienhaft, aber treffend erklärt, werden dadurch Schleimhäute und Haut widerstandsfähig gemacht, leicht »angegerbt«, »lederähnlich«. Deswegen ist es sehr ratsam, auch vorbeugend einige Male während des Jahres Tees aus Pflanzen zu bereiten, die Gerbstoff enthalten. Eine davon ist der Blutweiderich. Nicht die unwirksamste. – Folgende *Teemischung* hat sich bei Sommerdurchfall bewährt: Blutweiderich 3 Teile, Brombeerblätter 3 Teile, Blutwurz 2 Teile, Medizinal-Rhabarber 2 Teile und Eichenrinde 1 Teil. 3 Teelöffel der Mischung mit $^1/_4$ l kaltem Wasser zustellen, kurz aufkochen. 5 Minuten ziehen lassen, abseihen. Morgens täglich nüchtern 1 Tasse trinken.

Zur Unterstützung des Fastens: Viel zuwenig Wert im Bestreben, unseren Geist und Körper gesund, heil zu erhalten, wird dabei auf das Heilfasten gelegt. Unter den vielen segensbringenden Vorteilen des Fastens wird oft auf die geistige Umstimmungskraft desselben vergessen. Wenn Galen sagt: »Das Fasten reinigt den gesamten Körper in gleicher Weise«, so ist damit auch der Gemütszustand mit inbegriffen. – 1 Tag lang nichts essen, anstatt dessen $1^1/_2$ l Tee trinken, um dem Körper die nötige Flüssigkeitszufuhr nicht zu entsagen und gleichzeitig die Nieren und den Harnapparat zu reinigen. – Folgende altbewährte *Teemischung* kann empfohlen werden: Blutweiderich 5 Teile, Brombeerblätter 4 Teile, Pfefferminze 3 Teile, Thymian 2 Teile und Weiße Taubnessel 1 Teil. Wichtig ist es, jede Tasse frisch zuzubereiten. Und zwar 2 Teelöffel der Mischung mit $^1/_4$ l kochendem Wasser überbrühen, 15 Minuten zugedeckt stehen lassen und abseihen.

Wohlschmeckender Frühstückstee für die ganze Familie: Es muß zum Frühstück nicht immer Kaffee sein. Kräutertees, in der richtigen Zusammenstellung genossen, können einen guten Start in den neuen Tag geben. – Die geeignete *Teemischung* lautet: Blutweiderichblüten 50 g, Rosmarinzweigspitzen 30 g, Spitzwegerichblätter 30 g, Weiße Taubnessel 20 g, Ringelblumenblüten 10 g und Schafgarbe 10 g. 2 Teelöffel der Mischung für $^1/_4$ l kochendes Wasser, im Aufguß zubereitet. Zugedeckt 15 Minuten ziehen lassen. Abseihen. Eventuell, vor allem für Kinder, mit Honig süßen und gut warm trinken.

Planetarische Übereinstimmung

Der Blutweiderich steht mit dem *Mond* in Übereinstimmung. Daher sind wäßrige Stauungen und Stockungen in den Geweben und im Lymphstrom mit Blutweiderich und seinen Mischungen besonders günstig bei abnehmendem Mond zu behandeln.

Pflanzencharakter und Menschentyp

Pflanzencharakter: Der erdgebundene Charakter des Blutweiderichs übt in den Schleimhautregionen des Verdauungsapparates eine wachstumshemmende Wirkung auf Mikroorganismen aus. Ein Zusammenspiel von polyphenolischen Gerbstoffen und Pektin durch den rohen Stoffkomplex Salicarin, glücklich ergänzt durch Schleimstoffe, Farbstoffe und ätherisches Öl, wirkt sich günstig auf Magen- und Darmschleimhäute und auf die Nieren aus. *Die Erdgebundenheit der Pflanze drängt das kühl-feuchte Element in den Vordergrund, um es dann vom Wäßrigen in das Luftige überzuführen und so niedere Kräfte für einen höheren Zustand aufzuschließen.* Im Blutweiderich ist wie bei vielen anderen Pflanzen gerade im Blütenstand der Höchstwert an Heilkraft und Heilpotenz erreicht. *Es bewahrheitet sich auch hier die Regel, daß die Region oberhalb des Blattes in ihrer Gegenprojektion im Menschen in der Region unterhalb des rhythmischen Systems zu suchen ist.* Diese Beziehung kommt durch die Wirkung des Blütenhaften als Heilkraft auf das ganze Oberbauchgebiet, einschließlich Stoffwechsel, zum sichtbaren Ausdruck.

Menschentyp: Der Mensch, der sich auf die gefährliche Bahn der Rationalisierung begibt und meint, er wäre nur auf Zweckmäßigkeit eingestellt, muß einmal gewissenhaft seine Eßgewohnheiten überprüfen. Oft genügt es gar nicht, daß dies der einzelne tut, ganze Familien, Gemeinschaften und Betriebe sollen hier einmal in sich gehen. »Keine Zeit zum Essen nehmen« oder »in aller Eile eine Kleinigkeit«. So bringen wir auf die Dauer unsere Hauptmahlzeiten nicht ohne schwerste Gefährdung unseres Geistes und der Seele hin. »Nemo dat quod non habet.« Keiner kann das geben, was er selber nicht besitzt. Das »Seele-Geist-Ich« darf die primäre Herrschaft nicht auf das »Leib-Ich« abtreten, um es dann in völliger Ausbeutung sich selbst zerstören zu lassen. *Unserem Körper Kraft durch die Aufnahme von Speise und Trank zuzuführen, ist vor allem ein »Geist-Seele-Ich-Problem«. Dieses »Ich« gilt als verantwortlich für die Planung unserer leiblichen Bedürfnisse. Der Mensch auf dem Weg der Rationalisierung ist der Typ für den Pflanzencharakter des Blutweiderichs. Durch die feste Bodenständigkeit*

Kraft aus dem feuchten Element holen, dann aber erst im Lichte des Blütenhaften sublimieren, nur so wird er von Magen- und Darmbeschwerden, aber auch vom Gelenkrheumatismus, von Gicht und Ischias loskommen. Langsam und ruhig zu festgesetzten Zeiten essen, gut kauen. Jeden Mundvoll Speise gründlich mit Speichel mischen und keine Eile beim Essen zeigen, sondern voll Dankbarkeit die Mahlzeiten einnehmen: Weil ich etwas zu essen habe, und weil ich soweit gesund bin, daß ich überhaupt essen kann. Aus dieser geistig-seelischen Grundeinstellung heraus wächst Freude und Glücksgefühl. Astralisches Licht, dessen Ursprung und Ausgangspunkt der Schöpfer-Gott selber ist, überflutet mein irdisch-feuchtes Element der leiblichen Bedürfnisse. So wird eine Einheit geschaffen, die heilspendend wirkt und das ganze »Leib-Seele-Geist-Ich« umhüllt und eingliedert in das erhabene Licht des Kindes Gottes.

Pflanzensympathie

Den Blutweiderich verbindet eine ausgesprochene Freundschaft mit der *Silberweide (Salix alba)* und der *Brennessel (Urtica dioica).* Er sucht in der freien Natur deren Nähe und gedeiht neben ihnen auch ausgezeichnet. Dies zeigt sich besonders in einem überreichen Blütenstand. Ferner liebt er in Moorlandschaften: die *Schneidebinse (Cladium Mariscus),* die *Kamm-Segge (Carex intermedia),* den *Flußampfer (Rumex Hydrolapathum)* und die *Sumpf-Gänsedistel (Sonchus palustris).* In Sauerwiesen hingegen: den *Großen Wiesenknopf (Sanguisorba officinalis),* den *Hohen Steinklee (Melilotus altissimus), den Gewöhnlichen Teufelsabbiß (Succisa pratensis),* das *Gewöhnliche Weidenkraut (Lysimachia vulgaris),* das *Echte Mädesüß (Spiraea ulmaria),* die *Wilde Angelika (Angelica silvestris)* und die *Wiesensilge (Silaus flavescens).*

Pflanzenantipathie

Eine ausgesprochene Abneigung konnte im Blutweiderich gegen das *Große Springkraut* oder *Rühr-mich-nicht-an (Impatiens noli-tangere)* aus der Familie der Balsaminengewächse festgestellt werden. Dieses 1jährige, 30 bis 60 cm hoch werdende Kraut siedelt meistens in dichten Herden an feuchten Standorten.

Nebenerscheinungen

Nebenwirkungen sind *an und für sich keine zu befürchten. Vor zu langem Dauergebrauch* von Blutweiderichtee *wird gewarnt,* weil vor allem der Heileffekt im Magen- und Darmtrakt zuwenig progressiv ist. – Abwechslung an Droge ist angebracht, z. B. Benediktendistel, Odermennig, Schafgarbe oder Tausendguldenkraut (siehe Band 1).

Borretsch

Borago officinalis
Rauhblattgewächse
einjährig

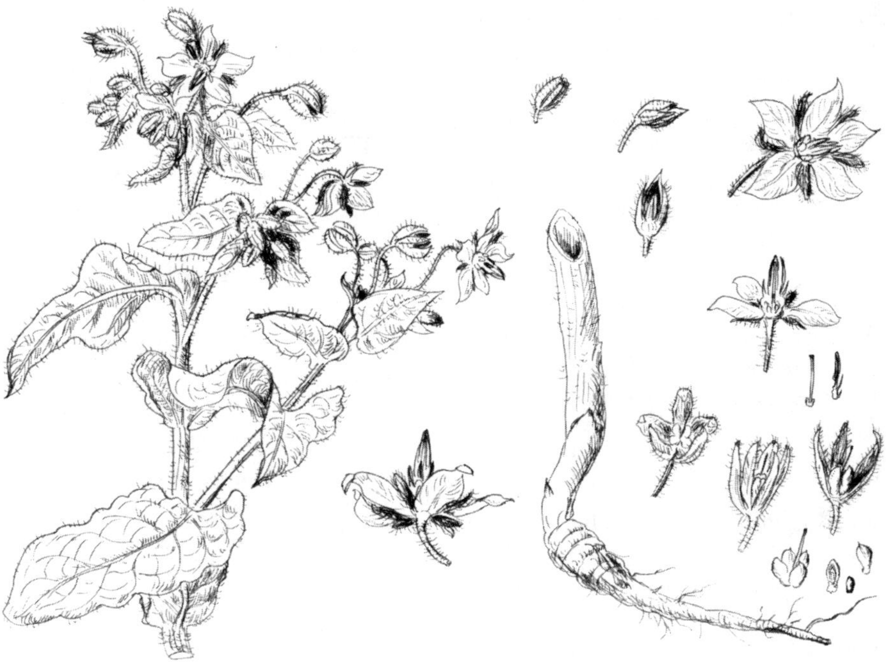

Kurz gefaßt

Aussehen: Saftiger, runder, ästiger, rauhhaariger Stengel. 30–80 cm. Zungenförmige, behaarte Blätter. Himmelblaue, breit sternartig geöffnete Blüten in Büscheln am Astende. 6–8. *Vorkommen:* Salpeterreiche Böden. *Verbreitung:* Gesamteuropa. *Heilkräftige Pflanzenteile:* Blätter und Blüten. *Heilanzeige:* Herz, Nerven, Stoffwechsel, Blut, Atemwege.

Volkstümliche Bezeichnungen

Amerikanerblüemli, Augenzier, Baroochenblüte, Beinlfutter, Bernarge, Bienenfutter, Biretsch, Blauauge, Blauäugl, Blauhimmelstern, Blaukräutl, Blaustern, Blausternkraut, Blemken, Boradi, Borage, Boragen, Boragi, Boraken, Boran, Borang, Borangenblumen, Borasch, Boratsch, Boretsch, Boretsche, Borgel, Borgelblumen, Borgelkraut, Borraben, Borratz, Borres, Borrig, Borrose, Borungen, Buratsch, Buris, Burisblüah, Burisblüten, Burrasch, Burres, Garbenkraut, Gegenfraß, Gegenfraßbleaml, Gommernkraut, Gratscherl, Guggumerechrut, Gugomeanblerer, Gumeanblerer, Gurkenkönig, Gurkenkönigskraut, Gurkenkraut, Herzblumen, Herzblümlein, Herzblüten, Herzfreud, Herzfreude, Himmelstern, Josefstab, Jungferegsichtli, Krazewetzkroikt, Küchlikrut, Liebäuglein, Maratsch, Ochsenzunge, Piksengras, Porg, Porich, Puradsch, Purg, Rapunzel, Salatgrines, Salatkraut, Schöne Italienerin, Schöne Südländerin, Sternblümlein, Wohlgemuth, Wohlgemutkraut, Wohlgemutsblume, Wohlmutsblume.

Namenerklärung

Die Bezeichnung *Borago officinalis* stammt aus dem arabischen *abu araq* und heißt »Vater des Schweißes«. – Über das lateinische Wort *borago* kam es im 14. Jahrhundert zu *Borretsch*, aber in der Mundart lebt das Lateinische noch fort: Borage und Boraken. – Nach Meinung mancher Autoren und Sprachforscher würde das Wort auf das spätlateinische *borra* = struppiges Barthaar zurückzuführen sein, weil das Borretschkraut dichtbehaarte Blätter und Stengel zeigt. – Eine andere Auslegung sieht in diesem Wort eine Verstümmelung des lateinischen *corago* – ich belebe das Herz. Diese Annahme wird von Autoren früherer Jahrhunderte bestätigt, indem sie von der herzstärkenden Wirkung des Heilkrautes reden.

Kulturgeschichte

Plinius läßt den Borago officinalis sprechen und ihm so eine Selbstempfehlung abgeben:

»Ego borago gaudia semper ago.«
Ich, Borretsch, bringe immer Freude!

Ärzte und Kräuterkundige der Antike waren davon überzeugt, daß das Heil- und Gewürzkraut Borretsch »die Menschen fröhlich und ausgelassen mache und Traurigkeit vertreibe«. Aufgrund dieses Standpunktes nannte ihn Plinius »Euphrosinum«. – Borretsch kam zur Zeit der Kreuzzüge aus dem Vorderen Orient über Damaskus nach Europa. Aus der Schule von Salerno stammt der Vers:

»Der Borretsch kann sagen,
und das ist die Wahrheit:
Ich mache leichte Herzen,
bringe Fröhlichkeit.«

Aber schon die Griechen schätzten den Borretsch nicht nur als Bienenweide, sondern auch als Heilpflanze. Sie mischten seine Blätter den Salaten bei. Die Mönche Mitteleuropas zogen in den Klostergärten Borago. Zur Zeit der Äbtissin Hildegard von Bingen galt er als hochgeschätztes »Klosterkraut«. Von diesen Gärten wanderte er bald in die Bauerngärten. Albertus Magnus nennt ihn den »Erzeuger guten Blutes«. Im 16. Jahrhundert empfiehlt ihn Mattioli gegen Herzschwäche und zur Beruhigung von Fieberträumen. Hieronymus Bock berichtet 1539 in seinem Kräuterbuch: »Die holdseligen Borangenblumen mögen in Speis und Trank fröhlich benützet werden, denn sie stärken das Herz und Hirn, erwecken die Verzagten und die traurigen und melancholischen Menschen zur Freude und munterem Sinn und läutern das Geblüt.« – Tabernaemontanus behauptet:

»Das Wasser von Blumen und Kraut
abends und morgens auch unter tags
fünff Löffel voll getrunken
reinigt das Geblüt von aller Unsauberheit.
Nimmt auch alle schwäre Fantasey
und Traum
und was sich von böser Melancholey erhebt.«

Herkunft

Das westliche Mittelmeergebiet, Südspanien und die Atlasländer sind die Heimat des Borretsch.

Verbreitungsgebiet

Von seiner Urheimat aus hat er sich vermutlich durch die Araber im ganzen Mittelmeerraum verbreitet. Heute gilt der Borretsch als westmediterrane Pflanze. Wird in ganz Europa bis zum südlichen Skandinavien und Nordamerika angebaut und ist teils an feuchten Orten verwildert anzutreffen.

Verbreitungsgrad

Borago officinalis ist ein Gartenflüchtling, den man in allen gemäßigten Zonen *wildwachsend sporadisch* antrifft, in Südeuropa *häufig*.

Standort

Borretsch gilt besonders in Mitteleuropa und Nordamerika als Kulturpflanze. Verwildert häufig auf Schutt, Komposthaufen, freien Plätzen und Ödland zu finden. Wächst in Südeuropa wild. – Borago officinalis gilt nördlich der Alpen als 1jährige Pflanze, in Südeuropa aber bis zum oberitalienischen Seengebiet überwintert er, ohne Schaden zu nehmen, und kann als mehrjährig betrachtet werden. Vor allem in Weinbergen und entlang von Gartenmauern, die eine bestimmte Feuchtigkeit aufweisen. Er sucht sandige, nährstoffreiche Böden.

Merkmale

Die starke, fleischige *Wurzel* ist verzweigt, außen bräunlich und innen weiß. Der *Stengel* aufrecht, einfach, großzügig ästig verzweigt, fleischig, nicht selten sehr sparrig und dicht mit rauhen Haaren besetzt. Die unteren *Blätter* sind borstig, deutlich gestielt, formen eine Rosette; die oberen oft ungestielt oder nur mit einem undeutlichen Stiel versehen und beiderseits behaart. Die Blattspreite eiförmig bis elliptisch, unterschiedlich lang, 3 bis 12 cm, und unterschiedlich breit, 2 bis 7 cm, ganzrandig, manchmal auch leicht ausgebuchtet, nicht selten wellig und runzelig. Borstenhaare bedecken die ganze Pflanze; basieren auf Knötchen und sind abstehend. Die himmelblauen, selten weißen *Blüten* sitzen am Stengelende in lockeren Blütenständen. Der Borretsch erreicht eine *Höhe* von 30 bis 80 cm. Der *Geruch* der ganzen frischen Pflanze ist gewürzhaft und leicht gurkenähnlich. Der *Geschmack* hingegen würzig und angenehm. Beide sind nach dem Trocknen kaum mehr wahrnehmbar.

Verwechslungen

Wird Borretsch angebaut, kann es kaum zu Fehlgriffen kommen. Anders aber verhält es sich in der freien Natur, wo diese Heilpflanze in manchen Gegenden verwildert. Dort kann sie unter Umständen mit anderen *Rauhblattgewächsen* verwechselt werden. Siehe »Verwandte Arten«!

Verwandte Arten

Die Familie der *Rauhblattgewächse* umfaßt 100 Gattungen und 2 000 Arten. Diese Familie besteht hauptsächlich aus meist ausdauernden krautartigen, rauhbehaarten Pflanzen mit fleischigen Wurzeln.

Beinwell, Beinwurz (Symphytum officinale): Häufig auf nassen Wiesen, Gräben, Bachufern und feuchten Waldstellen. Hervorragende Heilpflanze. Siehe Band 1.

Hundszunge (Cynoglossum officinale): Stellenweise häufig auf Unkrautfluren, an Wegrändern und in Sandgruben. Heilpflanze. Blütezeit Mai bis August.

Echter Steinsame (Lithospermum officinale): Verstreut in Wäldern und Gebüschen. Heilpflanze. Blütezeit Mai bis Juli.

Echtes Lungenkraut (Pulmonaria officinalis): Häufig an Bach- und Waldrändern und an schattigen Wiesenstellen. Bekanntes Heilkraut. Siehe »Lungenkraut, Echtes« Band 3. Blütezeit März bis Mai.

Ochsenzunge (Anchusa officinalis): Stellenweise häufig auf Unkrautfluren, an Wegrändern und in Sandgruben. Heilpflanze. Blütezeit Mai bis September.

Natternkopf (Echium vulgare): Häufig auf trockenem Rasen, auf Unkrautfluren, an Wegrändern und auf Böschungen. Als Heilpflanze in der Homöopathie verwendet. Blütezeit Mai bis Oktober.

Waldvergißmeinnicht (Myosotis silvatica) und *Sumpfvergißmeinnicht (Myosotis palustris)* haben als Heilpflanzen kaum mehr Bedeutung.

Acker-Vergißmeinnicht (Myosotis arvensis): Zählt auch heute noch zu den »Lungen- und Hustenkräutern«. Rangiert in der Häufigkeitsskala auf Posten 6, vor Huflattich und nach Isländischer Moosflechte.

Blütezeit

Die Blütezeit erstreckt sich von Juni bis August.

Befruchtung

Die relativ großen, leuchtendblauen, nickenden und langstieligen Blüten werden von *Bienen* und *Hummeln* befruchtet. Besonders die Bienen befliegen Borretschblüten sehr eifrig. Diese Pflanze ist eine ausgezeichnete Bienenweide. – *Selbstbestäubung* ist möglich, aber auf Kosten der Fruchtbarkeit.

Samenreife

Der Borretsch reift ungleichmäßig. Von Juli bis August. Je nach Wetterlage erfolgt die Samenreife zirka 1 Monat nach dem Erblühen.

Ernte- und Sammelgut

Arzneilich verwendeter Pflanzenteil des Borretsch ist das *blühende Kraut (Herba Boraginis). Blätter* und *Triebspitzen* werden als Gemüse verwertet. Doch auch *Borretschblätter*

(Folium Boraginis) und *Borretschblüten (Flos Boraginis)* werden getrennt vermarktet.

Erntezeit

Für den Frischgebrauch können während der ganzen Vegetationsperiode fortlaufend frische zarte Blätter und Triebspitzen eingebracht werden. Die Haupternte des Krautes erfolgt zur Blütezeit.

Ernte- und Sammelvorschriften

Die Ernte des Krautes wird am besten mit der Sichel durchgeführt. Beim 1. Schnitt lasse man einen Stumpf von 10 bis 15 cm Höhe stehen, um genügend »Augen« für einen Neuaustrieb und somit für einen 2. Schnitt zu haben. Nach diesem sind die Strünke auszureißen und zu kompostieren. Noch besser ist ein baldiges Umbrechen der Kulturfläche. – Am Boden aufliegende Blätter sind oft vergilbt, eingetrocknet oder verschmutzt. Sie dürfen nicht mitgeerntet oder müssen unbedingt aussortiert werden. – Die Borstenhaare der Pflanze können leicht Hautausschläge oder Hautentzündungen verursachen. Bei der Ernte ist also Vorsicht geboten. Die beste Vorbeugung ist das Tragen von Ärmelschützern. Ich selbst ziehe bei allen Arbeiten mit Heilkräutern die bloße Hand vor, weil der Kontakt mit ihnen gesundheitsfördernd ist. Und weil mir eben der Kontakt mit »meinen Kräutern« viel bedeutet. Handschuhe beim »Kräuteln« zu benützen, lehne ich ab, halte aber immer die Arme bis zu den Handgelenken bedeckt. Die bloße Hand reicht man Freunden. Handschuhe zieht man aus, wenn man die Hand gibt. Heilkräuter sind meine Freunde. Und ich bin ihr Freund. – Der Borretsch ist stark wasserhältig. Frischverbrauch, die Regel; Lagerung jedoch nur beschränkt möglich. Eine künstliche Trocknung bei mäßiger Temperatur ist angebracht. Dabei geht viel vom Aroma und ein Teil der Inhalts- und Wirkstoffe verloren. Die Droge ist auch nicht lange haltbar. Das Trocknungsverhältnis beträgt durchschnittlich 8 : 1. Vereinigt man hingegen die blühenden Spitzen zu kleinen Sträußchen, bindet sie lose zusammen und hängt sie vor direkter Sonnenbestrahlung geschützt in einem schattigen, aber sehr luftigen Raum zum Trocknen auf, bleibt die schöne azurblaue Farbe erhalten. Diese »Sonderqualitätsdroge« kann getrennt vermarktet werden; der übrigen Krautdroge beigefügt, wird vor allem das Gesamtbild wohlgefälliger. Weniger Wirkstoffe gehen verloren, und die Droge wirkt wohltuend und einladend für das Auge. Denn Augen und Nase nehmen den ersten Eindruck auf, geben ihn dem Gehirn weiter, und hier wird das Urteil gefällt: Ablehnung oder Annahme. Mit diesem persönlichen Urteil ist aber auch schon zum Teil der Grad der Wirkung des Heilkrautes am eigenen Körper angezeigt. Der Mensch ist eben ein geistig-seelisch-körperliches Ganzes. – Frisches Borretschkraut, auch Blüten, eignen sich außerdem zur Lagerung in der Tiefkühltruhe, eingepackt in Portionen, die nach der Herausnahme sofort aufgebraucht werden können. – Legt man auf Saatgut Wert, gibt es zwei Möglichkeiten: Bei größerem Bedarf läßt man die entsprechende Fläche mit allen Pflanzen stehen, um sie rechtzeitig vorsichtig abzumähen, zu trocknen und die Samen auszubeuteln. Auch Maschinendrusch ist möglich. Dabei darf nicht vergessen werden, daß Borretschsamen unterschiedlich reift. Die zweite Variante dieser Ernte besteht darin, daß gut entwickelte Pflanzenstöcke mit reichem Blattwerk und viel Blütenansatz ausgesucht werden. Auf Blatternte ist dabei zu verzichten. Diese Stöcke läßt man heranreifen. So erhält man auserwähltes Saatgut. Dies ist vor allem nur für den Selbstversorger rentabel. Eines darf jedoch bei der Gewinnung nicht übersehen werden: bedingt durch die ungleichmäßige Reife kommt es zur Selbstaussaat. Das läßt sich kaum verhindern. Kann aber wirtschaftlich genützt werden, indem man im kommenden Jahr auf der gleichen Fläche wieder Borretsch zieht. Zu dichte Bestände können nach den Spätfrösten vereinzelt und umgepflanzt werden. – Frische Borretschblüten finden ebenfalls guten Absatz, müssen aber sofort nach der Ernte abgeliefert oder ansonsten kurzfristig kühl gelagert werden. Verwelktes Kraut ist nicht mehr begehrt und kann kaum in den Handel gebracht werden.

Anbau

Die besten Erträge beim Anbau von Borretsch werden auf kalkhaltigem nährstoffreichem, salpeterreichem, lehmigem Sandboden erzielt. Auf sauren Böden ist die Ertragsmenge bedeutend geringer. Aber auch leichte Böden mit genügend Feuchtigkeit eignen sich. Der Borretsch zieht zwar wärmeres Klima, das sogenannte Weinklima vor, gedeiht jedoch zur Blattgewinnung noch in einer rauheren Gegend. In bezug auf Vorfrucht ist er nicht anspruchsvoll. Er kann ebenso als Zweitfrucht gebaut werden, also zum Beispiel nach der Ernte von Dill- oder Kerbelkraut oder Salaten. Der Wasserbedarf ist sehr hoch. Es ist nicht ratsam, Borretsch mit Gemüse wie Salat oder Spinat zu ziehen. Besonders Kohlgemüse gedeiht nicht gut in der Gemeinschaft von »Borange«. Die Ursache dürfte im starken Wasserentzug liegen. – Ausgesät wird von März bis Juni. Auch Herbstaussaat ist möglich und gibt eine frühere Ernte, so daß im nächsten Jahr danach noch anderes, eventuell Kraut- oder Kohlgemüse, gepflanzt werden kann. Der Reihenabstand soll 42 cm betragen. Bei Drillsaat benötigt man pro Ar 20 g an Saatgut. Da Borago officinalis ein ausgesprochener Dunkelkeimer ist, muß tief gesät und leicht angewalzt werden. – Der Bestand ist von Unkraut freizuhalten. 2maliges Hacken genügt meistens zur Unkrautbekämpfung und zur Lockerung des Bodens. Bedingt durch die Raschwüchsigkeit dieser Heilpflanze kann später kaum mehr Unkraut aufkommen. Durch die Selbstbeschattung wird auch die Bodenfeuchtigkeit längere Zeit zurückgehalten. Für Stickstoffgaben ist der Borretsch sehr dankbar. Bei anhaltender Trockenheit muß bewässert werden. Borretschpflanzung laugt den Boden aus. Alle 2 bis 3 Jahre Feld wechseln.

Saatgut

Die *Samenkörner* sind verhältnismäßig groß. Haben die Form von gerippten eiförmigen Nüßchen mit einer Durchschnittslänge bis zu 10 mm und einer Breite von 3,5 mm. Die Farbe liegt zwischen hellbraun und schwarzgrau. – Das *Tausend-Korn-Gewicht* beträgt durchschnittlich 18,16 g, kann jedoch Schwankungen unterliegen. Die Keimfähigkeit bleibt 2 bis 3 Jahre ohne nennenswerte Verluste erhalten.

Erträge

Der Ertrag an Trockenkraut beläuft sich pro Ar auf zirka 30 kg. Das sind 200 bis 250 kg Frischware. Das Trocknungsverhältnis beträgt 6 bis 10 : 1. Der Ertragswert von Blüten liegt bei 3 kg und von Saatgut bei 9 kg. Unter günstigen Verhältnissen können diese bedeutend höher sein.

Für den Heimgarten

Für den eigenen Hausgarten ergeben sich einige praktische Überlegungen: Das Himmelblau der Borretschblüten, die gerne von Bienen beflogen werden, erfreut den Blick und hält fast die ganze Vegetationszeit hindurch an. Die breite Verwendungsmöglichkeit als Heilkraut, als Gemüse und als Gewürz lohnt den kaum nennenswerten Zeitaufwand an Pflanz- und Pflegearbeiten. Einmal im Garten ausgesät, vermehrt sich das Gurkenkraut von Jahr zu Jahr ohne fremde Beihilfe, wenn man einen Teil der Blüten zur Samenreife gelangen läßt. Daraus ergibt sich die Feststellung: Dort, wo noch 1 m^2 Gartenfläche zur Verfügung steht, Borretsch anbauen. Diese Pflanze gedeiht in normaler Gartenerde, die mit Sand und feinem Kompost vermischt wurde. Ist der Boden von Natur aus feucht, erspart man sich die Mühe des häufigen Gießens. – Bereits im März kann ausgesät werden. Auch Herbstaussaat ist möglich. Es werden jeweils 3 Samen an einer Stelle ausgelegt. Die Saattiefe beträgt 1 bis 1,5 cm. Dadurch erzweckt man, daß sich dieser »Pflanzen-Dreier-Verband« im Garten gegenseitig stützt, die Stöcke nicht so leicht umfallen, vor allem mehr in die Höhe als in die Breite wachsen. Man erhält so reineres Erntegut, das nicht soviel Erdverschmutzung mit sich trägt. In guter, feuchter Erde entwikkeln sich die Pflanzen zu ansehnlichen Stökken. Deshalb braucht jede »Dreier-Pflanze« nach allen Seiten hin 40 cm Raum. Nach der Aussaat soll mit Reisig abgedeckt werden, da Borretsch ein Dunkelkeimer ist. Nach 1 Woche keimt der Samen. Jetzt darf die Reisigschicht entfernt werden. Will man sich diese Abdeckung ersparen, muß man »tiefgründig« säen und anwalzen. 3 Wochen später können bereits die ersten zarten Blätter gepflückt und feingeschnitten zu Salaten gemischt oder auch allein serviert werden. Ab Juli wächst die Pflanze nicht mehr. – Borretsch kann, ohne Schaden zu nehmen, 2 bis 3 Jahre hintereinander auf dem gleichen Beete bleiben. – Eines darf nicht übersehen werden: Vögel fressen die Samenkörner sehr gerne und vertragen sie. So ist es leicht möglich, daß Borago officinalis im eigenen Garten sowie auch in den Gärten der Nachbarn zur Plage wird, weil er überall wächst, ebenso dort, wo man ihn nicht haben will. Da die Fruchtnüßchen einen fettigen Restbestand vom Blütengrund her an sich tragen, werden die Ameisen angelockt. Diese wieder verschleppen sie ebenfalls und begünstigen dadurch die Wildaussaat. Hier ist das rechtzeitige Jäten der unerwünschten Jungpflanzen anzuraten. Es ist aber recht nett anzusehen, wenn in einer Mauerecke oder am Rande des Komposthaufens eine Borretschstaude mit ihren freundlichen Blüten lächelt. Ich selbst liebe diese »Findlinge« sehr und lasse sie meistens dort stehen, wo sie sich selber angesiedelt haben. – Noch einen Rat, der gleichzeitig eine Bitte ist: Sammeln Sie Borretschsamen, und streuen Sie ihn in der freien Natur aus. Am besten eignen sich dafür aufgelassene Sandgruben, Teichränder, Grabenränder und Waldlichtungen. Nicht nur Freunde der Heilkräuter werden Ihnen still dafür danken, sondern auch die Bienen, deren Lebensraum heute sowieso stark beschnitten ist. Ihnen kostet es nicht viel, aber Freude schenken heißt sich selbst beschenken. – Das »Gurkenkraut« kann auch im Blumentopf oder im Gewürzkasten gezogen werden. Braucht jedoch eine Stütze, weil ansonsten die Stöcke bei günstiger Entwicklung leicht auseinanderbrechen.

Krankheiten und Schädlinge

Borretsch zählt zu den sehr widerstandsfähigen Heil- und Gemüsekräutern, die kaum von nennenswerten Schädlingen und Krankheiten bedroht sind. Von Zeit zu Zeit macht sich eine *Blattfleckenkrankheit* bemerkbar. – Die *Eulenraupen* sind als Schädlinge auch nicht zu unterschätzen. *Vögel* und *Mäuse* fressen sehr gerne die Samen und können somit in Saatgutanlagen beachtlichen Schaden anrichten. Im akuten Falle die Anlage mit einem feinen Maschengitter davor schützen. Auch einige *Schmetterlingsarten* legen ihre Eier hin und wieder auf Borretschblättern ab. Die daraus entstehenden *Raupen* fügen den Blättern Fraßschäden zu. Nennenswerter Schaden wird dadurch kaum angerichtet. Sollten sie in größerer Zahl auftreten, wäre es angebracht, diese einzusammeln.

Wirkstoffe

Kraut und Blüten enthalten reichlich Schleim, Stärke, Gerbstoffe, etwas ätherisches Öl, Saponin, Asparagin, kleinste Mengen salpetersaure Salze, ein Kalziummalat, einen blauen Anthocyanfarbstoff, Kieselsäure, Harze, Vitamin C, Mangan und Flavone.

Heilwirkung

Der Borretsch zählt seit alters her zu den herzstärkenden Heilpflanzen so wie Gartenrose *(Rosa centifolia)*, Veilchen *(Viola odorata)*, Wacholder *(Juniperus communis)*, Waldmeister *(Asperula odorata)*; er wirkt weiters erweichend, reizmildernd, schweiß- und harntreibend, stoffwechselanregend, schleimlösend, entzündungswidrig, blutreinigend, fieberstillend, kühlend, erfrischend, belebend und nervenstärkend.

In der Heilkunde

In Österreich, Deutschland und der Schweiz wird Borretsch von der Schulmedizin nicht verwendet. In Frankreich, Spanien, Portugal und Rumänien gilt Borago officinalis als offizinelle Heilpflanze.

Als Hausmittel

Borretsch wurde von jeher in der Volksmedizin viel eingesetzt. Besonders zur Herz- und Nervenstärkung, bei Nierenentzündung, Rheumatismus, Fieber, bei Schleimhaut- und Venenentzündung, bei Thrombosenbildung, bei übermäßigen Blutwallungen, aber auch bei Seitenstechen und Melancholie. – Der

Tee wird auf folgende Weise zubereitet: 2 Teelöffel getrocknete, nach Möglichkeit aber frische oder eingefrorene Borretschblätter mit $^1/_4$ l kochendem Wasser abbrühen, 15 Minuten ausziehen lassen, abseihen. Zu beachten ist jedoch, daß die eingefrorenen Blätter vorher bei normaler Zimmertemperatur aufgetaut werden müssen. Den Tee warm und schluckweise trinken. Täglich 2 bis 3 Tassen. Es ist ratsam, Borretschtee durch ein feines Tuch zu filtern, da ähnlich wie bei der Königskerze die an der Droge haftenden kratzenden Haare imstande sind, Hustenreiz zu verursachen. Anstatt der Borretschblätter können auch Blüten herangezogen werden. – Bei innerer Unruhe 3 bis 4 Tassen Borretschblütentee auf den ganzen Tag verteilt mehrere Tage hindurch eingesetzt, schafft Besserung und stellt vor allem das innere Gleichgewicht wieder her. – Aus einem alten Kräuterbuch: »Die frische, sehr saftige Pflanze riecht eigentümlich nach Gurken und schmeckt etwas salzig; sie wird als schleimig-kühlendes, erweichendes, entzündungswidriges Mittel gebraucht und leistet der ausgepreßte Saft namentlich gute Dienste in Seitenstechen und allen mit Hitze verbundenen Krankheiten, sowie in der Hypochondrie und Melancholie. Wenn man das Kraut zu Asche brennt und mit Honigwasser vermischt, so hat man ein gutes Mittel gegen Bräune, Verletzung des Halses, der Zunge und des Zahnfleisches, wenn man diese Theile damit wäscht. Gegen Herzklopfen nehme man Borretsch und Melissen, von jedem 1 Handvoll, Rosenwasser und Weinessig, von jedem 4 Loth, alles zusammen wohl zugedeckt und ein wenig gekocht, dreifach zusammengelegte Leinwand darin angefeuchtet und auf die Herzgegend gelegt.«

In der Tiermedizin

Borretschkraut, in der Blütezeit verfüttert, stärkt das Herz und macht die Tiere leistungsfähiger. Zum gleichen Zweck kann auch verdünnter Borretschtee als Tränke gereicht werden. 40 g blühendes Kraut wird mit 2 l kochendem Wasser übergossen und 20 Minuten zugedeckt ziehen gelassen. Abseihen, auspressen und dieser gesamten Flüssigkeit 2 l frisches Wasser beifügen. Die Menge richtet sich nach der Größe des Tieres. Der Tee wirkt herzstärkend, schleimlösend und blutreinigend. Eignet sich besonders für Kühe (2 l), Schafe und Ziegen (1 l) und Hunde nach dem Werfen ($^1/_4$ bis $^1/_2$ l). Der Tee darf, auf die gleiche Weise zubereitet, auch anderen Tierarten zum Trank gereicht werden. – Wundbehandlung bei Tieren siehe »Borretsch-Breiauflage« unter »Für die Körperpflege«!

In der Homöopathie

In der Homöopathie wird von Borretsch das aus frischen Blättern bereitete Homöopathikum *Borago officinalis* in mittlerer Potenz, dil. D4 bis D6, als blutreinigendes, erweichendes und entzündungswidriges Mittel mit leicht harntreibender Wirkung angewandt. Die Tagesdosis beträgt 4mal 8 Tropfen. Kann in derselben Menge auch bei Hypochondrie, bei nervösem Herzklopfen und bei schwachem Herzen eingenommen werden. – Die Essenz ist von rotbrauner Farbe, hat einen eigenartigen Geruch und widerlichen Geschmack.

In der Küche

Mit den frischen jungen Blättern und Triebspitzen wird Salaten ein würziger und angenehmer gurkenähnlicher Geschmack verliehen. – Sie können auch wie Spinatgemüse zubereitet werden. Gekocht mit anderen Gemüsesorten, besonders mit Kraut oder Kohl, verbessern sie nicht nur deren Schmackhaftigkeit, sondern frischen zugleich die Farbe auf. Ältere Blätter sollen nicht mehr verwendet werden, weil sie sehr rauhhaarig sind und bitter schmecken. Mit Borretschblüten können Sie Speisen verzieren. Für die Standardverwendung der frischen zarten Borretschblättchen, fein geschnitten oder gewiegt, ist der Gurkensalat geeignet. Auch Salatsoßen können damit gewürzt werden. – Borretschkraut läßt sich wegen des hohen Saftanteiles für Küchenzwecke nicht länger lagern. Es darf erst kurz vor der Verwendung gepflückt werden, ansonsten wirkt es durch die rasche Bildung von »Schlappohren« unansehnlich. Um dies zu vermeiden, wird es gut angefeuchtet in den Kühlschrank gelegt. Hier kann es, ohne Schaden zu nehmen, 2 bis 3 Tage, aber nicht länger, aufbewahrt werden. Dann aber sofort verwenden! – Frisches Borretschkraut kann auch zu Frischsaft verarbeitet und so gebraucht werden. Zubereitung: Morgens werden die oberen blühenden Zweige mit zusätzlich abgepflückten Blättern eingebracht, auf einen flachen Teller gelegt, mit frischem Wasser sparsam besprengt und dann 3 Stunden stehen gelassen. In der Zwischenzeit müßte das Wasser von der Pflanze aufgesaugt worden sein. Diese wird nun durch einen Fleischwolf gedreht und ausgepreßt. Der Frischsaft ist fertig. Auf diese Weise gewinnt man die reine, konzentrierte Gewürz- und Heilkraft des Borretsch. Immer nur den Tagesbedarf zubereiten und im Kühlschrank aufbewahren. Will man Borretschsaft zur Erntezeit zubereiten, um ihn in der vegetationsarmen Zeit benützen zu können, eignet sich zur Herstellung ein handelsüblicher Obst-Gemüse-Entsaftungsapparat, der sterilisierten Kräutersaft liefert. Man kann davon täglich früh und abends je 1 Eßlöffel voll einnehmen oder die gleiche Menge der Suppe oder der Fleischbrühe kurz vor dem Essen beifügen. Dieselbe Anwendungsmöglichkeit gilt auch für Bohnengerichte und gare Gemüsetöpfe. – 1 Eßlöffel Borretschfrischsaft in ein Glas Sauermilch gegeben, abends 1 Stunde vor dem Schlafengehen und morgens nach dem Aufstehen getrunken, reinigt das Blut und fördert den Stuhlgang. Dieser letzte Effekt wird noch verstärkt, wenn man vorher 1 Eßlöffel Leinsamen, ganzkörnig, ißt und zusätzlich 1 Eßlöffel Apfelmarmelade einnimmt. Wird dies als Ersatz des Abendessens und des Frühstückes getan, fördert es gleichzeitig das »Schlankwerden« auf eine gesunde, natürliche Art. Eventuell kann man noch 1 Tasse Borretsch-Kompositionstee, nach Ihrer Wahl, in diesem Kapitel angegeben, nachtrinken. – So wird das »Blaukräutl« für den Wintervorrat eingefroren: Frisch pflücken. Bei fließendem Wasser kurz abwaschen, dabei aber achten, daß das Kraut nicht zerdrückt wird. Hernach gut abtropfen lassen. Es ist nicht notwendig, Borretsch so wie alle anderen Kräuter zu blanchieren. Kleine blühende Zweige werden in Plastikbeutel portionsweise eingepackt und gut verschlossen eingefroren. Man kann sie vorher auch fein hacken, dabei achtgeben, daß kein Saft verlorengeht. Für jede Packung immer nur eine Kräuterart in einen Plastikbeutel oder Kunststoffbehälter mit gutschließendem Deckel geben. So speichert man im Gefriergerät die frischen Gartenprodukte für den Winter.

Für die Körperpflege

Müde Füße und Hände können durch ein Bad mit Borretsch erfrischt werden. Man nimmt 30 g feinzerhackter Borretschblätter und -blüten, übergießt sie mit 1 l kochendem Wasser, läßt 15 Minuten ziehen, seiht ab und fügt den Aufguß dem Badewasser bei. Beim Bad selbst soll man die Füße betätigen und diese gegenseitig von der Fußsohle bis unter die Kniekehle massieren. Pro Fuß 5 Minuten lang. Die Hände bis zum Ellbogen einige Minuten ins Badewasser legen. Abschließend kurz kalt abschrecken, indem man die Hände und Füße einige Sekunden lang ins kalte Wasser steckt und sofort wieder herausgibt. – Brandwunden können mit dem Brei aus frischen Borretschpflanzen behandelt werden. Man treibt je nach Bedarf 1 Handvoll Kraut, die oberen Stengelteile mit Blättern und Blüten, durch den Fleischwolf, fügt dem Brei einige Tropfen kalt gepreßtes Olivenöl bei. Trägt es in einer Stärke von 3 bis 5 mm auf ein Leinenfleckerl auf und legt dieses 8 Stunden lang auf die verbrannte Stelle. Dann abnehmen. Die Wunde mit Kamillen-, Arnika- oder Salbeitee auswaschen, an der Luft trocknen lassen. Dann wieder Neuauflage anbringen. Genau und pünktlich solange durchführen, bis die Verbrennung gänzlich ausgeheilt ist. Täglich zusätzlich 3 Schalen Borretschtee trinken. – Bei Gelenken, die durch Gicht, Ischias und Rheuma stark schmerzen, bereitet man aus 2 Eßlöffeln Borretschblüten und -blättern einen Aufguß zu, tränkt Watte damit, hüllt sie in eine Leinwand, legt diesen Umschlag auf und befestigt ihn mit einem Tuch. Nach dem Eintrocknen erneuern. Abwechselnd mit Borretschöl einreiben.

Auszüge

Ein altes Kräuterbuch empfiehlt *De Lorme's rother Wundertrank*: »Diese Tisane besteht aus acht verschiedenen Kräutern, nämlich: Borretsch, Ochsenzunge, wilder Cichorie, Sauerampfer, Hundsgras oder Quecken, Erdbeerblätter, Löwenzahn oder Odermennig, von jedem eine gute Handvoll. Diese Kräuter sind in allen Gärten und auf Wiesen zu finden, bis auf die Odermennige, welche in Wäldern wachsen. Man kocht sie in einem irdenen Topf von 4–5 Pariser Maß Inhalt zwei Stunden oder länger; in dem Augenblicke, wo man den Topf vom Feuer nimmt, gießt man noch 1 Maß kaltes Wasser hinzu, so daß das Kochen augenblicklich aufhört. Auf diese Weise wird den Kräutern die Bitterkeit genommen. Man trinkt davon morgens nüchtern und vor dem Abendessen vier oder, wenn man viel gegessen hat, sechs Stunden nach der letzten Mahlzeit, da ein solcher Zeitraum für die Verdauung erforderlich ist; man kann es unmittelbar vorher trinken, ehe man sich zum Tische setzt, weil dies Wasser an andere Stellen des Organismus geht als die Speisen, welche man zu sich zu nehmen im Begriffe steht. De Lorme versäumte es nie, täglich zweimal ein Pariser Maß von diesem Tranke zu sich zu nehmen, selbst damals, als er mit dem verstorbenen Herzog von Orleans eine Reise in die Niederlande, nach Deutschland etc. machte. Er theilte keineswegs die Ansicht derer, welche behaupten, sie befänden sich wohl und seien gesund, brauchten daher in diesem Zustande nichts zu thun. Seine Vorsicht zog es vor, Krankheiten zu verhüten, anstatt sie abzuwarten und das Uebel zu verringern. Dies Wasser oder dieser Trank hat die Eigenschaft, das Blut zu erfrischen und zu reinigen, alle Obstructionen zu beseitigen und täglich Stuhlgang hervorzurufen. Er heilt alle Arten Fieber, von welcher Art sie auch sein mögen, nachdem vor seiner Anwendung zwei Aderlasse gemacht worden sind, er wirkt vortrefflich gegen Harngries und Stein, dessen Wachsen er verhindert, ferner hilft er gegen Pleuresie, nach zwei vorangegangenen Aderlässen, gegen Verschleimung, gegen Galle im Blut etc. Ganz Paris hat diesen Trank gebraucht; ebenso ist es bei der Armee des Kaisers, wo man ihn tonnenweise verkauft, und bei der letzten Generalversammlung aller Geistlichen Frankreichs ist beschlossen worden, daß jeder Geistliche in seiner Diöcese den Hospitalpflegern zu Pflicht zu machen habe, dieses Mittel stets vorrätig zu halten und anzuwenden.« Obwohl ich alles andere als wundersüchtig bin, auch nicht mit allen einzelnen Angaben einverstanden bin – so wächst Odermennig hauptsächlich auf Feldrainen, Böschungen und nicht in Wäldern –, habe ich den »Rothen Wundertrank« in mein Buch aufgenommen, weil ich damit aufzeigen will, daß sich eine gute Kräuterkombination durchsetzen kann. Der Zusammensetzung der Kräuter nach wird die Verdauung gefördert, der Stoffwechsel dadurch beschleunigt, Galle, Leber und Milz gestärkt und die Bauchspeicheldrüsenfunktion unterstützt. So ist es erklärlich, daß dieser Trank, durch die Ochsenzungendroge von rötlicher Färbung, gerade bei »satten Menschen« die Wirkung nicht verfehlt. – Aus einer alten Aufzeichnung stammt das Rezept *Doktor Westons herzstärkendes Wasser.* Dort heißt es: »Gegen Ohnmachten und Schmerzen am Herzen. Man nehme Borretsch, rothe Salbei, Melissen und Gartenminze, von jedem 2 Händevoll, Schlangenmord [Schlangenabbiß] 1 Handvoll, Anissamen 3 Unzen, Gewürznelken, Muskatnüsse, Ingwer, Zimt, Cubeben, Galgant, von jedem $^1/_2$ Unze, Franzbranntwein 1 Maß, starkes Bier 4 Maß. Die Kräuter und Gewürze werden zerschnitten und gestoßen, und mit den Flüssigkeiten gut zugedeckt 24 Stunden lang macerirt [ziehen gelassen], dann bei raschem Feuer destillirt. Von dem Destillate nimmt man zu beliebiger Zeit 3–4 Löffel voll täglich.« – *Borretschessig:* In 1 l guten Obst- oder Weinessig werden 2 Handvoll frisch gepflückter Borretschblüten gegeben. Gut geschüttelt und 72 Stunden in die Sonne gestellt. Danach abgeseiht, der Rückstand ausgepreßt, die Flüssigkeit filtriert und in Flaschen gefüllt. Der ganze fertige Auszug ist von schöner blauer Farbe und kann vielseitig für die Küche verwendet werden. Er ist von erweichender und reizmildernder Wirkung. 3 Löffel dieses Essigs in $^1/_4$ l Wasser ergibt ein durststillendes Getränk für heiße Tage. – *Borretschöl*, zum Einreiben rheumageplagter Glieder, verschafft das »köstliche Gefühl der Erleichterung«, schreibt Maurice Mességué. Zubereitung: 75 g frische Borretschblüten werden 2 Wochen lang in 250 g kalt gepreßtem Olivenöl angesetzt und in einem gutverschlossenen Glasgefäß an einen warmen Ort gestellt. Täglich durchgemischt, dann abgeseiht, ausgepreßt, in Flaschen gefüllt und kühl und dunkel gelagert. Borretschöl, 2mal täglich 1 Teelöffel eingenommen, hilft bei Erkrankungen der Harnorgane und Atemwege. Wird auch als schweißtreibendes und stoffwechselanregendes Mittel verwendet. – *Borretsch-Medizinalwein* wirkt nervenberuhigend und ruft ein Gefühl der Frische hervor. 100 g frisch gepflückte Borretschblüten werden 8 Tage lang in gutem, naturbelassenem Weißwein angesetzt. Man nimmt dazu am besten eine weithalsige Flasche, gibt die Blüten vorsichtig hinein, damit sie nicht zerquetscht werden, gießt dann 2 l naturbelassenen Weißwein eines älteren Jahrganges nach und verschließt die Flasche gut. Nach 8 Tagen abseihen und täglich nach dem Mittag- oder Abendessen $^1/_8$ l langsam und schluckweise trinken. – Eine zweite Art: *Borretschwein in Schmuckflasche:* Man sucht sich eine nette Flasche, mit weitem Hals, aus weißem Glas mit Glasstöpsel aus. Dann geht man im Garten auf die Suche nach einem besonders schönen Borretschzweig mit vielen frischen geöffneten Blüten. Hält ihn unter leicht fließendes Wasser, läßt abtropfen und gibt ihn vorsichtig in die Flasche hinein, so daß er mit dem Stengelende am Flaschenboden zu stehen kommt. Mit einem feinen Holzstäbchen ordnet man die Blüten in eine Richtung und ebenso die Blätter, füllt nun die Flasche behutsam mit naturbelassenem Weißwein, stellt das verschlossene Glasgefäß 8 Tage in einen warmen Raum und lagert es einige Zeit kühl und dunkel im Keller. Dann im Empfangsraum richtig plaziert, verleiht es dem Hause eine eigene Note. Dazu kommt noch die Freude, daß man alles selbst gemacht hat. Natürlich kann man den Wein von stärkender Wirkung auch trinken.

In der pharmazeutischen Industrie

Borretsch wird in der pharmazeutischen Industrie als Beigabe bei der Herstellung von Medizinalweinen verwendet. Auch in nervenberuhigenden Präparaten sind nicht selten Borretschkraut oder -blüten enthalten. – *Fertigpräparate:* Borago-Essenz, Propulmo, Dystoselect.

Aus meiner Erfahrung

Ein ausgezeichneter Tee gegen Frühjahrsmüdigkeit kann auf folgende Weise zubereitet werden: Borretschblüten und -blätter 4 Teile, Ackerstiefmütterchen 3 Teile, Brennessel 2 Teile, Brombeerblätter 2 Teile, Himbeerblätter 2 Teile, Ringelblumenblüten 1 Teil, Rosmarin 1 Teil und Ysop 1 Teil. 2 Teelöffel der Mischung mit $^1/_4$ l Wasser abbrühen, 5 Minuten ziehen lassen, abseihen und täglich 3 Tassen trinken, 3 Wochen lang. – In der Küche hat sich der schmackhafte und gesunde Borretschsalat gut bewährt. Die ersten zarten Borretschblätter werden im Frühjahr gesammelt, feinnudelig geschnitten, mit 3 hartgekochten grobgeschnittenen Eiern vermengt. Nun wird die Salatmarinade, aus Obstessig, Olivenöl, etwas Salz und einer Prise Currypulver bestehend, darübergegossen und unter den Salat gemischt. Je nach Geschmack können noch einige Tropfen Worcestersauce hinzugefügt werden. Diese Zubereitungsart eignet sich besonders gut zu Hammelbraten.

Nicht übersehen

In der Anwendung von Borretschdroge hat die Erfahrung gelehrt, daß seine Blüten eher erweichende und reizmildernde Eigenschaften besitzen, die Blätter und Stengel hingegen eher schweißtreibend wirken. Dies soll beim Einsatz der Borretschdroge in der Pflanzenheilkunde beachtet werden, um nicht Enttäuschungen zu erleben. – Borretschblüten, frisch gesammelt, wurden in früheren Zeiten von kunstsinnigen Leuten auch zur Herstellung von schönen leuchtendblauen Lackfarben verwendet. – Im Elsaß nimmt man heute noch frische Borretschblüten zum »Küchlibacken«.

Naturschutz und gesetzliche Bestimmungen

Die Kraft der Sonne steckt in ihr. In der blauäugigen Südländerin. Rasch sprießt sie auf aus dem groben, großkörnigen Samen. In einjähriger Lebensfrist sich vollauf entfaltend. Rauhhaarig gekleidet. Das üppige Blattwerk, mit den himmelblauen Blüten gekrönt. Selbst bei tiefster Windstille immer leicht nickend. Daheim am Mittelmeer, auch bei uns häufig gezogen, verwildert sie leicht. Und ist auf Schutt- und Komposthaufen, auf feuchten, aber humusreichen Plätzen nicht selten zu finden. Laß sie stehen, die Blauäugige, die so seltsam erscheint auch in unseren Breiten als Botin des Friedens, der Güte und der Wärme. Ein Traum aus dem Süden. Bei uns im unwirtlichen, aber schönen Norden.

Aus meiner Kräuterapotheke

Zur Blutreinigung: Das Blut ist der wichtigste Energieträger unseres Organismus. Durch Erhöhung des Stickstoffspiegels wird das Blut und somit die Körpersäfte erheblich verunreinigt. Von Zeit zu Zeit Blutreinigungstee zu trinken ist nicht unbedeutend für die Qualität des so wertvollen Lebenssaftes. Das allein aber wäre zuwenig. Bewußte und richtige Atmung erhöht den Sauerstoffspiegel und stößt das schädliche Kohlendioxid ab. Gesunde Ernährung: wenig Fleisch, vor allem kein fettes; viel Vollkornbrot, Gemüse, Obst und Obstsäfte und genügend Schlaf gehören unbedingt dazu. – Teemischung: Borretschkraut 3 Teile, Brennessel 2 Teile und Salbei 1 Teil. Für 1/4 l Wasser 2 Teelöffel der Mischung durch Aufguß zubereiten und 15 Minuten ziehen lassen. 3 Wochen lang früh und abends je 1 Tasse warm, langsam und schluckweise vor den Mahlzeiten trinken. Schafft auch Erleichterung bei Ermüdung.

Altbewährte Rezepte

Anregung zur Blutbildung bei Frauen: Eine normale monatliche Blutung ist bei der Frau vor den Wechseljahren nicht nur eine Reinigung des Unterleibes und der Gebärmutter, sondern auch eine notwendige Entlastung der Venen. Ansonsten kommt es zur Ansammlung von Stoffwechselrückständen, die für die Venenwände nicht günstig sind: Schwächere Frauen leiden oft schwer an diesen natürlichen monatlichen Vorgängen, die vielfach die Ursache nicht unbedeutender körperlicher und seelischer Störungen werden können. Gerade hier soll man am besten durch eine gezielte Anregung zur Blutbildung und Blutverbesserung vorbeugen. – *Teemischung:* Borretschkraut 50 g, Wermut 40 g, Johanniskraut 30 g, Zinnkraut 30 g, Goldrute 20 g, Thymian 20 g und Arnika 10 g. 2 Teelöffel der Mischung sind in 1/4 l kaltem Wasser 1 Stunde lang anzusetzen; ganz kurz aufwallen, 5 Minuten ziehen lassen, abseihen und monatlich 1 Woche lang früh und abends je 1 Tasse warm und ungesüßt einnehmen. Schmeckt verhältnismäßig bitter. Dies kann ein ganzes Jahr lang durchgeführt werden, bis Besserung eintritt.

Zur Herzstärkung: Um von Zeit zu Zeit herzstärkende Tees zu trinken, dazu ist man weder zu jung noch zu alt. – Diese hier angegebene *Teemischung* kann unbedenklich für längere Zeit als Frühstücks- oder Nachtmahltee genommen werden: Veilchenblüten und -blätter 50 g, Weißdornblüten 40 g, Borretschkraut 30 g, Melissenblätter 30 g, Waldmeister 30 g und Herzgespann 20 g. 2 Teelöffel der Mischung mit 1/4 l kochendem Wasser abbrühen, 15 Minuten ziehen lassen, abseihen und ungesüßt trinken.

Bei Krampfadern: Krampfadern sind Anschwellungen der Venen, meistens an den Unterschenkeln, weil hier der Blutdruck am stärksten ist. – Zur Erleichterung der Beschwerden und vor allem zur Vorbeugung folgende *Teemischung:* Borretsch 50 g, Roßkastanienblüten 50 g, Brombeerblätter 40 g, Raute 30 g und Ringelblumenblüten 30 g. 2 Teelöffel der Mischung für 1/4 l kochendes Wasser im Aufguß zubereiten, 15 Minuten ziehen lassen. Monatlich 1 Woche lang täglich 2 Tassen früh und abends ungesüßt und mäßig warm trinken. – Zusätzlich während dieser Zeit vor dem Tee 10 Tropfen des Homöopathikums *Sanguisorba* der 6. Potenz (D6) auf einem Würfel Zucker nehmen. Sind schon klimakterische Blutungen vorhanden, nimmt man die Potenz D2. Zusätzlich täglich abends Einreibungen mit Ringelblumensalbe durchführen.

Bei Grippe, Lungenentzündung und Bronchitis: Hier hat sich folgende *Mischung* bewährt: Borretschblüten 4 Teile, Kamille 3 Teile, Klatschmohnblüten 2 Teile, Rosmarinblätter 2 Teile und Waldmeister 1 Teil. 2 Teelöffel für 1/4 l Wasser, durch Aufguß zubereitet. 15 Minuten zugedeckt ziehen lassen. 3 Tassen täglich trinken. Zusätzlich ist abends das Inhalieren mit nachstehender Kräutermischung anzuraten: Kamille 4 Teile, Salbei 3 Teile, Käsepappel 2 Teile, Königskerze 1 Teil. Ebenfalls durch Aufguß bereiten und einige Tropfen Eukalyptusöl aus der Apotheke hinzufügen. Anschließend Olbas-Tropfen, eine chinesische Kräuterölmischung, die in Apotheken erhältlich ist, durch die Nase aufziehen.

Planetarische Übereinstimmung

Borago officinalis konkordiert in der planetarischen Übereinstimmung mit dem *Jupiter.* Dieser Planet wird in Zusammenhang mit Ausdehnung, Ordnung, Zusammenhalt, Pflichtbewußtsein und Respekt vor Eltern, Meister und Vorgesetzten gebracht.

Pflanzencharakter und Menschentyp

Pflanzencharakter: Der Borretsch trägt ein Schutzkleid – »rauhe Haare«. Das bestimmt auch seine Zugehörigkeit zur Familie der Rauhblattgewächse, um den Pflanzenleib vor übermäßiger Verdunstung zu bewahren. *Dem Pflanzenbild, aber ebenso dem Pflanzencharakter, fehlt jede Hitze, jedwedes Aufflammen und Sichentzünden.* Das in der ersten Entwicklungsperiode gezeigte vitale Aufsprießen läßt nach, sobald sich die steigenden Lebenssäfte geformt, in der Blüte konkretisiert und beruhigt haben. Nun widmet sich die Pflanze wieder den Schwerkräften. Ganz in diesem Sinne seines Charakters ist die Abstimmung und Zuwendung zum entsprechenden Menschentyp.

Menschentyp: Menschen, denen das Feuer der Entzündung droht, steht der Borretsch hilfreich zur Seite. Mit seiner einhüllenden, entzündungslindernden Kraft schenkt und bildet er wieder neue Formkräfte. Deswegen sein Anwendungsgebiet: Schleimhautentzündungen, Venenentzündungen, Neigung zur Thrombosenbildung, Blutwallungen in den Wechseljahren. *Borago officinalis wirkt der Schwerkraft, der Entzündung und Verhärtung des Venensystems mit der Kraft seiner Entwicklung entgegen und läßt das Blut in seinen Kanälen schmerzlos fließen.*

Pflanzensympathie

Der Borretsch ist eine verträgliche Pflanze, liebt in seiner Nähe *Ringelblume (Calendula officinalis), Ysop (Hyssopus officinalis), Melisse (Melissa officinalis)* und *Natternkopf (Echium vulgare).*

Pflanzenantipathie

Zwei Feindschaften hat Borago. Er mag die *Fichte (Picea excelsa)* und das *Hundsgras* oder die *Quecke (Graminis repens)* nicht. Gedeiht auch in ihrer unmittelbaren Umgebung nicht gut. Ihn wieder scheuen *Kohl-* und *Krautarten,* weil er ihnen das lebensnotwendige Wasser entzieht.

Nebenerscheinungen

Nebenwirkungen sind zwar bei der Anwendung des Borretsch als Heil- oder Gewürzkraut *keine zu befürchten,* dennoch sei darauf aufmerksam gemacht, daß alte Kräuterbücher den Borago officinalis zur Abwendung beginnender Brustfell- und Bauchfellentzündungen empfehlen. Von einer solchen Verwendung auf eigene Faust ist unbedingt abzuraten, ausgenommen der behandelnde Arzt empfiehlt es.

Dach-Hauswurz, Echte

Sempervivum tectorum
Dickblattgewächse
ausdauernd

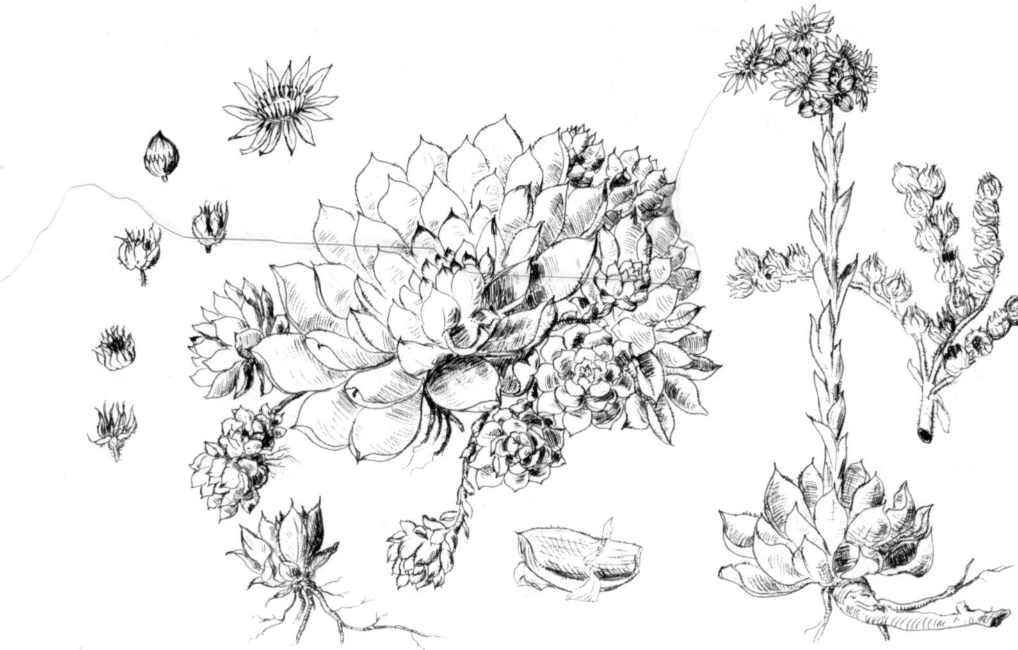

Kurz gefaßt

Aussehen: Dichte Rosette fleischiger, saftiger Blätter. In der Blütezeit in der Mitte hoher Stengel emporragend. 10–60 cm. Sternförmige, rosagefärbte Korbblüten. 7–9. *Vorkommen:* Steinige, kalkhaltige Böden. *Verbreitung:* Zentral- und Südeuropa. *Heilkräftige Pflanzenteile:* Frische Blätter. *Heilanzeige:* Haut, Wunden, Geschwüre, Brandverletzungen, Entzündungen, Ohren, Kehlkopfleiden, Drüsen, Gebärmutter, Magengeschwüre, Fieber, Schlaflosigkeit.

Volkstümliche Bezeichnungen

Aagenwurz, Allweggrün, Begabungsblom, Brautblum, Brunnenworzel, Chemmirosa, Dachapfel, Dachblume, Dachkappes, Dach katzele, Dachkraut, Dachlöfche, Dachwurz, Dachwurzel, Deutscher Rhabarber, Dimerkraut, Dimmelkraut, Donderbar, Donnerbart, Donnerdistel, Donnerkraut, Donnerkrut, Donnerlauch, Donnerlook, Donnerwurz, Dunerknöpf, Dunnerbart, Dunnerboort, Durwachs, Duztblume, Eiskappes, Geiß-Tola, Geschwulstkraut, Gewitterkrut, Godesbart, Grabrose, Groß Immergrün, Grummelblome, Grummelkraut, Guardacasa, Gugellumpferl am Dach, Hausampfer, Hauslaub, Hauslauch, Haus-Opfer, Hausrampfe, Hausrampfer, Hausstock, Hauswächter, Hauswurz, Huslöf, Huslok, Husmus, Huszwurtz, Ismöppelchen, Jannskraud, Klucke, Krebswurz, Kreenfuß, Kronenkrökche, Kuchekräutche, Lebaug, Lösch-Feuer, Madragona, Mauerkraut, Mauerpiäpsla, Mauerwurzel, Molte, Mope, Ohrpeinkraut, Orenlauch, Pannenlauf, Rampfe, Saiohre, Scherzenblatt, Scherzenkraut, Schürkenkraut, Sempelfi, Singrun, Steinrose, Tonderbart, Totenblume, Waldwurz, Warzenkraut, Wetterwurz, Wilder Rhabarber, Willkommen-daheim-Mann-wie-betrunken-du-auch-bist, Wunderbarkraut, Wurz, Wynnterwurz, Zeusbart, Zidriwurz'n, Zimpelfi, Zittrichkraut, Zittriwurzen.

Namenerklärung

»Pflanze, die auch auf dem trockensten Boden zu gedeihen vermag«, das ist *Sempervivum.* Zusammengesetzt aus *semper* = immer und *vivum*, vom lateinischen *vivere* = leben. – Schon zur Zeit der Römer bis in das Mittelalter hinein galt die Ansicht, die Pflanze würde das Einschlagen des Blitzes verhindern und somit die Funktion eines Blitzableiters übernehmen. Dies kommt in der Bezeichnung *tectorum*, vom lateinischen *tectum* = Dach, zum Ausdruck. – Heute trägt die Pflanze, sowohl *Dachwurz* als auch *Hauswurz* genannt, allgemein einen Doppelnamen. »Bei der Namensgebung ›Dach‹- oder ›Haus‹-Wurz spielt die Tatsache eine entscheidende Rolle, daß sie ursprünglich in West- oder Mitteleuropa aus rein praktischen Gründen gepflanzt worden ist. Und zwar, um lehmbedeckte Dachfirste und Mauerkronen gegen die Auswaschung zu schützen und zusammenzuhalten.« (Gustav Hegi.)

Kulturgeschichte

Bereits in der Arzneikunde der Griechen und Römer waren Dickblattgewächse bekannt. Sempervivum tectorum stellte unter ihnen wegen der kühlenden und zusammenziehenden Wirkung das gebräuchlichste dar. Dioskurides wandte sie schon bei Brandwunden, Podagra (= Zehengicht), Geschwüren und Augenentzündungen an. Der Saft der frischen Pflanze wurde gegen Würmer, bei Durchfall, Magenkatarrh und nach Schlangenbiß getrunken. Aurelianus empfahl denselben für Darmspülungen und die frische Pflanze als Umschlag bei Blutungen. – Bei den Griechen hieß die Heilpflanze ursprünglich *aeizoon*, bei Plinius *sempervivum.* Dieser Herkunftshypothese stellt sich ein sehr schwerwiegendes Faktum entgegen, und zwar, daß Sempervivum tectorum in ihrer spezifischen Gattung, wie wir sie heute kennen, im Lebensraum der Griechen und Römer, also im Mittelmeergebiet, als selten gilt und nur in den Bergen anzutreffen ist. Dazu kommt noch, daß der Eichstätter botanische Garten *(Hortus Eystettensis)* aus dem Jahre 1613 damals die gleiche Pflanze unter der Bezeichnung *Sedum vulgare*, »Gemeiner Mauerpfeffer«, kultivierte. Die klassischen Kräuterärzte des Mittelalters richteten sich bei der Anwendung von Sempervivum nach den Vorbildern des Altertums. – Griechen und Römer pflanzten die Hauswurz bereits auf ihren Hausdächern gegen die Gefahr des Blitzschlages. Von dort zog dieser Brauch auch in den Norden. Bei den Germanen war die Hauswurz dem Gotte Donar geweiht. Deswegen wurde sie häufig »Donnerbart« genannt und sollte vor Donner und Blitz schützen. – Kaiser Karl der Große hat in seiner »Landgüterverordnung«, *Capitulare de villis,* den Untertanen angeordnet, daß der »Landmann auf seinem Hause die Hauswurz« zu pflanzen habe. – Aberglaube bemächtigte sich der Pflanze. Man schrieb ihr eine Zauberwirkung zu, in der Meinung, sie hätte die Kraft, Feuergefahr abzuwehren. In den nordischen Sagas wird sie besonders gerühmt. Dort gilt der frische Saft als wirksame Hilfe bei Brandwunden, als Ohrentropfen bei Ohrensausen und Ohrenschmerzen und als Einreibemittel zur Linderung der Schmerzen bei Gürtelrose. Im Norden hielt sich auch lange Zeit der Brauch, einige Hauswurzblätter in die Schuhe der Burschen und Männer zu legen und damit während des Tages zu gehen, um so den nächtlichen Samenabgang zu verhindern. – Heute trifft man die Sempervivum in Österreich, Deutschland, Schweiz und Südtirol noch auf vielen Dächern an. Sie wird wieder bewußt angepflanzt. Dies vor allem im Alpengebiet, im Glauben, daß sie vor Blitzschlag schütze. Diese Meinung ist durch die Tatsache entstanden, daß der Blitz nie in Hauswurzpflanzen einschlägt. Moderne wissenschaftliche Forschungen ergaben, daß durch die feinen, fast nadelförmigen Blätterspitzen ein Ausgleich der elektrischen Spannung zwischen Luft und Erde hergestellt ist. So hat uns die Natur selber schon in einer Heilpflanze das Modell Blitzableiter präsentiert, bevor dieser noch vom Menschen erfunden worden war. – Ebenso fand und findet sich noch oft im Volke der Aberglaube, daß das Verdorren der Hauswurz den Tod eines Hausbewohners anmeldet. In Graubünden und Toggenburg hält man das Blühen der Pflanze als Vorankündigung kommenden Unglücks. Lange Zeit galt ein Gemisch von Hauswurzsaft, rotem Arsenik, Gummi und Alaun als Geheimmittel, das, auf die bloße Hand gestrichen, befähigen sollte, glühendes Eisen ohne Schaden anzufassen. Sempervivum am Tage des Donars, am Donnerstag, von Hexen gesammelt, sollte nur an diesem Tage die »rechten Kräfte« besitzen, um zu allerlei Gebräu verarbeitet zu werden. – Je mehr sich das Christentum verbreitete, desto mehr wurden heidnische Bräuche und Gepflogenheiten mit christlichem Geist erfüllt und auf diese Weise abgewandelt übernommen. Dies geschah ebenso mit der Hauswurz. Nach christlichem Brauch legte man bei nahendem Gewitter Sempervivum gemeinsam mit Palmkätzchen auf die Kohle des Herdes. Zu diesem Zwecke aber mußte sie am Johannitage, dem 24. Juni, gesammelt werden. – In England und Irland gilt heute noch bei gewissen Bevölkerungsgruppen die Meinung, daß in einem Haus, auf dessen Dach die Hauswurz wächst, der Mann stets auf Liebe ansprechbar wäre, unabhängig von seiner gegenwärtigen Verfassung. Deshalb trägt sie dort heute noch den langen Volksnamen »Welcome-home-husband-howeverdrunk-you-be« (»Willkommen-daheim-Mann-wie-betrunken-du-auch-bist«).

Herkunft

Die Dach-Hauswurz war ursprünglich in Kleinasien daheim und ist bereits im Altertum in den Mittelmeerraum und später durch die Römer nach Mitteleuropa und in den Norden gebracht worden.

Verbreitungsgebiet

In den Alpen, in den südeuropäischen Gebirgen, im Rheingebiet und in der Schwäbischen Alb eingebürgert, findet man sie aber auch sporadisch in anderen europäischen Gebieten und in Nordamerika.

Verbreitungsgrad

Die Echte Dach-Hauswurz gehört zu den *seltenen* Pflanzen und steht *unter Naturschutz.*

Standort

Sempervivum wächst in südlichen Gebirgen auf sonnigen steilen Hängen, auf Kalk- und Magerböden sowie auf Steinplatten wild. Liebt die Silikatfelsen der Südalpen. Wird in mitteleuropäischen Gebieten teilweise kultiviert. Auf Dächern, Mauern, Torpfeilern und Mauereinfassungen findet man sie verwildert vor.

Merkmale

Die rasenbildende Echte Dach-Hauswurz hat das Aussehen einer kleinen Artischocke oder eines Minikohls. Die *Wurzeln* sind sehr zart und kurz. Nur dort, wo die Jungpflanze über die Altpflanze wächst, treibt erstere eine steife, schnurdicke Verbindungswurzel. Die zahlreichen dickfleischigen, saftigen *Blätter* sind 2 bis 4 cm lang. Im Gegensatz zu anderen Arten tragen sie nur am Rande kurze Wimpern, sonst kahl, kurz geschweift, zugespitzt, an der Spitze ins Bräunlichrote übergehend. Sie sitzen am Boden und bilden eine grüne Rosette, aus der sich der flaumig behaarte, blattbesetzte *Stengel*, der gleichzeitig die Blüte trägt, erhebt. So zum Blütenschaft wird und an seinem oberen Ende, doldenartig angeordnet, eine Ähre mit sternförmigen, blaß-rosaroten *Korbblüten* zeigt. Die *Höhe* der gesamten Pflanze inklusive Blütenschaft schwankt zwischen 10 und 60 cm. Meist findet man die Hauswurz stengellos. Der *Geruch* ist schwach, aber angenehm. Der *Geschmack* hingegen leicht säuerlich, an Sauerampfer *(Rumex acetosa)* erinnernd.

Verwechslungen

Prägt man sich einmal die am Boden aufliegende eigenartige Rosettenform der Pflanze gut ein, kann es ***kaum mit anderen Dickblattgewächsen*** zu Verwechslungen kommen. – Es gibt jedoch eine gärtnerische Züchtung für Wohnung und Garten: *Echeveria.* Das ist eine sukkulente Staude mit sehr dekorativem

Blütenstand. Sie wächst in voller Sonne auf etwas lehmigem Boden. Treibt einen Blütenstand, der nicht selten eine Höhe bis 150 cm erreicht. Ist in Südeuropa daheim und gehört ebenfalls zur Familie der Dickblattgewächse. Die Blätter der verschiedenen Arten sind teils weiß und gelb, teils grün oder violett. Die Blätter aller »Echeverien« haben eines gemeinsam: eine charakteristisch mehlig-weiße Bereifung. Dies ist ein Wachsbelag, den man nicht berühren darf, ansonsten diese Schutzschicht der Pflanze zerstört wird; die Schönheit ist dahin. Die eine oder andere niedrige Art von Echeveria könnte für Sempervivum tectorum angeschaut werden.

Verwandte Arten

Die Gattung *Sempervivum* zählt etwa 30 Arten und mehr, die sich zum Teil sehr ähnlich sind. Der größte Formen- und Artenreichtum ist auf der Balkanhalbinsel und im Alpengebiet zu finden.

Berg-Hauswurz (Sempervivum montanum): Blüht von Juli bis August rötlich-purpurn. Der Blütenschaft wird zwischen 5 und 15 cm hoch. Diese Hauswurz ist auf den Felsen mitteleuropäischer Gebirge gelegentlich wildwachsend anzutreffen. Weist die gleiche Heilwirkung wie die Dach-Hauswurz auf und wird bisweilen auch von den Bergbewohnern verwendet. Steht jedoch unter Naturschutz.

Spinnweben-Hauswurz (Sempervivum arachnoideum): Eine noch zierlichere Art, die sich in den Pyrenäen, Alpen und Apenninen findet, deren graugrüne Blätter an der Spitze durch spinnwebenartige Wollhaare verbunden sind. – *Arachnoideum* leitet sich vom griechischen *arachne* = Spinne ab. – Blütenschafthöhe von 4 bis 12 cm. Die Blüten zeigen sich von hell- bis karminrot. Ebenfalls unter Naturschutz. – Liebt Rohböden, Felsen, Felsschutt, Mauern. Ist aber auch auf Weiden und Wiesen sowie in Zwergstrauchgemeinschaften anzutreffen. Zieht kalkarmen Boden vor, ist kieselliebend. Der Höhenunterschied ihres Standortes kann bis mehr als 2 500 Meter betragen. Findet sich bereits auf 280 m Seehöhe und ebenso auf 2 900 m.

Serpentin-Hauswurz (Sempervivum Pittonii): Eine auf Österreich beschränkte Art. Kommt nur im Murtal vor. Verlangt Serpentin- oder Magnesitfelsen.

Dolomiten-Hauswurz (Sempervivum dolomiticum): Liebt Felsen und steinige Matten um 2 000 m in den Dolomitenalpen. Ansonsten nur in den südlichen Kalkalpen Südtirols vorzufinden.

Gelbe Hauswurz (Sempervivum Wulfenii): Ist eine der seltensten Hauswurzarten auf einer Höhe von 1 800 bis 2 600 m. Beschränkt auf die Ostalpen.

Großblütige Hauswurz (Sempervivum grandiflorum): Stark nach Harz riechend. Stengel drüsig-zottig. Hauswurz mit den größten Blüten, in Sternform. Liebt sonnige Felspartien und Hänge der Alpen in der Südschweiz.

Kugelhauswurz (Sempervivum hirsutum): In den Ostalpen, den Westkarpaten und in den Bergen des nördlichen und westlichen Zentralasiens beheimatet. Erhielt ihren Namen von der kugeligen Form.

Alle diese Arten weisen die gleiche Heilwirkung wie die Echte Dach-Hauswurz auf, stehen aber unter Naturschutz, da sie äußerst selten in der freien Natur vorkommen. – Zur gleichen Familie der *Dickblattgewächse* gehören außer den genannten Hauswurzarten noch andere, die als Heilpflanzen geschätzt sind und auch als solche Anwendung finden. Sie zählen alle zu den gerbstoffhältigen Arzneipflanzen, die neben Gerbstoffen und Fruchtsäuren hauptsächlich Schleim enthalten. 3 profilierte und bekannte Vertreter:

Große Fetthenne (Sedum telephium): Mehrjährige Pflanze mit 15 bis 50 cm hohen rötlich angelaufenen Stengeln. Fleischige Blätter mit stumpf gezähntem Rand. Trugdolde von kleinen gelbgrünen Blüten. Wächst auf trokkenen, steinigen Stellen, Hängen und Gebüschrändern. Blütezeit Juni bis September. – In der Volksmedizin werden die frischen zerdrückten Blätter auf Wunden gelegt sowie zum Entfernen von Warzen und harter Haut verwendet.

Tripmadam, Salat-Fetthenne (Sedum reflexum): »Tripmadam« ist der Großen Fetthenne sehr ähnlich, kann deshalb mit ihr verwechselt werden. Erreicht eine Höhe von zirka 20 cm. Blüht ab Juni. Kommt auf dürren Hügeln, in trockenen Wäldern und zwischen Felsen und Mauern vor. In Norddeutschland selten. »Tripmadam« steht in Mittel- und Süddeutschland bisweilen in Kultur. – Die Blätter, Spitzen und jungen Stengel im Mai vor der Blüte geerntet, schmecken säuerlich und werden zu Suppen, Soßen, als Salat, aber auch als Saft verarbeitet. Bauern und Hirten nehmen die abgezogene Blatthaut als Auflage zum Erweichen der Hühneraugen.

Scharfer Mauerpfeffer (Sedum acre): Mehrjährige Pflanze in dichten Kissen. 5 bis 20 cm hoch. Aufrechte Triebe mit eiförmigen, fleischigen Blättern und kleinen sattgelben Blüten. Häufig auf trockenen, sonnigen Stellen, auf Felspartien, Felsfluren und Steinplatten. Blütezeit Juni bis August. – Altes Volksheilmittel. Verwendung wie die Fetthenne. Außerdem wird die ganze blühende Pflanze bei Stuhlverstopfung benützt. 2 Teelöffel des zerkleinerten, getrockneten Krautes mit $^{1}/_{4}$ l kochendem Wasser überbrühen, 15 Minuten ziehen lassen, abseihen, 2 Tassen tagsüber schluckweise nehmen. Die gleiche Anwendungsweise gilt auch bei Fallsucht oder Epilepsie.

Blütezeit

Juli bis September.

Befruchtung

Die Blüten der Sempervivum tectorum sind zwittrig, das heißt zweigeschlechtlich, männliche und weibliche befruchtungsfähige Geschlechtsprodukte werden in derselben Blüte ausgebildet. Diese sowohl in der Tier- als auch in der Pflanzenwelt anzutreffende Eigenart wird in Fachwerken »intersex« genannt. Der Blütenstand der Haus- und Dachwurz entwickelt sich unter den geeigneten Lebensbedingungen vereinzelt erst im 3. bis 4. Lebensjahr der Rosette. Deswegen wurde im Mittelalter eine blühende Dachwurz als seltenes und gutes Omen betrachtet. Zur Zeit des Erblühens reifen zuerst die Staubbeutel. Biegen sich nach außen. Geben den Blütenstaub ab. Dann erst spreizen sich die Narbenäste, bereit zur Empfängnis. Die Staub- und Kronblätter biegen sich noch weiter nach außen. Der große Abstand von Staubbeutel und Narbe macht eine Selbstbefruchtung unmöglich. – Die Hauptarbeit der Bestäubung wird von den *Hummeln* geleistet. Doch auch *Bienen, Falter* und *Fliegen* sind dabei am Werk. Sie werden durch ein kleines honigabsonderndes Schüppchen, das außen an jedem Fruchtblatt vorhanden ist, angelockt. – Die Samen reifen verhältnismäßig rasch, werden vom Wind verweht und somit verbreitet. Das ist auch die Ursache, warum die Vermehrung durch Samen wirtschaftlich kaum in Frage kommt. – Es ist äußerst schwer, die feinen Samenkörner rechtzeitig zu ernten. In der freien Natur gibt es viele Varianten und Unterarten der Dachwurz. Auch solche mit roten oder rotbraun-violetten Blättern. Dies findet seine Erklärung darin, daß alle Sempervivum-Arten ohne Schwierigkeiten die Pollen anderer verwandter Arten oder Spezies annehmen. Daraus ergibt sich: Durch die Symbiose von Sempervivum-Arten entstehen ohne weiteres Kreuzungen. Man sieht deshalb im Gebirge, aber auch auf Dächern, in großen Hauswurzquartieren oft mehrere Formen und Farbschläge in allerengster Nachbarschaft nebeneinander. Diese Bastarde vermehren sich wieder auf vegetativem Wege sehr reichlich. Mehr als die Stammarten. Fälschlicherweise wurden diese dann als eigene Arten betrachtet, bis ihre Zahl unüberschaubar wurde. Später erst erkannte man die Lage richtig und wurde vorsichtig, diesen einen eigenen Namen zu geben.

Samenreife

Der Samen reift kurze Zeit nach der Befruchtung. Infolge der unregelmäßigen Blütezeit von anfangs August bis anfangs Oktober. Die Pflanze wird kaum durch Aussaat vermehrt. Sondern vegetativ mittels Tochterrosetten, die durch ungeschlechtliche Vermehrung entstehen. Die Pflanzen blühen nur selten.

Erntegut

Dachwurzblätter (Folium Sempervivi tectori) heißt die Drogenbezeichnung. Zu Heilzwekken werden die Blätter gesammelt und geerntet.

Erntezeit

Hauswurzblätter können das ganze Jahr hindurch geerntet und gesammelt werden. Die günstigste Zeit jedoch sind, je nach der Blütezeit, die Monate Mai und Juni, vor Beginn der Blüte. Denn der Blütenansatz verringert die in der Rosette enthaltenen Wirkstoffe. Werden die Ansätze von Stengeln ausgeschnitten, vorausgesetzt, daß man auf Saatgutgewinnung keinen Wert legt, bleiben die Inhaltsstoffe gleich und der Wert der Droge unverändert. Dadurch wird die Erntezeit verlängert.

Erntevorschriften

Für den Hausgebrauch können die Blätter jederzeit frisch verwendet werden. Zur pharmazeutischen Verarbeitung und für den Verkauf ist die günstigste Erntezeit Mai bis Juni, zu einer Zeit, wo die Pflanze knapp vor der Blüte steht. Eingebracht werden in erster Linie nur ausgewachsene Rosetten, die bisweilen die Größe eines Handtellers erreichen können und unter Umständen schon Blütenschäfte angesetzt haben. – Da sich die Echte Dach-Hauswurz gerne in größere Kolonien ausbreitet, deren einzelne Rosetten übereinandergetürmt wachsen, man nennt dies Nebenrosetten, müssen diese jungen Brutrosetten entfernt und für die Neupflanzung aufgehoben werden. Die von der Unterlage losgelösten Rosettenpolster werden von Erde und Unrat befreit, die Blütenstengel, die einzelnen Wurzelsprossen und Wurzeln abgeschnitten und weggegeben. Dann löst man die einzelnen Rosetten auseinander, dreht sie um, klopft sie vorsichtig aus und entfernt alle eingetrockneten Pflanzenteile. Das Erntegut wird in Steigen gelegt. Dieselben übereinandergestellt, kühl und vor direkter Sonnenbestrahlung geschützt gelagert. So aufbewahrte frische Hauswurzrosetten halten sich längere Zeit. Ja sogar den Winter über. Selbstverständlich wird man sobald wie möglich für den Absatz oder die Verarbeitung sorgen, womöglich schon vor der Ernte.

Anbau

Die Echte Dach-Hauswurz ist eine immergrüne, winterharte und völlig anspruchslose Staude mit Blattrosetten von ungefähr 10 cm Durchmesser. Man kann sie den Asketen unter den Heilpflanzen nennen. Dieser Ausdruck, normalerweise nur für Menschen, die enthaltsam leben, angewandt, ist hier durchaus nicht fehl am Platze. Es gibt einfach keine anspruchslosere Pflanze als das »Donnerkraut«. Felsiger Untergrund, länger andauernde Trockenheit, Hitze im Sommer und Kälte im Winter stören sie nicht in ihrer Entwicklung. Selbst auf Dachziegeln gedeiht Sempervivum prächtig. Hier genügen durch Verwitterung losgelöste Stein- und Sandteilchen, vom Regenwasser zugeschwemmt oder vom Wind herangeweht, um kräftig zu wachsen und zahlreiche junge Rosetten zu bilden, die in wenigen Jahren ungestörten Wachstums dichte Polster zeigen. Wenn scherzhafterweise gesagt wird, die Hauswurz könne von ihren eigenen Abfällen ihr Auskommen finden, dann ist dies sicher übertrieben, zeugt aber von der Genügsamkeit der Heilpflanze. Dies ist sehr wichtig zu wissen, will man die Echte Dach-Hauswurz in Kultur nehmen. Bei der Auswahl des Bodens werden in erster Linie nur ganz magere, sandige, steinige Grundstücke in Frage kommen. Versuche haben gezeigt, daß selbst Steinplatten und Felspartien, die sich kaum für den Anbau einer anderen Heilpflanze eignen, günstige Grundbedingungen für Hauswurzkulturen schaffen. Ein Gemisch von 2 Teilen Flußsand, 2 Teilen getrocknetem und zerbröseltem Kuhdung und 1 Teil Lehm herstellen, über die genannten Stellen streuen, gut anfeuchten und die kleinen Ableger in einer Entfernung von 20 cm hineindrücken. Die beste Pflanzzeit sind die Monate August bis Ende September. Eine Abdeckung mit verrottetem Obstbaum- oder Buchenlaub über den ersten Winter beschleunigt die Entwicklung. Diese Abdeckung kann man im Frühjahr liegen lassen. Pflegearbeiten sind außer dem Ausjäten unerwünschter Beipflanzen, die sich gelegentlich einfinden, keine erforderlich. Es zeigen sich der Löwenzahn, die Einjährige, ebenso die Große

Brennessel und vor allem die Quecke. Auch Glockenblumenarten siedeln sich gerne in einer Hauswurzkolonie an. Nach 2 bis 3 Jahren kann bereits Ende Mai und im Monat Juni mit der Ernte begonnen werden. Dabei die Jungrosetten an Ort und Stelle als Ersatz der geernteten Exemplare im richtigen Abstand in den Boden drücken. Oder man lagert sie für die Hauptauspflanzung oder zur Anlage einer Neukultur, die im Frühherbst durchzuführen ist. – Überschüssige Jungrosetten dürfen natürlich zur Saftherstellung herangezogen werden. – Nach der Bepflanzung etwas Sand-Kuhdung-Lehm-Gemisch darüberstreuen. Man kann aber auch alten, zerkleinerten, krümeligen Kompost dazu verwenden. Soll jedoch eine geschlossene Feldkultur angelegt werden, so tut man dies auf magerem, sandigem Boden mit viel Sonnenbestrahlung. Sonne ist nämlich das einzige, was die Hauswurz in Fülle braucht. Keinen schattigen Platz und keinen sauren, wasserundurchlässigen Lehmboden. Wasserstauungen verträgt die Pflanze nicht. Felsen und Steinplatten sind der natürliche Standort für Sempervivum tectorum. Bei der Feldkultur ist es ratsam, geschlossene Beete in 4 Reihen mit einer Reihenentfernung von 15 cm und einem Abstand in der Reihe von 20 cm zu bepflanzen. Das Einsetzen erfolgt im Dreieckverband. Zwischen zwei Beeten bleibt ein entsprechend breiter Arbeitsgang frei. Eine Bewässerung der Anlage ist nicht erforderlich. Nur nach Bepflanzung leicht eingießen.

Saatgut

Die einzelnen dünnschaligen *Samenkörner* reifen in vielsamigen Balgfrüchten, sind staubfein und von gelb-bräunlicher Farbe. – Die Vermehrung durch Samen ist zwar unter Umständen möglich, aber langwierig und bedeutend mühsamer als die vegetative. Deswegen kommt der Gewinnung von Saatgut weniger Bedeutung zu. – Die reifen Samenstände werden vorsichtig einzeln abgeschnitten, in fugenfreie Steigen, die mit weißem Papier ausgelegt sind, gegeben und bei 35 bis 40° C getrocknet. Ausgerebelt; dunkel und trocken gelagert. – Bei der Aussaat ist unbedingt zu beachten, daß Sempervivum ein Lichtkeimer ist. Die Samen nicht länger als 1 Jahr lagern, da sonst bereits die Keimfähigkeit verlorengegangen ist.

Erträge

Im mitteleuropäischen Raum gibt es meinem Wissen nach keine geschlossenen Echte-Dach-Hauswurz-Anbauflächen. – Wegen der Genügsamkeit der Pflanze und wegen der problemlosen Pflege bleibt der Arbeitsaufwand außer dem Einbringen der Ernte sehr gering. Man ist auch kaum an eine absolut bestimmte Erntezeit gebunden, so daß diese praktisch in Leerlaufzeiten geschehen kann. Ist der nötige Absatz gesichert, darf der Anbau von Dach-Hauswurz als rentabel bezeichnet werden.

Für den Heimgarten

Steingärten, Mauern, Torpfeiler, Steinplatten und Dächer sind für den Hobbygärtner der richtige Platz, die Echte Dach-Hauswurz zu pflanzen. Auch in Holzkistchen kann sie gezogen werden. Selbst Mauerfugen sind für die Bepflanzung geeignet. Die Blütezeit ist im Früh- bis Hochsommer zu erwarten. Die Vermehrung erfolgt am besten durch Abtrennung von Tochterrosetten. Als Standort einen vollsonnigen wählen. Normale, sandiglehmige, durchlässige, kalkhaltige Erde ist Grundbedingung. – Die Pflanze ist äußerst anspruchslos. Bezüglich Wasserbedarf werden keine besonderen Anforderungen gestellt, die Niederschläge genügen vollauf. – Ich selbst habe vor Jahren am Eingang in den Pfarrgarten einen Gartentorbogen aus Natursteinmauer errichtet und mit Gneisplatten abgedeckt, bei denen ich 2 Vertiefungen ausmauerte, je 15 cm breit, 25 cm lang und 10 cm hoch, und mit sandiger Gartenerde ausfüllte. In jede dieser Pflanzwannen gab ich eine kleine Hauswurzjungrosette hinein. Innerhalb von 10 Jahren sind dort 2 Kolonien von 50 cm Durchmesser in Kreisform entstanden. Ich konnte insgesamt 46 große Rosetten mit einem durchschnittlichen Durchmesser von 7 cm und 34 kleinere und größere Tochterrosetten zählen. Ich habe dort weder gegossen noch irgendwelche

Pflegearbeiten verrichtet. – Dies besagt, daß es sich lohnt, Dach-Hauswurz im eigenen Garten zu ziehen. Um so mehr, da man heute wieder mehr denn je von der Heilkraft dieser Pflanze überzeugt ist und sie auch als gesundes Gemüse eine immer größere Bedeutung gewinnt.

Krankheiten und Schädlinge

Obwohl die Pflanze in bezug auf Krankheiten sehr widerstandsfähig ist, tritt ein *Rostpilzbefall* nicht selten auf, der unter Umständen das Aussehen der Blattrosetten gänzlich verändern kann, da dadurch das Gleichgewicht im Wachstum verlorengeht und die Blätter stark in die Länge anstatt in die Breite wachsen. Solche Mißbildungen von Sempervivum, die auch manchmal zur Vergrünung der Blüten führen, können nicht selten vermerkt werden. In solchen Fällen ist man gut beraten, die betroffenen Pflanzen zu eliminieren, um eine weitere Vermehrung zu vermeiden. – *Mehltaubefall* kommt äußerst selten vor. *Fraßschäden* von Mäusen können während der Winterzeit auftreten.

Wirkstoffe

Die Echte Dach-Hauswurz enthält reichlich Gerbstoffe, einen hohen Gehalt an Schleimstoffen, freie und als Kalziummalat gebundene Apfelsäure, Ameisensäure, Bitterstoffe, Isozitronensäure, Harz und Zucker.

Heilwirkung

Kühlend, adstringierend, erweichend, erfrischend, brandstillend, schmerzlindernd, entzündungshemmend, wundheilend, drüsenfreundlich, krebsfeindlich, regelschmerzenlindernd, krampflösend, fiebersenkend, geruchshemmend, hautfreundlich und wurmtreibend. – Bei Verletzungen, Verbrennungen, gegen Hautausschlag, bei offenen Wunden, Bienenstichen, Brustwarzwunden, gegen Hühneraugen, bei Sommersprossen, Halsentzündung und bei Uterusentzündungen.

In der Heilkunde

Die Hauswurz verschwand, was sehr schade ist, in der modernen Heilkunde, außer in der Homöopathie, fast zur Gänze. Zählt somit amtlich zu den »obsoleten« Drogen, die heute nur mehr wenig verwendet werden. Ich würde sie gerechterweise als »vergessen« oder »vernachlässigt«, nur in Einzelfällen als »überholt« interpretieren. – Sie besitzt aber in der Volksheilkunde immer noch die große Bedeutung. Wissenschaftliche Versuche, Echte-Hauswurz-Tinktur als zusätzliche Behandlungsmethode bei Gebärmutterkrebs anzuwenden, haben bereits gewisse Erfolge gebracht. Es bleibt zu wünschen, daß auf diesem Gebiete weitergearbeitet wird. Laien dürfen mit dieser Tinktur auf keinen Fall unabhängig vom Arzt auf eigene Faust Gebärmutterkrebs behandeln.

Als Hausmittel

Wenn es in einem Buche über die Heilkräfte der Natur heißt, daß die Echte Dach-Hauswurz eine halbe Hausapotheke ersetze, dann ist dies nicht übertrieben, sondern entspricht ganz und gar der Wahrheit. Leider geriet die Heilwirkung dieser Pflanze viel zuviel in Vergessenheit. Schuld daran erweist sich vielleicht auch, daß man sie nicht richtig anwandte. Dazu sagt Pfarrer Künzle: »Man muß sie aber frisch und grün gebrauchen; denn dörren läßt sie sich sowenig wie Butter.« – Ihre kühlende und brandhemmende Wirkung zeigt sich vor allem bei der Wundheilung. Einige frische, gut gereinigte Blätter werden zerquetscht und auf Wunden, brandige und hitzige Stellen, auf Quetschungen, Verrenkungen, Krampfadern und Verbrennungen aufgelegt. Dabei beachten, daß die Pflanzenmasse direkt, also ohne Leinenfleckchen, auf die betroffene kranke Stelle zu liegen kommt. Ratsam ist es, vor der Zerquetschung der einzelnen fleischigen Blätter das feine Häutchen abzuziehen, was aber nicht unbedingt erforderlich ist. Dadurch wird nämlich jede Gefahr der Verunreinigung gebannt, was man aber auch erreicht, wenn man die Blätter bei fließendem Wasser reinigt und dann abtropfen läßt. Bei einer solchen Frischblätterauflage verspürt man bald das Abklingen des Schmerzes. – Bei Ohrenschmerzen hat sich ebenso schon oftmals die Kraft dieser Heilpflanze gezeigt. Zu diesem Zwecke werden einige zerquetschte Blätter ausgepreßt, der Saft angewärmt und erträglich warm ins Ohr geträufelt. Verhärtetes Ohrenschmalz kann durch in das Ohr geträufelten frischen Hauswurzsaft gelöst und dann leicht mit einem Wattestäbchen vorsichtig entfernt werden. – Bei Schwerhörigkeit werden täglich öfters einige Tropfen Hauswurzöl behutsam ins Ohr geträufelt. – Für Bettnässer kocht man 20 g frische zerquetschte Blätter in $^1/_2$ l Milch, mischt nach kurzem Kochen noch 1 Teelöffel Weinstein dazu, seiht ab und gibt dem Betroffenen 4mal pro Tag je $^1/_8$ l zu trinken. Das letzte Achtel soll spätestens 2 Stunden vor dem Schlafengehen verabreicht werden. Von dieser Anwendung darf man sich keinen sofortigen Erfolg erwarten. Man führt die Kur beharrlich 3 Wochen lang durch, um dann folgende Teekur, wieder 3 Wochen lang, anzuschließen: Vogelknöterich 30 g, Blutwurz 25 g, Schafgarbe 20 g, Johanniskraut 15 g und Odermennig 15 g. Diese getrockneten Kräuter werden gut abgemischt, davon 1 Teelöffel voll in $^1/_8$ l kaltes Wasser gegeben und zugestellt. 2 frische, zerquetschte Hauswurzblätter mittlerer Größe hinzufügen und 2 Minuten kochen, 15 Minuten ziehen lassen und abseihen. Mehrere Stunden vor dem Schlafengehen dem Kind zu trinken geben. Diese beiden Kuren nach kurzer Unterbrechung wiederholen. – Die Echte Dach-Hauswurz wird auch zur Entfernung von Sommersprossen, Warzen und Hühneraugen mit Erfolg angewendet. Die Haut mit Sommersprossenstellen am Abend mit frischem Preßsaft einreiben. Morgens abwaschen und mit Hauswurztinktur nachbehandeln. Das Auftragen folgender Gesichtsmaske ist zwar langwieriger, hat sich in der Praxis jedoch als sehr wirksam erwiesen. Sie kann auch abwechselnd mit der ersten Anwendungsart gebraucht werden: Die Menge richtet sich nach der Größe der zu behandelnden Stellen. Frische Äpfel und Karotten werden zerrieben. Nun mischt man 3 Teile fein zerquetschte Hauswurzblätter mit je 1 Teil Apfelmark und Karottenbrei, fügt etwas von Eidotter und Eiklar, einige Tropfen kalt gepreßtes Olivenöl und soviel Bohnenmehl dazu, daß beim Abmischen eine breiige Masse entsteht. Diese wird abends auf die Sommersprossenstellen aufgetragen und trocknet bald ein. In der Früh abwaschen und mit Hauswurztinktur nachreiben. – Zur Entfernung von Warzen und Hühneraugen werden zerquetschte Hauswurzblätter über Nacht aufgelegt. Morgens entfernt und die Hühneraugen oder Warzen mit Schöllkrautsaft betupft. Diese Behandlung muß 14 Tage lang beständig durchgeführt werden, um mit einem Erfolg rechnen zu können. Zuletzt die Füße in heißem Salzwasser baden und anschließend die Hühneraugen herausschneiden. – Ein weiteres bewährtes Anwendungsgebiet der Hauswurz ist der Kropf. Hauswurzsalbe wird auf ein Leinenfleckchen aufgetragen und über Nacht aufgelegt. Mit einem Tuch festbinden. Morgens die Auflage entfernen und die betroffene Stelle mit Hauswurztinktur einreiben. Diese Behandlung soll bei abnehmendem Mond 14 Tage lang, aber nicht ohne Einverständnis des Arztes, der in den meisten der Fälle eine Kontrolle veranlassen wird (Grundumsatz, Elektrokardiogramm usw.), durchgeführt werden. – Bei anhaltendem Fieber empfiehlt es sich, zerquetschte Blätter zur Erfrischung auf die Stirne zu legen. Zusätzlich kann dem Kranken Hauswurztee verabreicht werden. 1 Eßlöffel zerquetschter frischer Blätter wird mit $^1/_4$ l kochendem Wasser abgebrüht; 15 Minuten ziehen lassen, abseihen und schluckweise mäßig warm und langsam 2 bis 3 Tassen täglich trinken. – Gegen Rachen- und Kehlkopfentzündung wird 3- bis 4mal täglich mehrere Wochen hindurch 1 Eßlöffel frischer Hauswurzpreßsaft eingenommen, dann 1 Woche ausgesetzt, um bei Bedarf wieder neu zu beginnen. – Bei Ausbleiben der monatlichen Regel und bei Menstruationsschmerzen hilft die gleiche Behandlungsweise. Ebenso bei epileptischen Anfällen. – Ferner soll sich als Aphrodisiakum im Eheleben ein Gemisch zu gleichen Teilen von frischen Immergrünblättern *(Vinca minor)* und Hauswurzblättern bewährt haben. Beides im frischen Zustand nehmen, fein zerhacken und 1 Teelöffel voll davon pro Person vor dem Essen einnehmen oder unter die Speisen mischen. – Bei Blasenkrankheiten haben sich

3 Tassen Hauswurztee pro Tag bewährt. Zusätzlich reibt man abends die Bauchgegend mit Hauswurzöl ein und gibt auf die gleiche Stelle am Morgen Hauswurztinktur. Diese Behandlungsweise hat auch bei Rotlauf Erfolge gezeigt. – Bei Zungenverhärtung gutoder bösartiger Natur, hervorgerufen durch entartete Gewebe, hilft das täglich 3- bis 4malige Einnehmen von je 1 Teelöffel Hauswurzöl. Wobei zu achten ist, daß die betroffene Stelle vom Öl gut berührt wird. Selbstverständlich darf bei bösartiger Zungenverhärtung eine Eigenbehandlung ohne Zustimmung des Arztes nicht durchgeführt werden. – Hauswurzöl dient auch zur Behandlung von Hämorrhoiden. Nachdem der After gut mit Medizinalseifenwasser gereinigt und abgetrocknet worden ist, streicht man Hauswurzöl über die erkrankten Stellen. Dies soll 2mal täglich und nach jedem Stuhlgang durchgeführt werden. – Bei Gürtelrose frische, zerquetschte Blätter auflegen. – Rissige Hautstellen mit Hauswurzöl oder Hauswurzsalbe 2mal täglich einreiben. Vorher aber mit Hauswurztinktur behandeln, danach wartet man zirka 1 Stunde ab, bevor man Öl oder Salbe daraufgibt. – Bei Mundfäule oder Halsentzündung wird Hauswurzöl oder frischer Hauswurzsaft verwendet. 1 Teelöffel Hauswurzöl oder -saft einnehmen, langsam im Mund verteilen lassen. Oder mit einem sauberen weichen Pinsel Mund und Rachen austupfen oder auspinseln. – Der Saft frischer Hauswurzblätter dient als vorzügliches Mittel bei Insektenstichen, wobei man die betroffenen Stellen mehrmals täglich einreibt. – Milzstechen oder Milzschmerzen werden am besten dadurch behoben, indem man 2 Eßlöffel frischer, zerquetschter Hauswurzblätter in ebensoviel heiße Milch legt, 15 Minuten ziehen läßt, 1 Teelöffel kalt gepreßtes Olivenöl dazugibt und mit etwas Bohnenmehl vermengt. Hat man kein Bohnenmehl zur Hand (rohe getrocknete weiße Speisebohnen in der Kaffeemühle reiben), kann man auch Roggen- oder Vollkornmehl nehmen. Dann alles zu einem Brei rühren, auf ein Leinenfleckchen streichen und auflegen; über Nacht oben lassen. – Hauswurzsalbe dient zum Auflegen auf Ätzwunden durch Säuren. – Der frische Saft wird für Umschläge bei blutenden und schlechtheilenden Wunden, bei Lymphknotenerkrankungen und bei Halsgeschwüren verwendet.

In der Tiermedizin

Eine in den Alpenländern vielfach bewährte und auch heute noch verwendete Salbe, bei Wunden und Verletzungen des Hausviehs mit Erfolg angewandt: 50 g frische Dach-Hauswurzblätter, 50 g frische Gelbe Enzianwurz und 25 g frische Wacholderbeeren werden durch die Fleischmaschine gedreht. 500 g Schweinefett (vom Darm) erhitzen, gründlich aufprasseln lassen, 100 g Bienenwachs hinzufügen und flüssig machen. Dann auf Sparflamme stellen, die Kräutermischung beigeben und ständig rühren, bis eine einheitliche Masse entstanden ist. Dieselbe wird heiß in Tiegel gefüllt, auf einer warm-feuchten Wolltuch- oder Filzunterlage langsam zum Abkühlen gebracht. Dann gut abgeschlossen, dunkel und kühl gelagert. Diese Wundsalbe wird auf ein Leinenfleckchen gestrichen, den Haustieren auf die Verletzungen gelegt und täglich früh und abends erneuert. Vor Auflegen der Salbe kann man die Wunde mit Eichenrindenabsud auswaschen. – Als weitere Wundsalbe wäre die »Tiroler Hauswurzsalbe anno 1580«, wie im Kapitel »Auszüge« angeführt, zu empfehlen.

In der Homöopathie

Die *Essenz Sempervivum* wird aus dem Saft frischer Hauswurzblätter hergestellt und in der Potenz D4 zur Behandlung der Gürtelrose eingesetzt. Auch Umschläge bei den verschiedensten Wunden werden damit angelegt. Brandwunden, Ätzwunden, Hautausschläge und Geschwüre, Flechten, Lymphknotenerkrankungen, Halsgeschwülste und tuberkulöse Halsdrüsengeschwüre werden mit der homöopathischen Sempervivum-Essenz behandelt, ebenso Hühneraugen und Warzen.

In der Küche

Das ausdauernde Dickblattgewächs, die Dach-Hauswurz, die zu jeder Jahreszeit »griffbereit« ist, eignet sich auch für die Küche. Die immergrünen dickfleischigen Blätter können fein geschnitten als Zusatz von Salaten gegessen werden. – Allein, mit Öl, sparsam Essig und einer Prise Zucker, ergeben sie ebenso ein schmackhaftes Gericht zu einer Jahreszeit, wo schwer frisches Gemüse zu haben ist. Sie können ja auf Torpfeilern, Dächern, Gemäuern, Einfassungen und auf Brunnenhauben gepflanzt werden. – Hauswurzblätter verleihen, dem Trinkwassser zugesetzt, einen erfrischenden Geschmack. Zu diesem Zwecke verwendet man die größeren, dickeren Randblätter der Rosetten, zieht das äußere feine Häutchen ab und legt über Nacht 4 bis 5 dieser Blätter in 1 l Wasser. Tags darauf getrunken, haben sich die in den Blättern enthaltene Ameisensäure, das Kalziummalat und die freie Apfelsäure gelöst und werden so vom Körper leicht aufgenommen. Auf diese Weise kann man sich selbst das Trinkwasser wertvoll und gesundheitsfördernd bereichern. Es eignet sich außer dem täglichen Gesundheitstrunk besonders bei Fieber, es senkt dieses. Aber auch Menschen, die an epileptischen oder ähnlichen Anfällen leiden, kann der Trunk täglich empfohlen werden. Dieses Hauswurztrinkwasser wirkt sich ebenso bei Blasenerkrankungen günstig aus. – Streichkäse mit Hauswurzblättern stellt eine Abwechslung in der Küche dar. Speisetopfen (Quark) wird mit süßem Rahm (Sahne) verquirlt. Mit wenig Salz, ganz wenig Pfeffer, etwas zerdrücktem Knoblauch und frischem geschnittenem Schnittlauch würzen. Jetzt schneiden Sie Zwiebel und Dach-Hauswurz-Blätter zu gleichen Teilen klein, fügen Kümmel hinzu, mischen es zu der bereits vorbereiteten Quarkmasse. Als Brotaufstrich oder zu gekochten, geschälten Speisekartoffeln gegessen, ergibt dies ein gesundes Abendessen für die ganze Familie. Wirkt appetitanregend, drüsenfreundlich und magenreinigend. – Um Dach- oder Hauswurzblätter immer zur Verfügung zu haben, muß man sie selber ziehen. Blumentöpfe und Blumenkistchen auf der Veranda mit viel Sonne eignen sich dazu. Sand mit Lehm und trockenem, zerkrümeltem Kuhdung im Verhältnis 2:1:2 gemischt, stellt die richtige Pflanzerdemischung dar.

Für die Körperpflege

Bei vielen Insektenstichen, wie es nach Wanderungen, Spaziergängen und Gartenarbeiten der Fall sein kann, wirkt ein Vollbad mit Hauswurzblättern nicht nur erfrischend, sondern vor allem schmerzlindernd. Dafür benötigt man eine ganze Rosette mittlerer Größe. Entfernt die vorhandenen Wurzeln. Zerkleinert die Blätter. Übergießt sie mit 1 l kochendem Wasser. Läßt $1/2$ Stunde zugedeckt stehen. Seiht ab und fügt den Auszug dem Badewasser bei. Badedauer 5 bis 8 Minuten. Ein zusätzliches Einreiben des Körpers mit Hauswurztinktur oder Hauswurzöl verstärkt die Wirkung.

Auszüge

Dach-Hauswurz-Tinktur ist nicht nur wirksam als Körperpflegemittel, sondern kann auch bei den lästigen Hühneraugen als Abwechslung oder nach freier Wahl mit der unter »Hausmittel« angegebenen Anwendungsmöglichkeit gebraucht werden. Etwas Watte wird mit Tinktur getränkt, leicht ausgepreßt, auf das Hühnerauge aufgelegt, mit Heftpflaster festgehalten und bleibt über Nacht oben. Am nächsten Abend wiederholen. 14 Tage lang. Dann ein heißes Salzwasserfußbad nehmen. Mit kaltem Wasser nachspülen und das Hühnerauge vorsichtig herausschälen. Mit Dachwurztinktur nochmals die Stelle betupfen. Diese Tinktur leistet auch gute Dienste bei Magengeschwüren und Schlaflosigkeit: 3 Wochen lang 3mal täglich 15 Tropfen einnehmen. – Zubereitung der Tinktur: Gut entwickelte Rosetten werden von den Wurzeln befreit, gereinigt, durch einen Fleischwolf gedreht und im Verhältnis 200 g Blätterbrei für 1 l hochprozentigen Alkohol in einem gutverschlossenen Glasgefäß 14 Tage lang im warmen Raum aufgestellt. Täglich 1mal schütteln. Nach Ablauf der Ansatzfrist filtrieren, den Rückstand mit abgekochtem und ausgekühltem Wasser 3 Stunden lang ansetzen, auspressen, die Flüssigkeit wieder filtrieren und der ersten beifügen. Die Wasserbeigabe richtet sich mengenmäßig nach der alkoholischen Stärke des Ansatzes. Die fertige Tinktur soll zwischen 45 und 55% Alkohol aufweisen. Sie wird nochmals

14 Tage verschlossen im warmen Raum aufgestellt, dann in Flaschen gefüllt und kühl und dunkel gelagert. – *Dach-Hauswurz-Öl:* Das Mischverhältnis ist hier dasselbe, nämlich 1:5. 200 g zerquetschte Hauswurzblätter werden in 1 l kalt gepreßtem Olivenöl 14 Tage im warmen Raum in einem verschlossenen Glasgefäß aufgestellt. Dann abseihen, den Rückstand gut auspressen und in Flaschen füllen. Nun das für den Gebrauch fertige Hauswurzöl dunkel und kühl lagern. Es eignet sich vorzüglich bei Gürtelrose, rissiger Haut und Hämorrhoiden. Bei Zungenverhärtung, Mundfäule und Halsentzündung nimmt man 3 Wochen lang täglich 1 Teelöffel voll ein. – *Dach-Hauswurz-Salbe* bringt eine sehr stark heilende Wirkung. Wird vor allem bei Quetschungen, Ätzwunden, Verletzungen, Hautentzündungen, Brandwunden, Insektenstichen und Kropf aufgelegt. – Zerquetschte Blätter auspressen und den Saft der erhitzten Wachs-Fett-Mischung von 3 Teilen Schweinedarmfett, 1 Teil Rindertalg und 1 Teil Bienenwachs beimischen, für 250 g Fettflüssigkeit braucht man 75 g Hauswurzsaft, danach noch kurz aufprasseln lassen, damit die Salbe haltbar wird, und heiß in Tiegel füllen. Nach dem Abkühlen abschließen. – *Tiroler Hauswurzsalbe anno 1580:* »Hauswurz dick einkochen, Arnikasaft dazugeben, ganz wenig Pech [Baumharz] und etwas Schweineschmalz zuletzt mitkochen, vom Feuer ziehen und solange verrühren, bis alles kalt und steif ist. Die Salbe ist sehr gut bei Verletzungen und frischen Wunden.« – Wunden zuerst mit Arnika- oder Salbeitee reinigen, lufttrocknen lassen. Die Salbe auf ein Leinenfleckerl geben, 8 Stunden oben lassen. Dann wieder mit genanntem Tee abwaschen und Auflage erneuern. Eine Wundsalbe, die sowohl bei Menschen als auch bei Tieren angewendet werden kann. – *Hauswurzwein* wird in der Steiermark als Fiebermittel eingesetzt: 250 g feinzerhackte, frische Dachwurzblätter werden mit 1 l naturbelassenem Weißwein übergossen. 3 Tage lang in einer verschlossenen Flasche im warmen Zimmer angesetzt. Danach abseihen, filtrieren, in Flaschen füllen und verkorken, dunkel und kühl lagern. Bei Fieber eßlöffelweise öfters während des Tages verabreichen. Senkt dieses zusehends.

In der pharmazeutischen Industrie

Sempervivum tectorum wird heute noch in manchen Apotheken zur Herstellung von Salben gebraucht, die bei Hautausschlägen und offenen Wunden als uraltes Hausmittel dienen. Auch die pharmazeutische Industrie verarbeitet zum Teil die frischen Dach-Hauswurz-Blätter. – *Fertigpräparate:* Boldo »Hanosan«, Galium-Heel, Ginseng compositum, Thyreoidea compositum.

Aus meiner Erfahrung

In manchen Heilkundebüchern liest man, daß der Kropf hauptsächlich im Zillertal und im Pinzgau anzutreffen sei. Die Praxis lehrt aber, daß heute diese Krankheit überall verbreitet ist. Und dies gar nicht so selten. Man unterscheidet zwei Arten: den äußerlichen und den innerlichen Kropf. Der äußerliche tritt als kugelförmige Vorwölbung deutlich in Erscheinung. Der innerliche ist nach außen hin kaum sichtbar. Er kann durch sein Nach-innen-Wachsen durch Druck auf die Luftröhre und auf die großen Blutgefäße die Herz- und Leberfunktionen beträchtlich stören. Der Kropf ist eine Erkrankung der Schilddrüse. Entsteht meistens durch Jodmangel, kann aber als Unterfunktion der Schilddrüse oder als Basedowsche Krankheit (= eine schwere Form der Schilddrüsenüberfunktion) vererbt sein. Die Therapie bleibt immer dem Arzt vorbehalten. Selbstbehandlung darf nur im Einverständnis mit ihm gemacht werden. Die Volksheilkunde kennt hier einige erprobte Mittel, womit ich selber schon beachtliche Erfolge erzielen konnte. – Kropfoperationen sind nach Möglichkeit bei abnehmendem Mond anzuraten. Umschläge mit Hauswurzsalbe, die morgens abgenommen werden, und das Einreiben der betroffenen Stelle mit Hauswurztinktur sind ebenfalls bei abnehmendem Mond durchzuführen. Zur gleichen Zeit täglich früh und abends 1 Eßlöffel Hauswurzöl einnehmen. Im Frühjahr und Sommer soll als Gemüse viel Brunnenkresse und Borretschkraut gegessen werden.

Nicht übersehen

Die Dach-Hauswurz wird viel zuwenig angewandt. Siehe deswegen meine ausführlichen Hinweise in den einzelnen Kapiteln. – Bei Prellungen zerhackt man frische Dachwurzblätter, preßt sie aus, fügt diesem Saft soviel Schmalz hinzu, daß eine streichbare Masse entsteht. Dabei müssen Fett und Saft gut verrührt werden. Tragen Sie das Gemisch auf ein Leinenfleckchen auf, legen dieses auf die entsprechende Stelle, befestigen Sie es mit einem Tuch, und lassen Sie es 8 Stunden darauf. Dann heruntergeben, mit Arnikatinktur abwaschen, einige Stunden frei lassen und wieder auflegen. Hilft in ganz kurzer Zeit bei Prellungen.

Naturschutz und gesetzliche Bestimmungen

Zu den seltenen Sempervivum-Arten gehören die *Alpen-Hauswurz (Sempervivum alpinum)* die *Berg-Hauswurz (Sempervivum montanum)*, die *Gelbe Hauswurz (Sempervivum Wulfenii)* und die *Spinnweben-Hauswurz (Sempervivum arachnoideum)*. Sie kommen nur vereinzelt in der Natur vor und *stehen daher unter Naturschutz*. – Die bekannteste aller Sempervivum-Arten ist die *Echte Dach-Hauswurz*. Sie wird in der Volksmedizin am häufigsten verwendet. Seit dem 9. Jahrhundert n. Chr. zählt sie zu jenen 72 Heil- und Gewürzpflanzen, die durch die »Landgüterverordnung« *Capitulare de villis* von Karl dem Großen zum Anbau und zur Pflege befohlen wurden. »... und der Landmann hat auf seinem Hause die Hauswurz = *Sempervivum tectorum* zu haben.« So finden wir diese eigenartige Pflanze heute noch, mehr als tausend Jahre nach diesem Erlaß, rund um die menschlichen Behausungen auf Dächern, Brunnenköpfen, Bauernhöfen, Almhütten und Sölden. Wie ein heiliges Vermächtnis gehören diese Pflanzenpolster behandelt und geschützt. Junge Ableger kann man wegnehmen und weiterpflanzen. Ausgewachsene, vollständig entwickelte Rosetten verwenden, aber immer wieder trachten, daß die Form der Polster erhalten bleibt und diese Pflanze, die dem Menschen bis zu seinen Behausungen hin folgt und ihn »vor Blitz und Donner« schützt, nicht verschwindet. – Wenn ich so ausführlich über die Verwendung von Sempervivum schreibe und mich dafür aktiv einsetze, kann ich nicht darüber hinwegkommen, mit Nachdruck auf die Kultivierung der Pflanze hinzuweisen. Ansonsten würden die wenigen Bestände ausgerottet werden. Was ich nicht verantworten könnte.

Aus meiner Kräuterapotheke

Zur Regelung der Körpersäfte. Der größte Förderer von Krebserkrankungen ist die Angst, einmal selber Krebs zu bekommen. Man muß in erster Linie diese Angst ablegen, indem wir uns als Kinder Gottes betrachten und davon überzeugt sind, daß er unser gütiger Vater ist und uns nicht über die eigenen Kräfte hinaus belastet. Es hat dies nichts mit »Wurstigkeitsgefühl« zu tun, wenn ich mir sage: »In Deine Hände, o Herr, lege ich meinen Geist!« Tat Christus in der Ölbergstunde etwas anderes? Nein! Dennoch soll man alles tun, um diese schwere Krankheit zu vermeiden. Vor allem: »Humor ist das beste Antikrebsmittel.« – Eine Teemischung, die helfen kann, manchem Übel vorzubeugen: Frische Dach-Hauswurz-Blätter 3 Teile, Wacholderbeeren zerstampft 2 Teile und Salbei 1 Teil. 2 Teelöffel der Mischung für 1/4 l kochendes Wasser. Im Aufguß zubereiten, 15 Minuten ziehen lassen, abseihen, schluckweise morgens nüchtern trinken. Monatlich 1 Woche lang. Längere Zeit hindurch.

Altbewährte Rezepte

Bei Magengeschwüren: Treten nach dem Essen regelmäßig immer wieder Schmerzen in der Magengegend auf, kann es sich um ein Magengeschwür handeln. Zum Arzt gehen! Nicht zuwarten. Durch Röntgenuntersuchung den Verdacht bestätigen lassen oder die Sicherheit haben, daß einstweilen in der Richtung noch keine Schädigung vorliegt. Vegetative Dystonie könnte ebenso die Ursache sein. Auf alle Fälle können seelische Bedrückung und falsche Ernährungsgewohnheiten früher oder später zu Magengeschwüren führen. – Folgende *Teemischung* wäre vorbeugend unter gleichzeitiger Behebung obengenannter Ursachen einzusetzen. Sie hilft auch im Anfangsstadium von Magengeschwüren. Auf alle Fälle auf den Rat des Arztes hören. 5 zerquetschte frische Hauswurzblätter zu 2 Teelöffeln der Kräutermischung geben: Leinsamen 50 g, Goldrute 30 g, Hirtentäschel 30 g, Kamille 30 g, Eichenrinde 20 g, Tormentillwurz 20 g, Sanikel 10 g und Tausendguldenkraut 10 g. In 1/4 l kaltem Wasser zustellen, kurz aufkochen, 10 Minuten ziehen lassen, abseihen. Dem Tee kann kurz vor dem Trinken noch Baldrianextrakt beigegeben werden, 10 Tropfen pro 1/4 l. Früh und abends je 1 Tasse nicht zu kalt, aber auch nicht zu warm einnehmen. 4 Wochen lang. Dann 1 Woche aussetzen und nochmals die Kur wiederholen.

Bei Schlaflosigkeit: 1 Stunde vor dem Schlafengehen 1 Tasse folgender *Teemischung* trinken: Apfelschalen 50 g, Brombeerblätter 50 g, Baldrianwurzel 35 g, Pfefferminze 35 g und Bitterklee 30 g. 2 Teelöffel der Mischung mit 1/4 l kochendem Wasser übergießen, 5 frische Blätter der Dach-Hauswurz zerquetschen und beigeben. 20 Minuten ziehen lassen. Abseihen. Warm, langsam und schluckweise trinken.

Planetarische Übereinstimmung

Sempervivum tectorum steht mit dem Planeten *Jupiter* in Übereinstimmung. Symbol für Weisheit und Seelengröße.

Pflanzencharakter und Menschentyp

Pflanzencharakter: Soll die Dach- oder Hauswurz blühen, müssen ihre Lebensbedingungen stimmen! Diese Heilpflanze ist an ein karges Leben gewöhnt. Ein Minimum an Nährstoffen genügt schon, damit sie sich voll und ganz, ja sogar bestens entwickeln kann. Ihre pflanzliche Existenz allein hat vom Schöpfer soviel Vitalität erhalten, daß diese nur mehr bei genügend Luft, Licht und Wärme zur Entfaltung zu kommen braucht. Sempervivum ist eine Sonnenpflanze. Sie benötigt das Licht und die Wärme der Sonne. Braucht ihre Wohltat. Kann im Schatten nicht leben. Blüht nur bei erhöhter Kohlenstoffassimilation durch lebhafte Transpiration und karge Nährsalzzufuhr. Also bei Einschränkung der Nahrungsaufnahme. – Was geschieht, wenn bei erhöhter Temperatur zuviel Wasser- und Nährstoffzufuhr erfolgt? Die Pflanze erträgt diesen Superwohlstand nicht. Sie blüht nicht. Hilft sich selbst. Und das gerade finde ich so hochinteressant und beispielhaft für uns Menschen. Ihre Rosettenblätter stemmen sich gegen die Bodenunterlage, und die Pflanze entwurzelt sich selbst. So wird die Nahrungszufuhr unterbunden. Es wird einfach »gefastet«. Laborversuche haben dies bestätigt. Ist aller »Wohlstandsüberfluß« aufgebraucht, wurzelt sie sich wieder ein. Die ganze weite Palette der Heilwirkung führt bei Sempervivum zu einem hin: Abbau von Hitze, verursacht durch flammenloses Verbrennen der aufgenommenen »Brennmaterialien«, Nahrung, eingegangen in den Säftestrom des Körpers. Also Abbau von Überschußstoffen. Daraus ergibt sich: *Wer Sempervivum anwendet, sollte vorerst in aller Ruhe den Pflanzencharakter dieses Heilkrautes meditieren. Tut er dies ernstlich, dann wird auch er dieser Pflanze ähnlich werden wollen. Bescheidener, vor allem in der Lebensweise.* In der ganzen Pflanze finden wir keine Verholzung, keine Dornen- und Stachelbildung. Dafür nur eine starke Lebensplastik im strotzenden Anschwellen sich selbst übersteigenden Lebenswillens. Das alles nicht aus dem Überfluß humosen Ackerbodens heraus, sondern aus ödem Gestein, steril scheinendem Sande und nacktem Fels. Nicht in der von schmeichelndem Klima umsorgten Umgebung, sondern oben auf Dächern, Torpfeilern und bis hinauf ins unwirtliche Gebirge, Stürmen und Wetterschwankungen ausgesetzt. Die Hauswurz enthält keine wohlriechenden ätherischen Öle und Balsame, dafür aber reichlich Gerbstoff, Säuren und Schleimstoff. Alles konservierende, reinigende, aufbauende und entgiftende Stoffe. *Sempervivum ist ein »Abbaukraut«, ein »Reinigungskraut«, das durch seine Wirkung als Wegbereiter für neue Aufbauarbeit im menschlichen Körper vorausgeht.*

Also ein »erster Schritt der Sanierung«.

Menschentyp: Wer ist Herr, wer ist Frau »Adabei«? Menschen, die von allem haben müssen. Überall mitnaschen wollen. Überall »auch« dabeisein wollen. Auch beim Teilen des »Wohlstandskuchens« und beim Mitmachen selbsttötender, selbstmörderischer Lebensgewohnheiten. Auf Kosten der eigenen Gesundheit. Das ist der Menschentyp, der von Zeit zu Zeit Sempervivum braucht. Zum *semper* = immer, *vivere* = leben. Auch wenn unsere Tage auf Erden erfüllt sein werden. Wer braucht das nicht? Strebt das nicht an? *Denn der übermäßige Wohlstand, das »Zugutgehen«, richtet Menschen nicht nur körperlich, sondern auch seelisch zugrunde. Der »Dachwurz-Typ« bemüht sich, anspruchslos zu leben. Mit wenigem auszukommen. Von seinem Überschuß anderen zu geben und nicht selber zum eigenen »Unheil« zu verwenden. Zu teilen. Er ist der Mensch der »dritten Welt« von heute. Und der Typ von morgen, wenn die Menschen überhaupt weiterleben sollen und sich nicht selber ausrotten.* Die fleischig-dicken Rosettenblätter erwärmen sich durch die Sonnenbestrahlung sehr rasch und stark. Messungen ergaben, daß die Temperatur zwischen den Blättern immer höher ist, manchmal sogar beachtlich höher, als die Außentemperatur. Dies sowohl bei blühenden als auch bei nichtblühenden Exemplaren. *Unsere Zeit braucht wärmespendende Menschen, welche die »niedrige Außentemperatur« einer egoistischen und egozentrischen Umwelt nicht annehmen, im Gegenteil, nach außenhin Wärme ausstrahlen: Sempervivum-Typen.*

Pflanzensympathie

Warum die *Brennessel (Urtica dioica)*, der *Löwenzahn (Taraxacum officinale)*, die *Ackerglockenblume (Campanula rapunculus)* und die *Quecke*, der *Baier (Graminis repens)* gerne zwischen Sempervivum-Quartieren ihre Wurzeln schlagen und wuchern? Weil sie eines gemeinsam haben: sie wachsen auf nährstoffreichem Boden und sind zum Großteil sogar Stickstoffanzeiger. Sie holen sich das, was der Dach-Hauswurz zuviel wird, den Nährstoffüberschuß. – So ergänzen sich die Pflanzen untereinander. Die einen geben vom Überschuß ab, damit es ihnen gutgeht, die anderen nehmen, damit es ihnen nicht schlechtgeht. Und sie lieben sich. Sind sich sympathisch. Schließen Freundschaft miteinander. – In den Südalpen sucht Sempervivum die Gemeinschaft vom *Ceterachkraut (Ceterach officinarum)*, vom *Gewöhnlichen Bartgras (Bothriochloa Ischaemum)* und vom *Weißen Mauerpfeffer (Sedum album).*

Pflanzenantipathie

Die *Rotbuche (Fagus silvatica)*, die uns wertvolles Nutzholz liefert, und eine ihrer Verwandten, die *Blutbuche*, die als Besonderheit in vielen Parks und Gärten gepflanzt wird, sowie die *Hainbuche, Weiß- oder Hagebuche (Carpinus betulus)*, die nicht zu den Buchen, sondern zu den Birkengewächsen zählt, werden von der Dach-Hauswurz nach Möglichkeit gemieden.

Nebenerscheinungen

Sind beim Gebrauch der Sempervivum tectorum als Heilkraut und Gemüsepflanze *keine zu befürchten.*

Diptam, Weißer

Dictamnus albus
Rautengewächse
ausdauernd

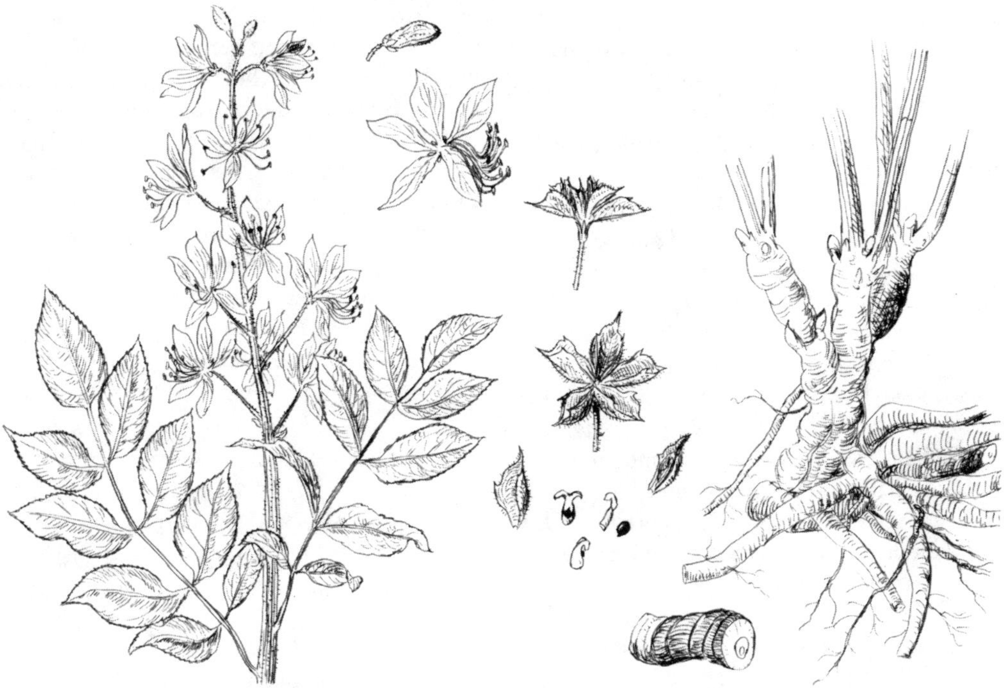

Kurz gefaßt

Aussehen: Aus einem walzenähnlichen, knotigen und stark verästelten Wurzelstock entspringen mehrere aufrechte, flaumig behaarte und oben mit schwarzen Drüsen besetzte Stengel. 80–120 cm. Blätter unpaarig gefiedert, wechselständig am Stengel sitzend, durch Öldrüsen durchsichtig punktiert. Weiße, rosarote oder purpurrote Blüten, dunkler geadert, stark duftend. 5–7. *Vorkommen:* Sonnig-trockene Laubwaldlichtungen. *Verbreitung:* Kreta, Italien, Süddeutschland, Österreich. Gesellig. *Heilkräftige Pflanzenteile:* Kraut und Wurzel. *Heilanzeige:* Gebärmutter, Harnwege, Magen, Darm, Nerven.

Volkstümliche Bezeichnungen

Aeschenwurz, Aschwurz, Äschwurz, Blitzbluum, Brennender Busch, Brennkraut, Deiwelsplanz, Dickdarm, Dickendam, Dictam, Dictamwurz, Dippdapp, Dittamme, Edel Dictam, Elfenbeinwurzel, Elfenbeiwurzel, Eschen-Diptam, Escherwurzel, Feuerwurzel, Gaspflanze, Gemeiner Dicktam, Gemeiner Dictam, Gemeiner Diptam, Gichtwort, Gurnblaum, Hirschwurz, Hirzwurz, Kleine Eschern, Kreta Diptam, Lipwurtz, Pfefferkraut, Rechter Dictam, Romischer Kole, Spechtwurz, Spechtwurzel, Spitzessigkraut, Springwurz, Sychwurz, Todtenbein, Waldlilien, Weiße Aschwurz, Wilder Poley, Wissewort, Wyßwurtz.

Namenerklärung

Der Name *Diptam* wird vom griechischen *dictamnos* abgeleitet. Etymologisch gesehen handelt es sich um eine sprachlich willkürliche Abänderung von *dictamnus* auf *diptamus.* – *Dikte* ist ein Berg auf der Insel Kreta, *thamnos* heißt Strauch und *albus* weiß, also: »Strauch' mit weißen Wurzeln auf dem Berge Dikte auf Kreta«.

Kulturgeschichte

Wie so vieles in der Geschichte der Heilkräuter heute noch im dunkeln liegt, so läßt sich auch nicht mit Sicherheit sagen, wie weit der stark duftende Weiße Diptam schon bei den alten Griechen und Römern bekannt war, ob er benützt wurde. Seine Verwendung wäre jedenfalls naheliegend, da diese Heilpflanze in Italien und Griechenland wildwachsend vorkommt. – Obwohl der Name bereits von Vergil und Aristoteles gebraucht worden ist, dürfte es sich dabei nicht um das Rautengewächs Diptam gehandelt haben, sondern um den Lippenblütler *Origanum dictamnus*, einer Wilden-Majoran-Art des Mittelmeergebietes, unserem Dost *(Origanum vulgare)* sehr ähnlich. Hieronymus Bock erst hat nachweisbar den Namen Diptam auf die »Aschwurz« übertragen. Mattioli spricht in seinem 1563 erschienenen *New Kreuterbuch* bereits vom Cretischen Dictam und vom vermeinten Cretischen Dictam, beide Arten sind Lippenblütler, und vom Gemeinen oder Weißen Diptam, einem Rautengewächs. Von den beiden ersten Arten sagt er, daß sie nicht »in Teutschland wachsen, dorthin aber über Venedig von Creta kommen«. Hingegen vom Dictamnus albus heißt es dort:

»Diß Kraut wechst
auff den hohen Gebirgen und Felsen
an vielen orten auch in Teutschland
fürnemlich aber in grosser menge
in Ungarn und Österreich.«

Im Mittelalter verdrängt der Weiße Diptam den Origanum dictamnus, tritt an seine Stelle und wird sogar zur offizinellen Heilpflanze erhoben. Hildegard von Bingen und Albertus Magnus liefern die ersten verbürgten Beweise dafür. Konrad von Megenberg schreibt: »Diptamnus heißt Pfefferkraut und ist eine sehr gemeine Pflanze. Ihr Kraut wirkt gegen den Schlangenbiß, den Biß giftiger Tiere und gegen durch irgendein Getränk hervorgerufene innere Vergiftung. Er wird entweder zerquetscht auf die Wunde gelegt oder sein Saft, mit Wein und hinlänglich Minzensaft versetzt, getrunken. Das Kraut treibt die tote Frucht ab, und man erzählt außerdem von ihm, daß zuerst die Hirsche seine Kräfte haben bekannt werden lassen, weil sie ihre Wunden an dem Kraut reiben und es auch gleichzeitig fressen, wodurch die Pfeile wieder herausgezogen werden.« – Im 16. Jahrhundert wurde der Samen des Weißen Diptams bei Fallsucht angewandt, und aus den Blüten bereitete man einen Ölextrakt, der bei »Reißen der Glieder« gute Dienste leistete. – Die Heilpflanze wird gerne *Brennender Busch* genannt, weil sie an heißen Tagen des Hochsommers ein entzündbares ätherisches Öl absondert, das sich leicht zum kurzen Aufflammen bringen läßt. – Bei den Feueranbetern Indiens steht deshalb der Weiße Diptam in hohem Ansehen und wird als heilig betrachtet. – Unter dem Namen *Fraxinella*, Gemeiner Diptam oder Aschwurz wurde er im *Hortus Eystettensis* kultiviert. – Die jungen frischen Blätter des Diptamstrauches werden heute noch in Rußland als Tee-Ersatz verwendet.

Herkunft

Die Heimat des Weißen Diptams ist Mitteleuropa, das Mittelmeergebiet und insbesonders die Insel Kreta und Griechenland.

Verbreitungsgebiet

Das Vorkommen von Dictamnus albus reicht bis zum Himalaja, in das Amurgebiet, bis nach Nordchina, hauptsächlich Provinz Kiautschau und bis Sibirien. Ist auch in Kreta, Süddeutschland, Österreich und Ungarn, hauptsächlich im Gebiete pannonischer Flora, zu finden. In der norddeutschen Tiefebene und in Westpreußen stellenweise aus Gärten verwildert anzutreffen. In Südtirol in der Gegend von Meran, Bozen, Trient. In der Schweiz hauptsächlich im Kanton Schaffhausen, im südlichen Tessin und in Wallis.

Verbreitungsgrad

Ist eine *gesellige* Pflanze, tritt oft in großen Beständen auf; obwohl sie zu den *seltenen* Heilkräutern zählt. Steht *gänzlich unter Naturschutz.*

Standort

Dictamnus albus wächst wild auf sonnigen Berghängen und Basaltfelsen, in trockenen

Bergwäldern, an Waldrändern, auf Lichtungen; besondere Vorliebe hat die Pflanze für Eichenbestände. Kommt aber auch gerne in Weinbergen, auf steinigen Halden und sonnengeneigten Trockenwiesen, in Gebüschen und auf Laubwaldlichtungen vor. In Südtirol bis 800 m. Gedeiht nur auf kalkreichen Böden. Der Weiße Diptam ist keine ausgesprochene Waldpflanze, dringt aber in lichte, von der Sonne durchflutete lockere Waldbestände vor. In dichten Hochwäldern ist er jedoch mit Sicherheit dem Untergang geweiht. Füllt an seinem südlichen Standort mit Vorliebe Blößen in Lorbeerwäldern aus.

Merkmale

Der Weiße Diptam ist eine stattlich wachsende Pflanze, deren weißlicher, tiefgehender, walzenförmig-knotiger *Wurzelstock* sich im Boden stark verzweigt. Aus ihm erheben sich zu Beginn der Vegetationsperiode mehrere gerade, astlose, flaumhaarige *Stengel*, oberseits mit purpurroten, ins Schwarze übergehenden Öldrüsen besetzt, umgeben von eschenartigen, festen, glänzenden, unpaarig gefiederten, behaarten und durchscheinend punktierten *Blättern*, wechselständig am Stengel sitzend. Die rosaroten, manchmal weißen oder auch bisweilen purpurroten, dunkler geaderten 5strahligen *Blüten* formen große Trauben, jenen der Roßkastanie in der Form sehr ähnlich. Vier der Blütenblätter sind aufrecht, das fünfte und unterste ist hinuntergebogen, so daß Staubfäden und Narben während des Aufblühens weit ins Freie, steil nach oben, vorgestreckt werden, im Verblühen sinken sie und neigen sich nach unten. Die *Höhe* der gesamten Pflanze beträgt bis 120 cm. Der *Geruch* ist zitronen- oder zimtartig, stark, leicht kümmelähnlich, dumpf und derberfrischend. Der *Geschmack* leicht brennend und zusammenziehend.

Verwechslungen

Der Weiße Diptam kann wegen seiner Stattlichkeit und Eigenart kaum mit einer anderen Heilpflanze verwechselt werden. – Namensmäßig wäre es mit im Mittelmeerraum vorkommenden *Origanumarten*, die den Beinamen *dictamnus* tragen, durchaus möglich. – Hieronymus Bock führt in seinem *»Kreutterbuch von der kreutter Underscheid«*, erschienen 1577, die Möglichkeit an, den »Gemeinen Dictam« mit der *»Paeonien-Rosen«* zu verwechseln. Er schreibt:

»Der andere Dictam
so unsere Artzet brauchen
gehört under die Paeonienwurtzel
unnd nicht hieher.«

Im gleichen Buche wird eindeutig unter 207 die einfachblühende Pfingstrose abgebildet und ausführlich beschrieben. Wir können heute aber kaum mehr von einer Verwechslungsmöglichkeit mit dieser Pflanze sprechen.

Verwandte Arten

Der Weiße Diptam zählt zur Familie der *Rautengewächse*, die 150 Gattungen und 900 Arten umfaßt. Die meisten unter ihnen sind Bäume, Sträucher und Halbsträucher, in den tropischen und gemäßigten Gebieten daheim, vor allem in Südafrika und Australien. Sie scheinen grundverschieden zu sein, haben aber immer eines gemeinsam: aromatische, an den Stengeln wechselständig oder gegenständig angeordnete Blätter. Die Gattung *Dictamnus* ist 1artig. Die wichtigsten Vertreter der gleichen Familie sind:

Die Citrusgattung mit 12 Arten und vielen Züchtungen: Orangen, Limonen, Mandarinen und Pampelmusen.

Die Raute, Wein- oder Gartenraute. Siehe Band 1 *(Ruta graveolens)*.

Blütezeit

Mai bis Juli.

Befruchtung

Die Befruchtung des Weißen Diptams wird vor allem von *Bienen* und *Hummeln* durchgeführt. – Die Pflanze erzeugt mit einem Diskus (= Drüse), der ringförmig um den Fruchtknoten angeordnet ist, reichlich Nektar, der die Insekten anlockt. Die 10 Staubblätter, in S-Form von der Blütenmitte aus nach unten gekrümmt, dienen dabei als Anflugstelle. Die Besucher nehmen mit der Bauchseite den Pollen auf. Dabei öffnen sich die Staubbeutel in einer bestimmten Reihenfolge, also nicht zur gleichen Zeit, sondern hintereinander. Erst wenn alle ihren Schatz abgegeben haben, strecken sich die Staubfäden gerade, stehen dann schräg nach unten, und der Griffel richtet sich auf. Nun können die Insekten den mitgebrachten Pollen auf die Narbe übertragen.

Samenreife

Der Samen reift Mitte bis Ende Juli, ziemlich gleichmäßig.

Erntegut

Dictamnus albus darf in der freien Natur nicht gesammelt, sondern nur im Anbau geerntet werden. – Als arzneilich verwendete Pflanzenteile gelten das *frische Diptamkraut (Herba Dictamni albi)*, wie auch die *Diptamwurzel (Radix Dictamni albi)*.

Erntezeit

Die ganze Pflanze steht unter völligem Naturschutz. Die Angaben gelten nur für Kulturen und Selbstanbau. – Der Wurzelstock wird im Herbst gesammelt. Das Kraut zur Zeit der beginnenden Blüte, Ende Mai bis anfangs Juni.

Erntevorschriften

Die »Aschwurz« enthält im frischen Zustand die wertvollsten Wirkstoffe, denn durch das Trocknen verflüchtet das ätherische Öl leicht. Daraus ergeben sich auch die Erntevorschriften: Das Erntegut soll sofort nach der Ernte seiner Verwendung zugeführt werden. – Vom Kraut nur die oberen Triebteile und die jüngeren Blätter gebrauchen. Die Blätter müssen händisch gepflückt, die oberen Triebteile mit einer Schere geschnitten werden. Beachtenswert ist dabei, daß manche Personen bei Berührung mit Diptam allergisch reagieren können (vergleiche auch »Nebenerscheinungen«). Man darf von einem Stock nicht zuviel ernten, weil dies auf Kosten der Wurzelentwicklung geht. Alle Grünteile einer Pflanze sind ihre Lunge. Wird diese zu stark reduziert, leidet die weitere Entwicklung darunter. – Die geeignetste Erntezeit ist bei beginnender Blüte und trokkenem Wetter. Das Erntegut lose in Steigen lagern, nicht quetschen oder pressen. Die Wurzeln im Herbst mit einer Hacke ausgraben und dabei achten, daß Nebenwurzeln nicht verlorengehen. Dieses Sammelgut von den anhaftenden Erdteilen befreien. Mit fließendem Wasser nachspülen, gut abtropfen lassen, dickere Wurzelteile spalten und im Halbschatten trocknen. Achtung, es besteht die Gefahr der Schimmelbildung. Verschimmelte Wurzelteile machen die Droge unbrauchbar, müssen daher unbedingt sorgfältig aussortiert und weggegeben werden. – Wo sofortige Verarbeitung nicht möglich, oder wo Trockendroge erst später in den Handel gebracht werden soll, muß diese nach völliger Trocknung in gut schließbaren Behältern, vor Licht und Feuchtigkeit geschützt, aufbewahrt werden.

Anbau

Der Weiße Diptam braucht vor allem in der Kultur eine geschützte Lage mit warmem bis mäßig warmem Klima. Liebt sandigen, trokkenen und kalkhaltigen Boden. Beim Anlegen von neuen Kulturen sind Grasflächenumbrüche am günstigsten. Der Umbruch soll im Frühsommer erfolgen. Die Schollen müssen gut zerkleinert und alle Unkrautwurzeln entfernt werden. Ein öfteres Auflockern zur guten Durchlüftung des Bodens ist erforderlich. Sofort nach der Reife, Mitte Juli, die Samen aus den Kapseln nehmen und auf ein Freilandbeet breitspurig säen, wo er noch im gleichen Jahr keimt und heranwächst. – Obwohl kein ausgesprochener Dunkelkeimer, wird beim Weißen Diptam das Keimen der Samen durch Licht in die Länge gezogen. Was sich besonders in nördlicheren Gegenden in der Verkürzung der Vegetationsperiode ungünstig auswirken kann. Das ist auch der Grund, warum Saatgut dunkel zu lagern und noch im Erntejahr der Verwendung zuzuführen ist. – Im kommenden Frühjahr werden die aufgegangenen Pflanzen sorgfältig einzeln herausgenommen und an den endgültigen Standort versetzt. Das Umpflanzen soll bei trübem Wetter vorgenommen werden. Gepflanzt wird in Abständen von 30 cm und in einer Reihenentfernung von 84 cm. Ein Gießen der einzelnen Pflanzen nach dem Setzen ist zum rascheren Weiterwachsen vorteilhaft. – Im 3. Jahr zeigen sich die ersten Blüten. Um die Entwicklung der Pflanze und vor allem die Bildung der medizinisch wertvollen Wurzel zu fördern, werden in den ersten 2 Jahren keine Blätter geerntet. Die Blatternte darf erst im 3. Jahr zu Beginn der Blüte durchgeführt werden. In diesem Jahr setzt auch die Krauternte ein. Wird auf Samenernte Wert gelegt, zu diesem Zweck die bestentwickeltsten Stöcke aussuchen. Von ihnen dürfen weder Blätter noch Triebspitzen verwendet werden. – Mit der Wurzelernte kann man frühestens im 4. Vegetationsjahr beginnen. Ein größerer Ertrag ist jedoch im 5. Jahre zu erwarten. – Um fortlaufend jährlich Wurzeldroge ernten zu können, ist jedes Jahr eine neue Aussaat nach der Samenreife erforderlich. Junge Pflanzen sollen nach abgeernteten Diptamkulturen nicht mehr am gleichen Platze ausgesetzt werden. Fruchtwechsel ist auch hier angebracht. – Ein jährliches Ausstreuen im Herbst von gut verrottetem Kompost zwischen den Pflanzenreihen ist sehr förderlich. Um im Winter Frostschäden zu vermeiden, wäre es ratsam, die Bestände durch leichtes Abdekken zu schützen. – Vermehrung ist auch durch Stockteilung möglich. – Länger als 7 Jahre soll diese Kultur nicht auf demselben Felde bleiben, da der Boden durch Überhandnehmen der gleichen Bakterienarten »diptammüde« wird.

Saatgut

Die *Frucht* des Weißen Diptams ist eine 5teilige Balgkapsel, 1 cm lang, mit kompliziertem Öffnungsmechanismus, durch den die glänzend schwarzen Samen, 4 mm und birnenförmig-kugelig, bei trockenem Wetter und völliger Reife ziemlich weit, bis zu 2 m, fortgeschleudert werden. Man hört dann ein ununterbrochenes deutliches Knistern und Knallen. – In der Kultur ist Selbstaussaat auf diese Weise unrentabel. Weil man so weder über die Dichte noch über den Standort genau Bescheid weiß und erst nach Aufgehen der Saat und deren Entwicklung durch Umpflanzung ein wenig Ordnung in die Diptamkultur bringen könnte. Eine sehr zeitaufwendige und unrationelle Bepflanzung. Deshalb werden die Samenstände bereits vor der endgültigen Reife geschnitten, eingebracht, nachgetrocknet und dann entleert. Anschließend kann bei Selbstbedarf ausgesät werden. – Wird der Samen in den Handel gebracht, muß dies gleich nach der Ernte geschehen. Über den Winter gelagertes Saatgut hat meist die Keimfähigkeit zur Gänze eingebüßt.

Erträge

Feldmäßigen Anbau von Diptam konnte ich bis jetzt nicht in Erfahrung bringen, deswegen verfüge ich auch nicht über Erträgnisangaben. Da die Diptamdroge aber gerade heute wieder gefragt ist und die Pflanze in der Wildnis nicht gesammelt werden darf, dürfte sich meiner Meinung nach der Anbau lohnen.

Für den Heimgarten

Der Diptam ist eine duftende, schöne Gartenstaude mit großen traubenartigen Blütenständen, die prächtige Schnittblumen liefern. Kein Garten- und Heilkräuterfreund sollte auf sie verzichten. Noch um die Jahrhundertwende war es für jeden Gartenbesitzer selbstverständlich, den Diptam im Garten zu haben. Aber ebenso Ehrensache für die Bäuerin, in ihrem Bauerngarten Pfingstrose, Tropfendes Herz, Eisenhut und natürlich auch den Weißen Diptam zu ziehen. Im niedrigen Staudenbeet ist seine Anpflanzung genauso gut möglich wie im Naturgarten. Neben anderen hohen Pflanzen kommt er nicht zur vollen optischen Entfaltung und zur Geltung. Deswegen pflanzt man ihn als dominierenden »Exoten« inmitten anderer niedriger Gewächse. So wird der »Brennende Busch« immer zu einem für das Auge angenehmen Anziehungspunkt im eigenen Garten werden. Da der Diptam zu den »giftigen« Heilpflanzen zählt und sehr »eigensinnig« und »selbstsicher« ist, gibt man ihm am besten ein eigenes Plätzchen, wo sein Anblick ins Auge »springen« kann. Wirkt ausgezeichnet in unmittelbarer Nähe des Kirschlorbeerstrauches, vorausgesetzt, daß Diptam genügend Lebensraum findet. Siehe auch »Pflanzensympathie und -antipathie«. – In schwülen Nächten des Hochsommers kann man mit einem brennenden Streichholz den Diptambusch für kurze Zeit zum »Brennenden Busch« machen. Die noch nicht völlig ausgereiften Fruchtstände enthalten reichlich ätherisches Öl, noch mehr als die blühende Pflanze, das sich in der Verdunstung entzünden läßt. – Für den Hausbedarf können die Blätter und oberen Krauttriebe mit den Blüten ab dem 3. Jahr, die Wurzel ab dem 5. Jahr geerntet werden. Bei Verwendung der Wurzeln sind gleichzeitig jährlich einige neue Pflanzen zu setzen. – Die Vermehrung kann an Ort und Stelle gleich durch Selbstaussaat geschehen, was im Großflächenanbau nicht ratsam ist. Überschüssige Pflanzen sind im kommenden Frühjahr zu entfernen. – Ebenso kann eine Stockteilung durchgeführt werden. – Am liebsten hat es diese herrliche Pflanze, wenn sie viele Jahre ungestört am gleichen Platz stehenbleiben darf, dabei muß man natürlich auf ihre Wurzelverwendung verzichten.

Krankheiten und Schädlinge

Eine *Blattflohart* kann mit ihren *Larven* der Pflanze beachtlichen Schaden zufügen und sie unter Umständen zum Absterben bringen. Fraßschäden von *Schmetterlingsraupen* treten überdies noch manchmal an den Blütenständen auf. – *Abweichungen im Pflanzenbild* sind beim Weißen Diptam nicht selten. Vergrünung des gesamten oder nur teilweisen Blütenkreises. Auftreten von Farbverwaschungen, hauptsächlich an den Kelch- und Kronblättern. Verwaschungen oder Verkrümmungen der Staubblätter.

Wirkstoffe

An Wirkstoffen in der Diptamwurzel sind vor allem erwähnenswert: Harz, ätherisches Öl, Bitterstoff, Lacton und Saponine. Letztere kommen besonders in der frischen Wurzel in beachtlichen Mengen vor und verringern sich bei der Trocknung zusehends. – In den Blüten enthält die Pflanze 0,05% eines sehr wohlriechenden ätherischen Öles mit Methylchavicol und Anethol. – 0,15% Phenolcarbonsäure, Rohzucker, Invertzucker, Penthose, eine wachsähnliche Substanz, Trigonellin, Cholin und das Alkaloid Dictamin, ein farbloser Giftstoff, ergibt die Analyse der Blätter.

Heilwirkung

Diptamdroge wirkt krampflösend, beruhigend, nervenstärkend, schmerzlindernd, wurmtreibend, blähungswidrig, wasser-, harn- und schleimtreibend. – Bei Beschwerden im Verdauungsapparat, gegen Blähungen, zur Regelung des Stuhlganges, gegen Darmparasiten und bei Unterleibserkrankungen der Frauen.

In der Heilkunde

Die Schulmedizin bezeichnet Diptamdroge in bezug auf Anwendung und Verordnung als »obsolet«, das heißt veraltet und nicht mehr gebräuchlich. Dessenungeachtet ist Diptamwurzel auch heute noch als beachtlicher Bestandteil in Spasmi-Tropfen enthalten, die bei Magen-, Galle-, Nieren- und Blasenkrämpfen verordnet werden, aber ebenso bei unregelmäßiger Menstruation, Migräne und Hysterie Verwendung finden.

Als Hausmittel

Die Volksheilkunde betrachtet den Diptam als alte Heilpflanze und setzt ihn vielfältig ein. Hoch im Ansehen steht die »Äschwurz« bei Unterleibserkrankungen der Frauen. Gut bewährt hat sich Diptamdroge auch bei Weißfluß. – 1 Teelöffel der zerkleinerten Wurzel wird mit $^1/_4$ l kaltem Wasser übergossen, kurz aufgekocht, 15 Minuten ziehen gelassen, abgeseiht und tagsüber 2mal je 1 Tasse langsam, schluckweise und mäßig warm nach Abklingen der Regel bis kurz vor Beginn der nächsten getrunken. – Die Volksheilkunde hat in der Vergangenheit die Diptamwurzel-Abkochung als wasser-, schleim- und wurmtreibendes Mittel verwendet. Aber auch bei Magenkrämpfen ist die Wirkung erwiesen. Man nimmt für diese Indikationen 2 Teelöffel der zerkleinerten frischen Wurzel für $^1/_4$ l kaltes Wasser, kocht kurz auf und läßt 15 Minuten ziehen. Langsam und schluckweise 2 Tassen pro Tag einige Wochen hindurch trinken. Der gleiche Hinweis gilt auch für Nieren- und Blasensteine, für innere Krämpfe, aber ebenso für nächtliche Wadenkrämpfe und Wechselfieber.

In der Tiermedizin

Diptamwurzel im frischen Zustand den Haustieren verfüttert, ist ein sicheres wurmtreibendes Mittel. Schweinen, Pferden und allen Wiederkäuern wie Schafen, Ziegen und Rindern zerschneidet man sie in kleine Stücke und mischt sie ins Futter. So wird Diptam am leichtesten von den Tieren genommen. Hunden und Katzen drückt man feinzerkleinerte Stücke der Wurzel in das zu verfütternde Fleisch oder dreht es durch den Fleischwolf und mischt es dem Futter bei. Die wurmtreibende Eigenschaft der Wurzel beruht auf dem Wirkstoff Lacton, eine dem Aufbau nach dem Santonin ähnliche Substanz. – Auch außerhalb der angegebenen Wurmbehandlung kann die »Aschwurz« in der Tiermedizin mit Erfolg verwendet werden. Bei Harnstauungen, Harnstockungen und Schwierigkeiten beim Harnlassen verabreicht man dem zu behandelnden Tier als Tränke Diptamwurzeltee, so zubereitet wie in der Humanmedizin. Für $^1/_4$ l Wasser benötigt man 2 Teelöffel der Droge. Die Menge richtet sich nach Körpergröße und Gewicht. Für erwachsene Rinder und Pferde 1 l pro Tag. Für Schafe, Ziegen und große Hunde $^1/_4$ l, für kleinere $^1/_8$ l. – Nervösen Tieren gibt man die gleiche Menge pro Tag, fügt aber noch 30 bzw. 10 oder 5 Tropfen Baldriantinktur bei.

In der Homöopathie

Die Homöopathie bereitet aus frischen Blättern das Homöopathikum *Dictamnus albus.* Zu diesem Zwecke werden die oberen Blätter kurz vor der Blütezeit geerntet und sofort verarbeitet. – Die Essenz *Dictamnus albus* wird vielseitig verordnet: bei Verstopfung, bei Erkrankungen des weiblichen Geschlechtsorganes, bei Magen- und Darmbeschwerden verbunden mit Blähungen und stinkendem Stuhl. Zu empfehlen: die 4. bis 6. Potenz (D4 bis D6), 3mal täglich 10 Tropfen. Das Haupteinsatzgebiet ist die unregelmäßige Menstruation. Hier wird die Potenz D6, 4mal 15 Tropfen pro Tag, angewandt. Bei Eintreten der Blutung ist mit dem Einnehmen auszusetzen. Soll aber nach Beendigung der Tage wieder bis zur nächsten Regel fortgesetzt werden. Dies solange, bis die Menstruation normal verläuft.

In der Küche

Die von weiß bis rosa- und purpurrot gefärbten und dunkler geaderten Blüten duften sehr stark nach Zitrone, sind derberfrischend und enthalten reichlich ätherisches Öl. Sie eignen sich vorzüglich zum Garnieren von Salaten. Dienen ihres Duftes und ihrer Farbe wegen nicht nur als Aufputz, sondern sind auch heilkräftig und somit gesundheitsfördernd. – Die zarten, behaarten Blätter im frischen Zustand fein zerhackt, werden Salaten beigemischt. – Aus frischen feineren Zweigspitzen, Blüten und oberen Blättern kann Diptamsaft hergestellt werden. 2 Handvoll des Gemisches legt man auf einen flachen Teller, besprengt es mit kaltem Wasser, läßt es innerhalb von 3 Stunden gänzlich von den Pflanzenteilen absorbieren, um dann das Ganze durch den Fleischwolf zu drehen; auspressen und den so erhaltenen Saft in Flaschen füllen. Pro Teller Suppe fügt man kurz vor dem Essen 1 Eßlöffel voll bei. – Bei hartem Stuhlgang können auch Saftkuren, in beschränkter Zeitdauer von jeweils nur 3 Wochen, vorgenommen werden. Morgens nüchtern 1 Eßlöffel voll einnehmen. Die Tagesration an Saft stets frisch zubereiten. – Diptamwurzelmarmelade, die frische Diptamwurzel mit Zucker vermengt, wie Apfelmarmelade zubereitet, war früher gebietsweise üblich.

Für die Körperpflege

Seit alters her werden Diptamblätter und -blüten als Badezusatz bei Rheumatismus, Glieder-, Gelenk- und Nervenschmerzen angewandt. Man schneidet die Blütentrauben zu Beginn des Aufblühens ab, fügt ebensoviel frische Blätter hinzu und überbrüht 2 Handvoll des zerkleinerten Gemisches mit 3 l kochendem Wasser; läßt 15 Minuten ziehen, seiht ab und fügt es dem Badewasser bei. Nach 8 bis 10 Minuten Badedauer den gut abgetrockneten Körper mit Diptamtinktur einreiben. Diese Behandlung längere Zeit abends vor der Bettruhe durchgeführt, bringt spürbare Erleichterung. Der Effekt wird noch gesteigert, wenn man zusätzlich täglich 3 Tassen dieser Teemischung trinkt: Angelikawurzel 4 Teile, Bibernellenwurzel 3 Teile, Hauhechelwurzel 3 Teile, Arnikablüten 2 Teile, Diptamwurzel 2 Teile, Kalmuswurzel 2 Teile und Tausendguldenkraut 1 Teil. 2 Teelöffel der Mischung für 1/4 l Wasser. Kalt zustellen, gut aufkochen, 10 Minuten ziehen lassen und abseihen.

Auszüge

Eine bei Rheumatismus, Glieder-, Gelenk- und Nervenschmerzen mit Erfolg zum Einreiben verwendete *Tinktur* wird zu gleichen Teilen aus frischen Diptamblättern und -blüten hergestellt. Zur Zubereitung von Diptamtinktur für den Hausgebrauch können auch härtere Stengelteile und ältere Blätter herangezogen werden. In diesem Falle nimmt man zirka um die Hälfte mehr an Pflanzenanteilen. 125 g Blätter und 125 g Blütentrauben werden zerkleinert, mit 1 l 75%igem Obst- oder Kornbranntwein übergossen. Das Glasgefäß gut abschließen und in die Sonne stellen. Täglich 1mal schütteln oder umrühren. Nach 14 Tagen abseihen. Der Rückstand wird mit 1/4 l abgekochtem und abgekühltem Wasser übergossen, 3 Stunden stehengelassen, abgeseiht und ausgepreßt. Die erhaltene Flüssigkeit filtrieren, der ersten beifügen und in Flaschen füllen. 1 Monat dunkel und kühl lagern. Damit nun täglich 2- bis 3mal die schmerzenden Stellen einreiben. Der Behandlung am Abend kann ein Diptambad vorausgehen (siehe »Für die Körperpflege«). – In alten Kräuterbüchern wird eine *Magenessenz* empfohlen: »Ist eins der besten Magenmittel und auch gegen alle Leiden gut, welche vom Magen entspringen. Leistet auch in allen Fällen gute Dienste, wo der Diptam für sich wirksam ist!« Man nimmt Diptamwurzel 150 g, je 20 g von Alant-, Angelika-, Bibernellen-, Meisterwurz- und Silberdistelwurzel. Nach Möglichkeit verwende man diese frisch. Alles durch den Fleischwolf drehen, die Mischung in ein weithalsiges Glas geben und mit 1 l 75%igem Obstbrand übergießen. Man verschließt das Gefäß gut und stellt es 14 Tage lang in die Sonne oder gräbt es in einen Sandhaufen ein. Im letzteren Falle muß es gut verschlossen sein und darf nicht bis zum Rand angefüllt werden, damit das Gefäß durch die Erwärmung nicht zerspringt, aufgrund der Vergrößerung des Volumens von Alkohol. Nach Ablauf der 14 Tage soll der Alkohol abgeseiht, der Rückstand mit 1/4 l destilliertem Wasser übergossen, durchgerührt und 3 Stunden lang stehengelassen werden. Hernach abseihen oder abfiltrieren und beide Flüssigkeiten vereint in Flaschen füllen. Noch einmal 1 Monat kühl und dunkel lagern. – Das Eingraben von alkoholischen Ansätzen wurde im Waldviertel noch in meinen Kindertagen gerne gehandhabt. Nur nahm man dabei kein Glasgefäß, sondern einen irdenen Topf, der außen roh, innen glasiert war. Gefäße, in denen man die Milch in den Keller stellte, vor allem die Sauermilch, damit sie frisch blieb. Diese Töpfe wurden mit einer »Saublase« abgebunden. »Saublase« ist die Harnblase eines ausgewachsenen geschlachteten Schweines, ihres Inhaltes entleert und neben dem Kachelofen zum Trocknen aufgehängt. Anstatt des »Milchtopfes« verwendete man zum Eingraben häufig auch einen »Plutzer«, einen runden Tonkrug mit Hals, runder Öffnung und Henkel. Diese Gefäße hatten den Vorteil, daß sie mit einem Korkstopsel leicht verschlossen werden konnten. Was immer für ein »Geschirr«, Gefäß, genommen wurde, es wurde im Gartenboden eine metertiefe Grube ausgehoben, das Gefäß hineingestellt und rundherum mit Holzbrettchen abgeschirmt. Wichtig ist, daß man über diese Brettchen, die das Gefäß schützen sollen, eine flache Steinplatte legt, zur Abhaltung des Wassers in erster Linie; aber auch dafür, daß man beim Herausnehmen nicht mit der Schaufel das Gefäß beschädigt. Nach dem vorsichtigen Zuschütten der Grube ist ein »Markierpflock« einzuschlagen, damit man später die Stelle wieder leicht auffindet. Normalerweise wird der Topf mit dem Diptamwurzelansatz im Herbst nach der Ernte eingegraben und um Ostern herum, wenn der

Boden gut offen ist, wieder herausgenommen. Jetzt seiht man ab, und der »erdgelagerte Schnaps« ist verwendungsfähig. – Die fertige Magenessenz schmeckt zwar bitter, ist aber bei Blähungen des Magens und der Gedärme wirkungsvoll. Dient ebenso als Nachbehandlung bei Magenvergiftung durch verdorbene Fische oder giftige Schwammerl und überhaupt bei »giftigem Magen«, der sich durch üblen Mundgeruch und stinkigem Stuhlgang äußert. Man nimmt davon täglich 2 kleine Stamperl schluckweise und langsam ein. Gleichzeitig soll wenigstens für 1 bis 2 Tage auf Reisschleimsuppen- oder Haferflockendiät umgestellt werden. Dies gilt nicht nur als Zusatzbehandlung, sondern auch als Entschlackung und somit vorbeugend.

In der pharmazeutischen Industrie

Radix Dictamni albi (Weiße Diptamwurzel) und *Herba Dictamni albi* (Weißes Diptamkraut) werden bisweilen nur in Apotheken verarbeitet, und zwar zu Tropfen gegen Spasmen des Magens, der Galle, Nieren und Blase sowie bei Dysmenorrhoe (= schmerzhafter Regelblutung) und Migräne. – Die Wurzeln des Weißen Diptams sind im *Fertigpräparat* Spasmi-Tropfen enthalten. Diptamwurzeldroge ist weiters in der Original-Schwedenbitter-Mischung zu finden.

Aus meiner Erfahrung

Ein durch Jahrhunderte gebrauchtes »Geheimmittel bei Epilepsie« hat auch heute seine Wirkung nicht eingebüßt. Diptamwurzel, Mistel und Paeonienwurzel werden zu gleichen Teilen gemischt; davon 2 Teelöffel in $^1/_4$ l kaltem Wasser 3 Stunden angesetzt, aufgekocht und 10 Minuten ziehen gelassen. Abseihen, täglich 3 Tassen durch 3 Wochen trinken. Nach 1 Woche Pause kann die Kur wiederholt werden. – Ein in breiten Kreisen noch gebietsweise bekannter und wirkungsvoll gebrauchter Magentee, der vor allem stärkende Kraft besitzt: Diptamwurzel 60 g, Engelwurz 50 g, Alantwurzel 40 g, Bibernellenwurzel 40 g und Meisterwurz 30 g. Ein Kleinschnitt der getrockneten Wurzeln, 2 Teelöffel davon, werden am besten über Nacht in $^1/_4$ l kaltem Wasser angesetzt. Morgens kurz erwärmt, ohne zu kochen, abgeseiht und auf nüchternen Magen langsam und schluckweise getrunken. Normalerweise genügt 1 Tasse pro Tag. Kann 6 bis 8 Wochen hintereinander genommen werden. – Bei Magenkrämpfen, Unterleibsstockungen der Frauen und bei Wechselfieber hat sich das Einnehmen folgenden Kräuterpulvers bewährt: Diptamwurzel 50 g, Kalmuswurzel 35 g und Ingwer 15 g. Pulverisiert, trocken und lichtgeschützt aufbewahren. Messerspitzenweise je nach Bedarf 1- bis 3mal pro Tag einnehmen. Eventuell einen Schluck lauwarmes Wasser nachtrinken oder Suppe nachessen.

Nicht übersehen

Die chinesische Medizin nennt die Gebärmutter Tzu-kung, das heißt »Palast des Sohnes«. Sie ist eine der »sechs natürlichen Körperhöhlen«, jener zu schützenden Öffnungen, über welche die chinesische Frau in ihrem mütterlichen Instinkt besonders wacht, um Krankheiten, die der Nachkommenschaft schaden könnten, zu verhüten. Die sechs Öffnungen sind: die Gebärmutter, die Vagina, die Augen, die Ohren, die Nase und der Mund. Zu ihrem Schutz ist es wichtig, daß die Frau in Harmonie mit dem Universum lebt. Der weiße Diptam kann im wahrsten Sinne des Wortes als »Frauenkraut« bezeichnet werden. Frauen sollten von Zeit zu Zeit 1 Woche lang Diptamtee trinken. Hinweisen möchte ich auch auf die Teemischung bei »Aus meiner Kräuterapotheke«.

Naturschutz und gesetzliche Bestimmungen

Der Weiße Diptam gehört heute zu den *gänzlich geschützten Pflanzen.* Ursprünglich im Mittelmeergebiet daheim, kam er über die Alpen in die Alpentäler Österreichs, in das Thayatal Südmährens, in die Täler der Nahe und Mosel, in den Schwarzwald, nach Thüringen, in das Harzvorland und nach Schlesien. Aus der Wildnis holte man die Pflanze in die Burg- und Bauerngärten. Diptamsträuße wurden auf öffentlichen Märkten zum Verkauf angeboten. Man verwendete dazu auch die wildwachsenden Stauden, und so waren diese Bestände in der freien Natur bedroht. Heute steht der Weiße Diptam unter vollkommenem Naturschutz. Die edle Heil- und Zierpflanze ersten Ranges verdient, nicht nur in unseren Gärten wieder gezogen, sondern auch in größeren Kulturen angepflanzt zu werden, damit der Drogenbedarf gedeckt werden kann »und niemand im geheimen und gesetzwidrig die brechende Hand nach ihr ausstreckt«.

Aus meiner Kräuterapotheke

Eine gesundheitsfördernde Haushaltsmischung eignet sich vortrefflich als *Frühstückstee* und wird so zubereitet: Junge frische oder eingefrorene Diptamblätter 3 Teile, Walderdbeerblätter 2 Teile und Kamillenblüten 1 Teil. 2 Teelöffel der Mischung mit $^1/_4$ l kochendem Wasser übergießen, 15 Minuten ziehen lassen, abseihen. Der Frühstückstee ist fertig und kann für einige Zeit ohne Bedenken gebraucht werden.

Altbewährte Rezepte

Bei Hysterie der Frauen: Hysterie ist eine Erkrankung der Nerven, die in den verschiedensten Erscheinungsformen auftreten kann. Vor allem Frauen reiferen Alters, nicht selten im Zusammenhang mit den Wechselerscheinungen, leiden gelegentlich darunter, mit ihnen aber auch die nähere Umwelt. Die Anzeichen können vielfältig, ja sogar entgegengesetzter Natur sein: entweder erhöhte Reizbarkeit und gesteigerte Schärfe der Sinne oder übergroße Unempfindlichkeit und Gefühlskälte. Die inneren Organe täuschen oft falsche Empfindungen vor. So ist es möglich, Atembeschwerden, Schluckschwierigkeiten und Magenschmerzen zu verspüren, ohne daß diese tatsächlich vorhanden sind. Das gleiche gilt auch beim widerlichen Empfinden von Gerüchen. Ein plötzlicher Stimmungswechsel kann auftreten, begleitet von Lach- oder Weinkrämpfen. Nicht ausgeschlossen ist ein Hang zu Betrug und Übertreibung. – Folgende *Teemischung* hat schon oft Abhilfe geschaffen: Baldrianwurzel 50 g, Melissenblätter 50 g, Diptamwurzel 30 g, Waldmeister 20 g, Wohlriechende-Veilchen-Wurzel 20 g, Herzgespann 15 g und Walderdbeerblätter 15 g. 2 Teelöffel der zerkleinerten Droge mit $^1/_4$ l kochendem Wasser abbrühen, 15 Minuten zugedeckt ziehen lassen und abseihen. Täglich davon 3 Tassen 3 Wochen lang trinken. Wirkt nicht nur beruhigend, sondern bei manchen Personen stark schlaffördernd. Dies muß in bezug auf die Tagesdosis bedacht werden.

Zur Abwechslung bei Hysterie-Kur: Bei der obengenannten Kur ist es ratsam, alle 3 Wochen die Teezusammensetzung zu wechseln, das heißt, Sie können beide hier angegebenen Mischungen jeweils 3 Wochen verwenden, dann einige Zeit aussetzen und wiederholen. So eine *Wechselkur* darf ruhig mehrere Monate hindurch fortgesetzt werden. Normalerweise müßten Sie nach 3 Monaten eine Besserung verspüren. – *Teemischung:* Brombeerblätter 50 g, Kalmuswurzel 50 g, Tausendguldenkraut 30 g, Gänsefingerkraut 20 g, Eichenrinde 15 g, Majoran 15 g und Salbei 15 g. 2 Teelöffel der Mischung in $^1/_4$ l kaltem Wasser zustellen, aufkochen, 5 Minuten ziehen lassen, abseihen und 3 Tassen täglich trinken. Dieser Tee schmeckt bitter. Nicht süßen. – Vor dem Schlafengehen im Bad ein Gebinde oder Gefäß breiteren Durchmaßes mit kaltem Wasser füllen, so hoch, daß es bis zu den Knöcheln reicht. Darin 5 Minuten lang »Kaltwassertreten«, indem Sie die Füße abwechselnd regelmäßig auf- und abbewegen. Dann abtrocknen und die Fußsohlen mit Rosmarinöl gut einmassieren. Von Zeit zu Zeit können Sie anstatt Rosmarinöl auch das altbewährte Thymianöl verwenden.

Bei Blutungen der Gebärmutter: Kommt es bei Frauen außerhalb der normalen Regelzeit zu Blutungen, kann folgende *Teemischung* empfohlen werden. Diptamwurzel 60 g, Frauenmantel 40 g, Melissenblätter 40 g, Baldrianwurzel 20 g, Mistelblätter 20 g und Walnußblätter 20 g. 2 Teelöffel der Mischung in $^1/_4$ l kaltem Wasser 1 Stunde ansetzen, kurz aufkochen, 15 Minuten ziehen lassen, abseihen, morgens und abends täglich je 1 Tasse trinken. Es erübrigt sich, darauf hinzuweisen, daß bei andauernden Blutungen jede Frau unbedingt den Arzt zu Rate ziehen soll.

Planetarische Übereinstimmung

Die *Sonne* gilt als Erhalterin des Lebensodems und befindet sich ihrem Einfluß nach an vorderster Stelle. Sonne und Leben sind also identisch anzusehen. Pflanzen, die mit ihr in Übereinstimmung stehen, gelten als »Sonnenkinder«. Wärmende Kraft, ihr Kennzeichen oder Prärogativ. Dies kommt beim Weißen Diptam deutlich zum Ausdruck.

Pflanzencharakter und Menschentyp

Pflanzencharakter: Daheim in der nördlich gemäßigten Zone. Von stattlicher Form, im Boden durch einen weitverzweigten Wurzelstock, welcher der ganzen Pflanze eine gut fundierte und »wirtschaftliche« Basis verleiht, fest verankert. Über der Erdoberfläche bildet sie den geraden Stengel, umgeben von durch Feste geprägten Blättern eschenartigen Aussehens. In der Spitze endet die Pflanze als Blütenpyramide. *Diptam ist konkretisierte Sonnenkraft. Ist »Befeuerung« und nicht nur »Erwärmung«. Ist Anregung des Uterus, jenes weiblichen Genitalapparates, wo das vom männlichen Samen befruchtete Ei seine Bruttätte findet. Wo jeder Mensch wird und geworden ist. Diptam ist Feuer. Ist Licht. Lebt in seiner »hohen Zeit« nach der Befruchtung im Lichtglanz des eigenen Wärmedunstes.* Er trägt das Familiensignum, den zitronen-derb-erfrischenden Geruch, an sich. Durch das reichlich verhandene ätherische Öl, von dem vor allem die Drüsen der Früchte in Überfluß zu verschenken haben. *Reichtum und Güte, Großzügigkeit und Emsigkeit prägen den Pflanzencharakter des Weißen Diptams.*

Menschentyp: Jeder Mensch ist ein potentieller Krebskandidat. Krebs zählt, so wie manche andere Volkskrankheit in den wirtschaftlich hochentwickelten Ländern, Diabetes zum Beispiel, zu den Wohlstandskrankheiten. Die Ursache des Krebses, das Wuchern abnormalen Gewebes, liegt in der Entgleisung des Stoffwechsels. *Cholerischer Lebenswille wird im Diptam durch das Ausschleudern der Samenkörner versinnbildlicht. Lebensfreude, frohes Gemüt tut sich im Überfluß des ätherischen Öles kund. Realistische Lebenseinstellung ist im massiven Wurzelstock geprägt. Und die Gestalt einer Pflanzenpyramide gilt als ein Hinweis zum Schöpfer, um dem Leben einen Sinn und allem Werden die Vollendung zu verleihen. Das alles spricht jenen Menschentyp an, der sich Gedanken darüber macht, ob nicht auch er früher oder später zu den Krebskranken zählen könnte.* Und wer kann das nicht. Ein jeder Mensch ist ein potentieller Krebskandidat, auch jene Menschen, die den Krebs bekämpfen. Sollten wir nicht deshalb von Zeit zu Zeit Diptamdroge in irgendeiner Form benützen?

Pflanzensympathie

Eichenmöbel, wer mag sie nicht? Original Kognakfässer. Wer kennt nicht den geschätzten Inhalt, den sie während der Lagerung mit Gerbstoff und Farbe bereichern? Und die Wirkkraft, die dem Eichenholz innewohnt: Feindschaft gegen alles Weiche, Wäßrige, Unreine. – Unter den Quercus-Arten ist es vor allem die *Winter-* oder *Traubeneiche (Quercus petraea)*, die vom Weißen Diptam geliebt und deren Nähe gesucht wird. Auch die *Schwarzkiefer* oder *Schwarzföhre (Pinus nigra)* und die *Gemeine Kiefer, Waldkiefer* oder *Föhre (Pinus silvestris)* gehören zum engsten Freundeskreis des Dictamnus. Seine heilsamen Harze und Öle haben doch mit ihnen soviel Ähnliches. – Fast unzertrennbar aber ist seine Zuneigung zur verwandten Raute, *Wein-* oder *Gartenraute (Ruta graveolens)*. Beide wachsen gerne beisammen. Dies soll auch beim Anbau berücksichtigt werden. – In südlichen Gegenden liebt und sucht Dictamnus die Nähe des *Lorbeers (Laurus nobilis)*.

Pflanzenantipathie

Eine besondere Abneigung hat der Dictamnus albus zum *Aronstab (Arum maculatum)*, einer majestätischen Giftpflanze, mit dem charakteristisch kolbenförmigen Blütenstand, aus dem sich später rotorange Giftbeeren entwickeln. Die ganze Pflanze enthält das instabile und giftige Aroin. Wächst gerne in lichten Wäldern.

Nebenerscheinungen

Der Hauptwirkstoff des Diptams ist das Alkaloid *Dictamin,* es erregt den Uterus und kann die Dauer einer vollständigen Herzbewegung in seiner rhythmischen Erweiterung (= Diastole) beeinflussen, zu Herzstillstand führen. Diese Tatsache ist zwar vorhanden, aber durchaus nicht alarmierend, sofern man die Dosis nicht willkürlich erhöht. In der praktischen Anwendung sind zwar bis jetzt keine einschlägigen negativen Fälle bekannt, doch die Mahnung zur nötigen Vorsicht bei der Dosierung ist jedenfalls angebracht. Dann erst braucht man *keine Nebenwirkungen* zu befürchten. – Ferner ist zu beachten: Vor der Berührung der Pflanze seien besonders jene Personen gewarnt, die empfindlich sind, weil dadurch *Kontaktallergien* entstehen könnten, die sich in Hautausschlägen, Hautjucken und Ekzemen zeigen.

Erdrauch, Echter

Fumaria officinalis
Erdrauchgewächse
einjährig

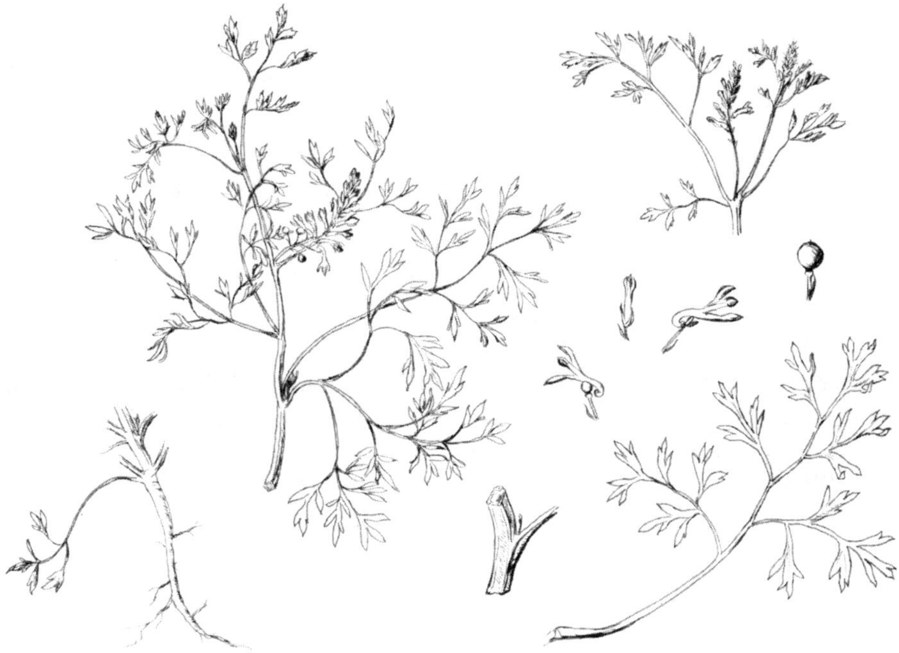

Kurz gefaßt

Aussehen: Am Boden kriechende bis aufrechte, leichtzerbrechliche Pflanze. Niedrig, 15–70 cm. Stengel reichlich verzweigt. Blaugrün gefiederte Blätter. Traubenartiger Blütenstand, 20–40 Einzelblüten. Purpurrote Blüten mit dunkelroter Spitze und grünem Kiel, inklusive Sporn: 8 mm. 5–10. *Vorkommen:* Unkrautpflanze. Lehm-Kalkboden-Anzeiger. *Verbreitung:* Ganz Europa ohne hohen Norden. *Heilkräftige Pflanzenteile:* Alle oberirdischen Teile des Erdrauches. *Heilanzeige:* Leber, Galle, Magen, Stoffwechsel, Haut, Rheumatismus.

Volkstümliche Bezeichnungen

Ackerkraut, Ackerraute, Ackerrautenkraut, Alapraute, Alprauch, Alpraut, Angenehmkräutel, Annakrettich, Apostelkraut, Beckemädle, Beckenmädlein, Beschwörungskraut, Bimstaart, Bitterkrut, Blausporn, Blautreinigungsgroos, Böckmannsblom, Bräudigamskräudig, Brotbröseln, Brüdigamskruut, Brutkrut, Brutmannskrut, Bullenkrut, Butterbrötla, Chatzenzagel, Dauwegrab, Dauwekirwel, Dick-kopp, Dotteri, Dürhuinzl, Dürrheinzel, Düvelkärvel, Duwenkiärf, Elfenrauch, Erdgalle, Erdkraut, Erdranke, Erdrauchkraut, Erdraute, Erdrautenkraut, Faldraute, Falsche Weinrut'n, Faule Grete, Feierkraut, Feldgalle, Feldkraut, Feldraute, Feldrautenkraut, Fenchelkraut, Fiefsteert, Fikrut, Fimmstaart, Fimsteert, Fimsteren, Fimstern, Finsterkraut, Finstern, Franzosenkraut, Frauenkraut, Freiekraut, Friejkrut, Fule Greite, Fule Gret, Geisterkraut, Gemeiner Erdrauch, Gicker Hahn, Gopper, Graumännla, Greiserom, Grifeltsblom, Grindheil, Grindkraut, Grint, Grünwurzel, Hahnehäubel, Hahnehäubelchen, Hahneschickelchen,

Hansla, Hans uff der Stang, Heilandskraut, Heinerla, Herdranchenkraut, Herrgottsschühchen, Hexenkraut, Hoanzl, Hochtuidskriut, Jungfernkrut, Kadrincheskraut, Kälwerkraut, Kälwerkrobb, Kärbelärdrauch, Katzekirwel, Katzenheilkraut, Katzenkerbel, Katzenkerbelkraut, Kikala, Kolikgras, Krätzeheilwurz, Krätzekraut, Krätzenheilkraut, Krätzenkerbelkraut, Krätzheil, Krätzheyl, Leefkraut, Lemrzunge, Leufkenspier, Lewkenkrut, Liebchenkraut, Liebeskraut, Magengekräut, Mann-leef, Mannslev, Mariele, Melancholiekraut, Melchkraut, Moarenkrut, Modder, Möhrenkeitchen, Mutterkraut, Nunnekrut, Nunnenkraut, Nunnenkrutor, Olbraute, Opferkraut, Pimpala, Pimsteert, Pockspart, Rauchkraut, Rautenkerbel, Roidlich, Roter Hennadarm, Ruche Bische, Ruther Hünnerschalich, Scarhunenblemk, Schätzcheskraut, Schatzkraut, Schöne Kütken, Silbertrippeli, Sperrmäuler, Stangela, Taubekopf, Taubekreppche, Taubenfüssel, Taubenkerbel, Taubenkröpfel, Taubenkropfkraut, Tausendguldenkraut, Tederkriut, Titgenkruet, Trost der Krätzigen, Trost der Skorbutischen, Tubekropf, Tubekröpfli, Turteltübelikrut, Vogelkraut, Vreierskrütchen, Wegtreter, Weihrauch, Weinkräutel, Weinräutl, Weinrutala, Welle Hiesche, Wilde Raute, Wildes Rautenkraut, Wildes Weinkraut, Wilde Weinraute, Wille Rute, Wilt Weinriz, Wingertkraut, Wonjertkrejt, Wundencrud, Zukkerkraut.

Namenerklärung

Die Pflanzenbezeichnung *Fumaria* ist sehr alt und stammt aus dem südeuropäischen Raum. Eine dort vorkommende Art unseres Erdrauches reizt bei der Berührung zu Tränen, ähnlich wie der Rauch oder wie Senf, Rettich, Kren (Meerrettich). Deswegen nannte man die Pflanze griechisch *kapnos* oder lateinisch *fumus*. – Der deutsche Kräuterkundige Otto Brunfels sprach sie schon im 16. Jahrhundert als *fumus terrae* an. Der Begriff *Erdrauch*, eine wortgetreue Übersetzung, hat sich bis heute gehalten. – Zur Zeit der Römer erwähnt sie Dioskurides als eine Pflanze, »die den Blick klärt und Tränen hervorruft«; auch Plinius schreibt, »die Pflanze rufe, ähnlich wie der Rauch, Tränen hervor«, und gleichzeitig empfiehlt er sie »zur Stärkung des nachlassenden Sehvermögens«. Kräuterkundige des Mittelalters meinten, daß die Pflanze ohne Samen sei und aus dem Erdrauch komme. So heißt es im *Hortus Sanitatis* aus dem Jahre 1485:

»Vund heyßet *ertrauch*
wan es wechset vff der erdn
glicherwyse als rauch
der vber sich gath.«

Andere wieder brachten den Samen aufgrund der grauen Farbe eines Pflanzenbüschels mit der Ähnlichkeit einer Schwade Rauch in Zusammenhang. Oder: Fumaria habe seine Bezeichnung davon, weil seine Blätter und Blüten den Ackerstaub festhalten, um ihn bei einer Erschütterung wie Rauch emporwirbeln zu lassen. Diese Annahme ist zwar haltlos, reicht aber bis in unser Jahrhundert herein. So schreibt Söhns in »Unsere Pflanzen« 1920: »Jedenfalls hat das Kraut seinen Namen von der Eigentümlichkeit seiner Blätter und Blüten, den Staub des Ackers festzuhalten, der dann in trockener Sommerzeit wie Rauch von der Pflanze emporwirbelt, wenn sie stark erschüttert wird.« Leonhart Fuchs bringt die Tatsache, daß die Pflanze beim Verbrennen einen stark reizenden Rauch verbreitet, mit dem Namen in Verbindung. Auch eine andere Meinung, nach der die rosafarbenen oder roten Blüten und die silbergrauen Blätter, ein undefinierbares Gebilde, in ihrer Farbkombination an den Rauch eines Brandes am Boden erinnern, ist sehr verbreitet.

Kulturgeschichte

Der Erdrauch ist ein ausgesprochener Kulturbegleiter. Prähistorische Funde dokumentieren seine Existenz im mitteleuropäischen Raum bereits in der Jungsteinzeit. Er war schon den Griechen und Römern bekannt. Dioskurides, Plinius und Serapion erwähnten ihn in ihren Schriften. Bei den arabischen Ärzten stand Erdrauch als vielgerühmtes Blutreinigungsmittel und zum Erzielen einer blühenden Hautfarbe in hohem Ansehen. Die Kräuterdoktoren des Mittelalters verwendeten ihn bei Melancholie, Wassersucht,

Zehengicht, Leber- und Milzerkrankungen, bei Verstopfung, bei Geschlechtskrankheiten, Augenentzündungen, Geschwüren und Hautausschlägen. Interessant ist die Tatsache, daß sie »Melancholiekraut« und »Magengekräut« ihrer Wirkung nach in engem Zusammenhang sahen:

»ertrauch benympt von dem Menschen die melancoly«,

so in *Hortus Sanitatis* 1485, wobei unter »melancoly« die »Schwarzgalligkeit« gemeint ist. Tabernaemontanus empfiehlt Erdrauch all jenen, wo sich »überflüssige melancholische Feuchte in dem Magenmund gesammelt hat«. Und weiter schreibt er: »Dient wohl dem Magen.« Gute oder schlechte Verdauung, bedingt durch zuviel oder zuwenig Magensaft, wirkt sich eben auf das Gemüt aus. – In Rußland schätzt man den Erdrauch in Kräutermischungen heute noch als potenzförderndes Mittel (Aphrodisiakum). – Mancher Aberglaube schlang sich im Laufe der Jahrhunderte um das zarte, »leichtzerbrechliche« Pflänzchen. Zauberer benützten es, um sich »unsichtbar« zu machen und um Geister Verstorbener heraufzubeschwören: Sie warfen Erdrauchpflanzen in das Opferfeuer, der beißende Rauch stieg den Anwesenden in die Augen und brachte Tränen zum Fließen. Dabei dürfte es den Hexenmeistern nicht schwer gefallen sein, ihre Gaukeleien vorzuspielen. Eine andere Art Aberglaube bemächtigte sich des Erdrauches: so begegneten Mädchen auf dem Heimweg vom Felde ihrem zukünftigen Bräutigam, wenn sie sich die beim Unkrautjäten gefundenen Erdrauchpflanzen ins Mieder oder in die Schuhe steckten. In manchen Gegenden wird heute noch Erdrauch als »Orakelkraut« verwendet. Junge Mädchen wollen je nach der Richtung, in welche dieses Kräutlein wächst oder sich neigt, einen Fingerzeig sehen, woher ihr Verehrer kommen soll. Daß dies Anlaß zu Neckereien und Lachen gibt, ist kaum zu vermeiden. So sagt man zum Beispiel in Norddeutschland:

»Wo dat Leufkenspier henkickt,
dor wohnt der Bruime.«

Wohin sich der Erdrauch neigt, dort wohnt der Bräutigam.

Herkunft

Der Echte oder Gemeine Erdrauch ist in Europa und in weiten Teilen Asiens heimisch.

Verbreitungsgebiet

Der Kulturbegleiter Fumaria officinalis ist über ganz Europa, mit Ausnahme des nördlichsten Skandinaviens, Grönlands und der höheren Alpenregionen, verbreitet. Weiters erstreckt sich sein Vorkommen über das westliche und gemäßigte Asien und bis Nordafrika.

Verbreitungsgrad

Erdrauch gilt als Acker- und Gartenunkraut und kommt *verbreitet bis häufig* vor.

Standort

Gedeiht auf Äckern, in Gärten, auf Wegen, Schuttwegen, Mauern, in Weinbergen, auf lehmigen, kalkreichen und nährstoffreichen Böden. Besonders gern wächst die Pflanze auf Hackfruchtäckern.

Merkmale

1jährige, unter günstigen Klimaverhältnissen bis mehrjährige Pflanze mit spindeliger *Wurzel.* Die hohlen zarten *Stengel* sind dünn, glatt, krautig-saftig, bläulich bereift und stark verästelt. Wechselständige, doppelfiederteilige bis fiederschnittige *Blätter,* zart grüngrau und unauffällig mit 2 bis 3 mm breiten Blattzipfeln. Die Farbe der *Blüten,* die mit ihrem Sporn nur 8 mm lang sind und denen des Lerchensporns ähnlich sehen, geht von blaß- bis dunkelrot. Sie weisen an der Spitze einen schwarz-roten Fleck auf; mit dunklen, fast schwarzen Kronblättern an der Spitze, deren oberes sackförmig ausgebildet ist. Die Blüten bilden eine kleine traubenartige Ähre. Der Blütenstand besteht aus 20 bis 40 Einzelblüten. Die *Höhe* des Erdrauches schwankt je nach den vorliegenden Bodenverhältnissen zwischen 15 und 70 cm. Der *Geruch* der Pflanze kann als schwach unangenehm bezeichnet werden. Der *Geschmack* ist beißend bitter-salzig.

Verwechslungen

Der Echte Erdrauch kann vom oberflächlichen Beobachter mit dem ebenfalls zu den Erdrauchgewächsen zählenden *Hohlen Lerchensporn (Corydalis cava)* verwechselt werden. Letzterer wird 20 bis 30 cm hoch. Ist eine ausdauernde Pflanze mit hohler Knolle und 2 doppelten 3spaltigen Blättern. Die Blüten mit 4 Kronblättern, wovon die 2 äußeren zu einem Sporn ausgezogen sind, haben purpurne, oft violette oder weiße Farbe und bilden, zu 10 bis 20 vereint, eine aufrechte Traube. Von der Form der Kronblätter (Sporn) und der Eigenart der Knolle (hohl) leitet sich der Name »Hohler Lerchensporn« ab. Diese Pflanze blüht jedoch früher als der Echte Erdrauch, und zwar schon von März bis Mai, Fumaria hingegen von Mai bis Oktober. Die Standorte des Hohlen Lerchensporns sind Laubwälder, Hecken und Gebüsche. – Eine weitere Verwechslungsgefahr besteht mit dem *Gefingerten Lerchensporn (Corydalis solida).* Er besitzt eine kugelige feste Knolle, trübrote, selten weiße oder violette bis 2,5 cm lange Blüten und eine nach oben zeigende, etwas lockere endständige Traube. Ist Anzeiger kalkarmer Böden. Blütezeit März bis April, auch noch gelegentlich Mai. – Die beiden Lerchensporne wachsen aufgrund der Bodenverhältnisse nicht in der Nähe der verschiedenen Erdraucharten.

Verwandte Arten

Die vorwiegend in der nördlich-gemäßigten Zone heimische Familie der *Fumariaceae* umfaßt 16 Gattungen und 450 Arten. Dazu gehört auch der Echte Erdrauch. Alle Erdraucharten sind heilkräftig und kreuzen sich nicht selten untereinander.

Blasser Erdrauch (Fumaria vaillantii): Mit blaßrosa, 6- bis 12blütigen Trauben. Kommt zerstreut auf Äckern und Weinbergen vor. Gehört durch das heutige Wirtschaftswesen zu den gefährdeten Pflanzen.

Schleichers Erdrauch (Fumaria schleicheri): Mit tiefrosa, 12- bis 20blütigen Trauben. Man findet diese Pflanze auf Äckern und Brachland. Ziemlich selten.

Kleinblütiger Erdrauch (Fumaria parviflora): Die Blüte ist weiß mit dunkelpurpurner Spitze. Nur mehr selten auf Äckern anzutreffen. Zählt zu den gefährdeten Pflanzen.

Mauer-Erdrauch (Fumaria muralis): Die ganze Pflanze ist kräftiger als Fumaria officinalis, Echter Erdrauch, und die Blüten erscheinen größer, bis 12 mm lang. Wächst auf Böschungen, Hecken und Mauern. Blüht von Juni bis September.

Rankender Erdrauch (Fumaria capreolata): Erreicht durch seine kletternde Eigenschaft eine Höhe bis zu 1 m. Weiße oder gelbliche Blüten, an der Spitze schwarz-purpurn gefärbt, größer als bei Fumaria officinalis. Die Blätter besitzen größere Blattsegmente. Blütezeit Mai bis Juni. Findet sich in Hecken und auf Äckern.

Blütezeit

Von Mai bis Oktober. Hauptblütezeit jedoch von Juni bis Juli.

Befruchtung

Bei Erdrauchblüten sammelt sich der Nektar im Blütensporn. Von dort holen ihn die *Bienen* und bestäuben gleichzeitig die Blüten. – Die Pflanze ist zur Anlockung der Immen mit einer eigenen Markierung ausgestattet, dem entspricht die dunkle, manchmal fast schwarze Färbung der Kronblattspitzen.

Samenreife

Die Samenreife ist unterschiedlich, je nach der Blütezeit, und erfolgt etwa in 1 Monat nach dem Aufblühen.

Ernte- und Sammelgut

Erdrauchkraut (Herba Fumariae officinalis) heißt die Drogenbezeichnung. Gesammelt wird die ganze blühende Pflanze ohne Wurzel.

Erntezeit

Erdrauch wird zur Zeit der Hauptblüte ohne Rücksicht auf nicht gänzlich geöffnete Blütenzweige geerntet.

Ernte- und Sammelvorschriften

Bei trockenem und sonnigem Wetter wird die Ernte durchgeführt. Die Pflanzen haben den höchsten Gehalt an Wirkstoffen, wenn das »Erdrauchfeld« in voller Blüte steht. Unbedingt vor Einsetzen der Samenbildung einbringen. Bei der Ernte des Erdrauches kommt es fast auf den Tag und die Stunde an. Es ist immer besser, einen kleineren Anteil von nicht erblühten Zweigen zu erhalten als bereits verblühte mit Samenbildung. Tau- oder regennasse Pflanzen niemals sammeln; bei Schlechtwetter zuwarten, bis die Pflanzen vollkommen trocken sind. Das Abschneiden oder Abmähen des Erdrauches nie zu nahe am Boden vornehmen, so daß nur aufrechte Sprosse eingebracht werden, die am Boden dahinkriechenden stehenbleiben. Letztere sind meist mit Erde behaftet und dürfen nicht zum Erntegut kommen. Ein Abwaschen dieser Pflanzenteile ist nicht ratsam, da die Pflanze unansehnlich und der Wert vermindert wird. Als zweckmäßig erweist sich, das Erntegut sofort zu bündeln und an einem schattigen Ort zum Trocknen aufzuhängen. – Das Aufstapeln grüner Pflanzen vermeiden. Aufgehäuftes Erntegut erwärmt sich sehr rasch, wodurch im Inneren des Krautes den Drogenwert vermindernde Vorgänge eingeleitet werden. Fumaria besitzt dann niemals mehr die notwendige gleichmäßige natürliche Färbung. – Saubere gequetschte Pflanzen sollen vor dem Trocknen aussortiert und eventuell zur Frischsafterzeugung verwendet werden. Bleiben diese Teile beim Erntegut, so trocknen sie immer mißfarbig und schädigen letzten Endes die Bewertung der Droge. Vergilbte Blätter und mitausgerissene Wurzeln müssen nach der Ernte ebenfalls entfernt werden. Meistens verliert dadurch die Gesamtmenge an Gewicht sehr wenig, aber der Wert der Ware steigt um ein wesentliches. – Die Droge wird erst nach der vollständigen Trocknung zerkleinert und vor Feuchtigkeit, Luftzutritt und Licht in gutschließenden Behältern geschützt aufbewahrt. – Führt man die Ernte händisch durch, dies gilt bei Flächen kleineren Ausmaßes, könnten die Pflanzen mitsamt dem Wurzelstock ausgerissen werden. Da viele Erdrauchpflanzen jedoch überwintern und gelegentlich als mehrjährig angesehen werden können, hat man Vorteile, wenn man besonders bei Einstreukultur die Wurzeln im Boden läßt, weil man so im nächsten Jahr früher als bei Neuaussaat mit der Ernte rechnen kann. Das Gleichgewicht der Pflanzendichte durch eventuelle Nachsaat im Frühjahr herstellen. – Da die Pflanzen unterschiedlich reifen, kommt es dabei unvermeidlich zur Selbstaussaat. Dies führt meist zu einer 2. Ernte. Kann jedoch durch Ausstreuen von Samen bewußt gelenkt werden. – Zur Saatgutgewinnung sucht man sich die schönsten Pflanzen aus und läßt sie stehen. Muß diese stets im Auge behalten, um den Saatgut-Erntetermin nicht zu übersehen. Ein Nachtrocknen der Samenpflanzen nach der Ernte ist erforderlich.

Anbau

Um eine Heilpflanze mit Erfolg in Kultur zu nehmen, muß man sich vor allem darüber klar sein, wie der natürliche Standort beschaffen sein soll. Der Echte Erdrauch ist ein Kalkanzeiger. Braucht nicht nur einen nährstoffreichen, kalkhaltigen Boden, sondern geht auf kalkarmen Böden zugrunde. Ist auf Schutt, Äckern und Dungplätzen in fast allen gemäßigten Zonen der Erde anzutreffen. Stellt also keine besonderen Ansprüche an das Klima. Äußerst gut gedeiht Fumaria auf Hackfruchtäckern. Nimmt man Erdrauch in Feldkultur, ist die Bodenvorbereitung genauso wichtig wie bei gärtnerischen Kulturpflanzen. Je besser der Boden hergerichtet, desto größer wird der Erfolg sein. Es wäre zweckmäßig, im Herbst das für den Anbau gewählte Feld tief zu pflügen, um im Frühjahr dem Boden durch flache Bearbeitung das Wasser zu erhalten. Da der Erdrauchsamen sehr fein ist, muß der vorher zwar tief gelockerte Boden an der Oberfläche ein bestimmtes Maß von Festigkeit erhalten, damit das Saatgut gleichmäßig tief in die Bodenkrume gelangt. Das erreicht man durch eigenes Walzen oder durch Benützen einer Sämaschine mit Druckrollen. Nur so ist durch die Einwirkung des Kapillarwassers eine rasche Keimung der Samen gewährleistet. – Durch die Schnellwüchsigkeit des Erdrauches kann im Jahr 2mal hintereinander angebaut werden. Die erste Aussaat erfolgt im zeitigen Frühjahr; nach der Krauternte kann das gleiche Grundstück sofort ein 2. Mal vorbereitet werden. Es ist aber auch durchaus möglich, bei der 1. Ernte einige Pflanzen zur Selbstaussaat stehenzulassen. Da nach dem Aufgehen der Saat weitere Bodenauflockerungen nötig sind, muß sich der Reihenabstand nach den Erfordernissen der einzusetzenden Geräte richten. – Legt man Wert auf Saatgutgewinnung, ist nur mit einer Ernte zu rechnen. – Erdrauch kann auf dem gleichen Grundstück ohne Zwischenfrucht mehrere Jahre hintereinander gebaut werden. Volldüngergaben oder das Auslegen von Komposterde sind erforderlich.

Saatgut

Die *Frucht* des Echten Erdrauches ist ein einsamiges kugeliges Nüßchen, das erst kurz vor dem Keimen aufspringt. – Das Samenkorn ist ohne Anhängsel, etwas ausgerandet und runzelig. Bleibt 1 Jahr keimfähig. Die Saat geht bereits nach 6 bis 8 Tagen auf, entwickelt sich sehr rasch und blüht schon 40 bis 45 Tage später. Das nötige Saatgut läßt sich aus dem eigenen Anbau leicht selbst gewinnen.

Erträge

Durch die große Nachfrage an Fumariadroge und durch die Möglichkeit einer 2maligen Ernte pro Jahr müßte der Anbau von Echtem Erdrauch ertragreich sein. Obwohl dem Autor diesbezüglich keine genauen Ertragswerte vorliegen, dürfte bei Gartenanbau der Hektarertrag mit schätzungsweise 3 000 bis 3 500 kg Trockenkraut sicherlich nicht zu hoch gegriffen sein.

Für den Heimgarten

Der Gemeine Erdrauch kann im eigenen Garten sehr leicht gezogen werden. Wächst vortrefflich als Wildkraut im Halbschatten der Gebüsche und Stauden. Vorausgesetzt, daß der Boden kalkhaltig ist. Steigt der Säuregehalt, dann verschwindet Fumaria. Streut man jedoch Düngerkalk aus und verbessert den Boden mit altem, verrottetem Kompost, dann ist er kaum auszurotten. Als Unkraut kann Erdrauch nicht lästig werden, da er in den meisten Fällen 1jährig, nur unter günstigen Klimaverhältnissen mehrjährig ist und leicht samt den Wurzeln aus dem mäßig feuchten Boden gezogen werden kann. Wartet man mit dem Jäten dieser Pflanzen bis zur Blütezeit, dann kann man sie gleichzeitig als Heilkraut verwenden. Ende Mai bis anfangs Juli ist die erste Ernte bereits fällig. Die Wurzelteile im Erntegut sofort entfernen. – Läßt man einige gutentwickelte, blühende Pflanzen stehen, dann kommt es durch Selbstaussaat im Frühherbst zu einer nochmaligen Ernte. – Erdrauch kann im Garten auch in Beeten gezogen werden. Der Samen wird im Frühjahr breitwürfig in die kleinkrümelige Erde gesät und leicht nachgewalzt. Nach der Aberntе des Beetes darf nach Auflockerung des Bodens eine zweite Aussaat vorgenommen werden, die noch im selben Jahr blüht und eingebracht wird. – Das Erdrauchbeet kann mehrere Jahre hintereinander bestellt werden, der Boden zeigt keine »Erdrauch-Müdigkeit« an. Jährliche Düngung mit Kompost ist erforderlich, will man eine reiche Ernte erzielen.

Krankheiten und Schädlinge

Die Pflanze ist trotz ihres wäßrigen Pflanzenleibes sehr widerstandsfähig gegen Krankheiten und Schädlinge. Schäden sind mir außer gelegentlichem *Mehltaubefall*, besonders in niederschlagsreichen und warmen Sommern feststellbar, keine bekannt.

Wirkstoffe

In einem alten Kräuterbuch aus dem Jahre 1882 heißt es: »Das Erdrauchkraut enthält als wichtigsten Bestandteil einen noch nicht genau bekannten bitteren Stoff. Er gehört zu den auflösend stärkenden Mitteln und reiht sich zunächste dem Löwenzahn an.« Heute, hundert Jahre nach dem Erscheinen dieses Buches, weiß man bereits mehr über die Inhaltsstoffe von Fumaria officinalis. Als Hauptwirkstoffe besitzt der Echte Erdrauch mehrere Alkaloide: Fumarin (= Protopin) als Leitalkaloid, ferner Cryptocavin, Aurotensin, Corydalin und Sinactin. Als Nebenwirkstoffe: Bitterstoff, Harz, Schleim; aber kein Saponin, wie man früher fälschlicherweise annahm.

Heilwirkung

Die Pflanze wirkt auflösend, stärkend, blutreinigend, heilend, kräftigend und vor allem den Gallenfluß regulierend und normalisierend. Ferner pulsbeschleunigend, stimulierend, appetitanregend, magenstärkend, stoffwechselanregend und stuhlfördernd. – Dient zur Behandlung von Leber- und Milzanschoppung, von Gallenleiden, Gelbsucht, von verschiedenen Steinbeschwerden, von Magenschwäche und üblem Mundgeruch, von Stockungen des Pfortadersystems, von Hämorrhoiden, chronischen Ausschlägen, Flechten und Krätzen, zur Verbesserung der Hautsekretion, von zu hohem Cholesterinspiegel, Hypochondrie, von Wassersucht, zur Durchführung von Frühjahrskuren. – Laut statistischer Darstellung ist ihre Anwendung bei Leber- und Gallenbeschwerden prozentuell am höchstliegendsten, und zwar bei 48%.

In der Heilkunde

War früher der Einsatz des Erdrauches als Heilpflanze der Volksmedizin überlassen, hat in den letzten Jahrzehnten das Forschungsergebnis der Wissenschaft, und hier besonders Giroux und seine Mitarbeiter in Frankreich, diese Pflanze der Allgemeinmedizin zugänglich gemacht. – Fumaria steigert nämlich träge Gallensekretion, senkt aber auch den Gallenfluß einer hyperaktiven Gallenblase. Erdrauchdroge übt also eine eigenartig regulierende Wirkung auf die Gallenwege aus. Französische Autoren bezeichnen deshalb dieses Heilkraut als Amphicholereticum. Die Schulmedizin empfiehlt den Erdrauch bei akuten wie bei chronischen Gallenbeschwerden. Erfolge geben ihr recht: Schmerzen im Oberbauch nehmen ab, der Magen nimmt die Nahrung wieder an, Übelkeit, Brechreiz und als Begleiterscheinung das lästige Kopfweh lassen nach. – Eine zu diesem Zwecke empfehlenswerte Teemischung, die nur vom Arzt verordnet werden kann, weil sie rezeptpflichtig ist: Erdrauch 4 Teile, Kamille 4 Teile, Pfefferminze 3 Teile, Schöllkraut 2 Teile, Tausendguldenkraut 2 Teile und Beifuß 1 Teil. 10 g der Mischung mit $1/4$ l kochendem Wasser übergießen, 15 Minuten ziehen lassen. Nach Befragen des Arztes 2 bis 3 Tassen täglich auf die von ihm angegebene Dauer langsam und schluckweise vor den Mahlzeiten trinken. Erdrauchdroge pur oder in Mischungen ist »rezeptpflichtig«. Das heißt, sie darf in Apotheken nicht ohne ärztliche Empfehlung abgegeben werden.

Als Hausmittel

In der Volksmedizin gilt der Echte Erdrauch als altbewährtes Blutreinigungsmittel, das auf die Ausscheidungen der Harn- und Verdauungsorgane und auf die Haut wirkt, insbesondere aber auf Leber, Magen und Darm. – Erdrauchtee bereitet man auf folgende Weise zu: 1 Eßlöffel mit $1/4$ l kaltem Wasser zustellen, zum Sieden bringen. Dann sofort von der Platte wegnehmen, 10 Minuten zugedeckt ziehen lassen, abseihen und 3 Tassen täglich, langsam und schluckweise, trinken. Reinen Erdrauchtee soll man nicht länger als 10 Tage hintereinander kurmäßig nehmen. Hernach 2 bis 3 Tage ganz aussetzen, um dies ein zweites Mal, wieder für 10 Tage, zu wiederholen. Vor Beginn einer neuen Kur aber einige Wochen aussetzen. Anders verhält es sich bei Teemischungen, in denen Erdrauch enthalten ist. Hier kann eine Kur 3 Wochen lang durchgeführt werden. Nach einigen Tagen Unterbrechung wenn notwendig noch einmal beginnen. – Anstelle reinen Erdrauchtees oder als Fortsetzung der Kur hat sich folgende Mischung bei Leber-, Magen- und Darmerkrankungen bestens bewährt: Brombeerblätter 3 Teile, Erdrauch 3 Teile, Löwenzahnblätter 3 Teile, Odermennig 3 Teile, Ringelblumenblüten 3 Teile, Waldmeister 3 Teile, Tausendguldenkraut 2 Teile und Wermut 1 Teil. Man nimmt 2 Teelöffel der Mischung für $1/4$ l siedendes Wasser, brüht ab, läßt 15 Minuten ziehen, seiht ab und trinkt davon täglich 3 Tassen, 3 Wochen lang. – Erdrauchdroge, allein oder als wichtiger Bestandteil einer Teemischung, wird in der Naturheilkunde gerne bei Leber- und Gallenerkrankungen angewandt, besonders bei Leberverhärtung, Gallenblasenentzündung und Gallensteinen. Aber ebenso bei Magenschwäche, bei Darmkrämpfen, bei Krämpfen der Darmmuskulatur, bei krampfhafter Stuhlverstopfung (= spastische Obstipation), bei Gasbildung im Magen oder Darm (= Flatulenz) der Kinder, aber auch Erwachsener, mit üblem Mundgeruch, bei allen Unterleibsstockungen, bei Hypochondrie und Hysterie. Hier gilt die gleiche Regel: täglich 2 bis 3 Tassen 10 Tage hindurch; kurz aussetzen und wiederholen. – Bei Magen-, Dickdarm- und Zwölffingerdarmgeschwüren wird jene Teemischung sehr gelobt: Erdrauch 4 Teile, Bergflockenblumen-Blüten 3 Teile, Ringelblumenblüten 3 Teile, Ehrenpreis 2 Teile, Eichenrinde 2 Teile und Kümmelsamen 1 Teil. 2 Teelöffel der Mischung in $^{1}/_{4}$ l kaltem Wasser zustellen, kurz aufkochen, 5 Minuten ziehen lassen, abseihen und warm, langsam und schluckweise täglich 2 bis 3 Tassen trinken. Nicht länger als 3 Wochen. – Erdrauchtee kann wegen seiner auflösenden und blutreinigenden Wirkung ebenso bei Hämorrhoiden eingesetzt werden. Das gleiche gilt für Krätze, Flechten und Ekzeme. – In verschiedenen Fällen, wo jede Behandlung, auch die der Schulmedizin, vergeblich war, haben Erdrauchteekuren Heilung oder wenigstens Linderung gebracht. Ich selber habe in der Beratung leidender Menschen die Wirkung dieses Heilkrautes erfahren, und zwar bei Stockungen im Pfortadersystem, bei Gelbsucht, bei andauernder Mißstimmung, bei zu schwacher Regel der Frauen, besonders bei jungen Mädchen, und bei langfristigen Leiden der Schleimhäute. – Sehr wirksam ist Erdrauchtee, löffelweise eingegeben, bei Kindern, die an Verdauungsschwäche oder Milchschorf leiden. Man bereitet $^{1}/_{8}$ l Erdrauchtee mit 1 Teelöffel Droge durch Aufguß zu, stellt ihn warm und verabreicht dem Kinde stündlich 1 Eßlöffel voll. Bevor man diese Behandlung durchführt, ist man gut beraten, den Hausarzt zu konsultieren.

In der Tiermedizin

Bei Hautkrankheiten der Säugetiere hilft das Abwaschen der betroffenen Stellen mit Erdrauchtee, während des Tages mehrere Male durchgeführt. Gleichzeitig gibt man Erdrauchtee ein oder verabreicht ihn als Trank. Für 1 l Wasser 25 g bis 30 g frisches oder getrocknetes Erdrauchkraut abbrühen, 15 Minuten ziehen lassen, abseihen. – Erdrauchtee wirkt auch vortrefflich bei Verstopfung, bei Leber-, Gallen-, Magen- und Darmleiden der Tiere. Die angegebene Teemenge variiert je nach Größe der Tiere.

In der Homöopathie

Die homöopathische Essenz *Fumaria*, aus dem frischen, blühenden Kraut der Pflanze ohne Wurzel hergestellt, ist von brauner Farbe, ohne besonderen Geruch und Geschmack. – Wird als Urtinktur und in den Potenzen D6 und D10 vor allem bei Ekzemen, besonders solchen skrofulöser Art, bei geschwollenen Halsdrüsen und bei Lymphknotenbildung angewandt. Die Urtinktur ist »rezeptpflichtig«.

In der Küche

Mischt man frisches Erdrauchkraut mit Spinatblättern im Verhältnis 1 : 6 (man kocht dies und bereitet nach üblicher Art den Spinat zu), so erhält man ein gesundes, schmackhaftes Gemüse. Obendrein hat es noch den Vorteil, daß die Harnwege gereinigt werden, auf diese Weise durch den Harn viel Unreinheiten abgehen und dadurch auch die Förderung der Gallenabsonderung angeregt wird. – Einige Zweiglein Erdrauch dem Häuptelsalat beigemischt, verleiht demselben nicht nur einen volleren Geschmack, sondern wirkt sich günstig auf die Regelung der Gallensekretion aus. – Um Lebererkrankungen vorzubeugen, ist es ratsam, längere Zeit hindurch morgens auf nüchternen Magen ein frisches Radieschen mit einem Zweiglein frischen, fein geschnittenen Erdrauchkrautes zu essen.

Für die Körperpflege

Eine der häufigsten Formen von Allgemeinstörungen des menschlichen Körpers sind die Hautleiden. Unter ihnen rangieren an erster Stelle die Ekzeme. Diese wieder haben meistens zwei Ursachen. Innere körperliche, aber auch seelische. Geschlechtskrankheiten und Krebs einmal ausgeklammert, muß unterschieden werden zwischen äußerer Schädigung durch Chemikalien, wie Waschmittel, Haarpflegemittel, oder innerer Störung. Hier wieder treten schlechte Verdauung und allgemein schlechte Entgiftung des Gesamtorganismus an erste Stelle. 2 Schalen Erdrauchtee, eine morgens nüchtern und eine abends 1 Stunde vor dem Schlafengehen, 3 Wochen hindurch genommen, und eine tägliche Ganzwaschung des Körpers mit Erdrauchtee hat schon gute Erfolge gebracht. Für die Waschung benötigt man 25 g frisches oder 20 g getrocknetes Erdrauchkraut, übergießt es mit $^1/_2$ l kochendem Wasser, läßt 15 Minuten ziehen. Abseihen und den Rückstand auspressen. Mit diesem Tee den Körper mit einem Waschlappen abreiben. Hernach kurz einziehen lassen und dann erst abtrocknen. Ein Nachreiben mit Erdrauchöl ist angebracht. Als weitere Anwendungsmöglichkeit vergleiche »Erdrauchtinktur« im folgenden Kapitel.

Auszüge

Erdrauchtinktur wird auf folgende Weise zubereitet: 200 g getrocknetes, gut zerkleinertes Erdrauchkraut wird mit 1 l hochprozentigem Alkohol (96%) in einer weithalsigen Glasflasche übergossen, gut abgeschlossen und ins Küchenfenster gestellt. Täglich leicht durchschütteln. Nach 14 Tagen abseihen. Den Kräuterrückstand mit 1 l abgekochtem und ausgekühltem Wasser 3 Stunden lang ausziehen lassen, dann abseihen, auspressen, diese Flüssigkeit filtrieren und dem ersten Auszug beigeben. Die fertige Tinktur wird nun nochmals 14 Tage ins Fenster gestellt. Dann in Flaschen füllen und 3 Monate dunkel und kühl lagern. Man hat jetzt eine zirka 45%ige Erdrauchtinktur gebrauchsfertig im Hause. Sie findet bei Hautausschlägen, Hautunreinheiten und Ekzemen zum Einreiben der betroffenen Stellen vorzügliche Verwendung. Innerlich angewandt, stärkt sie Leber- und Gallenfunktion. 2mal täglich, früh und abends, 10 bis 12 Tropfen auf 1 Eßlöffel lauwarmem Wasser einnehmen. Man sucht sich einen Wochentag aus, und an diesem nimmt man 2mal diese Menge der Tinktur ein. Mehrere Monate hindurch jene Art durchführen. Wirkt vorbeugend. Bei bereits vorhandenen Erkrankungen nimmt man sie zur Durchführung einer Kur täglich 3 Wochen lang; 1 Woche aussetzen und wiederholen. – *Erdrauchsirup:* 250 g frisches oder getrocknetes und feingeschnittenes Erdrauchkraut wird mit 1 l heißem Wasser abgebrüht und 1 Stunde stehen gelassen. $^1/_2$ kg Rohzucker beigeben und solange kochen, bis eine dickliche Flüssigkeit vorhanden ist, dabei ständig umrühren. Ohne abseihen in Flaschen abfüllen. Dunkel und kühl lagern. Davon nimmt man 3 bis 4 g für sich allein oder mit Wasser verdünnt ein. Dieser Sirup wirkt auflösend, heilend und kräftigend. – Bei Unreinheiten der Haut und bei Ausschlägen aller Art gibt es nichts Besseres als *Erdrauchöl.* Man benötigt 200 g gut getrocknetes Erdrauchkraut, zerreibt es zu Pulver, mischt es zu 1 l kalt gepreßtem Olivenöl. Füllt das Ganze in ein breithalsiges Glasgefäß, schließt gut ab und stellt es 14 Tage in die Wärme, aber nicht in direkte Sonnenbestrahlung. Schüttelt täglich einmal durch. Nach Ablauf dieser Zeit fügt man dem Ölansatz noch einmal 100 g gepulvertes Erdrauchkraut bei und stellt es wiederum 14 Tage in die Wärme. Dann durchfiltrieren, in Flaschen füllen, und Erdrauchöl ist gebrauchsfertig. Bei Gallensteinen kann man täglich 2mal 1 Teelöffel voll einnehmen; 1 Eßlöffel warmes Wasser oder Milch nachtrinken. Das gleiche gilt auch bei Leberbeschwerden. – *Krätzenöl* ist ein altbewährtes Einreibemittel der Volksheilkunde bei Krätze. Zu 100 g Nußöl aus der Apotheke gibt man 35 g frischen Erdrauchpreßsaft und 15 g reinen Weinessig, mischt gut durch, füllt dies in ein braungefärbtes Fläschchen und stellt es in den Keller. 3mal täglich die von der Krätze befallenen Hautstellen gut abtupfen. Nußöl aber färbt die Haut leicht bräunlich. – *Erdrauchpillen* gegen hartnäckigen Rheumatismus: Erdrauchpulver 50 g und Bärlappsporen 25 g werden vorsichtig mit einigen Tropfen Olivenöl abgerührt und zu Pillen geformt. Je nach Bedarf noch Bärlappsporen hinzufügen, damit man die Masse gut kneten kann. Die Pillen sollen 3 g wiegen. Bei hartnäckigem Rheumatismus nimmt man 3mal täglich 2 Pillen, aufgeteilt auf den ganzen Tag, ein und trinkt 1 Tasse Goldrutentee nach. – 2 Teelöffel zerkleinerter Goldrutendroge werden mit $^1/_4$ l kochendem Wasser übergossen und 15 Minuten ziehen gelassen.

Abseihen und langsam, mäßig warm und schluckweise trinken. Diese Kur führt man 1 Woche lang durch. Setzt 1 Woche aus und beginnt dann aufs neue. In diesen Intervallen kann die Pillenkur auch längere Zeit durchgeführt werden.

In der pharmazeutischen Industrie

Erdrauch ist ein beachtlicher Bestandteil »blutreinigender« pharmazeutischer Erzeugnisse. – *Fertigpräparate:* Tinctura Fumariae, Choldestal Krugmann, Kombinationspräparat Zet 26, Lymphomyosot, Nebulisat, Oddibil, Akne-Kapseln.

Aus meiner Erfahrung

Erdrauchdroge gemeinsam mit Löwenzahn eignet sich vorzüglich bei Gallensteinen und Gallenblasenentzündung. 2 Teile getrocknetes Erdrauchkraut und 1 Teil getrocknete Löwenzahnwurzel. Wobei darauf zu achten ist, daß beide Bestandteile getrennt eingekauft oder gelagert werden. Bei der Zubereitung nimmt man zuerst $^1/_2$ Teelöffel der zerkleinerten Löwenzahnwurzel für $^1/_4$ l kaltes Wasser, stellt zu und kocht kurz auf. Jetzt erst $1^1/_2$ Teelöffel zerkleinerter Erdrauchdroge hinzufügen. 15 Minuten zugedeckt ziehen lassen. Dann seiht man ab und trinkt davon täglich 3 Tassen langsam, mäßig warm und schluckweise. – Daß Erdrauchtee auch Hypochondrie und Melancholie heilt, gründet sich auf alte Überlieferungen und wurde in der Praxis durch meine eigenen diesbezüglichen Erfahrungen öfter als einmal bestätigt. Man kann dies leicht verstehen, wenn man überlegt, daß die Leber im menschlichen Körper der Vegetationspol ist. Traurigkeit, Melancholie, Niedergeschlagenheit und Mutlosigkeit entstehen immer dort, wo die Vegetation und Vitalität nachläßt, zurückgeht, eingeht oder versagt. Und damit schwindet auch der Glaube an sich selbst. Ohne diesen positiven Glauben an die eigene Kraft gibt es keine positiven Gefühle und auch kein positives Denken. All unser Fühlen und Denken hängt mit der Vegetativität unseres Körpers eng zusammen. Ja, haben in ihr Ursprung und Anfang. Darin entspringt jede Realität und jedes Mysterium unseres Lebens. Die Leber hat in unserem Körper eine äußerst wichtige Funktion zu erfüllen. Aus ihr geht die Vegetation hervor. Da Erdrauch ein gutes Lebermittel ist, trägt diese angewandte Heilpflanze viel zur Blutbildung und Blutverbesserung bei. Jede Blutreinigung verbessert unsere Gefühle. Gibt uns neuen Lebensmut und schenkt uns Freude. Dies erreicht man durch das Trinken von Erdrauchtee. Sehr bewährt hat sich auch ein Kaltauszug: 2 Teelöffel getrockneten und kleingeschnittenen Erdrauches werden mit $^1/_4$ l kaltem Wasser angesetzt, 8 bis 10 Stunden, am besten über Nacht, ziehen gelassen und abgeseiht. Tagesmenge: 1 bis 2 Tassen vor dem Essen. Dauer: abwechselnd 1 Woche trinken, 1 Woche aussetzen. So kann dies längere Zeit ohne Nachteil genommen werden. Aber auch Erdrauchkraut, mäßig und frisch als Beigabe zu den Salaten genossen, erfüllt den gleichen Zweck. Ebenso 1 Teelöffel Erdrauchpulver für eine begrenzte Zeit, etwa 2 Wochen, morgens eingenommen und 1 Tasse Brombeerblättertee nachgetrunken, führt zum gewünschten Erfolg. Getrocknete Brombeerblätter haben eine sehr starke antiseptische Kraft. Vereint mit Erdrauch wird das »Giftige« im Körper getötet, die Blutbildung angeregt, die Leber und Galle in Funktion gesetzt und so die menschlichen Gefühle gehoben. Brombeerblätter-Teezubereitung: 2 Teelöffel getrockneter Brombeerblätter werden mit $^1/_4$ l abgekochtem und leicht temperiertem Wasser übergossen und 1 Stunde angesetzt. Dabei muß das Gefäß abgedeckt sein. Dann abseihen und nach der Einnahme von Erdrauchpulver trinken. Durch diese Art der Zubereitung bleiben alle wertvollen Inhaltsstoffe der Brombeerblätter erhalten.

Nicht übersehen

Reine Erdrauchdroge und Teemischungen, die als Bestandteil *Herba Fumariae officinalis* enthalten, sind in einigen europäischen Ländern, darunter Österreich, *rezeptpflichtig.* Das heißt, nur wenn der behandelnde Arzt es verordnet, dürfen Apotheken diese abgeben. – Sammelt man selber Erdrauch, gilt die genannte Vorschrift nicht. Es ist aber selbstverständlich, daß man in bezug auf Dosis und Dauer die angegebenen Vorschriften einhält. Siehe zusätzlich »Nebenerscheinungen«. – Erdrauch, vor allem das blühende Kraut im frischen Zustande gebraucht, enthält einen guten gelben Farbstoff. Man kann damit nicht nur Eier, sondern auch Gewebe färben. Zu diesem Zweck setzt man 4 bis 5 Eßlöffel frischen zerkleinerten blühenden Krautes 10 bis 12 Stunden mit $^1/_2$ l kaltem Wasser an. Abseihen und als Färbemittel durch einfaches gleichmäßiges Eintauchen des bestimmten Gegenstandes verwenden. Früher wurde dies in Färbereien im großen Stil durchgeführt.

Naturschutz und gesetzliche Bestimmungen

Obwohl Erdrauch als Unkraut angesehen wird, ist diese Pflanze und ihre Heilwirkung viel zuwenig bekannt und wird deswegen auch zuwenig benutzt. Ganz wenige Menschen meiner großen Bekanntschaft kennen Erdrauch überhaupt. Man soll ihn im Garten selber anbauen. So kann man auch mit einem »Wildkraut« seine Freude erleben und daraus für Körper und Geist Vorteile schöpfen.

Aus meiner Kräuterapotheke

Zur Hebung des Gemütes: 3 Teile Erdrauchkraut (getrocknet), 2 Teile Fenchelfrüchte und 1 Teil Arnikablüten. Für $^1/_4$ l kochendes Wasser 2 Teelöffel der Mischung. Abbrühen. 15 Minuten ziehen lassen. Abseihen und morgens nüchtern 1 Tasse langsam und schluckweise trinken. Nicht länger als 3 Wochen. Dann 1 Woche aussetzen und anschließend wiederholen.

Altbewährte Rezepte

Bei Übergewicht: Übergewicht, Fettleibigkeit oder Adipositas kommt nicht von ungefähr. Die Hauptursache ist das zuviel und zu gut Essen und Trinken und zuwenig Bewegung. Wir sind zu sitzenden Menschen geworden: im Auto, am Schreibtisch, vor dem Fernseher. Nur 15 von 100 berufstätigen Personen strengen sich körperlich bei ihrer Arbeit an. Es gibt aber auch noch andere Ursachen: diese Veranlagung kann vererbt oder eine Störung der Drüsentätigkeit und nicht zuletzt schlechtes Funktionieren der Nieren sein. Im Zweifel eine ärztliche Untersuchung durchführen lassen. Kräuterkuren dürfen nie die Ursache sein, daß man zu spät zum »Doktor« geht! Über Nacht kann man nicht abnehmen. Dazu braucht man Geduld. Eine geeignete Teemischung allein führt nicht zum Ziel, wenn nicht auch eine entsprechende Diät eingehalten wird: Zucker und Süßigkeiten jeder Art entschieden streichen. Getränke ohne Süßstoff nehmen; man gewöhnt sich bald daran, es stärkt den Willen. Speisen ohne Einbrenn zubereiten, Mayonnaise gänzlich weglassen. Verzicht auf alle kalorienhältigen Speisen und Getränke. Täglich 1 Mahlzeit durch das im Reformhaus erhältliche Diätmittel »Molat« ersetzen. Die sogenannte »Nulldiät« darf nur nach ärztlicher Anweisung und am besten in einer Klinik durchgeführt werden. – *Teemischung:* 75 g Erdrauch, 50 g Faulbaumrinde, 50 g Goldrute, 50 g Kreuzdornbeeren, 25 g Anisfrüchte, 25 g Fenchelfrüchte und 10 g Arnikablüten. Für $^1/_4$ l kochendes Wasser nimmt man 2 Teelöffel dieser Mischung, brüht ab, läßt 15 Minuten ziehen. Als Tagesdosis früh und abends je 1 Tasse. Jeweils $^1/_2$ Stunde vor dem Essen trinken. Dauer von 3 Wochen. 1 Woche aussetzen und wiederholen.

Bei Verdauungsschwäche: 500 g frisches Erdrauchkraut wird auf einen flachen Teller aufgebreitet und darüber sparsam frisches Wasser gesprüht. 3 Stunden stehen lassen, mit einem Mixer oder Fleischwolf zerkleinern und auspressen. $^1/_2$ Eßlöffel des erhaltenen Frischsaftes wird zu $2^1/_2$ Eßlöffeln gutem naturbelassenem Weißwein gemischt. Davon nimmt man täglich nach jeder Mahlzeit 1 Eßlöffel ein. Dauer 3 Wochen. 1 Woche aussetzen und nach Bedarf wiederholen. Den Saft täglich frisch zubereiten oder einfrieren. Tagesration im Kühlschrank lagern. Kein Blechgefäß ohne Email benützen.

Bei Hautunreinheiten: 3 Teile Ackerstiefmütterchen, 3 Teile Erdrauch (getrocknet und zerkleinert), 2 Teile Birkenblätter, 1 Teil Brennessel und 1 Teil Kümmelfrüchte. Für $^1/_4$ l Wasser 2 Teelöffel der Mischung. Abbrühen, 15 Minuten ziehen lassen. Abseihen und täglich früh und abends 6 Wochen lang trinken. 1 Monat aussetzen und wenn nötig wiederholen. Außerdem sind Einreibungen der Haut mit Erdrauchöl oder -tinktur (siehe »Auszüge«) zu empfehlen.

Zur Blutreinigung: Borretschkraut 3 Teile, Erdrauch 3 Teile, Weiße Taubnessel 2 Teile, Brennessel 1 Teil und Waldmeister 1 Teil. 2 Teelöffel der Mischung mit $^1/_4$ l kochendem Wasser aufgießen, 15 Minuten ziehen lassen. Abseihen und täglich früh und abends je 1 Tasse trinken. 1 Woche lang einmal im Monat. So kann diese Kur mehrere Monate hindurch fortgesetzt werden.

Planetarische Übereinstimmung

Der Erdrauch steht mit dem *Jupiter* in planetarischer Kongruenz: Der Planet spendet Lebenskraft, beeinflußt das Wachstum, besonders jenes der Zellen, aber auch des ganzen Körpers.

Pflanzencharakter und Menschentyp

Pflanzencharakter: Erdrauch ringt mit der Bodenschwere. Wird vom Boden angezogen. Das Luftige durchgliedert das Wäßrige, kann es aber nicht gänzlich entschweren. Das Astralische der Pflanze ist stark in das Physische eingepreßt. Im Stofflichen widerspiegelt sich der Lebensrhythmus.

Menschentyp: Menschen, die das Verlangen nach starken geistigen Erlebnissen in sich tragen, denen eine innere Bewegung zuerst vorausgehen muß. Die Korpulenz hassen, weil jede Fettleibigkeit mit Bodenschwere identisch ist. Die eine hagere Gestalt anstreben, weil diese freier macht von der Leiblichkeit, die von der Materie zum Geist führt. Menschen, die sich Sorge machen. Um andere Menschen. Um ihren Beruf, den sie ganz erfüllen wollen. Und dadurch Leber und Galle leicht überfordern. *Das luftig-blütige Erdrauchkraut fördert die Ausscheidung von allem Giftigen, Irdischen durch die Stoffwechselorgane und ermöglicht das Eingreifen des Geistigen.*

Pflanzensympathie

Gundermann (Glechoma hederacea), auch *Gundelrebe oder Erdefeu* genannt, eine bekannte Heilpflanze, die seit der Antike sowohl in der Medizin als auch für Zaubereien verwendet worden ist, steht mit dem Erdrauch in besonderer Beziehung. Dieses Kraut enthält ebenfalls Giftstoffe, die nicht selten bei Pferden zu Vergiftungserscheinungen führen. Dennoch ist es ein wirksames Heilkraut bei Asthma, Bronchialkatarrh, Verdauungsschwäche, Stoffwechselstörungen, Leber-, Gallenblasen-, Nieren- und Milzerkrankungen, aber auch bei Gicht, Ischias, Geschwüren, Wunden und Mundfäule. Je mehr man echte Beziehungen zu den Heilkräutern pflegt, um so mehr erkennt man, daß in ihnen ein Bestreben wohnt, »hilfreich« zu sein und der Schöpfung und dem Schöpfer durch ihr Dienen eine Sendung erfüllen zu wollen. Auch bei der Pflanzensympathie scheint bestätigt zu sein, daß sich »Gleichgesinnte« enger zusammenschließen. – Weitere freundschaftliche Beziehungen des »Rauchkrautes« konnten festgestellt werden. Zum *Gemeinen Natternkopf (Echium vulgare),* dessen Blüten an den züngelnden Kopf einer Natter erinnern und dessen Wurzeln nicht selten 2,5 m tief in den Boden reichen. – Weiters zum *Persischen Ehrenpreis (Veronica persica),* einem Rachenblütler, der in Gärten und auf Äckern als ausbreitungstüchtiges Unkraut wuchert. Stammt aus Vorderasien und hat sich erst um 1830 in Mitteleuropa angesiedelt. Mit seinen 20 Ehrenpreis-Arten zählt er auch zu den Heilkräutern. Alle sind »Bitterkräuter«, die sich besonders bei Drüsen- und Hautleiden bewährt haben. – Eine Zuneigung hat der Erdrauch ebenso zum *Klatschmohn* oder *Wilden Mohn (Papaver rhoeas),* siehe Band 1, zu dessen Familie Fumaria früher gezählt wurde. Weiters zum *Tränenden* oder *Flammenden Herz (Dicentra spectabilis),* ebenfalls einem Mohngewächs, aus China gebürtig, häufig in »Bauerngärten« anzutreffen. In seiner Nähe wächst Erdrauch besonders gern. – *Einjähriges Bingelkraut (Mercurialis annua)* gesellt sich zu Fumaria officinalis. Die Pflanze ist giftig, wurde aber bereits zur Zeit Hippokrates' als Abführmittel verwendet. Heute haben wir wirksamere und ungefährlichere Mittel. – Besondere

Vorliebe zeigt Fumaria für das *Hirtentäschel (Capsella Bursa pastoris).* Dieser Blutdruckregler besitzt kleine weiße Blüten, die in lokkeren Trauben stehen. Wird auch für Nieren- und Blasenleiden, für Magenschmerzen und für zu starke Regel angewendet. Der Erdrauch liebt nicht nur das Hirtentäschel, sondern beide Pflanzen gedeihen in unmittelbarer Nachbarschaft ganz vorzüglich, wie ich aus meiner Erfahrung weiß. – Ebenso wächst das *Acker-Stiefmütterchen (Viola tricolor)* gerne beim »Ackerkraut«. Viola, mit seinen zarten gelben bis violetten Blüten, ist von blutreinigender, schweiß- und harntreibender Eigenschaft. Wird äußerlich gerne bei verschiedenen Hauterkrankungen eingesetzt. (Siehe Band 1.)

Pflanzenantipathie

Pflanzenfeindschaft besteht zwischen den *Eichenarten (Quercus-species)* und dem Erdrauch. Der »Erdrauchmörder par excellence« ist der *Hillige Holler,* der ihm die Nahrungsquellen absaugt und ihn »todsicher zur Strecke bringt«. Nach einem alten Buche.

Nebenerscheinungen

Die Heilkraft des Erdrauches beruht auf den in der Pflanze enthaltenen Alkaloiden, Bitterstoffen und Schleimstoffen. Leistet dem leidenden Menschen großartige Dienste. *Fumarin* aber ist ein Giftstoff. Deshalb darf reine Erdrauchdroge nie länger als 1, höchstens 2 Wochen, ununterbrochen genommen werden. Bei Teemischungen hält man sich genau an die Anweisungen. Vor fortgesetztem Gebrauch ist auch hier zu warnen. Vergiftungen sind in Fachkreisen bis jetzt zwar keine bekannt geworden, doch auch hier ist »Vorbeugen besser als Weinen«. – Bei *Überdosierung* könnten *Leibschmerzen und Durchfall* auftreten. – Eine andere Tatsache, Erdrauch nicht auf Langzeitdauer zu nehmen, fällt noch schwer ins Gewicht; und zwar wird die Wirkkraft durch längere Anwendungszeit sehr geschwächt.

Goldmelisse

Monarda didyma
Lippenblütler
ausdauernd

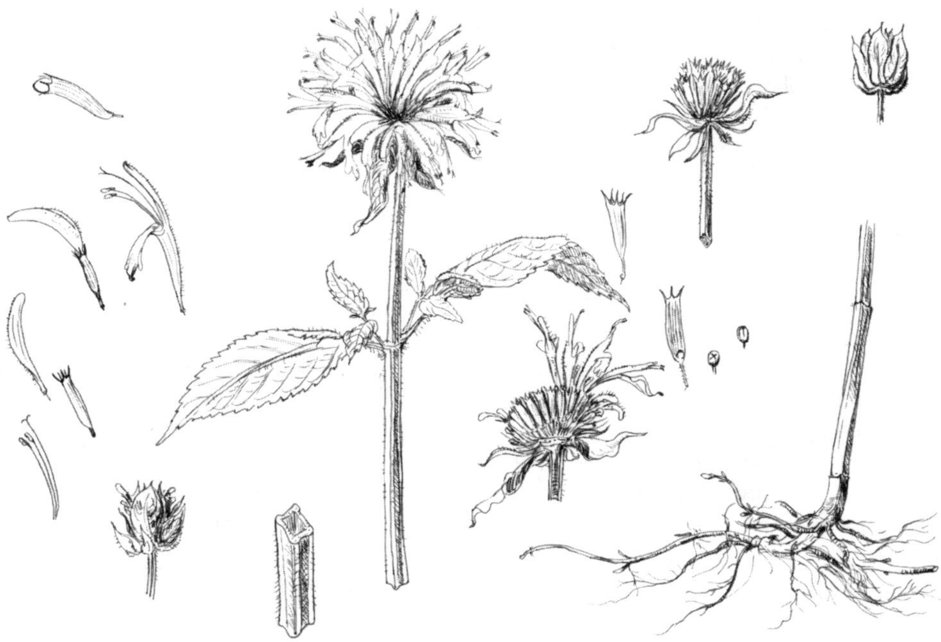

Kurz gefaßt

Aussehen: Kantiger, verzweigter Stengel, oft rot überlaufen. 60–80 cm. Blätter eiförmig-lanzettlich, gezähnt mit parallellaufenden Nebennerven. Blüten groß, hellscharlachrot bis purpurrot, in Scheinquirlen dichtgedrängt am Stengelende sitzend. 6–10. *Vorkommen:* Kultiviert, selten verwildert. *Verbreitung:* Heimat Nordamerika. *Heilkräftige Pflanzenteile:* Blüten; blühendes, getrocknetes Kraut. *Heilanzeige:* Verdauungsapparat, Magen-Darm-Trakt, Gebärmutter, Nerven, Wunden, Atemwege.

Volkstümliche Bezeichnungen

Amerikanische Melisse, Bergamotte, Bergamottpflanze, Bienenbalsam, Etagenblume, Frauentrost, Frouetroscht, Gettergeruch, Hahnenkamm, Indianerfeder, Indianernessel, Jesuiterthee, Kopp upp Kopp, Lowangen, Melisse, Monarde, Monardenkraut, Mud'rgrout, Mutterkraut, Odlewang, Oswego-Tee, Oswego-The, Oswegothee, Pennsylvanischer Tee, Pferdeminze, Riesenbalsam, Rote Melisse, Rote Monarde, Rote Nessel, Rotmäulchen, Scharfe Melisse, Scharlach-Monarde, Schlagwasser, Schweizer Melisse, Spanische Balse, Stockwerkblume, Turkschen Balsam, Türksken Balsam, Virginische Aftermünze, Virginische Melisse, Wild Bergamot, Wilde Bergamotte.

Namenerklärung

Aromatische, viel von Bienen beflogene Kräuter aus der Familie der Lippenblütler wurden in der Antike global mit dem Namen *melissa* belegt. Aus dem Griechischen stammend, heißt es »Honigbiene«. – Da an der ganzen Pflanze nichts »golden« ist, kann dazu nur der aus ihr bereitete Aufguß, der eine schöne goldgelbe Farbe aufweist, Anlaß gewesen sein, Monarda didyma *Goldmelisse* zu nennen. – Der botanische Name *Monarda* wurde nach Nicolaus Monardes gegeben, einem spanischen Arzt in Sevilla (1493–1578), einer der Begründer der neueren Pharmakognosie. – *Didyma* kommt aus dem Griechischen, heißt »Zwilling« und bezieht sich auf die Blütenform. Jede Blüte enthält zwei Staubblätter »mit nach vorne verschmelzenden Pollensäckchen« (Marzell). Kann aber auch von den in Etagen übereinanderliegenden Blütenquirlen abgeleitet werden.

Kulturgeschichte

Bis Ende des 15. Jahrhunderts war in Europa, der sogenannten »Alten Welt«, ein fixer Bestand an bekannten Heil- und Gewürzkräutern vorhanden. Die Jahrhundertwende brachte Heilkräuterzuwuchs und somit auch neue Möglichkeiten der Anwendung und Behandlung. Nach der Entdekkung Amerikas durch Christoph Kolumbus, nach der Eröffnung des Seeweges um das Kap der Guten Hoffnung nach Ostindien durch Vasco da Gama, nicht zuletzt aber durch die Erkundungsfahrten der Spanier und Portugiesen entlang der afrikanischen und südamerikanischen Küste wurde der Heilpflanzenschatz Europas um eine nicht geringe Zahl an neuen Arten vermehrt. – Monardes widmete sich dem Studium der Heilpflanzen und verfaßte mehrere Werke über heilkräftige Kräuter. Neben Valerius Cordus und Carolus Clusius nahm er sich der neuen, zum Teil unbekannten Heilpflanzen, welche die spanischen Soldaten mitbrachten, an. Diese drei Männer erhielten später den Ehrentitel »Väter der Pharmakognosie«. Sie beschrieben die bis dahin unbekannten Pflanzen und ordneten sie richtig ein. Unter jenen Heilkräutern war auch ein bei den Oswego-Indianern beliebter stark aromatischer Lippenblütler mit nesselähnlichen Blättern, aus dem diese einen angenehmen, nach Zitrone schmeckenden Tee bereiteten. Die Soldaten nannten die Pflanze daher *Indianernessel*. Später bekam sie den wissenschaftlichen Namen *Monarda didyma*. – Zur Zeit des großen Teesturmes von Boston, im Jahre 1773, lernten auch die weißen Siedler, durch die Not gezwungen, diesen indianischen Kräutertee kennen und lieben. – Bereits in den ersten amtlichen Arzneibüchern, den Pharmakopöen, war diese Heilpflanze verzeichnet. Wurde von den Ärzten sowohl als stimulierendes Mittel für den Gesamtorganismus als auch zum Abtreiben der Würmer verwendet. Geriet aber dann in Vergessenheit. In der Schweiz wird Monarda didyma »Melisse« genannt. Steht dort heute als Heilpflanze in hohem Ansehen und wird hauptsächlich gegen Verdauungsbeschwerden und bei hartnäckigem Husten angewandt.

Herkunft

Die Heimat der Goldmelisse ist Nordamerika.

Verbreitungsgebiet

Das Verbreitungsgebiet dieser Pflanze reicht von Nordamerika bis Mexiko und in die Mittelmeergebiete. Dort trifft man sie wildwachsend an. Ansonsten wird sie als Zierpflanze in Gärten gezogen. Hauptanbaugebiet in den USA ist der Staat Virginia. Großflächigen Anbau finden wir neuerdings auch in England und in der Schweiz. Kommt bei Ludwigshafen, Bad Türkheim, Freiburg im Breisgau, Feldkirch und Kärnten, aber auch in Nordtirol in der freien Natur verwildert vor.

Verbreitungsgrad

Im Verbreitungsgebiet eine *verhältnismäßig häufige* Heilpflanze.

Standort

Monarda didyma findet sich in der Wildnis an feuchten, sonnigen Stellen mit kargem Boden. Bevorzugt Böschungen in Gebirgstälern. Gedeiht aber auch noch im Halbschatten, vorausgesetzt der Boden ist nicht zu trocken.

Merkmale

Die Goldmelisse wächst in aufrechter, Bodenausläufer treibender Staude. Die kräftig entwickelten *Wurzeln* bilden vom Wurzelhals aus die 4kantigen, häufig rot überlaufenen *Stengel.* Diese tragen gestielte, gegenständige, am Rande gezähnte, eiförmig-lanzettliche, nesselähnliche Blätter. Die leuchtend hellscharlachroten *Blüten,* von violetten Deckblättern umgeben, sind in endständigen, meist wenig zahlreichen, aber dichtgepackten reichblütigen Köpfen oder Scheinquirlen angeordnet und bilden meistens 2, seltener mehr, übereinanderliegende Etagen. Die *Höhe* reicht von 60 über 80 bis 100, ja sogar bis 150 cm. Kenner deklarieren den *Geruch* der Indianernessel als ausgesprochen aromatisch, der stark an eine »Mischung von Pfefferminze und Pferdestall erinnert, aber dennoch verlockend wie der Duft des Lavendels ist. Die Blüten riechen sogar noch interessanter.« Der *Geschmack* wird als würzig, etwas scharf und leicht bitter bezeichnet, eher der Krauseminze als der Zitronenmelisse nahekommend.

Verwechslungen

Beachtet man die Merkmale, besonders aber die nesselartigen, nicht brennenden Blätter und den eigenartigen Geruch der ganzen Pflanze, dann ist eine Verwechslung *mit anderen Lippenblütlern,* die ebenfalls quirlförmig angeordnete Blütenstände tragen, *kaum möglich.*

Verwandte Arten

Züchtungen, die aus Monarda didyma hervorgegangen und häufig in den Gärten anzutreffen sind, haben alle stark duftende Blätter und können unbedenklich als Heilpflanzen verwendet werden. *»Blue Stocking«,* violettpurpurn. *»Cambridge Scarlet«,* leuchtend scharlachrot. *»Croftway Pink«,* rosarot. *»Pillar Box«,* reinrot. *»Snow Maiden«,* reinweiß. *»Perfield Crimson«,* karmesinrot.

In der Wildnis kommen neben Didyma noch 3 typische Arten der Indianernessel vor:

Getüpfelte Monarde (Monarda punctata oder lutea): »Der bis zu 1 m hohe flaumhaarige Stengel trägt kurzgestielte, längliche, fast kahle Blätter; wirtelige Blüthen; 25 mm lang, kahle, gelbe Blumen mit purpurrothen Punkten und Flecken; wächst in den wärmeren Staaten Nordamerikas, ist ausdauernd und blüht von Juni bis Oktober. Enthält sehr viel ätherisches Oel, das als aromatisches, reizend stärkendes, zertheilendes Mittel häufig gebraucht wird.« – Die Pflanze ist ein wertvoller und ergiebiger Thymollieferant und wird deswegen von pharmazeutischen Firmen in vertragsmäßig großflächigen Anbau gegeben. Das ätherische Öl »Thymol« kristallisiert leicht aus. Wirkt in einer Konzentration von 1 : 3 000 auf einen Großteil der Wundbakterien hemmend. Wird in der Laboratoriumspraxis zur Konservierung des Harns verwendet. Durch Hydrierung gewinnt man daraus Menthol. Thymol wurde aus *Monarda punctata* 1846 von Arppe hergestellt. Während Brunn es bereits 1796 aus *Monarda didyma* extrahierte.

Röhrige Monarde oder Röhrenblütige Monarde (Monarda fistulosa): »60 bis 120 cm hoher, mit steifen Härchen besetzter Stengel, länglich oder ovalen Blättern an zottig-wimperigen Stielen; endständige Blüthenköpfe; blaßrosenrothe oder purpurröthliche, selten violette oder purpurrothe Blumen; ist in Amerika zu Hause, wird bei uns in Gärten gezogen und blüht von Juni bis September. Blätter und Blüthen riechen angenehm und gewürzhaft, schmecken bitterlich-aromatisch und werden in einer Abkochung gegen Wechselfieber, sowie als zertheilendes, reizendes und stärkendes Mittel gebraucht. Von dieser Art gibt es viele verschiedene Formen.« – Die Heimat ist Kanada bis Florida und Texas, westlich bis Arizona und Britisch-Kolumbien. Diese Monarden-Art ist zur Gestaltung von Landschaftsgärten sehr beliebt.

Aus einem alten Kräuterbuch anno 1871.

Zitronenmonarde (Monarda citriodora): Ebenfalls eine Form der Indianernessel, die selten vorkommt: beheimatet in Nordamerika. Duftet besonders stark nach Zitrone. Aroma- und wirkungsmäßig kommt sie der Monarda didyma gleich.

Weiters sind noch *Monarda clinopodia, Monarda Bradburyana* und *Monarda Russeliana* erwähnenswert.

Blütezeit

Die Blütezeit der Goldmelisse erstreckt sich

verhältnismäßig lange, von Ende Juni bis Ende Oktober. Nicht selten bis zum Einbruch der ersten Nachtfröste.

Befruchtung

Die Unterlippe der Goldmelissenblüte dient den bestäubenden *Hummeln*, *Bienen* und *Schwebefliegen* als Anflugplatz.

Samenreife

Die Samenreife der Quirlen am Hauptstengel setzt früher ein als an den Seitenzweigen. Als Durchschnitts-Reifezeit des Samens kann man mit Ende August rechnen.

Ernte- und Sammelgut

Die Drogenbezeichnung heißt *Goldmelissenblätter (Folium Monardae didymae)*, *Goldmelissenblüten (Flos Monardae didymae)*, das ganze blühende Kraut ohne die harten Stengelteile nennt man *Goldmelissenkraut mit Blüten (Herba Monardae didymae cum floribus)*. – Die harten *Stengelteile* werden ebenfalls eingebracht und finden für Badezwecke und zur Likörerzeugung Verwendung.

Erntezeit

Die frischen Blätter der Goldmelisse können den ganzen Sommer über bis vor Einbruch der Fröste, die Blüten zur Zeit der Vollblüte geerntet werden.

Ernte- und Sammelvorschriften

Am vorteilhaftesten und wirtschaftlichsten ist es, die ganze Pflanze zur Zeit der Vollblüte, noch vor Beginn der Samenbildung, mit einer scharfen Sense, Sichel oder Erntemaschine 15 cm über dem Boden abzuschneiden. Die stehengebliebenen Stengel, die nicht zu kurz sein dürfen, treiben bei günstiger, entsprechend feuchter Witterung bald wieder aus, und man darf noch im gleichen Jahr mit einer 2. Ernte, jedoch ohne Samenreifung rechnen. – Die unteren Stengelteile des Erntegutes sollen samt den Blättern abgeschnitten und getrennt getrocknet werden. Es können aber auch die Erntearbeiten in 2 Etappen durchgeführt werden: Beim 1. Gang nimmt man nur die oberen Teile der Pflanze. Dies ist mit der Sichel oder mittels hocheingestellter Erntemaschinen leicht möglich. So werden alle Blüten, der Großteil der Blätter und die weicheren Teile der Stengel und Seitenzweige eingebracht. Beim 2. Durchgang die unteren Teile der Pflanze mit 15 cm Bodenentfernung abschneiden. Durch diese 2 Arbeitsgänge hat man bereits beide Arten der Droge getrennt geerntet. Kraut und Blüten gemeinsam *(Herba Monardae didymae cum floribus)* und die harten Stengelteile mit einem geringen Anteil an Blättern, die separat verarbeitet oder verkauft werden. – Alkoholische Auszüge aus frischen Pflanzen gleich nach der Ernte zubereiten. Ansonsten ist die Gesamternte vorsichtig und bei mäßiger Wärme, nicht über 35 °C, zu trocknen. Im halbtrockenen Zustande zerkleinern, damit die Blattdroge nicht »zerrebelt« wird, dann vollkommen nachtrocknen. Erst jetzt in vor Luftzutritt und Sonnenbestrahlung geschützten Behältern lagern. – Alle vergilbten Blätter und eventuell andere Fremdkörper sind vor der Trocknung zu entfernen. Verunreinigte Droge wird unbrauchbar und unvermarktbar. Bei jeder Drogenbereitung ist äußerste Genauigkeit und Reinlichkeit unbedingt notwendig.

Anbau

Die Goldmelisse liebt sonnigen bis halbschattigen Platz. In bezug auf Boden gehört sie zu den anspruchslosesten Heilkräutern, braucht aber unbedingt eines: viel Feuchtigkeit. Sie ist ein »Kind des Wilden Westens«. Mäßig humoser Boden, durchlässig, ein entsprechendes Sand-Lehm-Gemisch, viel Niederschlag, ansonsten bei anhaltender Trockenheit künstliche Wasserzufuhr – das sind die Umstände, unter denen sie äußerst wuchsfreudig reagiert. Die Vorfrucht ist unbedeutend, jedoch vorangegangene Hackfrucht fördert ein besonders gutes Gedeihen. Stark beanspruchte Böden sollen vor dem Goldmelissenanbau Kompostzufuhr erhalten. Auch Düngung mit altem, verrottetem Stallmist ist möglich. Da Goldmelisse eine ausdauernde Pflanze ist und jahrelang am gleichen Platze stehenbleiben kann, wäre eine gute Bodenvorbereitung mit entsprechender Düngung wirtschaftlich gesehen empfehlenswert. Vor Überdüngung muß jedoch gewarnt werden, weil darunter die Drogenqualität stark leidet. Die Indianernessel ist eben eine anspruchslose Pflanze, und man darf nicht die Quantität der Ernte auf Kosten der Qualität grenzenlos steigern wollen. Dies gilt vor allem im biologischen Heilkräuteranbau. – Goldmelisse kann auf 3fache Weise vermehrt werden: durch Stockteilung, durch Aussaat oder durch Stecklinge. Wählt man die Stockteilung, so werden im Frühjahr, sobald der Boden offen ist, oder im Herbst nach dem letzten Krautschnitt, spätestens in der 1. Oktoberhälfte, 2- bis 3jährige gut entwickelte Stöcke vorsichtig ausgegraben und geteilt. Jeder neue Stock muß wenigstens einen Wurzelhals mit einer Hauptwurzel und den nötigen Faserwurzeln besitzen. Die Auspflanzung erfolgt im Abstand 30 mal 42 cm. Bei Aussaat ins Frühbeet kann man zwischen Frühjahr (März und April) oder Sommer (Juni bis Juli) wählen. 7 bis 10 g Samen genügen für die Bepflanzung von 1 a. Die Jungpflanzen der Frühjahrsaussaat werden nach Möglichkeit schon im August, spätestens aber in der 1. Septemberhälfte ausgepflanzt, die Sommeraussaat hingegen im darauffolgenden Mai. Die Abstände sind wie bei der Bepflanzung durch Stockteilung einzuhalten. Obwohl die Vermehrung durch Aussaat bei Monarda didyma nicht besonders schwierig ist, wird in der Praxis heute dennoch meist die Teilung des Stockes bevorzugt. Vermehrung durch Stecklinge tätigt man im Großflächenanbau kaum.

Saatgut

Das durchschnittliche *Tausend-Korn-Gewicht* beträgt 0,78 g. – Die Samen bleiben 2 bis 3 Jahre keimfähig. – In den letzten Jahren sind von namhaften Saatzuchtbetrieben Samen von solchen Heilkräuterstauden im Handel erhältlich, die man früher nur durch vegetative Vermehrung zum Wachstum brachte. So gibt es jetzt von der Indianernessel eine Staudenzüchtung, die treu aus Samen fällt und auch hochwertige Wirkstoffqualitäten weitergibt. Unter dem Namen *Monarda didyma »Panorama«* im Fachhandel.

Erträge

Die Erträge beim Goldmelissenanbau sind einer Anzahl von Schwankungen unterworfen. Pflanzt man im Herbst, sind im darauffolgenden Erntejahr höchstens 18 t pro ha frisches Kraut-Blüten-Gemisch zu erwarten, bei Frühjahrspflanzung im selben Jahr noch weniger. Vom 2. Jahr an erhält man etwa 35 t frisches Kraut-Blüten-Gemisch, das sind 7 bis 8 t pro ha an Droge. – Der Ertrag an *Flos Monardae didymae* liegt zwischen 2,5 bis 3 t pro ha. – Die Saatguterträge schwanken zwischen 350 bis 400 kg pro ha, aber auch mit niedrigeren muß gerechnet werden.

Für den Heimgarten

Monarda didyma zählt zu den anspruchslosesten Heilpflanzen im Hausgarten. Jeder Platz ist ihr recht, ob trocken oder feucht. Auf trockenem Standort mit viel Sonne muß von Zeit zu Zeit gegossen werden. Ihr Aroma ist hier bedeutend stärker als auf schattigen nassen Stellen. – Für den Anfänger wäre es ratsam, die ersten Pflanzen in einer Staudengärtnerei zu erwerben, wobei auf die Echtheit der Art und auf den Sortennamen *Monarda didyma »Panorama«* zu achten ist. Später können Sie 2- bis 3jährige und ältere Stöcke teilen. Die Vermehrung durch Stecklinge darf Ende Mai vorgenommen werden. Wobei man junge gesunde Triebe dicht über dem Boden abschneidet, in ein Sand-Feinkompost-Gemisch, 1 : 1, an einer schattigen Stelle im Garten gibt, regelmäßig feucht hält. Nach guter Bewurzelung kann bereits auf den endgültigen Standort gepflanzt werden. Diese Jungpflanzen sind aber die ersten Wochen gegen pralle Sonnenbestrahlung abzuschirmen und fortwährend feucht zu halten. Die Abschirmung wird am späten Nachmittag weggegeben und am Morgen wieder angebracht. – Außer den üblichen Gartenarbeiten bedarf die Indianernessel keiner speziellen Fürsorge.

Krankheiten und Schädlinge

Obwohl die Goldmelisse bedeutend widerstandsfähiger als ihre Namensverwandte, die Zitronenmelisse ist, bleibt sie nicht gänzlich vor Pilzkrankheiten bewahrt. Ich selber konnte besonders in niederschlagsreichen Sommern den *Blattfleckenpilz* beobachten, noch öfter aber einen *Stengelparasiten*, der das Welken und Absterben der Triebe herbeiführen kann oder zumindest an älteren und widerstandsfähigen Stengeln dunkle Flecken verursacht, welche die Entwicklung der Pflanze beeinträchtigen. – Fraßschäden von *Raupen* treten gelegentlich auf.

Wirkstoffe

Die Goldmelisse enthält paraffinreiches ätherisches Öl, das hauptsächlich Thymol und Carvacrol beinhaltet, mit einem geringen Anteil von Citral und Citronell als Geruchsträger, und Gerbstoffe. Wissenschaftlich hat man sich mit der Erforschung aller Inhaltsstoffe von Monarda didyma noch nicht eingehendst beschäftigt. Nur so ist es erklärlich, daß die einschlägige Literatur nur kurz berichtet: Inhaltsstoffe: ätherische Öle und Gerbstoffe. Und weiter: Die ganze Pflanze riecht minzeähnlich und schmeckt bitter.

Heilwirkung

Die Goldmelisse wirkt nervenstärkend, beruhigend, wundheilend, blähungstreibend, wurmabtreibend, mild anregend auf die Tätigkeit des Magens und des Darms, verdauungsfördernd, appetitanregend, leicht menstruationsfördernd, fieberstillend, hustenlindernd und stimulierend. Entbehrt alle jene Wirkungen nicht, welche der *Melissa officinalis* zugeschrieben werden.

In der Heilkunde

Die Schulmedizin benützt gegenwärtig Goldmelissendroge nicht. Schwer findet man in einem deutschsprachigen phytotherapeutischen Ratgeber oder Fachbuch für Ärzte und Pharmazeuten diese Heilpflanze. – In der Schweiz hingegen wird Monarda didyma bei Verdauungsstörungen, bei Appetitmangel und als Hustenmittel auch von der Medizin angewandt. Ebenso in Nordamerika sowie in einigen Staaten Südamerikas, besonders in Mexiko. – Wegen der breiten Heilwirkung würde es die Pflanze verdienen, von der Schulmedizin näherhin auf ihre Wirksamkeit untersucht zu werden.

Als Hausmittel

Seit Jahrhunderten war die »Rote Nessel« bei den verschiedensten Indianerstämmen Nordamerikas als Heilpflanze bekannt und viel benützt. Aus ihr wurde auch ein wohlschmeckendes Getränk, bekannt unter dem Namen »Oswego-Tee«, zubereitet. So ist diese in Amerika alte Heil- und Gewürzpflanze in Europa ihrem Verwendungszweck nach noch sehr jung. Obwohl in vielen Gärten als geschätzte Zierpflanze oftmals anzutreffen, wissen die wenigsten Gartenbesitzer von ihrer Heilanwendung. Überall dort, wo man davon Kenntnis hat, will man sie nicht mehr missen. – Es gibt über sie auch sehr wenige literarische Quellen und Informationen. Was wir diesbezüglich vorfinden, stammt größtenteils aus der Schweiz. Ich bin fest davon überzeugt, daß in der Richtung in Österreich und Deutschland ein wahrer Nachholbedarf besteht. Die Goldmelisse ist eine in jeder Hinsicht liebenswürdige Heil- und Gewürzpflanze, die ihrer Namensschwester, der Zitronenmelisse, nicht nachsteht, sie an »Spezialaroma« sogar übertrifft und es ihren Wirkungen nach verdient, allgemein bekannt und benützt zu werden. Der Naturinstinkt und die jahrhundertealte Erfahrung der Indianer gibt Gewähr dafür, daß die Volksmedizin und Naturheilkunde Europas gut beraten ist, die Goldmelisse unter ihre Heilkräuter aufzunehmen. – In der Anwendung von Monarda didyma unterscheidet man: reine Blütendroge, reine Blattdroge und Krautdroge. Unter der letzten Bezeichnung versteht man die ganze blühende Pflanze ohne starke Stengelteile. Ein wesentlicher Unterschied in der Wirkung besteht kaum, mit Ausnahme, daß reine Blütendroge in Haushaltsteemischungen noch aromatischer schmeckt und sehr beruhigend wirkt. »Einen goldenen Weg der Mitte geht«, wer Krautdroge verwendet. Darin sind sowohl Blüten wie Blätter, aber auch die oberen weichen Stengelteile enthalten. – So wird Goldmelissentee zubereitet: Egal welche Pflanzenteile man einsetzt, Menge, Zubereitungsart und

Dauer bleiben gleich. 2 Teelöffel der frischen oder getrockneten zerkleinerten Pflanze werden mit $^1/_4$ l kochendem Wasser übergossen; zugedeckt 15 Minuten ziehen lassen, abseihen, langsam und schluckweise trinken. – Wichtig ist, daß man dabei beachtet: Zur Stärkung des Magen-Darm-Traktes und zur Förderung des Appetites und der Verdauung nimmt man den Tee kalt ein. Unter kalt ist »Zimmertemperatur«, das sind zirka 15 °C, zu verstehen. Bei Nerven-, Nieren- und Harnwegleiden wird der Tee gut warm, aber nicht übermäßig heiß getrunken. Bei Erkrankungen der Atemwege, vor allem bei Husten und Heiserkeit, so heiß wie möglich. – Goldmelissentee findet in der Volksmedizin weiters bei folgenden Leiden Anwendung: Schlecht heilende, vor allem schmerzende alte Wunden werden mit Goldmelissentee ausgewaschen. Nicht abtrocknen, sondern eintrocknen lassen. Dann Ringelblumen-, Beinwell- oder Goldmelissenblüten-Salbe auflegen (siehe »Auszüge«: Zubereitung von Goldmelissensalbe). – Bei seelischer Unruhe oder Angstzuständen trinkt man morgens und abends täglich 1 Tasse Goldmelissenblütentee 3 Wochen lang. Setzt einige Tage aus, um neu zu beginnen. – Zur milden Anregung der Magen- und Darmtätigkeit und zur Förderung des Appetites nimmt man einige Tage hindurch täglich $^1/_2$ Stunde vor dem Essen je 1 Tasse Goldmelissenblüten- oder -krauttee. Der gleiche Tee ist kurz nach dem Essen zur Einleitung der Verdauung, bei Verdauungsbeschwerden zu empfehlen. – Zur Menstruationsförderung, besonders junge Mädchen in den Entwicklungsjahren, sollte man je nach Bedarf 3 Wochen lang täglich früh und abends je 1 Tasse warmen Goldmelissenkrauttee trinken.

In der Tiermedizin

Goldmelissentee wirkt sehr beruhigend. Er eignet sich ausgezeichnet für Zuchttiere, die Nachwuchs erwarten, als tägliche Tränke. Auch Ziervögeln und Hühnern kann er verabreicht werden. – 2 Teelöffel der Droge für $^1/_4$ l kochendes Wasser. Im Aufguß zubereitet. 15 Minuten ziehen lassen. Kann auch verdünnt gegeben werden. Die Tagesmenge richtet sich nach der Größe der Tiere. – Kaninchen, Schafen, Ziegen, Rindern und Pferden sollte man blühendes Goldmelissenkraut unter das Futter mischen.

In der Homöopathie

Die homöopathische Essenz *Monarda* wird aus der frischen blühenden Pflanze zubereitet. – 3mal täglich 15 Tropfen der Urtinktur bei hartnäckiger Bronchitis, bei Verdauungsbeschwerden und bei unregelmäßiger Menstruation einnehmen.

In der Küche

Frische Monardenblätter können vom Frühjahr bis in den Herbst hinein als Gewürz in die Diätküche verwendet werden. Sie verleihen den Speisen einen erfrischend-aromatischen Geschmack, wirken appetitanregend und beseitigen Eßunlust. Sie sind vor allem für Galle- und Leberdiät zu empfehlen, passen zu Kalbs- und Schweinefleisch, zu Karpfen und Lammbraten. Feingehackt werden die Blätter Salatsaucen beigegeben. Unter Obstsalate gemischt, verleihen sie diesen eine besondere Note. Mit frischen Blütenblättern garniert, wird die Wirkungskraft des Aussehens erhöht. – Als Beigabe von Eintopfgerichten, Kartoffel- oder Gemüsesuppen dürfen Monardenblätter nicht mehr mitgekocht werden. Erst wenn alles gar ist, fügt man sie hinzu und läßt den zugedeckten Topf, vom Feuer weggezogen, noch einige Zeit stehen.

Für die Körperpflege

Am Abend, 1 Stunde vor dem Schlafengehen, 1 Tasse Goldmelissenblütentee getrunken, entspannt und verleiht dem Gesicht am nächsten Morgen ein frisches, ausgeruhtes Aussehen. Die Wirkung kann noch gesteigert werden, wenn man ein doppeltes Quantum Blütentee zubereitet, die eine Hälfte trinkt, mit der anderen das Gesicht langsam und gründlich ohne Verwendung von Seife wäscht. Danach nicht abtrocknen, sondern, in der Nähe des Ofens sitzend, von selbst eintrocknen lassen. – Zur Hautpflege wäre außerdem Monardenöl (siehe »Auszüge«) sehr zu empfehlen.

Auszüge

Monardenessig ist ein würziger Essig für ausgefallene Gerichte. Kann aber auch als Beigabe zu Bädern und Waschungen verwendet werden. Man pflückt Goldmelissenblätter kurz vor der Blüte, legt sie in ein Glas, zerdrückt sie mit einem Holzlöffel und bedeckt sie mit Weinessig. Für 1 l Essig braucht man 200 g Blätter. Das Glas gut abschließen und 6 bis 8 Wochen lang bei normaler Zimmerwärme ruhen lassen. Nun kann man den Essig abseihen und in weiße Flaschen füllen. Pro Flasche gibt man 1 blühendes Monardenzweiglein, das einige Zentimeter kürzer als die Flasche sein soll, hinein. Dadurch wird nicht nur der Geschmack gestärkt, sondern diese Abfüllung wirkt auch für das Auge schön. Die Flaschen verkorken und dunkel lagern. In der »guten alten Zeit« hat man sehr viel Kräuteressig verwendet. Einige Tropfen Monardenessig auf einen kalten Braten gegeben, schmeckt ausgezeichnet und ist vor allem gesund. 1 Eßlöffel dieses Essigs einem Glas warmen Wasser beigefügt, eignet sich vortrefflich zum Gurgeln und Mundausspülen. – *Monardenöl* ist ein vorzügliches Hautpflegemittel. Für das Gesicht, aber auch für die Körperhaut wirkt dieses Kräuteröl reinigend, erfrischend und stärkend. Man sammelt die oberen blühenden Zweige der Pflanze, zerkleinert sie. 125 g Pflanzenteile für $^1/_2$ l kalt gepreßtes Olivenöl, 14 Tage lang verschlossen ins Fenster stellen. Abseihen, den Rückstand gut auspressen und das gewonnene Öl in Flaschen füllen. Verschließen; dunkel und kühl lagern. – *Monardentinktur* ist der alkoholische Auszug. Die Zubereitung wäre die gleiche wie beim Monardenöl. Anstatt dem Öl verwendet man 50%igen Obstbrand. Durch die bewußte Verwendung eines verhältnismäßig minderprozentigen Ansatzalkohols erhält man einen sehr aromatischen Auszug, der bei der Verwendung nicht mehr verdünnt werden braucht. Davon 1 kleines Stamperl $^1/_2$ Stunde vor dem Essen eingenommen, wirkt appetitanregend. Monardentinktur kann aber auch zur Hautpflege verwendet werden. Nach dem Bad oder der Waschung damit einreiben. – *Goldmelissensalbe:* 100 g Goldmelissenblüten, frisch oder getrocknet, werden vorbereitet. 200 g Schweinefett (Darmfett) gut erhitzen, dann 100 g Schaftalg und 100 g Bienenwachs dazugeben und flüssig machen. Auf Sparflamme stellen, einen zirka 1 cm hohen Drahtrost zwischen Platte und Geschirr schieben und die Blüten unter beständigem Umrühren gut im flüssigen Fett verarbeiten. Dient zur Behandlung schlecht heilender, vor allem schmerzender alter Wunden.

In der pharmazeutischen Industrie

Vor allem in den USA wird die frische, blühende Pflanze in pharmazeutischen Betrieben gemeinsam mit Königskerzenblüten zu Präparaten, die gegen Bronchitis angewandt werden, verarbeitet.

Aus meiner Erfahrung

Ein ausgezeichnetes Badewasser erhält man: 30 g Goldmelissenblüten und 20 g Königskerzenblüten werden mit 1 l kochendem Wasser übergossen. 20 Minuten ziehen lassen, abseihen und dem Badewasser beigeben. – Ein warmes Bad mit dem genannten Kräuterzusatz beschleunigt die Körperreaktion, weil die Wirkstoffe zum Teil durch die Haut aufgenommen werden. Fügt man zusätzlich noch 100 g Ameisenspiritus (aus der Apotheke) hinzu, wird die Hautdurchblutung erheblich verbessert, der Kreislauf gestärkt. Hilft besonders bei kalten Händen und Füßen, bei Nervosität, aber auch zur Linderung von Rheumaschmerzen. Eine darauffolgende Einreibung mit Monardenöl wirkt günstig.

Nicht übersehen

Nicht nur die Goldmelisse, sondern auch alle anderen Lippenblütler besitzen in Blättern und Blüten in mehr oder weniger starkem Ausmaß ätherische Öle. Diese wirken nicht nur als Duftstoffe, sondern verleihen den Speisen und Auszügen erst den vollendeten Geschmack. Deswegen werden die Pflanzenteile nur bei sonnigem und nie bei trübem oder regnerischem Wetter gesammelt. Sie dürfen nicht taufeucht sein. Das Erntegut wird nie in der prallen Sonne getrocknet, weil hier die ätherischen Öle flüchtig werden, sondern dies erfolgt im Schatten. Nach der Trocknung in gutschließende Gefäße geben. Nicht frei und offen liegen lassen. – Bei unsachgemäßer Behandlung bleiben nur mehr die Bitterstoffe zurück, und die zubereiteten Tees und Auszüge schmecken bitter. – Noch ein wertvoller Hinweis speziell für Goldmelisse: Einige Zweiglein frischer, blühender Monarden, ins Trinkwasser gelegt, erhöhen die Frische und die reinigende Wirkung für den Darm.

Naturschutz und gesetzliche Bestimmungen

400 Jahre Heimatrecht in Europa. Das könnte gefeiert werden. Gilt für die »Indianernessel«, die Goldmelisse oder Monarde. Auch wenn sie bei uns nur selten in der freien Natur anzutreffen ist, würde die Heilpflanze es verdienen, in unseren Gärten häufiger gezogen zu werden. In Kräutergärten darf sie nicht fehlen. Sie ist leicht zu ziehen. Bringt Abwechslung ins Haus und fördert die Liebe zu allen Pflanzen. Liebe ist der Grundstein jedes Pflanzenschutzes. Im September besichtigte ich in der Schweiz, in der Nähe von Luzern, auf 1167 m Höhe eine Goldmelissenkultur von beachtlicher Ausdehnung. Im Kräutergarten der Hildegardschwestern im Kloster Maria-Rickenbach. Drei Kräuterschwestern betreuten die Kulturen ums Kloster. Sie waren gerade dabei, die Blüten der Monarda zu sammeln. »Mit den Schwarzen Johannisbeeren vergoren, dienen die Blüten zur Herstellung eines beliebten Klosterschnapses«, sagte die Nonne zu mir. Daneben standen graublaue Inseln wie Bergriesenkuppeln – umhüllt vom tiefdunklen Lavendelblau. Verschenkten ihren den ganzen Körper mit Wohlgefühl durchdringenden Duft. Mein Blick schwankte unentwegt hin und her, vom Grün-Rot der Indianernesseln zum Lavendel-Farbenzauber. Ich verspürte, was es heißt, Kräuter mit Liebe zu ziehen. Ein Kräuterheger ist ein großartiger Naturschützer.

Aus meiner Kräuterapotheke

Blähungen entstehen durch Luftansammlungen im Leib. Die Ursache können unbewußtes nervöses Luftschlucken, aber auch blähende Speisen, Mangel an Verdauungssäften und Verkrampfungen im Bauch sein. – Folgende Teemischung, durch Aufguß zubereitet (2 Teelöffel der Droge für ¼ l kochendes Wasser, 15 Minuten ziehen lassen, abseihen), je nach Bedarf einige Tage hindurch früh und abends 1 Tasse temperiert getrunken, schafft Abhilfe. Goldmelissenkraut 3 Teile, Pfefferminzblätter 2 Teile und Kümmelsamen 1 Teil.

Altbewährte Rezepte

Zur Anregung der Magen-Darm-Tätigkeit: Das Grundübel der Magen- und Darmträgheit kann vielseitig sein, wie langandauernde sitzende Beschäftigung, wenig Bewegung, zuwenig Rohkost. Die Ursachen zu ergründen und zu beheben muß Hand in Hand mit einer Teekur gehen. – 1mal im Monat, 1 Woche lang, kann diese *Kur* sehr empfohlen werden: Blühendes Monardenkraut (frisch oder getrocknet) 75 g, Thymian 50 g, Tausendguldenkraut 25 g, Brombeerblätter 25 g und Kalmuswurzel 25 g. 2 Teelöffel der Mischung in ¼ l kaltem Wasser zustellen, kurz aufkochen, 20 Minuten zugedeckt ziehen lassen, abseihen. Morgens nüchtern, mittags und abends je ½ Stunde vor dem Essen trinken.

Zur Förderung des Appetites: Unlust, ja sogar Ekel vor Speisen, kann neben seelischen Ursachen auch die Folge von Erkrankungen der Verdauungsorgane oder Blutarmut sein. Wird dies nach ein bis zwei 3wöchigen Teekuren nicht besser, ist unbedingt ein Arzt aufzusuchen. – *Teemischung* wie folgt: Goldmelissenkraut 50 g, Anis 35 g, Bibernellenwurzel 35 g, Engelwurzwurzel 35 g, Enzianwurzel 15 g, Lavendelblüten 15 g und Schafgarbe 15 g. Zubereitungsweise und Anwendung wie oben.

Zur Einleitung der Verdauung, bei Verdauungsschwierigkeiten: Unter Verdauungsstörungen versteht man eine Reihe von Erkrankungen im Magen-Darm-Trakt wie: *Magendrücken, Aufstoßen, Durchfall, Verstopfung* (wobei sich beide Erscheinungen in kurzen Intervallen abwechseln können), *Übelkeit* und *Erbrechen* oder *Brechreiz.* Die Ursache können Ernährungsfehler, Alkoholmißbrauch oder Magen-Darm-Krankheiten sein. Hier gilt die gleiche Regel wie oben. Tritt nach ein bis zwei 3wöchigen Teekuren keine sichtbare Besserung ein, muß der Arzt zu Rate gezogen werden. Gemeinsam mit der Kur soll wöchentlich ein Fasttag abgehalten werden. Meiden von Alkohol und Umstellung der Lebensgewohnheiten. – *Teemischung:* Goldmelisse 50 g, Rosmarin 35 g, Koriander 25 g, Beifuß 25 g, Johanniskraut 25 g, Kümmel 25 g und Salbei 15 g. 2 Teelöffel für 1/4 l Wasser. Abbrühen, zugedeckt 15 Minuten ziehen lassen, abseihen. Kurz nach dem Essen trinken. Tagesration 3 Tassen.

Für junge Mädchen in den Entwicklungsjahren zur Förderung der Menstruation: Goldmelisse 75 g, Kamille 35 g, Fenchel 30 g und Schafgarbe 25 g. 2 Teelöffel der Mischung mit 1/4 l kochendem Wasser abbrühen, 15 Minuten zugedeckt stehen lassen. Abseihen. 1 Monat lang täglich abends 1 Stunde vor dem Schlafengehen 1 Tasse langsam, mäßig warm und schluckweise trinken.

Planetarische Übereinstimmung

Die Monarde steht mit der *Sonne* in Übereinstimmung. – Die Sonne ist das »Herz des Himmels«. Auf unseren eigenen menschlichen Leib bezogen, ist das Herz die »Sonne des Körpers«. Ihre Wärme und ihr Licht wirken sich auf alle Planeten aus. Aber auch im menschlichen Körper beherrscht sie des Blutes Kreislauf, die Funktionsfähigkeit der Augen und des Gehirns.

Pflanzencharakter und Menschentyp

Pflanzencharakter: Lippenblütler sind Pflanzen des Wärmehaften. Zu ihrer Familie zählen fast durchwegs Gewürzkräuter und Heilpflanzen, fast keine Zierpflanzen. Wenn, dann sind sie als solche kaum von Bedeutung, so wie die Indianernessel oder Goldmelisse. *In der mittleren Zone der Pflanze, im Blattgebiet, vollzieht sich das Wärmewirken, das sich dann auf die Blüten überträgt. So sind Blätter und Blüten die Träger der Heilkraft, die anregend, erwärmend ist, die »Ich-Tätigkeit« fördernd und unterstützend.*

Menschentyp: In der Goldmelisse vereinen sich zwei Hauptwirkstoffe: ätherisches Öl und Gerbstoffe. Ihr gemeinsamer Schwerpunkt liegt in der Tätigkeit der »Ich-Organisation« und erstreckt sich vom Unterleib über den Magen-Darm-Trakt bis zu den Atemwegen. Introvertierte Menschen, die an Wetterfühligkeit leiden – eher einer Charakterschwäche als klimatischen Schwankungen und Spannungen der Atmosphäre zuzuschreiben –, somit leicht aus dem seelischen Gleichgewicht geworfen werden. Das ist der Monarden-Typ. *Diese Pflanze öfters als Tagesgetränk genossen, festigt das »Ich«, gleicht Schwankungen aus.* Stellt das nötige innere Gleichgewicht wieder her.

Pflanzensympathie

Da Monarden in unseren Breiten reine Kultur- und Gartenpflanzen sind und wildwachsend kaum vorkommen, ist in bezug auf Pflanzensympathie ein anderer Maßstab anzulegen. Die Erfahrung lehrt, daß sie nicht nur gut zu den folgenden vier Pflanzen passen, sondern sich »glänzend mit ihnen zusammenfügen«: mit der *Sibirischen Schwertlilie (Iris sibirica),* die zwischen 40 und 80 cm hoch wird und am besten auf feuchten unkultivierten Standorten gedeiht; mit der *Taglilie (Hemerocallis fulva),* in orangeroten, braunen und gelben Farbtönen. Sie besitzt keine Wurzelknollen, sondern »Wurzelblätter« und vermehrt sich von selbst; und mit dem *Großen Mädesüß (Spiraea ulmaria),* einer wertvollen Heilpflanze (siehe »Mädesüß«, Band 3). Eine ausgesprochene Vorliebe aber hat die Monarde für den *Lavendel (Lavandula officinalis).*

Pflanzenantipathie

Die Goldmelisse ist eine sehr »verträgliche« Pflanze. Die *Quecke (Graminis repens),* diese Beobachtung habe ich wiederholt gemacht, bringt die Monarde jedoch zum Verschwinden. – Neben *Herzgespann (Leonurus cardiaca)* verkümmert sie und stirbt langsam ab. Dies aus meiner Erfahrung.

Nebenerscheinungen

Obwohl Goldmelisse unbedenklich genommen werden kann, ist bei alter, länger als 1 Jahr gelagerter Droge Vorsicht geboten, da die Geruchsträger leicht verflüchten und dadurch die stimulierende Wirkung verlorengeht. Schädlich ist sie deswegen nicht, nur weniger wirksam.

Goldrute, Echte

Solidago virgaurea
Korbblütler
ausdauernd

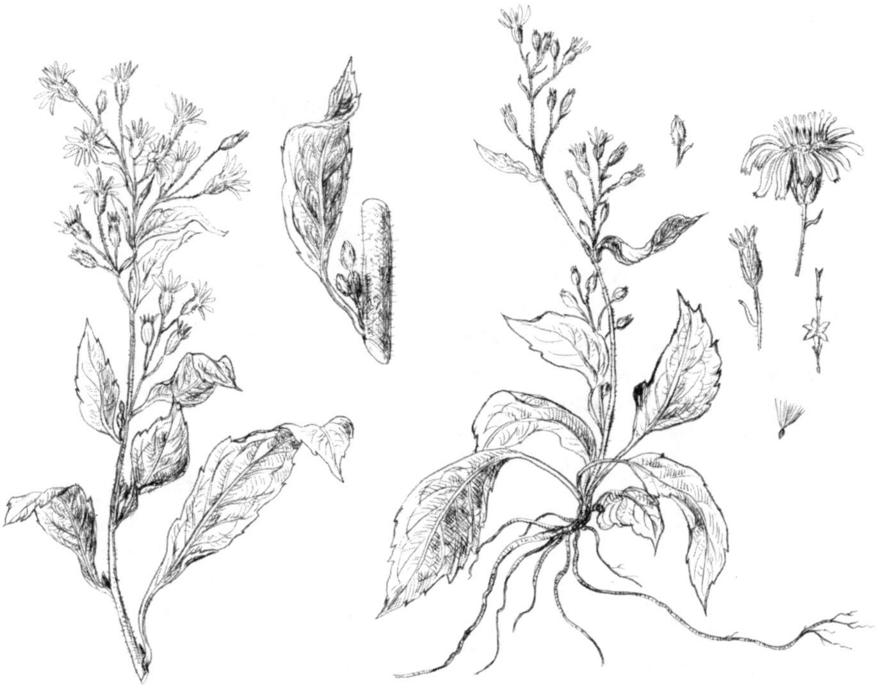

Kurz gefaßt

Aussehen: Aufrechter, markiger Stengel, am oberen Ende verzweigt. 60–100 cm. Blätter lanzettlich, zum Stengelende hin verjüngend. Blüten goldgelb in endständigen Traubenrispen. 7–10. *Vorkommen:* Trockene Stellen. *Verbreitung:* In ganz Europa ohne Mittelmeerraum. *Heilkräftige Pflanzenteile:* Ganzes Kraut ohne unteren Stengelteil. *Heilanzeige:* Nieren, Harnwege, Gicht, Rheuma, Haut, Atemwege.

Volkstümliche Bezeichnungen

Bettstroh, Braunstengel, Fedderkraut, Fiewerblume, Fuchsschwanz, Gäle Himbekneb, Gartheil, Gelbe Laibli, Gelbe Rafel, Gemeine Goldrute, Goldblume, Goldne Jungfrau, Goldraue, Goldraute, Goldruthe, Goldwundkraut, Güldenraute, Güldenwundkraut, Haalschwonnekraut, Heftkraut, Heidengoldkraut, Heidnisch Schwummchrut, Heidnisch Wundchrut, Heidnisch Wundkraut, Heidnisch Wundkrout, Heilisch Wundkraut, Heilwundkrut, Heirischwumchrut, Heydnisch Wundtkraut, Himmelbrand, Kattensteert, Katzenschwanz, Kranzgras, Machtheil, Machtheilkraut, Mägdehülle, Ochsebrot, Ochsenbrot, Peiterstaf, Petrusstab, Pferdekraut, Pferdskraut, Ringelrose, Rotlaufkraut, St.-Peter-Stab, Schoßchrut, Schoßkraut, Schwalwewurzel, Steingünsel, Stockschwungchrut, Stopfzu, Stopparsch, Stoppsloch, Ungesegnetkraut, Ungsendkraut, Unsegenkraut, Vieharznei, Visselnkrut, Waldkraut, Welde Goldrägen, Wilde Goldrute, Wohlriechende Goldrute, Wundkraut, Wundkrut, Wundrosekraut, Zähnwehkraut.

Namenerklärung

Im 16. Jahrhundert wurde *Solidago* als Bezeichnung für verschiedene Heilpflanzen verwendet, die man zum Ausheilen von Wunden einsetzen konnte. Das Wort selbst kommt vom lateinischen »dicht machen« oder »zusammenfügen« und steht in engem Zusammenhang mit den heilkräftigen Eigenschaften der Pflanze, die sich vor allem auf Haut und Harnwege beziehen. Diese Bezeichnung wurde auf die Goldrute, die damals unter dem Namen *Virga aurea* bekannt war, übertragen. – 1737 leitete Linné diesen zweigliedrigen Namen für die Gattung ab. Er übernahm *Solidago* und benutzte im Jahre 1753 *virgaurea*, viersilbig, als Artnamen in der Gattung. – Der deutsche Name *Goldrute* ist die wortwörtliche Übersetzung von *virga* = Rute und *aureus* = golden, als Hinweis auf die Erscheinungsform der Blüten. *Rute* wegen der Ähnlichkeit des schlanken Stengels. – *Echte* drückt den Unterschied zu anderen Goldrutenarten aus, die nicht als Heilpflanzen Verwendung fanden.

Kulturgeschichte

Die Goldrute war früher als Heilpflanze in den Pharmakopöen verzeichnet. Bei den Germanen stand sie als Wundkraut an erster Stelle. Jedoch erst im Mittelalter finden wir genaue Angaben über ihre Verwendung als Arzneipflanze. Arnaud de Villeneuve, ein katalanischer Arzt und Theologe (1240–1311), berichtet, daß ein Mann, der vom Blasenstein arg geplagt war, nach 9 Tagen Anwendung eine ganze Handvoll Harngrieß abgab. Auch Martin Luther soll die Goldrute verwendet haben. Zeitweise stand sie als Helferin bei den gefürchteten Krankheiten Wundrose und Rotlauf hoch in Ehren. Übel, die dem »Bösen« ihrer Ursache nach zugeschrieben wurden. Daher heute noch der Volksname *Ungesegnetkraut.*

Herkunft

Die Echte oder Wilde Goldrute ist in Mittel- und Osteuropa beheimatet.

Verbreitungsgebiet

Gesamteuropa ohne Mittelmeerraum, Nord- und Westasien, Nordafrika.

Verbreitungsgrad

Die Echte Goldrute ist *verbreitet oder zerstreut* zu finden. Ihr Vorkommen kann aber *nicht als häufig* bezeichnet werden. Im Mittelmeerraum, im hohen Norden und in höheren Gebirgen fehlt sie gänzlich.

Standort

Die Echte Goldrute kommt in gemäßigten und gemäßigt-kalten Gegenden Europas auf trockenen oder frischen, humosen Böden vor. Bevorzugt lichte Wälder, trockene Waldböden, Heiden, Weiden, Felsen, Gesträuch und Hecken. Man sieht sie jedoch gelegentlich auch an Grabenrändern und sogar auf moorigen Wiesen. Von der Ebene bis in die subalpine Stufe der Alpen. Tritt in einer niedrigen Abart bis zu 2 500 Meter Höhe auf. Lebt in den Wäldern oft in Gesellschaft des Weidenröschens.

Merkmale

Der kurze *Wurzelstock* ist von walzenähnlicher Form, knotig und schräg aufsteigend. Die Wurzeln reichen bis zu 1 m tief in den Boden. Der *Stengel* rund, gestreift und markig, unten von brauner, violetter, purpurner Farbe, im oberen Teil verzweigt und kurz behaart. Die wechselständig angeordneten *Blätter* sind unten gestielt und oben fast sitzend. Die goldgelben *Blüten* stehen in einfachen Trauben, aber ebenso in Rispentrauben, in zahlreichen Körbchen mit 6 bis 12 Zungenblüten, die länger und ausgebreitet sind. Sie überragen die linealischen, grünlichgelben Hüllblätter. Die Echte oder Wilde Goldrute bildet eine Staude bis zu 1 m *Höhe*, gelegentlich auch darüber hinaus. Der *Geruch* ist angenehm, aromatisch und duftend. Der *Geschmack* der nektarreichen Blüten leicht süßlich, honigähnlich, jener der Blätter hingegen ziemlich bitter, scharf und leicht beißend.

Verwechslungen

Man muß achtgeben, die Echte Goldrute nicht mit *anderen Korbblütlern* zu verwechseln. Hat man sie erst einmal richtig kennengelernt, indem man sich die Merkmale gut einprägt, wird man sie nie mehr vergessen.

Die üppig geschlossene Rute dient als sicherstes Erkennungsmerkmal. – Ansonsten sind Ähnlichkeiten vorhanden mit dem *Fuchs-Greiskraut (Senecio Fuchsii).* Kommt in ganz Mitteleuropa häufig, manchmal massenhaft auf Kahlschlägen, in krautreichen Mischwäldern und in den Alpen bis 2 000 m Höhe vor; erreicht eine Größe von 60 bis 150 cm. – Sehr ähnlich ist das *Hain-Greiskraut (Senecio nemorensis),* das gelegentlich in den Bergmischwäldern auftritt. – In den Südalpen, im Apennin, in den Cevennen und im Zentralalpenplateau ist das *Dostblättrige Greiskraut (Solidago cacaliaster)* anzutreffen.

Verwandte Arten

Die Gattung *Solidago* aus der großen Familie der Korbblütler zählt etwa 100 Arten. Ihre Heimat ist Nordamerika. Als europäische Pflanze gilt nur die *Solidago virgaurea* mit ihren verwandten Arten.

Alpen-Goldrute (Solidago alpestris): Ist der Echten Goldrute sehr ähnlich, aber von niedrigerem Wuchs. Kommt im Zwergstrauchgebüsch, auf Hochstaudenfluren, Bergwiesen vor. Kalkmeidende Heilpflanze, die genauso wie die Echte Goldrute eingesetzt werden kann. Beheimatet in den Vogesen, im Schwarzwald, im Böhmerwald und in den Alpen. – Übrigens eine interessante Gartenpflanze.

Kanadische Goldrute (Solidago canadensis): Stammt aus dem östlichen Nordamerika und wurde von John Tradescant im Jahre 1648 nach England gebracht. Hat sich in Europa eingebürgert. Kommt vielfach verwildert vor: gilt erst seit zirka 100 Jahren als Gartenflüchtling. Ist eine ausgezeichnete Bienenweide. Trägt unzählige kleine Blütchen, bei denen die Zungenblüten nicht länger als die Scheibenblüten sind. Häufig und massenhaft in Auwäldern, auf Bahndämmen und Böschungen anzutreffen. Wird gelegentlich auch in Gärten gezogen. Höhe 100 bis 150 cm. – Ihr Heilwert ist umstritten. Laut Literaturangaben wurde sie von den Indianern zum Heilen von Schlangenbissen verwendet.

Riesen-Goldrute (Solidago gigantea): Wird als Zierpflanze in den Gärten kultiviert. Erreicht eine Höhe bis 250 cm und darüber hinaus. Vermehrt sich durch Ausläufer sehr rasch auf vegetativem Wege. Blüht sehr spät und stellt daher nicht nur eine reiche, sondern auch eine wertvolle Bienenweide dar. – Ihrer Heilwirkung nach soll die aus Amerika importierte Droge der *Solidago virgaurea* nicht nachstehen, weil die dort gezogenen Pflanzen reich an Saponin und ätherischen Ölen sind, was sicher klimabedingt zu erklären wäre. Aber auch die bei uns gezogene *Solidago gigantea* hat sich als Gurgeltee bei Hals-, Rachen-, Mandel- und Mundhöhlenentzündungen bestens bewährt.

Zwerg-Goldrute (Solidago cutleri): Findet sich häufig in Steingärten. Bildet kleine reichverzweigte Büsche mit hellgelben Blüten in zahlreichen Doldenköpfchen.

Sumpf-Goldrute oder Grasblättrige Goldrute (Solidago graminifolia): Zierpflanze mit dünnen, aber sehr festen Stengeln und ganz spitzen, schlanken Blättchen. Die Blüten stehen in anmutigen kleinen Büscheln vereint. Wird etwa 1 m hoch.

Blütezeit

Juli bis Oktober.

Befruchtung

Bei der Solidago virgaurea mit ihren niedrigen verwandten Arten sind die langen zungenförmigen Randblüten der Köpfchen rein weiblich, die 5zipfeligen Röhrenblüten der Mitte hingegen zwittrig. Die Staubbeutel, zur Röhre verklebt, ragen aus ihnen weit heraus. Der Griffel bürstet mit den Fegehaaren den Pollen heraus. Er bewirkt auch, daß sich die beiden Narbenäste, die nur auf der Innenseite belegt werden können, später auseinanderspreizen. In der Tiefe der Einzelblüten finden Insekten den Nektar. Bei der Suche führen sie die Befruchtung durch. Es sind dies *Bienen, Fliegen, Käfer* und *Schmetterlinge.* In erster Linie aber die Immen. Mit Recht gelten alle Goldruten-Arten als vorzügliche Bienenweide, und Wanderimker suchen sie gerne mit ihren Völkern auf. – Die Goldruten sind sowohl Pollen- als auch Nektarspender. In Anbaugebieten der Solidago virgaurea wurden Honighöchstwerte von

179 kg pro ha erreicht. Die mittlere Zuckerkonzentration betrug 38%, bei einem Zukkerwert von 0,34 mg. Die Farbe des Honigs ist gelb bis bräunlich. Der Geschmack stark aromatisch. Die Zusammensetzung besteht aus mehr Frucht- als Traubenzucker und wenig Rohrzucker.

Samenreife

Die Samenreife ist unregelmäßig und zieht sich bedingt durch die lange Blütezeit über Monate hinaus, von August bis Oktober.

Ernte- und Sammelgut

Gesammelt und geerntet wird das ganze Kraut ohne verholzte Teile, zu Beginn der Blüte. Die Drogenbezeichnung lautet *Goldrutenkraut (Herba Solidaginis virgaureae).*

Erntezeit

Die beste Erntezeit ist zu Beginn der Blüteperiode. Sie beginnt normalerweise in der ersten Augusthälfte, obwohl die Pflanze oft bis spät in den Herbst hinein erblüht. Vor späteren Ernten ist abzuraten, denn sie bringen minderwertiges Erntegut.

Ernte- und Sammelvorschriften

Die unteren Teile der Heilpflanze sind entsprechend verholzt. Deswegen darf sie nicht einfach dicht über dem Boden abgeschnitten werden. Bei maschinellem Ernteeinsatz sollen 30 cm der Stengel stehenbleiben. In einem 2. Arbeitsgang, der erst im Spätherbst durchgeführt werden soll, sind die Stoppeln abzumähen, können jedoch liegenbleiben. Werden sie klein gehäckselt, so ergibt dies gleichzeitig eine gute Düngung. Das spätere Abmähen oder Abschneiden der Restpflanze wird damit begründet, daß dadurch die Säfte in die Wurzel zurückkehren können und somit den gesamten Wurzelstock festigen, was für die Lebensdauer, die Entwicklung und somit für die Ertragsleistung jedes einzelnen Stockes für die nächsten Jahre von Bedeutung ist. – Bei der manuellen Ernte nimmt man vor allem die Blütenregion der Pflanze. Schneidet etwa in halber Stengelhöhe ab und breitet das Erntegut in lockerer Schicht zum Trocknen auf. Das kann in vor direkter Sonnenbestrahlung geschützten Schuppen oder Scheunen erfolgen. Bei künstlicher Trocknung darf die Temperatur 35° C nicht überschreiten. Bei zu hoher Trocknungstemperatur ändert sich die gelbe Farbe der Blütenteile leicht in Braun. Somit wird die Droge unschön, verliert nicht nur an Aussehen, man muß auch mit Qualitätsminderung rechnen. Das getrocknete und kleingeschnittene Kraut soll in gutschließenden Gefäßen, geschützt vor Licht, Feuchtigkeit und Insekten, aufbewahrt werden.

Anbau

Karge, sandige, lockere Böden mit entsprechend viel moderig-humosen Anteilen werden von der Echten Goldrute bevorzugt. Wobei zu beachten ist, daß die Pflanze sowohl in kalkarmer wie auch kalkreicher Erde gedeiht. Trockenheit schadet ihr nicht. Die Natur hat selbst dafür vorgesorgt. Die über 1 m lang werdenden Wurzeln reichen tief in den Boden hinein. Sie durchdringen die verschiedensten Schichten und finden immer noch soviel Wasser, wie sie in ihrer Bescheidenheit und Anspruchslosigkeit brauchen. Wegen der langen Wurzeln eignet sich Solidago zur Bepflanzung von Böschungen vorzüglich und dient so zur Bodenfestigung. Die Pflanze gedeiht in der Sonne und im Halbschatten, bevorzugt jedoch vollsonnigen Standort. – Entschließt man sich, die Echte Goldrute in Kultur zu nehmen, wird man zuerst überlegen müssen, ob man ein eigenes Feld anlegen soll, also eine Kulturfläche dafür verwendet, oder ob irgendeine landwirtschaftlich noch nicht genutzte Brachfläche zur Verfügung stünde. Dies können Waldränder, Böschungen, aufgelassene Sandgruben oder ähnliches sein. Im letzteren Falle wird nach einem ausgiebigen Regen der frisch geerntete Samen an Ort und Stelle breitwürfig ausgesät. Falls sich die Fläche dafür eignet, ist ein Säen in Reihen ratsamer. Man achte darauf, daß zwischen den Beetreihen ein Arbeitsweg frei bleibt. – Wird eine eigene Feldkultur angelegt, ist jene Vorgangsweise die beste: den Samen im Herbst oder im zeitigen Frühjahr auf zirka 70 bis

100 cm breiten Beeten aussäen und dazwischen ebenfalls einen Arbeitsweg frei lassen. Man erleichtert sich dadurch die künftigen Arbeiten, vor allem das Abschneiden der Pflanzen und das Einbringen der Ernte. – Auf Vorfrucht braucht keine Rücksicht genommen werden. Düngergaben und Winterschutzdecke sind nicht erforderlich. – Jede Goldrutenkultur sollte nicht länger als 5 Jahre am gleichen Platz bleiben, danach versetzen. Der Boden wird »goldruten-müde«. Die Rentabilität geht stark zurück, und die Horste der Stauden tragen in der Mitte immer weniger Flor. Das Umpflanzen kann man um einige Jahre hinauszögern, wenn man ab dem 4. Jahr im Herbst alten feinen Kompost zwischen den Stöcken ausstreut oder eine Volldüngung verabreicht. – An und für sich brauchen Goldrutenbestände nicht gegossen werden. Will man aber eine reiche Ernte erzielen, so erweist sich das Gießen nach längerer Trockenperiode als vorteilhaft, denn man erhält bedeutend schönere Blüten. – Die einfachste Vermehrung geschieht im Frühjahr durch Teilung gesunder und gutentwickelter Stöcke. Auch mit Stecklingen erzielt man gute Erfolge. Zu diesem Zwecke werden im Frühjahr 10 bis 12 cm lange frische junge Triebe von älteren Pflanzen nahe am Boden abgeschnitten und in einem Aufzuchtbeet herangezogen. Dazu braucht man für je 200 Pflanzen 1 m² Fläche. 60 cm tief ausheben. Dann 40 cm hoch mit einem Gemisch von Pferdemist, altem Stroh, verrottetem Kompost, alten Blättern und Gras anfüllen. Gut antreten. Die oberen 20 cm bestehen aus einer Mischung von 2 Teilen Sand, 2 Teilen feinem Kompost und 1 Teil pulverisiertem Lehm. Gut eingießen, setzen lassen und nochmals letztgenanntes Gemisch darübergeben. Dann werden die Setzlinge unten von den Blättern befreit, 3 bis 4 cm tief, das ist ein Drittel der Gesamtlänge, in ein mit Setzholz vorgestochenes Loch gegeben. Gut andrücken. Die Reihenentfernung beträgt 8 bis 10 cm, der Abstand in der Reihe 5 cm. Mit Reisig dachartig abdecken. Vorher noch gut eingießen. Diese Bedekkung bleibt 14 Tage oben. Das Aufzuchtbeet muß immer feucht gehalten werden.

Saatgut

Die braunen *Früchte* der Echten Goldrute sind 4 mm lange vielrippige und zylinderische Achänen, mit einem 4 mm langen Haarkelch, Pappus genannt, versehen. – Legt man Wert auf Saatgutgewinnung, dann müssen die dazu bestimmten Blütenstände rechtzeitig geschnitten werden. Der geeignetste Zeitpunkt ist, wenn die sattgelbe Farbe verschwindet und sich die Rispen strohblond färben. Lösen sich einmal die Kelchhaare, dann ist es schon längst zu spät. Weil jeder ausgeflogene Pappus ein Samenkorn mit sich trägt, vermehrt sich die Goldrute wild. Diese Gefahr darf nicht übersehen werden, will man eine Goldrutenanlage unter Kontrolle halten. Die Samenstände werden vorsichtig eingebracht, im luftigen Raum so gelagert, daß sie gänzlich ausreifen. Dann erst kann man sie durchschütteln. Der Samen muß trocken in einem gut schließenden Glasgefäß gelagert werden. – Das *Tausend-Korn-Gewicht* beträgt ohne Pappus 0,12 g.

Erträge

Das Goldrutenkraut ergibt einen Hektarertrag von 4 500 bis 6 000 kg an Trockenware und darüber hinaus. – Ist der Absatz gesichert, kann aufgrund der Einfachheit von Pflege und Betreuung einer Goldrutenanlage der Anbau als günstig prognostiziert werden.

Für den Heimgarten

Im eigenen Garten sollte man nur eine Goldrutenart ziehen, weil sich die einzelnen Sorten im engen Raum kreuzen und so Bastarde entstehen. Auf alle Fälle ist es ratsam, einmal mit der Pflanzung der Echten Goldrute zu beginnen. – Die Vermehrung erfolgt am besten durch Teilung der Stöcke im Frühjahr. – Ein sonniger Standort läßt bessere Erträge erwarten, obwohl die Staude selbst noch im Halbschatten gut gedeiht. In bezug auf Boden genügt normale Gartenerde. Düngergaben sind von Zeit zu Zeit vorteilhaft, da sonst die Goldrutenstöcke rundherum den Boden sehr auslaugen. Bei trockener Witterung, besonders zur Zeit der beginnenden Blüte, soll gegossen werden. Im Garten präsentieren sich Goldrutenbestände neben Herbstastern äußerst gut. – Legt man Wert auf Drogengewinnung, muß bei beginnender Blüte geerntet werden. Verwenden Sie die Blüten nicht, diese sofort nach dem Verblühen abschneiden, um so die Selbstaussaat zu unterbinden. Sonst kann die wertvolle und herrliche Echte Goldrute zum »lästigen Unkraut« werden. – Bei den amerikanischen Arten ist eine sehr wirksame Vermehrung auf vegetative Art, durch lange Ausläufer, gegeben. (Jedoch nicht bei der Echten Goldrute!) Was einerseits zur Vermehrung wirtschaftlich ausgenützt werden kann, andererseits aber leicht zur Verwilderung führt. Nicht mit Unrecht spricht man von einer »Goldruten-Verseuchung« oder »Goldruten-Pest«.

Krankheiten und Schädlinge

An und für sich ist die Echte Goldrute eine sehr widerstandsfähige Pflanze. Verhältnismäßig leicht wird sie aber vom *Mehltau* befallen, der sie nicht nur unansehnlich macht, sondern auch wertlos für die Drogengewinnung. Mehltau tritt jedoch meist erst in der fortgeschrittenen Vegetationszeit auf, Ende August oder anfangs September. Dies ist auch von der Witterung abhängig. Erntet man rechtzeitig, dann wird der Drogenwert kaum beeinträchtigt. Befallene Stauden sollen abgeschnitten und verbrannt werden. Auch *Rostpilze* können der Solidago virgaurea Schaden zufügen. – Als tierische Schädlinge kommen vor allem *Raupen verschiedener Schmetterlingsarten* in Frage. Diese einzusammeln und zu vernichten gilt als einfachste Art der Bekämpfung. Weiters muß der *Blattminierer* noch erwähnt werden. Er befällt die Solidago-Arten mit Vorliebe und richtet durch dicht nebeneinanderliegende Gangwindungen beachtlichen Schaden an. Die befallenen Pflanzen welken zusehends ab.

Wirkstoffe

Der bekannteste Inhaltsstoff dieser alten Heilpflanze, und somit auch der wirksamste, ist ein neutrales Saponin mit einem Schaumzahlwert von 4 500 zur Zeit des Aufblühens. Dieser Status ist somit auch der günstigste für die Ernte. Weitere Wirkstoffe sind Gerbstoffe aus der Catechinreihe, Mineralstoffe und ätherisches Öl. – Obwohl die Wurzel nicht allgemein verwendet wird, haben Untersuchungen nach R. Gnekow folgende Ergebnisse gebracht: Durchschnittsgehalt an ätherischen Ölen in den Wurzeln 1,2%; in den Stengeln 0,29%; in den Blättern 0,72% und in den Blüten 0,5%. Spuren wurden davon in den Samen gefunden. – In den Blättern ist ferner noch Kautschuk mit 3,11% bis 4,7% enthalten. Weitere Inhaltsstoffe sind: die Flavonoide Rutin, Quercitrin und ein Kämpferolglucosid, Inulin in den Wurzeln, Bitterstoff im Kraut, Nikotinsäure und sporadisch vorkommende Glykolsäure.

Heilwirkung

Goldrutendroge wirkt wassertreibend, schleimlösend, wundheilend, entzündungshemmend, anregend auf die Nierentätigkeit, nierensteinlösend, nierengrießabtreibend, hemmend bei Prostatahypertrophie (= Vorsteherdrüsenvergrößerung), durchfallhemmend und zusammenziehend. – Gegen Steinleiden, besonders als auflösendes Mittel bei Blasen- und Nierensteinen; gegen Verengung der Vorsteherdrüse, gegen Rachen- und Schlundleiden, gegen Durchfall, gegen Unterschenkelgeschwüre und eitrige Wunden.

In der Heilkunde

In der modernen Medizin wird die Beeinflussung der Nierentätigkeit durch Goldrutendroge, als wesentlichste Wirkung dieser Heilpflanze, allgemein anerkannt: Anregung zur Ausscheidung von Flüssigkeit, Abnahme der Albuminurie und Harnverdünnung durch unmittelbare leistungssteigernde Einwirkung auf die Niere. – Das medizinische Indikationsgebiet: »Die Verabfolgung von *Herba Solidaginis virgaureae* ist angebracht, wenn es im Verlaufe einer akuten Nephritis (= Nierenentzündung) zur akuten Anurie (= Harnverhaltung) oder Oligurie (= stark verminderte Harnausscheidung) kommt; hier wird die Nierensekretion schlagartig gesteigert.« So Dr. med. R. F. Weiss. – Die einfachste Anwendung der Goldrute besteht in der Verabreichung von Goldrutentee, den man auf folgende Weise zubereitet: 2 Teelöffel getrockneten und zerkleinerten Goldrutenkrautes in $^{1}/_{4}$ l kaltem Wasser zustellen und kurz aufkochen. Hernach 5 Minuten zugedeckt ziehen lassen, abseihen und täglich früh, mittags und abends vor dem Essen 1 Tasse warm, langsam und schluckweise, trinken. Höchstens 2 bis 3 Wochen. Dann 1 Woche aussetzen und wenn nötig wiederholen.

Als Hausmittel

In der Volksheilkunde nimmt die Verwendung von Goldrute einen privilegierten Platz ein. Bei Blasen- und Nierenleiden empfiehlt es sich, sie gemeinsam mit Pfefferminze einzusetzen. 3 Teile Goldrutendroge und 1 Teil Pfefferminzblätter mischen. 2 Teelöffel davon mit $^{1}/_{4}$ l kochendem Wasser abbrühen, 15 Minuten ziehen lassen, abseihen und 3mal täglich vor den Mahlzeiten je 1 Tasse trinken. – Die Goldrute hat sich in der Praxis besonders bei schweren Nierenleiden bewährt, wo Fieber auftritt, der Harn Blut, Eiterspuren zeigt und alle anderen Mittel versagt haben. In solchen Fällen ist es im Einverständnis mit dem Arzt ratsam, 14 Tage hindurch täglich 4 Tassen, zu je $^{1}/_{4}$ l, Goldrutentee ungesüßt, mäßig warm und schluckweise zu trinken. Auch hier hat die Mischung mit Pfefferminzblättern Vorrang. Jedesmal frisch anfertigen, nicht stehen lassen, sondern gleich nach der Zubereitung trinken. – Aus einem alten Kräuterbuch: »Wenn eine Frau nach der Geburt nicht harnen kann, so siede man Heidnisch Wundkraut in einem irdenen Topf einige Minuten lang und läßt dies die Frau nach dem Erkalten trinken. Zugleich reibe man warmes Baumöl [kalt gepreßtes Olivenöl] in die Blasengegend ein.« – Goldrutentee hat sich ebenso bei Prostataleiden als sehr erfolgreich erwiesen. Nähere Angaben siehe unter »Altbewährte Rezepte«. – Gegen Wassersucht trinkt man täglich 3mal je 1 Tasse vor den Mahlzeiten. – Kindern, die an Bettnässen leiden, wird morgens nach dem Aufstehen und am späten Nachmittag, aber wenigstens 2 Stunden vor dem Zubettgehen je 1 Tasse zu $^{1}/_{8}$ l verabreicht. Die Zubereitung erfolgt nur mit 1 Teelöffel der Droge. – Gegen Rheuma und Gicht, jedoch auch bei den verschiedensten Hautleiden ist das täglich 3malige Trinken von je 1 Tasse vor den Mahlzeiten zu empfehlen. Das gleiche gilt für Asthma und Keuchhusten. Bei Kindern die letztgenannte Zubereitungsart beachten. – Bei Zahngeschwüren werden einige frische Goldrutenblätter mit dem Nudelwalker zerquetscht oder fein geschnitten und über Nacht außen auf die Wange aufgelegt. Man hält die Stelle warm. Um das zu erreichen, hat sich die althergebrachte Art, ein zusammengelegtes Tuch darüberzubinden und durch Verknotung am Kopf festzuhalten, bewährt. Weiters sollte man den Mund mit Goldrutentinktur ausspülen. – Geschwülste und eiternde Wunden können gleicherweise mit der genannten Auflage behandelt werden. Hier aber die Blätter durch den Fleischwolf drehen und mit etwas Schweinefett vermischen. Dieses Gemisch wird auf ein Leinenfleckchen gestrichen und das Pflaster auf die betroffene Stelle 8 Stunden aufgelegt. Dann herunternehmen, die Wunde oder das Geschwür mit lauwarmem Goldrutentee abwaschen oder abtupfen. Anschließend wird neuerdings ein frisch zubereitetes Pflaster aufgelegt. Wiederholt man dies mehrere Tage hindurch und trinkt man zusätzlich noch 2 bis 3 Tassen Goldrutentee, wird eine Besserung kaum ausbleiben. Aber hier hängt es wie überhaupt in der Heilkunde von der Beständigkeit ab. – Bei offenen Beinen gilt die gleiche Behandlung. Man soll während der Anwendungsdauer nicht den ganzen Tag auf den Füßen bleiben. Öfteres Ausruhen mit Hochlagerung der Beine beschleunigt den Heilungsprozeß. – Bei akuter Harnsperre hat schon manchem Goldrutentee, schluckweise eingenommen, 3 bis 4 Tassen auf den ganzen Tag verteilt, geholfen. – Für Blutreinigungskuren, nach Bedarf öfters während des Jahres durchgeführt, vor allem aber bei Saisonwechsel, ist der Anteil an Goldrutendroge in der Mischung nicht unbedeutend. Hier eine oftbewährte Teemischung: Eberwurz 4 Teile, Goldrute 4 Teile, Brennessel 3 Teile, Brombeerblätter 3 Teile, Holunderblüten 2 Teile, Löwenzahnwurzel 2 Teile und Löwenzahnblätter 1 Teil. 2 Teelöffel der Mischung für $^{1}/_{4}$ l Wasser. Kalt zustellen, kurz aufkochen, 10 Minuten ziehen lassen, abseihen. Davon

3 Wochen lang 3 bis 4 Tassen täglich trinken. Wovon die erste Tasse unbedingt morgens nüchtern eingenommen werden soll.

In der Tiermedizin

Goldrute hat sich auch in der Tiermedizin bestens bewährt. Die Hauptanwendungsgebiete sind hier Blasen- und Nierenleiden und Hautausschläge. Je nach der Größe der Tiere wird ihnen täglich die nötige Menge verabreicht. In Frage kommt vor allem die Anwendung in Teeform. Hier gilt ebenso als Faustregel: 1 Teelöffel feinzerkleinerter Goldrutendroge für $1/_8$ l Wasser. Kalt zustellen, kurz aufkochen, 5 Minuten ziehen lassen und immer warm und frisch zubereitet verwenden. – Als beachtenswerte Tatsache gilt, daß Solidago auch als »Futtergift der Pferde« bekannt ist.

In der Homöopathie

Solidago virgaurea ist im Ergänzungsbuch zum DAB, Ausgabe 6, und im homöopathischen Arzneibuch angeführt. – Die Homöopathie verwendet Goldrutendroge unter der Bezeichnung *Solidago virga aurea.* Die Essenz wird aus frischen Blüten zubereitet, die im Aufblühungsstadium sobald wie möglich geschnitten werden sollen. Denn nur so kann man einen hohen Saponinanteil gewährleisten. – *Solidago virga aurea* gilt in der Homöopathie als Spezialmittel für die Niere. Nicht selten gehen chronische Nierenentzündungen mit Hautausschlägen und Hautekzemen, verbunden mit Drüsenschwellungen, Wasserstauungen und rheumatischen Beschwerden Hand in Hand. Auch Katarrhe der Luftwege sind unter Umständen Folgeerscheinungen schlechtfunktionierender Nieren. Alle angeführten Leiden können mit diesem Homöopathikum eingeschränkt, wenn nicht sogar behoben werden. – *Solidago virga aurea* wird normalerweise in der Homöopathie von der Urtinktur bis zu den Potenzen D1 bis D2 angewandt. Davon nimmt man 2- bis 4mal täglich zirka 6 bis 8 Tropfen ein. – Aber auch Potenzen D12, D30 bis D200 haben sich bewährt. Am gebräuchlichsten jedoch ist die Potenz D4.

In der Küche

Daß Solidago virgaurea in der Küche Verwendung finden könnte, ist mir bis jetzt nicht bekannt. Goldrutenblätter schmecken ziemlich bitter. Ich würde es mir aber im Hinblick auf die große Heilkraft, die dieser Heilpflanze innewohnt, ohne weiteres vorstellen, aus Goldrutenblättern, vor allem im Frühjahr, nachdem die Staude frisch ausgetrieben hat und die Blätter noch zart sind, Frühjahrsgemüse zu bereiten. Von mir am eigenen Körper durchgeführte Versuche haben sich als brauchbar erwiesen. Man mischt also frische Blätter und Zweigspitzen zum Spinat und kocht diesen auf die bekannte Art. – Auch Salaten mäßig beigegeben, wird der Geschmack, vor allem vom Feldsalat, verbessert und etwas schärfer. – Ein Versuch in der Küche kann sich lohnen. Schon deswegen, weil die harntreibende und nierentätigkeitsfördernde Wirkung der Echten Goldrute bekannt ist. Sollen doch unsere Lebensmittel gleichzeitig auch Heilmittel sein, wenn wir gesund leben wollen. Und wer will das nicht?

Für die Körperpflege

Die Haut ist die Hülle unseres ganzen Menschseins, vor allem aber die äußere Umhüllung unseres Körpers und zum Großteil der sichtbare Repräsentant unserer selbst. Sich »in seiner Haut wohl fühlen«, daran ist jeder interessiert. Kein Jucken verspüren. Nicht kratzen müssen. Das gehört doch auch zum allgemeinen Wohlbefinden. Hier kann die Echte Goldrute nicht nur Abhilfe schaffen, sondern ebenso Vorkehrung treffen. Und Vorbeugen ist ja bekanntlich das Bessere und Weisere. Diese Heilpflanze wird also eine erstklassige Verbündete unserer Haut sein. Sie hilft sowohl von innen als auch von außen, diese zu pflegen. Deshalb ist es für eine gesunde Haut nicht unbedeutend, ob man von Zeit zu Zeit eine oder einige Tassen Goldrutentee während des Tages trinkt. Zur äußeren Behandlung kommen vor allem Waschungen und Bäder in Frage. – Für Hand- oder Fußwaschung nehmen wir für 1 l Goldrutenabkochung 50 g Droge. Diese Menge reicht als Beigabe zu 3 l Wasser des Fußbades. Für ein Vollbad benötigt man die

3fache Menge, als 120 bis 150 g Goldrutendroge. Diese wird im getrockneten Zustand fein geschnitten, dem kalten Wasser zugefügt, kurz aufgekocht. 10 Minuten ziehen lassen, abseihen und in das Badewasser geben. Zur Körperabreibung genügt 1 l Abkochung.

Auszüge

Goldrutenwein hat Pfarrer Künzle jenen Frauen empfohlen, die nach der Geburt Schwierigkeiten mit dem Harnlassen haben. Sie sollten täglich 1mal $^1/_8$ l davon trinken. Um die Wirkung zu erhöhen, wärmt man etwas kalt gepreßtes Olivenöl im Wasserbad leicht an und reibt damit 2mal täglich den Bauch oberhalb der Blasengegend gründlich ein. Noch wirkungsvoller ist es, wenn man anstatt Olivenöl Goldrutenöl nimmt. – Für Goldrutenwein werden 100 g frischer oder getrockneter Blüten, ohne Blätter und Stengel, fein geschnitten, zu 1 l gutem naturbelassenem Weißwein gegeben, in eine Flasche gefüllt und diese verschlossen 3 Tage im warmen Raum stehen gelassen. Hernach abseihen und verwenden. Gelagert wird der Goldrutenwein kühl und dunkel. Er kann auch einige Wochen mäßig angewandt vorbeugend gegen Prostataleiden und zur rascheren Wundheilung eingesetzt werden. – *Goldrutenlikör* wirkt ebenfalls harntreibend und hautreinigend und gilt laut Erfahrung als allgemein gesundheitsfördernder Hauslikör. Für 2 l 75%igen guten Obstbrand benötigt man 300 g der Kräutermischung. Diese setzt sich folgendermaßen zusammen: Echte Goldrute (getrocknet und zerkleinert) 120 g, Meisterwurz (getrocknet und pulverisiert) 60 g, Wacholderbeeren (im Mörser zerstampft) 60 g, Frauenmantelkraut (frisch oder getrocknet und zerkleinert) 30 g, Salbeiblätter (frisch oder getrocknet und zerkleinert) 20 g und Tausendguldenkraut (getrocknet und zerkleinert) 10 g. Hat man aber Silbermantelkraut zur Hand, dann nimmt man dieses anstelle von Frauenmantel, weil Silbermanteldroge wirksamer ist. Alkohol und Kräutermischung in ein weithalsiges Glasgefäß füllen. Gut verschließen und 14 Tage in die Sonne stellen. Täglich durchschütteln oder umrühren. Nach Ablauf dieser Ansatzfrist abseihen, den Rückstand auspressen und beide Flüssigkeiten vereinen. Nun wird $1^1/_2$ kg Rohzucker in $1^1/_2$ l Wasser aufgelöst und gut durchgekocht. Filtrieren, abkühlen lassen und dem alkoholischen Auszug beimischen. Die Gesamtflüssigkeit noch einmal 14 Tage in die Sonne stellen. Nach Ablauf dieser Frist ist der Likör zwar fertig, aber noch nicht trinkreif. Zuerst muß man sich eine Frage beantworten: Wie hoch soll der Alkoholgehalt meines Goldrutenlikörs sein? Wie Sie ihn jetzt zubereitet haben, hat er zwischen 35 und 40%. Das genügt. Sie können auch diesen noch herabsetzen bis 20%, aber nicht unter 18%, weil sonst der Likör sauer werden kann oder zu gären beginnt. Eine Herabsetzung des Alkoholgehaltes erreichen Sie mit der Beigabe von destilliertem Wasser. Haben Sie solches nicht zur Hand, dann kochen Sie die nötige Menge Trinkwasser gut ab, lassen es abkühlen, und jetzt erfüllt es den gleichen Zweck der Verdünnung. Wollen Sie einen höherprozentigen Likör, so fügen sie 75%igen Obstbrand in entsprechender Menge hinzu. Um Ihren Goldrutenlikör trinkreif zu machen, müssen Sie das Endprodukt noch 6 Monate dunkel und kühl aufbewahren. Ich selbst lagere alle meine Liköre und Kräuterschnäpse 3 Jahre lang in einem dunklen Behälter und fülle sie erst dann in Flaschen um. Noch wertvoller wäre die Lagerung in Eichenfässern, was aber sehr kostspielig ist. Unreife Kräuterliköre erkennt man, das heißt der Kenner, sofort daran, daß der Alkoholgeschmack vorherrscht, daß ihm jede Milde und das richtige Aroma fehlen. Die guten Eigenschaften besitzt erst ein richtig gelagerter Kräuterschnaps. So wie Menschen im Alter weiser werden, oder werden sollen, so gewinnt ein gut zubereiteter Kräuterlikör oder Kräuterschnaps durch die Lagerung. Er wird dadurch nicht weise, jedoch reif. Und der Kenner unterscheidet zwischen reifen und unreifen Schnäpsen und Likören. – *Goldrutengeist* oder *Goldrutentinktur* hat sehr viele Verwendungsmöglichkeiten. Vorschriftsmäßig zubereitet, kann er Goldrutentee ersetzen. Was wieder den Vorteil hat, daß man nicht soviel

Flüssigkeit zu sich zu nehmen braucht und vor allem keine Zeit für die Teezubereitung benötigt. Tinktur einmal mit etwas Zeitaufwand hergestellt, ist eben ein fertiges Produkt und muß nur mehr eingenommen werden, um zu wirken. Man erspart sich so die täglich immer wiederkehrende Arbeit. Voraussetzung dazu ist, daß man Alkohol verträgt und nehmen darf. Ich bin an und für sich ein Alkoholgegner, was das Trinken betrifft. Ich betrachte Alkohol als eine Medizin. Wird es so gehandhabt, ob in Wein- oder Bierform oder in Form von Tinkturen, Schnäpsen oder Likören, dann muß man dies in aller Ruhe tun, schluckweise und ja nicht »hinunterschütten«. – Goldrutentinktur wird auf folgende Weise hergestellt: 250 g zerkleinerter Goldrutendroge werden mit 1 l reinem Weingeist (98%), im Handel oft mit 100% angeboten, die er jedoch nie aufweist, übergossen. In verschlossenem Gefäß 14 Tage in die Sonne stellen, täglich schütteln. Damit man diese für ein gutes Endprodukt so wichtige tägliche Tätigkeit auch richtig und zweckdienlich durchführen kann, darf die Flasche nie bis oben angefüllt werden. Zwischen Verschluß und Flüssigkeitsoberfläche muß ein entsprechender Freiraum bleiben, damit man den Inhalt richtig schütteln kann. Dies geschieht am besten, indem man die verschlossene Flasche mit beiden Händen hält und dabei einfach mehrere Male umdreht. Zuerst den Hals nach unten, dann wieder den Hals nach oben. So wird Alkohol und Droge richtig durchgemischt. Dies ist für das richtige »Herausziehen« aller in der Heilpflanze enthaltenen Wirkstoffe unbedingt notwendig. Davon hängt zum Teil auch die Kraft, Wirkung und Qualität des Endproduktes ab. Nach den 14 Tagen »In-der-Sonne-Stehen« wird abgeseiht. Den Rückstand mit 1 l abgekochtem und ausgekühltem Wasser übergießen, 3 Stunden stehen lassen, abseihen und diese Flüssigkeit der ersten beigeben. Noch einmal 14 Tage in die Sonne stellen; dann in Flaschen füllen und 3 Monate kühl und dunkel lagern. Goldrutentinktur ist gebrauchsfertig. Davon früh und abends je 10 bis 15 Tropfen auf 1 Eßlöffel Wasser gegeben, hilft überall dort, wo man Goldrutentee anwenden würde. Vor allem aber bei Wassersucht, Harnstauung und Hautleiden. Bei Nierenleiden muß man vorsichtig sein und unbedingt vorher den Arzt fragen, ob man diese an und für sich geringe Menge Alkohol verträgt. Das Ausspülen des Mundes mit Goldrutentinktur heilt Mundgeschwüre, festigt lockere Zähne und leistet bei Halsentzündungen jeder Art die gleichen Dienste. Bei unreiner Haut, bei Hautausschlag und Ekzemen reibt man zuerst die betroffenen Stellen mit Goldrutentee gut ab. Nach vollständigem Trocknen mit der Tinktur nachmassieren. – Der Effekt der letztgenannten Behandlung wird erhöht, wenn man dies abwechselnd mit *Goldrutenöl* durchführt. So wird das kostbare »Salböl« hergestellt: 200 g getrockneten und zerkleinerten Goldrutenkrautes werden 14 Tage in 1 l kalt gepreßtem Olivenöl angesetzt. Das Glas gut verschlossen der Sonnenbestrahlung aussetzen. Nach 14 Tagen weitere 50 g Goldrutenkraut hinzugeben. Gut durchrühren und nochmals 14 Tage in der Sonne stehen lassen. Jetzt abseihen, gut auspressen, und das Salböl steht zur Verfügung. – Den Rückstand wirft man nicht in den Mülleimer, sondern stellt ihn vorübergehend in den Kühlschrank. Nach einem Bad reibt man den ganzen Körper damit ein. Läßt kurz einziehen. Reibt mit einem Frottiertuch gründlich ab. – Goldrutenöl wird selbstverständlich kühl und dunkel gelagert.

In der pharmazeutischen Industrie

Die pharmazeutische Industrie verarbeitet verhältnismäßig viel Goldrute, im frischen und auch im getrockneten Zustand, für Nierenpräparate und harntreibende Mittel. Ferner wird Goldrute wegen ihres Saponingehaltes gerne anderen Teemischungen und pharmazeutischen Erzeugnissen beigegeben. – *Fertigpräparate:* Populus compositum, Solidago compositum, Canephron, Solidago »Dr. Klein«, Virgaurea-Fluidextrakt, Ariven, Nieral, »Nierenklar«, Urol, Solubitrat, Diupressan, Urologicum-Nattermann, Hydropsibletten.

Aus meiner Erfahrung

Im Spätsommer und im Herbst freuen sich

die Imker, wenn an Bahndämmen, auf Schuttplätzen und an Flußufern alles goldgelb leuchtet. Es ist dies die Zeit der Hochblüte der Kanadischen Goldrute *(Solidago canadensis)*. – Im DAB (Deutsches Apothekerbuch) war *Solidago canadensis* nicht zugelassen. Nach einem Artikel der »Deutschen-Apotheker-Zeitung« vom Jahre 1965, Nr. 21, wird vorgeschlagen, daß die *Solidago canadensis* und die mit ihr nahe verwandte *Solidago serotina* als *Herba Solidaginis* in einer Neuausgabe des Ergänzungsbuches zum DAB aufgenommen werden. Nach Untersuchungen von H. Schlicher würden beide Pflanzen einen höheren Gehalt an harntreibenden Wirkstoffen, und zwar an Flavonoiden und Saponinen, enthalten als die *Solidago virgaurea*, die Echte Goldrute. Und es soll fürderhin nicht als Betrug oder Verfälschung angesehen werden, wenn man diese zwei Arten von Goldruten verwendet oder verkauft. – Dennoch gilt bis heute nur die *Solidago virgaurea* als anerkannte Heilpflanze ihrer Art.

Nicht übersehen

Daß auch heute die Wissenschaft nicht stehenbleibt und daß es ebenso im Bereich der Phytotherapie immer wieder zu neuen Erkenntnissen kommt, zeigt folgendes: Früher galt die Tatsache, daß die Wurzeln der Echten Goldrute keine Saponine enthalten. Analysen von R. Gnekow zeigen, daß die Wurzeln der Goldrute jedoch reich an anderen Inhaltsstoffen sind. Nach diesen wissenschaftlichen Erkenntnissen sollte die Drogenbezeichnung heißen: *Herba Solidaginis virgaureae cum radicis*, Goldrutenkraut mit Wurzel. – Ich führe diese Tatsache deswegen an, weil daraus ersichtlich wird, daß Heilpflanzen eben etwas Lebendes sind. In ihnen liegt noch viel mehr an helfender Kraft für die Menschheit verborgen, als sie in Jahrtausenden der Verwendung und Erfahrung von Heilkräutern erfassen konnte. Es gibt auf diesem Gebiete immer noch Neues zu entdecken, zu finden und dazuzulernen. Für junge Wissenschaftler der Medizin und Pharmazie sicherlich noch ein weites offenes Feld für ihre Arbeit.

Naturschutz und gesetzliche Bestimmungen

Auf einer Fahrt in den Lungau, anfangs September. Noch vor dem Almabtrieb. Ich rastete auf einer Höhe. Wollte mir »die Füße vertreten«. Welch Zauber: Abseits der Straße im lichten Walde. Niedrige Büsche und Bäume. Goldgelber Schimmer wie Eidotterflecken überall verstreut. In jeder Größe und Dimension. Ich stand einfach da, schaute, nahm auf. Genoß und lebte auf. Meine Freundin, die Echte Goldrute. Hier war sie daheim. Von jeder Macchie nahm ich sorgfältig und voll Ehrfurcht ein, zwei Stämmchen heraus. Trug eine Handvoll Ernte zum Wagen. Ging noch einmal zurück und grüßte: »Sollst weiterleben. Nicht verderben.« Dann stieg ich ein. Fuhr zum Abendvortrag. – Eine andere Szene. Im Waldviertel. Am Straßenrand stand sie. Als Einzelexemplar, die Echte Goldrute. Auch hier blieb ich stehen. Und freute mich darüber. Als ich einige Stunden später den gleichen Weg zurückfuhr, war sie weg. Das nächste Jahr sah ich sie nicht mehr. – Naturschutz ist anders. Beschränkt sich nicht auf gesetzliche Bestimmungen. Naturschutz ist Liebe zur Natur. Praktische Liebe. Geregelte Liebe ohne Gier.

Aus meiner Kräuterapotheke

Bei Darmblutungen ist es in erster Linie selbstverständlich, den Arzt um Rat zu fragen. Erst mit seinem Einverständnis kann man zu diesem Rezept greifen. Wendet man es aber an, um vorzubeugen, ist dagegen nichts einzuwenden. – Von der getrockneten Goldrute 3 Teile, Wallwurz- oder Beinwellwurzel (frisch oder getrocknet) 2 Teile, Hirtentäschel 1 Teil. 2 Teelöffel der zerkleinerten Mischung werden mit $1/4$ l kaltem Wasser über Nacht angesetzt. Morgens abseihen, kurz anwärmen, nicht kochen, und auf nüchternen Magen langsam und schluckweise trinken. Tagesration 3 Tassen, 3 Wochen lang. Aber immer 6 bis 8 Stunden kalt ansetzen. Durch die lange Ausziehungsdauer werden nämlich die Schaumstoffe frei und durch das Erwärmen nicht zerstört. Denn gerade Schaumstoffe, Saponine, vertragen keine hohe Hitze.

Altbewährte Rezepte

Bei eiternden Wunden und Geschwüren: Getrocknetes Goldrutenkraut wird fein pulverisiert. Ein Leinenfleckchen, das etwas größer als die zu behandelnde Wunde ist, in kochendes Wasser eingetaucht, leicht ausgedrückt und auf eine saubere Unterlage auf dem Tisch ausgebreitet. Dann nimmt man ein engmaschiges Sieb, gibt 1 Eßlöffel *Goldrutenpulver* hinein und zerstäubt es auf das nasse Fleckchen. Mit einem sauberen Messer wird die Masse flachgestrichen. Dieses Pflaster auf die Wunde legen und ein Tuch darüberbinden. Alle 8 Stunden wechseln. Vor dem Anbringen eines neuen Pflasters ist es vorteilhaft, die Wunde mit Goldrutentee abzuwaschen.

Bei Rheuma, Gicht und Gelenkschmerzen: In meiner Kräuterberatungspraxis hat sich folgende *Teemischung* vielfach bewährt: Birkenblätter 4 Teile, Goldrute 4 Teile, Attichwurzel 3 Teile, Roßkastanienblüten 3 Teile, Weiße Taubnessel 2 Teile und Schafgarbe 1 Teil. 2 Teelöffel der Mischung werden mit $^1/_4$ l kaltem Wasser zugestellt, kurz aufgekocht und 15 Minuten ziehen gelassen. 3mal täglich je 1 Tasse vor der Mahlzeit trinken. 3 Wochen hindurch. – Gleichzeitig sind Einreibungen mit Goldrutenöl am Abend und mit Goldrutentinktur am Morgen zu empfehlen.

Bei Nierenentzündung: Besser als reiner Goldrutentee wirkt bei diesem Leiden die *Zusammensetzung:* Weiße Taubnessel (frisch oder getrocknet) 5 Teile, Goldrute (getrocknet) 3 Teile und Brombeerblätter (getrocknet) 2 Teile. 2 Teelöffel der Mischung mit $^1/_4$ l kochendem Wasser abbrühen, 15 Minuten zugedeckt ziehen lassen, abseihen und täglich 3 Tassen langsam und schluckweise trinken.

Prostataleiden: Die Prostata, Vorsteherdrüse, ist ein etwa kastaniengroßes elastisch-weiches Drüsengewebe, das unterhalb der Blase in unmittelbarer Nähe des Mastdarmes seinen Sitz hat. Die Funktion besteht darin, eine milchige Flüssigkeit herzustellen, die den Samenbläschen als Nährflüssigkeit dient. Ihre Vergrößerung entsteht durch das Absterben des Prostatagewebes; verengt die Harnröhre und erschwert das Harnlassen. – Eine Erscheinung, die bei Männern reiferen Alters häufig auftritt. Das frühzeitige Trinken von Goldrutentee kann vorbeugend helfen. Schädlich sind kalte Füße, Sitzen auf kaltem Untergrund, kaltes Trinken, Radfahren und Pferdereiten. Förderlich sind warme Sitzbäder mit Eichenrindentee und Kamillenaufguß. Eichenrinde: für 1 l Wasser 4 Eßlöffel voll zerkleinerter Eichenrinde kalt zustellen, gut aufkochen, 10 Minuten ziehen lassen, abseihen und dem Sitzbadewasser von 3 l hinzufügen. Kamillenaufguß: Man nimmt hier die gleiche Menge der Droge wie oben und übergießt sie mit 1 l kochendem Wasser. 15 Minuten Ziehdauer. – In meiner Praxis als Kräuterberater vielfach bewährt: 1 Woche lang Goldrutentee trinken. Durch Aufguß zubereiten, 2 Teelöffel für $^1/_4$ l kochendes Wasser, 15 Minuten ziehen lassen und abseihen. Täglich 3 Tassen, früh, mittags und abends, zu sich nehmen. – Dann 3 Wochen lang mit folgender *Mischung* fortsetzen. Kleinblütiges Weidenröschen 3 Teile, Frauenmantel 2 Teile und Fenchelsamen 1 Teil. Zubereitung wie oben. – Frauen reiferen Alters leiden häufig an *Harnleiterbrennen* und dem lästigen *Nachtröpfeln* nach dem Urinieren. Hier gilt die gleiche Behandlungsweise wie bei Prostataleiden angeführt. Zuerst 8 Tage lang Goldrutentee. Dann jedoch 3 Wochen lang folgenden *Tee:* 3 Teile Frauenmantel, 2 Teile Kleinblütiges Weidenröschen und 1 Teil Fenchelsamen. Auch hier habe ich durch Kräuterberatung vielen Frauen helfen können. Unzählige Dankbriefe zeugen vom Erfolg.

Planetarische Übereinstimmung

Die *Venus* steht in planetarischer Koordination mit der Solidago virgaurea und verleiht derselben ihr Gepräge, das hauptsächlich in den Blüten typisch zum Ausdruck kommt. Lebhaftes Wachstum. Farbige, lachende, schöne Form. Eine fröhlich helle Farbe. Angenehmer Geruch und Geschmack.

Pflanzencharakter und Menschentyp

Pflanzencharakter: Die Venus beherrscht das ganze Drüsensystem. Funktionsstörungen desselben oder der inneren Sekretionen wirken sich auf das menschliche Wohlbefinden nachteilig aus. Auch die Filtration des Harns durch die Nieren kann gestört werden. Es resultieren daraus die verschiedensten Krankheiten, vor allem durch den phosphorsauren Salzgehalt des Urins. Die Wasserabgabe des Körpers ist für unser Gefühlsleben einschneidend. Ebenso reiner oder unreiner Urin. *In der Goldrute vereinen sich die vielen Zungenblüten zu einer einzigen geschlossenen Blüte. Die kleinen Einzelblüten sitzen dicht nebeneinander, der Sonne zugewandt. Also lichtwärts, ätherwärts. Heraus aus der Feuchte der Erde, hin zur trocknenden Wärme des Lichtes.* Dieses Wesen und Sein macht die Pflanze zur großen Helferin der Nieren. Dient zum Trockenlegen des menschlichen Sumpfgebietes. *Die Goldrute zählt somit zu unseren wertvollsten Nierenkräutern und ist ein »Gesundheitsfestiger«.*

Menschentyp: Solidago paßt ausgezeichnet zum Venustyp. Zum gefühlsbetonten Menschen. Zu einem Menschen, der eine Verbindung eingegangen ist und zur Einsicht kommt, daß es hier um eine Partnerschaft geht, wo jeder Teil etwas von dem Seinen geben muß, um vom anderen einen Teil annehmen zu können. Im ersten Augenblick findet dies, das Geben- und Nehmen-Müssen, bei einem solchen Typ in einer großen Enttäuschung seinen Niederschlag. Das Gefühlsleben dieses Menschen ist arg betroffen. *Wird ein Mensch selber nicht mit seinen Gefühlen fertig, schlägt sich dies auf die Nieren. Das ist der Solidago-Typ.* Er braucht Goldrute, damit die Wasserausscheidung funktioniert. Tut er das nicht, kann es leicht zu Fettleibigkeit oder Migräne führen. Denn zuviel Wasser im Körper beeinträchtigt das Innenleben, bringt Kopfschmerzen. Korpulenz wieder entsteht dort, wo dieses nicht bewältigt wird. Solidago reinigt den Körper durch die Harnabgabe und fördert somit das Gefühlsleben positiv.

Pflanzensympathie

Die Solidago virgaurea liebt besonders Holzschlaggesellschaft. Wo Windbrüche Bäume zum Umstürzen brachten, Waldbrände wüteten. Vor allem aber durch menschlichen Eingriff verursachte Kahlschläge. Besonders gerne wächst sie dort, wo früher Eichen und Kiefern standen. Man kann mit Recht die verschiedenen Arten der *Eichen (Quercus-species)* und *Kiefern (Pinus-species)* als die Freunde der Echten Goldrute betrachten. Als nächstes kommt das *Epilobium angustifolium*, das *Schmalblättrige Weidenröschen*, auch *Unholdkraut* oder *Feuerkraut* genannt. Ein Kraut, dessen Wirkung bei Harnstauungen und Prostataleiden zwar im Volksglauben umstritten ist, von der Pharmazie und der amtlichen Medizin jedoch anerkannt wird. Sollte diese Freundschaft den gegenwärtig nicht besten Ruf des Feuerkrautes rehabilitieren wollen? – Weiterer Sympathie der Goldrute erfreuen sich der *Haselnußstrauch (Corylus Avellana)*, das *Rote Waldvöglein (Cephalanthera rubra)*, die *Springkrautarten (Impatiens)*, die *Große Brennessel (Urtica dioica)*, die *Zaunwinde (Calystegia sepium)* und der *Beifuß (Artemisia vulgaris).*

Pflanzenantipathie

Eine Abneigung hat die Echte Goldrute zu dem unter Naturschutz stehenden *Keulen- oder Kolben-Bärlapp (Lycopodium clavatum)*, einer wertvollen Heilpflanze, die austrocknend, harntreibend und krampflösend wirkt und gerne bei Blasenkatarrh, Harnbeschwerden, Steinleiden, bei Gicht und Rheuma angewandt wird. – Geschlossene Fichtenwälder und überhaupt die *Fichte (Picea excelsa)* liebt Solidago virgaurea ebensowenig.

Nebenerscheinungen

Obwohl die Echte Goldrute eine unserer wichtigsten Arzneipflanzen zur Behandlung von Nieren- und Blasenentzündungen, Nierengrieß und Harnverhalten darstellt, zur Blutreinigung und zum Ausheilen von Hauterkrankungen mit Erfolg eingesetzt wird, darf eines nicht vergessen werden: *Nebenwirkungen sind zwar keine bekannt*, aber die Wirkkraft von Goldrutendroge läßt bei längerer Anwendung derselben Person ganz gewaltig nach. Man soll sie als Einzeltee nie länger als 2 bis höchstens 3 Wochen fortwährend benutzen. Dann muß man wenigstens 1 Woche aussetzen, bevor man die Kur wiederholt. Hält man dies nicht ein, wird die Wirkungskraft der Pflanze mißbraucht und ihr guter Ruf als Heilkraut geschädigt. – Goldrutentee wirkt *bei manchen Personen stopfend.* In diesem Falle dem Tee etwas Faulbaumrinde beifügen.

Hopfen

Humulus lupulus
Hanfgewächse
ausdauernd

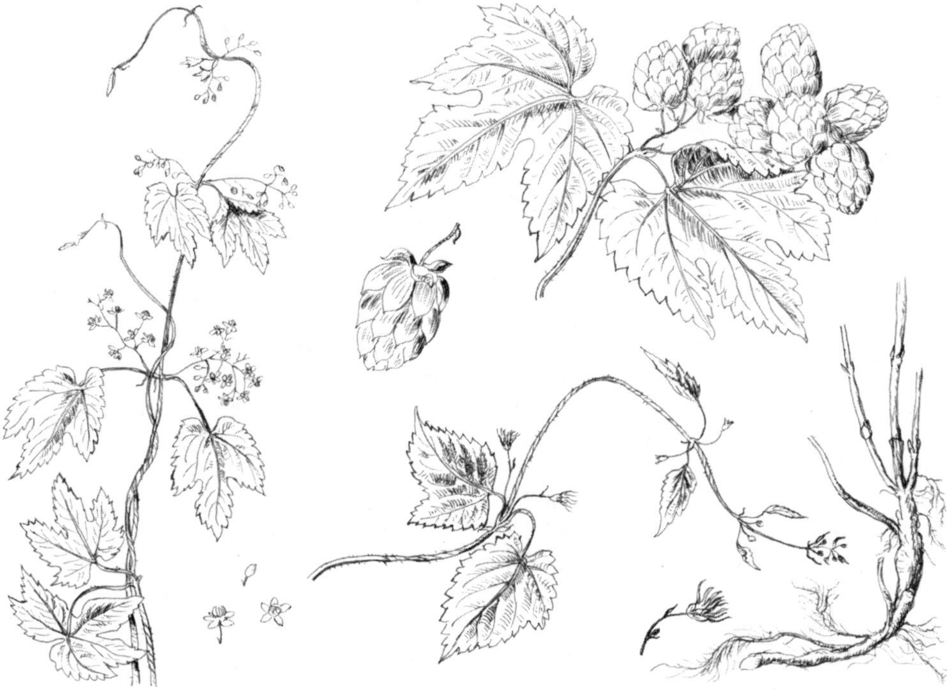

Kurz gefaßt

Aussehen: Schlingpflanze. 3–8 m. Steifhaariger Stengel, rechtswindend. Blaßgrüne, rauhhaarige, 3- bis 5lappige Blätter, gestielt und gegenständig. Grünlichgelbe Blüten. Männliche Blütenstände bilden hängende Rispen. Weibliche Blüten sind kätzchenähnlich, werden zu kegelförmigen Fruchtzapfen. 7–8. *Vorkommen:* Vom Grundwasser durchzogene kalkhaltige nährstoff- und humusreiche Lehmböden. *Verbreitung:* Ganz Europa, Asien, Nordamerika. *Heilkräftige Pflanzenteile:* Hopfenzapfen und deren Drüsen. *Heilanzeige:* Nerven, Magen, Darm, Blase, Geschlechtstrieb.

Volkstümliche Bezeichnungen

Bierhopfen, Brauhopfen, Brome, Bruchhopfen, Bruchstrauch, Buschhopfen, Buschstrauch, Dornhopfen, Dornstrauch, Feldhopfen, Femelhopfen, Fimmelhopfen, Gartenhopfen, Gemeiner Hopfen, Glätschblumen, Halthopfen, Hame, Heckenhopfen, Heidehopfen, Heidenpollen, Heidepolle, Hopf, Hopfe, Hopp, Hoppe, Hoppen, Hosat, Humlekop, Hupfe, Hupfeg'rengel, Hupfen, Kap, Klemmop, Kletternder Wolf, Läufer, Mönchsrimen, Nesselhopfen, Rasenhopfen, Samenhopfen, Silln, Staudenhopfen, Strauchhopfen, Waldhopfen, Weidenhopfen, Wiesenhopfen, Wilder Hopfen, Wolfszaus, Zaunhopfen.

Namenerklärung

Das Wort *Hopfen* läßt sich nur laut Vermutungen auf das norwegische mundartliche *hupp* = Quaste, zurückführen, in Zusammenhang mit den zapfenartigen Blütenständen der weiblichen Pflanze, und stammt aus dem 11. oder 12. Jahrhundert. – Die Bezeichnung *humulus* hingegen ist ein mittelalterliches Wort, das aus dem Slawischen stammt und Hopfen besagt. – Der Beiname *lupulus* gilt als die Verkleinerungsform von *lupus* = Wolf und weist auf die würgenden Eigenschaften der Kletterpflanze hin.

Kulturgeschichte

Früher wurde der Hopfen den Maulbeergewächsen *(Moraceae)* zugerechnet, jetzt aber gehört er zur Familie der Hanfgewächse *(Cannabaceae)*. – Bereits in der Antike war diese Kletterpflanze bekannt, wurde aber weder als Heilmittel noch als Bittermittel, auch nicht zur Bierherstellung eingesetzt, sondern als Gemüse verwendet. Plinius erwähnt den im Weidengebüsch wachsenden *lupus salictaris* nur als Nahrungsmittel. Damals wurden, und werden auch heute noch, die jungen Hopfensprosse als »Hopfenspargel« zubereitet. – Die Ägypter gelten zwar als die ältesten Biertrinker der Welt, gebrauchten aber zur Erzeugung ihres Gerstenbieres bereits 2000 v. Chr. die Schalen einer Zitrone *(Citrus aurantiacum amara)* als Bitterstoff. Die Römer selbst waren Weintrinker, verschmähten das Bier. Die Germanen haben zirka um Christi Geburt mit der Bierherstellung begonnen, verwendeten aber als Würze den Gagelstrauch *(Myrica gale)*. Ihr beliebtestes Getränk wurde aus einer Mischung von Gerste, Moos und Preiselbeeren gewonnen. Im 8. Jahrhundert n. Chr. lobt der arabische Arzt Mesue den Sirup des Hopfens als Heilmittel bei Gallenleiden und als Blutreinigungsmittel. Ungefähr zur gleichen Zeit wird Humulus lupulus in Deutschland, Frankreich und England angebaut. Ein englisches Kräuterbuch aus dem Jahre 1050 preist seine guten Eigenschaften und spricht davon, »daß er in die täglichen Getränke getan werden würde«. – Man muß also unterscheiden: Der Hopfen als Sammlerpflanze kann auf ein hohes Alter zurückblicken. Als Kulturpflanze ist er eine unserer jüngsten und nur etwas älter als 1000 Jahre. – Laut Vermutungen haben die Mönche die wertvollen Eigenschaften des Hopfens entdeckt. Der sagenhafte König Gambrinus, der Erfinder des Biers, ist identisch mit dem Bruder Kellermeister (Cambarius). Die Krone, die ihm die Sage aufsetzt, ist nichts anderes als der geschorene Scheitel des Mönches. Und so kam der »Mönch mit dem Bierkrug«, dem königliche Ehren zuteil wurden, in das Wappen der Bierstadt München. – Pipin, der Vater Kaiser Karls des Großen, übertrug kurz vor seinem Tode, im Jahre 768, der Abtei St-Denis bei Paris Hopfengärten *(humlonariae)*. In Berichten über Hopfengärten um das Jahr 1000 geschieht dies immer im Zusammenhang mit Klöstern, Kirchen und Bischöfen. »Der Grund mag wohl darin zu suchen sein, daß man den Mönchen und Geistlichen ihre Verpflichtung zur Keuschheit durch Hopfen zu erleichtern suchte, weil das darin enthaltene Lupulin eine beruhigende Wirkung auf den Geschlechtstrieb ausübt. Später mag man auf den Gedanken gekommen sein, diese Arznei im Bier zu verabreichen, wobei dann die für die Bierbereitung wertvollen Eigenschaften des Hopfens in Erscheinung traten.« (Karl und Franz Bertsch, »Geschichten unserer Kulturpflanzen«.) – Im Polyptichon des Irmino wird anfangs des 9. Jahrhunderts Hopfen bereits genannt. Das Hochstift Freising im Herzogtum Bayern besaß schon um 850 n. Chr. Hopfengärten. In Niederösterreich wird nach Aufzeichnungen von 1160 Hollenburg an der Donau als Hopfenanbaugebiet erwähnt. – Die älteste naturwissenschaftliche Schrift unserer Heimat, die den Hopfen erwähnt, ist jene der Äbtissin Hildegard von Bingen († 1179). Dort heißt es: »Er macht zwar den Menschen traurig und trocknet seine Eingeweide aus; aber er ist wegen seiner Bitterkeit dienlich, Getränke haltbar zu machen.« – Erst zur Zeit der Kreuzzüge gewinnt der Hopfen als Bierwürze allgemeine Bedeutung. Albertus Magnus beschreibt als erster die Hopfenpflanze genau und nennt sie um 1260 *Humulus*. – Der Sachsenspiegel erklärt im 13. Jahrhundert:

»Wächst der Hopfen über einen Zaun,
so darf der Besitzer des Gartens nehmen,
was er über den Zaun ziehen kann.
Das andere gehört dem Nachbar.«

Um 1370 schreibt der Regensburger Domherr Konrad von Megenberg (Verfasser der ersten Naturgeschichte in deutscher Sprache) vom Hopfen, »daß er die Flüssigkeit durchsetze und bei ihrer Kraft erhalte, so daß sie nicht verderben noch verfaulen kann«. – Die Herstellung eines feineren als zur damaligen Zeit gebräuchlichen Bieres stammt vom Regensburger Jesuitenpater Benno Scharl (1741–1812). Er benützte als erster Kulturhefe, einen wesentlichen geschmacksbildenden Bestandteil, zur Herstellung des Biers und gilt so als Erfinder »des goldklaren, mildbitteren, kohlensäurebindenden Biers«. In Rottenburg am Neckar führten die Jesuiten in Schloß Brühl eine zur damaligen Zeit weltberühmte Brauerei und hoben den Hopfenbau, der im Jahre 1874 ein Areal von 400 ha Hopfenkulturfläche ausmachte, in dieser Gegend. – Humulus lupulus ging aber auch in die deutschen Pflanzensagen ein: Ein heiteres Gemüt und wenig Kummer über Liebesgram stellte zur Schau, wer »einen Kranz von Hopfen« trug. Wenn Mädchen langes Haar bekommen wollten, mußten sie ihr »eigenes Haar abschneiden und mit den Hopfensetzlingen in die Erde legen, denn so wie der Hopfen in die Höhe steigt, wächst auch ihr Haar«. – Wer im Elsässischen in der Christnacht schweigend in den Hopfengarten geht, sieht mit dem Zwölfuhrschlag saftige Hopfensprossen aus der Erde kommen, die aber gleich wieder verschwinden. Je schöner sie waren, desto besser soll die Hopfenernte ausfallen. – In einer alten Erzählung wird berichtet: »Wenn auf unseren Speichern viel Hopfen in Vorrath lag, hörten wir in der Nacht, vor dem Tag, an welchem die Kaufleute kamen, Hopfensäcke in Menge herabwerfen. Wir waren stets froh, denn wir konnten dann darauf rechnen, daß wir am anderen Tag einen guten Handel machten.« Das Herabwerfen der Hopfensäcke wurde als Werk guter Zwerge betrachtet, welche den Bewohnern ein Zeichen der herankommenden Geschäftsleute geben sollten. – Geht die Verwendung des Hopfens für Brauereizwecke bis ins Mittelalter zurück, beginnt sein offizineller Gebrauch für Arzneizwecke erst im 19. Jahrhundert.

Herkunft

Die Heimat des Wilden Hopfens ist aller Wahrscheinlichkeit nach Südwestasien, von wo ihn die Hunnen und Goten nach Europa brachten. Hier hat er sich mit Ausnahme des hohen Nordens eingebürgert. – Um das Herkunftsland des Hopfens genau definieren zu können, fehlen fossile Funde zur Gänze.

Verbreitungsgebiet

Heute ist diese Pflanze über Europa hinaus in Westasien und Nordamerika verbreitet und wird als Kulturpflanze weltweit angebaut. – Daß der Hopfen, so wie manche andere Wildpflanzen, wandert und neue Ausbreitungsgebiete erobert, konnte in jüngerer Zeit festgestellt werden. So hat man auf den Nordseeinseln Sylt und Föhr 1950 zum erstenmal Wilden Hopfen gesichtet.

Verbreitungsgrad

Der Wilde Hopfen kann in seinem Verbreitungsgebiet als *häufig vorkommende Pflanze* angesprochen werden. – Der Kulturhopfen Deutschlands stammt aus den bayrischen Anbaugebieten Hallertau, Spalt und aus Tettnang in Württemberg. Die Anbaufläche ist gesetzlich geschützt. Österreich deckt durch die Hopfenkulturen in Kärnten, Steiermark und Oberösterreich nur 20% seines Bedarfes.

Standort

In Auwäldern und Flußufern, dort mit Vorliebe in Weiden-, Erlen- und Pappelbeständen; an Zäunen und Hecken, in feuchten Wäldern und an Waldrändern. Liebt tiefgründigen, nährstoff- und humusreichen, kalkhaltigen, sandigen Lehmboden mit »Mumsschicht« und entsprechender Feuchtigkeit.

Merkmale

Die ausdauernde *Wurzel* ein ästiger, senkrechter Pfahl, mit 1jährigen *Trieben.* Diese gelten als Charakteristikum des Hopfens. Mit Klimmhaaren versehen, winden sie sich als fast einzige Vertreter heimischer Schlingpflanzen nach rechts. Sie »umwickeln« immer senkrechte oder schräge Stützen, können waagrechte nicht fassen. Die jungen Triebe hängen mit der Spitze über und beschreiben im Sinne des Uhrzeigers eine langsame kreisförmige Bewegung. Stoßen sie dabei auf eine senkrechte Stütze, dann klammern sie sich, geleitet vom »Windungssinn der Sprossenachse«, wie es der Fachmann nennt, sofort daran fest. Die grünen *Blätter*, 3- bis 5lappig, herzförmig oder gelappt, grobgesägt an den Enden und oberseits rauhhaarig, sind gegenständig. Die langgestielten, kätzchenähnlichen *weiblichen Blüten*, von grüngelber Farbe, bilden dichte Blütenstände, die in kleinen Scheinähren stehen. Aus ihnen entstehen durch die Vergrößerung der blütenbedeckenden Blätter die Hopfenzapfen, welche die Größe einer Walnuß erreichen. Diese Hopfenzapfen und die Lupulindrüsen, die an den »Zapfendeckblättern« und an den »Vorblättern« der Einzelblüten sitzen, werden arzneilich und industriell genützt. Die *männlichen Blüten* sind unscheinbar, klein, von grünlichweißer Farbe und bilden hängende achselständige Rispen in der Form einer lockeren Trugdolde. Die Pflanze ist 2häusig und »eingeschlechtig«. Als sicheres Unterscheidungsmerkmal der Blüten gilt: die männlichen hängen in Rispen aus den Blattwinkeln, die weiblichen stehen in Kätzchen mit Schuppen wie die Tannenzapfen. Der Hopfen ist eine in unserem Klima seltene große Liane und erreicht eine *Höhe* von 3 bis 8 m. Hopfenzapfen haben einen stark aromatischen *Geruch*, der in größeren Mengen leicht betäubend wirkt, einen beißenden, aromatischen und sehr bitteren *Geschmack* von zusammenziehender Eigenschaft.

Verwechslungen

Schon aus dem Umstand heraus, daß der Wilde Hopfen eine Kletterpflanze ist, von denen es in unseren Breiten in der freien Natur nicht viele gibt, wird die Gefahr der Verwechslung sehr reduziert. Prägt man sich einmal die Merkmale des »Heidenpollens« gut ein, kann man ihn kaum mit anderen Schlingpflanzen verkennen. Dennoch sei der Vollständigkeit halber auf 2 Lianenarten hingewiesen: Auf das *Wald-Geißblatt (Lonicera periclymenum)*, auch ein rechtswindender Schlingstrauch von 4 bis 6 m, der von Mai bis Juni weiß bis schmutziggelb blüht und nachts sehr stark riecht. Kommt in lichten Wäldern mit warmem, regnerischem Klima in Westeuropa häufig vor. Gegen Osten hin selten werdend. Zählt zu den Geißblattgewächsen. – Auf die *Echte* oder *Gemeine Waldrebe (Clematis Vitalba)*. Ein Hahnenfußgewächs, 5 bis 15 m. Blüht von Juni bis September. Ist ein Blattstielkletterer mit kantigem Stengel. Linkswindend. Giftig. Liebt Waldränder, Gebüsche, Auwälder mit nährstoffreichen, warmen Böden. Fällt besonders im Herbst und Winter durch seine Früchte mit weißzottig behaarten Schwänzen auf.

Verwandte Arten

Über den Hanfgewächsen steht die »Großfamilie« der *Maulbeergewächse (Moraceae)*. Diese wieder unterteilt sich in die Unterfamilie der *Moroideae* mit den Gattungen Maulbeerbaum *(Morus)* und Feige *(Ficus)* sowie in die Unterfamilie *Cannabaceae* mit den Gattungen Hanf *(Cannabis)* und Hopfen *(Humulus)*. Die Gattung *Humulus* besteht aus 2 Arten: aus *Humulus lupulus* und *Humulus japonicus*.

Japanischer Hopfen (Humulus japonicus): Unterscheidet sich vom europäischen Kulturhopfen. Ist leicht an den weiblichen Blütenständen, denen die großen Deckblätter fehlen, und an den Seitenblättern zu erkennen. Diese sind im Gesamtumriß rundlich und in viele Lappen aufgeteilt. In Europa ist vor allem in Italien der Japanische Hopfen heimisch, und zwar in der Gegend von Triest, von Levico, Mailand, in Viareggio und an den Ufern des Flusses Ticino. Wird hauptsächlich als Zierpflanze an Zäune und Lauben gesetzt.

Zur Familie der *Hanfgewächse* gehören noch verschiedene Hanfarten wie:

Einjähriger Kulturhanf (Cannabis sativa): Im Gespinstpflanzenbau von großer Bedeutung. Als Heilkraut bereits in der Antike bekannt und verwendet. ». . . daß die Frucht, in reichlicher Menge genommen, die Manneskraft stärkt, und der Saft der frischen Pflanze, in die Ohren getropft, gegen Ohrensausen hilft.« So Dioskurides. Und Plinius: »Die Wurzel, in Öl gekocht, lockert steife Glieder und heilt Podagra.«

Indischer Hanf (Cannabis indica): Als Genuß- und Berauschungsmittel seit ältesten Zeiten bekannt. – Etymologen leiten das französische Wort *assassin* = Meuchelmörder von »Haschisch« ab, es ist neben Marihuana jenes Betäubungsmittel, das aus den blühenden Spitzen der weiblichen Hanfpflanze gewonnen wird, heute unter dem Sammelnamen »Rauschgift« bekannt ist und durch unseligen Mißbrauch soviel Unheil auf der ganzen Welt anrichtet.

Blütezeit

Der Hopfen blüht in den Monaten Juli und August.

Befruchtung

Humulus lupulus ist 2häusig. Die Bestäubung erfolgt durch den *Wind.*

Samenreife

Im feldmäßigen Anbau werden keine männlichen Pflanzen kultiviert, da die für Brauzwecke bestimmten Blüten nicht bestäubt werden dürfen. Aus diesem Grunde kommt es hier nicht zur Samenbildung und somit auch nicht zur Samenreife. – Bei den wildwachsenden Hopfenbeständen und bei den verschiedenen Zierarten erfolgt diese ungefähr Mitte September.

Erntegut

Als arzneilich verwendete Pflanzenteile des Hopfens gelten die weiblichen Blüten, Hopfenzapfen genannt, und die Hopfendrüsen oder Drüsenschuppen. In der Fachwelt wird folgende Drogenbezeichnung gehandhabt: Hopfenblüten = *Hopfenzapfen (Strobuli Lupuli)* und *Hopfendrüsen (Glandulae Lupuli),* auch als Hopfenmehl oder Lupulin bezeichnet. Die Lupulindrüsen, das Hopfenmehl, stehen mit dem getrockneten Erntegut in einem Verhältnis von 1:10. *Glandulae Lupuli* sind in beinahe ganz Europa und in den USA offizinell.

Erntezeit

Die weiblichen Blüten werden im Spätsommer geerntet.

Erntevorschriften

Kurz bevor die weiblichen Blüten gänzlich ausgereift sind, werden sie gepflückt, denn anstelle des Samens vermehren sich sonst die für die Verwertung so wertvollen Drüsenhaare. Die Erntezeit beginnt je nach Klima und Witterung Ende August bis anfangs September. Dabei unbedingt darauf achten, daß die Drüsenschuppen nicht abfallen. Deswegen ist die Hopfenernte auch nicht aufschiebbar. Um gute Qualität zu erzielen, muß der genaue Zeitpunkt erkannt und eingehalten werden. Bei händischer Ernte schneidet man die Ranken ab, um die Hopfenzapfen zu pflücken. Die Rückstände werden zum Teil als Anstreu verwendet oder gleich an Ort und Stelle fallen gelassen und dem Boden als Dünger zurückgegeben, aber gelegentlich auch eingebracht und als Tierfutter eingesetzt. Beim modernen Hopfenanbau werden diese Arbeiten mit Hopfenpflückmaschinen durchgeführt. – Die wildwachsenden Hopfenpflanzen besitzen keinen Heilwert, da sie viel zuwenig Lupulindrüsen enthalten, dürfen weder als Droge noch für Brauereizwecke verwendet werden, hingegen wohl als Gemüse. – Die Nachtrocknung der Hopfenzapfen ist unbedingt erforderlich und erfolgt bei feldmäßigem Anbau in sogenannten Hopfendarren. Die Temperatur kann bis zu 50° C betragen. Der »Selbstversorger« aus dem eigenen Hausgarten benützt dazu den Backofen, das Backrohr oder einen kleinen Kräutertrocknungsapparat. Es entfalten sich durch die Wärme die Blütenstände, und das Hopfenmehl, auch Hopfendrüsen *(Glandulae Lupuli)* genannt, fällt heraus. – Hopfendroge ist nicht lange lagerfähig, verdirbt sehr leicht, verliert somit ihren Wert und auch die Heilkraft. Deshalb darf Hopfendroge nur bis zur nächsten Ernte, nicht länger, in dunklen, gut schließenden Behältern aufbewahrt werden. Es finden auch die ganzen Hopfenzapfen arzneiliche Verwendung *(Strobuli Lupuli).* – Junge Hopfentriebe rechtzeitig eingebracht, die Ernte fällt meistens auf den Monat April, finden im frischen Zustand als Küchengemüse guten Absatz. Das zarte, junge Hopfengemüse kann ebenso »tiefgefroren« gelagert werden.

Anbau

Der Kulturhopfen verlangt ein mildes Klima. Gegenden, in denen zur Zeit der Reife, das ist Ende August bis anfangs September, voraussichtlich Windstille herrscht und wo viel Sonne zu erwarten ist. Die Untergrenze der Jahresdurchschnittstemperatur sollte zwischen 3 und 15° C liegen. Spätfröste richten durch das Absterben der Triebe großen Schaden an. – Hopfenkulturen anzulegen hat nur einen Sinn, wenn die Höchstgrenze von 600 m Höhe nicht überschritten wird. In bezug auf Boden ist der Kulturhopfen anspruchsvoll. Er verlangt verhältnismäßig viel Kalk, eine durchlässige Krume auf leichtem Lehmboden und eine entsprechend starke Humusdecke. Nasse, saure Böden mit länger anhaltenden Wasserstauungen eignen sich nicht. Die Qualität des zur Biererzeugung bestimmten Hopfens ist vom Borgehalt des Bodens stark abhängig. Viel Sonne, planmäßige Düngung mit Kalium, Phosphor und Stickstoff, wobei Spurenelemente nicht vergessen werden dürfen, genügend Wasser, das sind die Grundbedingungen für einen erfolgreichen Hopfenanbau. Können diese nicht erfüllt werden, lohnt es sich nicht, auch nur einen Anbauversuch zu wagen. – »Hopfenbauern« haben sich in den Hopfenanbaugebieten zu regionalen Interessengemeinschaften zusammengeschlossen. Schon aus Gründen einer rentablen Bewirtschaftung und eines gesicherten Absatzes ist es notwendig, vor Anlegen einer Hopfenkultur mit einer dieser Gemeinschaften Kontakt aufzunehmen. – Die Bierbrauereien nehmen in neuester Zeit kaum mehr Hopfenzapfen zur Verarbeitung entgegen, sondern kaufen durchwegs nur mehr »Hopfen-Pellets«. In diesen Pellets sind die extrahierten feinkörnigen und gepreßten Wirkstoffe enthalten. Sie sind von allen Unreinheiten und unverwertbaren Ballaststoffen befreit und eignen sich für direkte Verwertung in der Biererzeugung. Anlagen, die diese Pellets herstellen, erfordern Kapital, geschultes Fachpersonal und vor allem eine fachkundige Leitung. Alles Anforderungen, die der einzelne Hopfenbauer kaum imstande ist, allein zu erfüllen. Die Interessengemeinschaften vermitteln auch die nötigen Anbau-, Dünge-, Pflege- und Erntepläne. – Zusätzlich sei hier noch vermerkt, daß der Kulturhopfen als ausgesprochene Schlingpflanze früher die sogenannten »Hopfenstangen« brauchte, die heute durch eigene »Hopfengerüste« ersetzt werden. Sie müssen fest im Boden sitzen, jedem Wetter und vor allem allen Windstößen standhalten können. – Der Reihenabstand und die Entfernung der einzelnen Stöcke in der Reihe richten sich nach der Art des Maschineneinsatzes, sind aber im großen und ganzen wie beim Weinbau in der Rebenkultur: Reihenabstand 3 m, in der Reihe 80 cm bei Traktorbearbeitung. – Bei Neuanlage eines Feldes eignen sich als Vorfrucht am besten Hackfrüchte. Auch nach Luzernekleebruch gedeiht Hopfen sehr gut. Luzerne ist ein Tiefwurzler und schafft für den Hopfenanbau gute Bodenvorbedingungen. Regelmäßiges Auflockern des Bodens, verbunden mit einer gründlichen Unkrautentfernung, ist eiserne Notwendigkeit für ein ertragreiches Hopfenfeld. – Hopfen ist Lichtkeimer. Zur Neubepflanzung erfolgt die Aussaat im Glashaus, Ende Februar oder Anfang März. Haben die Jungpflanzen die nötige Größe erreicht, werden sie an Ort und Stelle eingesetzt. Bei guter Pflege und Düngung, wobei auf Bewässerung in trockenen Sommern nicht vergessen werden soll, dürfen Hopfenkulturen ohne Ernte- oder Qualitätseinbuße Jahre hindurch am gleichen Platz bleiben. Hopfenpflanzen können 30 Jahre alt werden. – Es ist weiters möglich, die Freilandaussaat auch direkt am Bestimmungsort durchzuführen. Später vereinzeln. Im modernen Hopfenanbau erfolgt die Vermehrung nur mehr vegetativ: Im Frühjahr werden die alten Stöcke auf 15 cm zurückgeschnitten, man nennt dies den Hopfenschnitt. Unterirdische Rebenteile mit 2 bis 3 Augen dabei herausgenommen und ergeben das Pflanzgut. Man legt es in die bereits vorbereiteten Löcher. Diese wurden mit guter Acker- oder Komposterde und mit verrottetem alten Stallmist ausgefüllt. Man bedeckt die Setzlinge mit einer Erdschicht von 8 bis 10 cm. – Bei der Bepflanzung eines Hopfenfeldes darf nicht vergessen werden, daß bereits die Jungpflanzen für ihre günstige Entwicklung an ihrem fixen Standort eine Kletterhilfe brauchen – außer man will fortlaufend Frischsprossen als Gewürz ernten –, handelt es sich doch hier um eine ausgesprochene Kletterpflanze. – Im Herbst nach der Ernte die Pflanzen zurückzuschneiden hat sich wegen Auswinterungsgefahr als nicht günstig erwiesen.

Saatgut

Die *Früchte* sind 3 mm lange, graue bis schwarze, eiförmig zusammengedrückte Nüsse, die in der Achsel eines jeden Deckblattes sitzen und wie die Basis des Deckblattes Drüsen enthalten. Diese erscheinen als glänzende, goldene Punkte.

Erträge

Als Durchschnittsertrag pro Hektar fallen 1600 kg weiblicher Hopfenfrüchte an. Dies gilt als Erfahrungswert des Hopfenanbaugebietes Mühlviertel in Oberösterreich. Die Hektarertragswerte pro Mitglied der Hopfenanbaugenossenschaft schwanken dort von 1000 bis 2200 kg.

Für den Heimgarten

Nur wenige Gartenfreunde haben es bis jetzt versucht, mit dem Hopfen im eigenen Garten Freude zu erleben. Diese schnellwüchsige Kletterpflanze mit den schöngeformten Blättern braucht einen Standort in voller Sonne auf gutgedüngtem, kalkhaltigem und feuchtem Boden, weiters viel Wasser. Für den Hausbedarf erfolgt die Aussaat am besten im März in Töpfen am Zimmerfenster oder in einem heizbaren Glasbeet. Später wird im Abstand von 80 cm verpflanzt. – Hopfenanbaugenossenschaften geben gelegentlich Jungpflanzen ab oder vermitteln Adressen von Züchtern. Beim Ankauf solcher Stöcke hat man die Gewähr, wertvolles Pflanzgut zu erwerben, und vor allem erhält man früher als durch Aussaat fertig entwickelte, tragende Pflanzen. – Der Kulturhopfen eignet sich sehr gut zur »Wandverkleidung«. Er braucht jedoch auch hier Kletterhilfe. – In den letzten Jahren haben Gartenfreunde den Hopfen als attraktive Garten- und wertvolle Heilpflanze entdeckt. Und der »Kletternde Wolf« hält von Jahr zu Jahr Einzug in neue Gärten.

Krankheiten und Schädlinge

Der *falsche Mehltau* tritt zeitweilig auf. Die *Hopfenblattlaus,* der *Hopfenerdfloh, Drahtwürmer,* die *Hopfeneule* und die *Hopfenspinne* müssen während der Vegetationsperiode regelmäßig bekämpft werden. – *Rehböcke* fügen den jungen Pflanzen durch Abscheuern beachtlichen Schaden zu, und *Rehgeißen* beißen die jungen Triebe gelegentlich ab. – Das Abwerfen der Blätter im Hochsommer, durch Lufttrockenheit hervorgerufen, kann die ganze Ernte gefährden; wird fachmännisch *Sommerbrand, Brand, Fuchs* oder *Rote Lohe* geheißen.

Wirkstoffe

Dem Hopfen als Arzneipflanze wird in unserer Zeit in der Medizin große Bedeutung zuerkannt. Die Wirkung beruht auf dem Zusammenspiel der Haupt- und Nebenwirkstoffe. – Im Hopfenmehl (Lupulin) sind 2 kristallisierende, stickstofffreie Säuren enthalten: das Humulon und das Lupulon, 2 Hopfenbittersäuren, die nahe miteinander verwandt sind. Sie machen zusammen den Hopfenbitter zu 2 bis 6% des Lupulins aus. – Im Hopfenmehl, in das die obengenannten Hauptwirkstoffe mit eingeschlossen sind, findet sich eine Harzmenge bis 77%, ätherisches Öl Valerol 1 bis 3%, ferner Myrcen, Sesquiterpene, Humulen, Myrcenolester, Linalool, Linalylisononylat, Geraniol sowie die Phenole Luparol und Luparenol, 7% Gerbstoffe, Cholin und Asparagin. – Hopfen beinhaltet Alkaloide im engeren Sinne nicht, wenn man davon absieht, daß die Hopfenbittersäuren schwache Hypnotica sind, beim Menschen zwar keine Lähmungen, aber dafür spürbare Beruhigung hervorrufen.

Heilwirkung

Beruhigend, zusammenziehend, harntreibend, appetitanregend, magen- und darmstärkend, einschläfernd, betäubend, nervenberuhigend, periodenzyklusregelnd, geschlechtstriebdämpfend, schmerzstillend, fiebersenkend und antibakteriell. – Sehr bewährt bei Erregungszuständen.

In der Heilkunde

Die Medizin betrachtet Hopfen als ein mildes Sedativum (Beruhigungs- und schmerzstillendes Mittel) und als Stomachikum (ein Mittel, das den Appetit und die Verdauung anregt und fördert). Als Sedativum kann es zwar dem Baldrian an Wirkung nicht gleichgestellt werden, hat aber dafür einige Besonderheiten: Hopfen gilt als besonders schlaffördernd und übt eine eigene beruhigende Wirkung auf sexuelle Erregungszustände aus. Zeigt sich durch den speziellen Bitterstoff, den Hopfenbitter, als appetit- und verdauungsfördernd. Eine Eigenschaft, die in diesem Ausmaße der Baldriandroge nicht eigen ist. – So kennt die Medizin 3 bevorzugte Anwendungsgebiete des Hopfens: Schlaflosigkeit, nervöse Magenleiden und sexuelle Neurosen – gestörte Erlebnisverarbeitung im seelischen Spannungsraum zwischen dem Ich und der Umwelt und eine daraus entstandene krankhafte Verhaltensweise mit seelischen Ausnahmezuständen und verschiedenen körperlichen Funktionsstörungen ohne organische Ursache. Zur Heilwirkung des Hopfens im Sexualbereich zählt die Medizin auch noch Pollution (unwillkürlicher Samenerguß im Schlaf), Ejaculatio praecox (frühzeitige Samenabgabe im Sexualverkehr) und findet als Anaphrodisiakum (Mittel zur Herabsetzung des Geschlechtstriebes bei Männern) Verwendung. Als ärztliche Verordnung gilt in den meisten Fällen eine Teemischung aus gleichen Teilen Hopfenzapfen *(Strobuli Lupuli)* und Baldrianwurzel *(Radix Valerianae).*

Als Hausmittel

Die Hauptanwendungsgebiete des Hopfens in der Volksheilkunde sind innerlich: Schlafstörungen, Erregungszustände aller Art, nervöse Herzstörungen, Appetitlosigkeit, leichte Depressionszustände, Menstruationsstörungen, starke Harnsäureablagerung, geschlechtliche Erregungszustände und Blasenbeschwerden. – In allen diesen Fällen führt man eine 3-Wochen-Kur, täglich 3mal je 1 Tasse ½ Stunde vor dem Essen, durch. Nach einer Pause von 1 Woche kann mit der Kur noch einmal begonnen werden. – Äußerlich wird Hopfentee bei schlecht heilenden Wunden und Geschwüren eingesetzt. – Normalerweise werden zur Teebereitung die weiblichen Hopfenblüten *(Strobuli Lupuli)* verwendet, und zwar auf folgende Weise: 2 gehäufte Teelöffel Hopfenblüten mit ¼ l kochendem Wasser übergießen und 15 Minuten zugedeckt ziehen lassen. – Als Beruhigungsmittel und zur Anregung des Appetites trinkt man täglich morgens und abends je 1 Tasse. Als schlafförderndes Mittel eventuell zusätzlich ½ Stunde vor dem Schlafengehen 1 Schale. Jedesmal frisch zubereiten. Dies erhöht die Wirkung. – Obwohl Hopfentee allein von großer Wirksamkeit ist, hat sich doch in der Erfahrung gezeigt, daß man diese steigern kann, indem man die Hopfenzapfen mit einem anderen Heilkraut mischt. Es ergibt dies eine in der Volksheilkunde bekannte »Zweiermischung«. Im folgenden sei eine Reihe solcher Mischungen angeführt. Das Mischverhältnis besteht zu gleichen Teilen. Die Zubereitung erfolgt durch Aufguß, falls nicht anders angegeben. Die Menge beträgt 2 Teelöffel für ¼ l Wasser, die Ziehdauer 15 Minuten. Es gibt 2 Anwendungsmöglichkeiten: Das ganze Jahr hindurch nur einige Tage nach Bedarf. Oder sonst gilt als Faustregel 3 Wochen lang, diese Grenze darf nicht überschritten werden, 3 bis 6 Tage aussetzen und die Kur wiederholen. Tagesmenge je nach Bedarf zwischen 1 bis 3 Tassen. – *Blutreinigungstees:* Hopfen und Brennessel oder Hopfen und Tausendguldenkraut bei Personen mit wenig Magensäure; Hopfen und Waldmeister für nervlich Überreizte; Hopfen und Lindenblüten bei Schwierigkeiten mit der Magenschleimhaut; Hopfen und Erdrauch bei zuwenig Gallenabsonderung. (Wegen Erdrauch-Anteil rezeptpflichtig.) *Magentees:* Hopfen und Apfelschalen bei nervösem Magen; Hopfen und Kümmel bei kaltem Magen; Hopfen und Salbei bei Magengeschwüren; Hopfen und Gänsefingerkraut bei Magenkrämpfen; Hopfen und Anis bei Verdauungsschwäche; Hopfen und Koriander bei Magenverschleimung. *Beruhigungstees:* Hopfen und Rosmarin bei Nervenschwäche; Hopfen und Melisse bei Migräne, Kopfschmerzen und nervösen Beschwerden; Hopfen und Kamille bei Erregungen durch Ärger, Zorn und Verdruß. In diesem Falle empfiehlt es sich, mit Honig zu süßen. Hopfen und Lavendel bei nervöser Erschöpfung; Hopfen und Schafgarbe bei geistiger Überanstrengung. Alle diese Beruhigungstees können auch als *Schlaftees* genommen werden. Honig hinzufügen. Gilt jedoch nicht für Diabetiker. Eine Ausnahme bildet die Mischung mit Rosmarin: nervenempfindliche Typen sollen diese Mischung nicht vor dem Schlafengehen trinken, da sie belebend wirkt. *Gallentees:* Hopfen und Leinsamen bei Gallenblasenkolik, wobei der Leinsamen vorher zu schroten ist; Hopfen und Wermut nach Entfernung der Gallenblase; Hopfen und Pfefferminze bei Schmerzen in der Gallengegend; Hopfen und Mistel bei Gallensekretionsstörung: In diesem Falle wird 1 Teelöffel Mistel abends in $^1/_8$ l kaltem Wasser angesetzt, morgens erwärmt. 1 Teelöffel Hopfendroge mit $^1/_8$ l kochendem Wasser abbrühen, 15 Minuten ziehen lassen. Beide Tees abseihen, zusammenmischen und trinken. Hopfen und Schöllkraut bei Gallensteinkolik. Von dieser Mischung dürfen des Schöllkrautes wegen aber nicht mehr als 2 Tassen täglich nicht länger als 1 Woche ohne Unterbrechung genommen werden. Hopfen und Roßkastanienblüten bei Gallenblasenentzündung; Hopfen und Berberitze, um die Gallentätigkeit anzuregen; und Hopfen und Wacholderbeeren (zerstampft) bei undefinierbaren Schmerzen in der Gallengegend. – Der Hopfen wirkt stark wassertreibend und ist darum bei übermäßiger Harnsäureablagerung sehr brauchbar. Zur *Förderung der Harnsäureausscheidung* folgende Teemischung: Hopfen 5 Teile, Brennessel 4 Teile, Odermennig 3 Teile, Bärlapp 2 Teile und Holunderblüten 1 Teil. Zubereitung durch Aufguß wie oben. Täglich 3 Tassen trinken.

In der Tiermedizin

In der Tiermedizin werden die Hopfendrüsen *(Glandulae Lupuli)* als Hopfenmehl *(Lupulin)* verwendet. Ihre Wirkung beruht vor allem auf dem Gehalt der bitteren Lupulinsäure und dem ätherischen Hopfenöl Valerol. Hopfenmehl zählt zu den Bittermitteln und Gewürzen. Bittermittel, in der Veterinärmedizin eingesetzt, veranlassen eine vermehrte Absonderung des Speichels und reflektorisch auch eine solche des Magensaftes und damit eine Verbesserung des Ein- und Aufsaugens in die Blutbahn (Resorption). Weiters werden Gärungsvorgänge im Magen und Darm verhindert oder zumindest gehemmt. – Erfolgreich verwendet man Hopfenmehl bei Säugetieren mit abnormen Zersetzungs- und Gärungsvorgängen im Verdauungskanal, bei schlechtem Ernährungszustand mit Appetitmangel sowie bei Infektionskrankheiten und in der Rekonvaleszenz. Vor zu langem Gebrauch oder vor Anwendung in zu großer Dosis muß gewarnt werden, weil dadurch Verdauungsstörungen auftreten können. – Bei Blähungen der Haustiere nimmt man 1 Handvoll Hopfenblüten und 2 Handvoll Kamillenblüten, übergießt diese mit $^1/_2$ l angewärmtem Bier, womöglich Schwarzbier, gibt es den Tieren zum Trank oder schüttet es ihnen ein. – Wegen der fiebersenkenden Eigenschaft werden Hopfenblüten gerne unter das Futter gemischt. – Ausschläge der Haustiere können Sie mit folgendem Absud behandeln: Für 1 l Wasser nimmt man 50 g Eichenrinde, stellt es kalt zu, kocht gründlich auf, ergänzt das verdunstete Wasser durch heißes. In diesen Eichenrindenabsud gibt man jetzt 35 g Hopfenblüten, läßt 15 Minuten ziehen, seiht ab und wäscht damit das Fell der Tiere. – Bei Läusen der Tiere säubert man mit Wermuttee und pudert das Fell anschließend mit Hopfenmehl ein. Als Richtlinie für die Zubereitung des Wermuttees gilt: Für 1 l Wasser 50 g Wermut, frisch oder getrocknet, im Aufguß zubereitet; 15 Minuten ziehen lassen, abseihen. Eine Läusebekämpfungsmethode, die sich in der Tierzucht vielfach bewährt hat. – Bei Freßunlust, Koliken und Verdauungsstörungen kann man frische oder getrocknete Hopfenblüten als Zugabe verfüttern. – Zur rascheren Narbenbildung: 25 g Hopfenblüten und 25 g Salbeiblätter mit 1 l kochendem Wasser übergießen, 15 Minuten ziehen lassen und die Wunde gründlich auswaschen.

In der Homöopathie

In der Homöopathie wird die aus frischen Glandulae Lupuli hergestellte Essenz *Humulus Lupulus* (D4) zur Nervenberuhigung, gegen Überreiztheit und als Schlafmittel eingesetzt. Diese Essenz verleiht ohne Neben- und Nachwirkungen eine gewisse Intensität des Schlafes, was man von chemotherapeutischen Schlafmitteln nicht sagen kann, vor allem wenn sie längere Zeit hindurch und in stärkerer Dosis angewandt werden.

In der Küche

Früher wurde das Bier in größeren deutschen Haushalten genauso wie das Brot selbst erzeugt. Gutes Bier »hausgemacht« zu brauen ist sehr schwierig und nicht so billig, wie man annehmen könnte. Deshalb ist von jedem Versuch in diese Richtung hin abzuraten. In Deutschland allein gibt es nahezu 6 000 verschiedene Biersorten, nach dem anno 1516 stammenden Reinheitsgebot gebraut: Wasser, Hopfen, Malz. Auch in Österreich wird reichlich gutes Markenbier erzeugt, so daß sich Selbstherstellung nicht lohnt. – Schon im alten Rom wurde aus den jungen Hopfentrieben ein Salat bereitet. Heute noch gibt es in Italien einen schmackhaften Salat unter der Beigabe von Salz, Pfeffer, Essig und Öl. – Ältere Triebe werden wie Spargel gekocht. – In Frankreich und Belgien bilden die jungen Hopfensprossen ein geschätztes Salatgemüse. In Deutschland werden sie gerne gebacken gegessen: Junge Hopfensprossen mit kochendem Wasser abbrühen, mit Salz und Zitronensaft marinieren, abtrocknen lassen. Dann durch den Backteig ziehen und in heißem Fett abbacken. – In einem alten Kräuterbuch wird Bier, mäßig nach den Mahlzeiten getrunken, als Mittel zum Abtreiben von Harngrieß empfohlen. Dort heißt es unter anderem: »Der Saft von jungen Hopfentrieben, mit Molke vermischt, wirkt ausgezeichnet bei Gelbsucht, Gallenfieber, Brust- und Lungenleiden; er befördert ferner den Stuhlgang, treibt die Galle ab und eröffnet innere verstopfte Organe.« – Hopfenreis wird vor allem in der Mailänder Gegend bereitet und ist ein wohlschmeckendes Gericht. Garen Reis unter einer leichten Butterbeigabe mit wenig Curry und ganz wenig Salz würzen. Die mit kochendem Wasser überbrühten Hopfensprossen nach Hinzufügen von Zitronensaft und einer Prise Salz abtrocknen lassen, dann fein hacheln und zuletzt unter den Reis mischen. Er dient nicht nur als Beilage zu Fleischspeisen, sondern kann auch als vegetarische Mahlzeit empfohlen werden. Vor allem als Abendessen. – Als Aperitif, den man gelegentlich nimmt oder Gästen vor der Mahlzeit aufwartet, hat sich bewährt: 100 g Hopfenzapfen zerkleinern, in 1 l gutem Weißwein 9 Tage lang ziehen lassen, abseihen und filtrieren. Nun löst man 100 g Honig in 1/8 l abgekochtem und auf 40° C temperiertem Wasser auf, fügt 3/4 l frischen Weißwein dazu, gießt den ersten Ansatz und diese Flüssigkeit in eine 2-Liter-Flasche, verkorkt und lagert 2 bis 4 Wochen kühl und dunkel. Vor dem Essen serviert man ihn in Kostprobengläsern, in Sechzehnteln. – Hopfenpulver wird in vielen Küchen, besonders in Nordamerika, als Bitterwürze den Speisen beigegeben. Dies hat vor allem den Vorteil, daß dadurch nicht nur der Geschmack aufgebessert, sondern eine gesunde, beruhigende Wirkung erzielt wird.

Für die Körperpflege

Ein ausgezeichnetes haarwuchsförderndes Mittel stellt eine wöchentliche gründliche Waschung mit folgender Mischung dar: Man benötigt 1/2 l dunkles Bier, 1/2 l Brennesselwurzeltee (3 Eßlöffel Brennesselwurzeln in 1/2 l Wasser kochen, 10 Minuten ziehen lassen, abseihen) und 1/2 l Klettenwurzeltee, genauso wie Brennesselwurzeltee zubereitet. Die beiden Tees läßt man ein wenig auskühlen, mischt sie dann zum Bier und führt hernach die Waschung durch. Mit lauwarmem Wasser nachwaschen, gut abtrocknen und zu Bette gehen. – Schlecht heilende Wunden und Geschwüre können 1mal täglich mit Hopfentee ausgewaschen werden. Lufttrocknen lassen und mit Dach-Hauswurz-Öl oder Ziestöl betupfen.

Auszüge

Zum innerlichen Gebrauch *Hopfentinktur* nach einem alten Kräuterbuch: ». . . zu deren

Bearbeitung man 3 Gewichtsteile frischen Hopfen mit 12 Teilen Weingeist übergießt und das Klare nach 14 Tagen davon abgießt.« – Man nimmt täglich 1- bis 3mal je 4 bis 5 Tropfen. »Die Tinktur ist namentlich wirksam bei Gelbsucht, Anschoppung und Verstopfung der Milz und Leber, Appetitlosigkeit und Magendrücken, Gicht und gichtischen Schmerzen in den Knien, wogegen man noch äußerlich Umschläge von gesottenen jungen Sprossen macht. Podagra [Zehengicht], Schlaflosigkeit der Schwindsüchtigen und unfreiwilligen Samenergießungen.« Als magenstärkendes Mittel gilt *Hopfenlikör.* Ein Gurkenglas oder Einmachglas, die Größe richtet sich nach der Bedarfsmenge, wird mit getrockneten und zerkleinerten Hopfenfruchtzapfen bis zum Rand gefüllt. Dann leicht zusammenschütteln, jedoch nicht drücken. Mit gutem Weichselbrand übergießen. Dieser muß zwar die Hopfenteile bedecken, darf aber nicht bis zum Rande des Glases reichen, da sich bei Erwärmung der Alkohol ausdehnt und so das Volumen steigt. 4 Wochen ins Fenster stellen und ziehen lassen. Abseihen und pro 1 l Flüssigkeit des Ansatzes 200 g Zucker und $^1/_4$ l Wasser nehmen, sirupdick einkochen und mit dem Auszug vermischen. 8 Tage verschlossen im Fenster stehen lassen, täglich schütteln, dann filtrieren. Der fertige Likör wird in Flaschen gefüllt, gut verkorkt und 2 Monate dunkel und kühl gelagert. $^1/_2$ Stunde vor dem Essen 1 kleines Stamperl nehmen. – In den Tiroler Bergen, vor allem aber in Süd- und Osttirol, bereitet man aus Hopfenblüten den sehr wertvollen, stark würzig apart-bitter schmeckenden *Hopfenschnaps,* der eine dunkle rotbraune Farbe aufweist. 1 Stamperl schluckweise vor dem Schlafengehen genommen, gilt als Schlaftrunk für ältere Menschen. Man braucht für 1 l hochprozentigen Obstbrand (mindestens 70 oder 80%) 250 g weibliche Hopfenblüten; 50 g zerkleinerte Gelbe Enzianwurzel; 1 Stück von zirka 3 cm langer eingerollter Zimtrinde und 1 Scheibe, zirka $^1/_2$ cm stark, einer Zitrone samt Schale. Gibt das Ganze in ein weithalsiges Glas, schließt gut ab, stellt es 3 Wochen lang in die Sonne. Täglich 1mal schütteln. Dann während der folgenden 4 Wochen Ruhepause in den Keller geben, das heißt in einen dunklen kühlen Raum. Die Bergler sagen dazu, »der Schnaps muß sich ausruhen«. Erst jetzt wird filtriert, 1 l destilliertes Wasser über den Rückstand gegossen, 3 Stunden ziehen gelassen. Danach nochmals filtrieren und diese Flüssigkeit dem ersten Ansatz beifügen, in Flaschen füllen, 14 Tage ins Fenster stellen und anschließend wieder im Keller 3 bis 6 Monate kühl und dunkel lagern, je länger, desto besser. Nun ist der Hopfenschnaps gebrauchsfertig und wirkungsvoll. – *Hopfenwein:* 50 g Hopfenblüten und 5 g Wermut in 1 l naturbelassenem Rotwein kochen, anschließend abseihen, in Flaschen füllen, gut verschließen und kühl und dunkel lagern. Mäßig und öfters löffelweise genommen, hilft er bei verdorbenem Magen, aber auch bei Gelbsucht.

In der pharmazeutischen Industrie

Die Likörindustrie gebraucht Hopfenbitter zur Bereicherung des Geschmackes von Magenbitter. In der pharmazeutischen Industrie wird vor allem Hopfenmehl, neben Baldrianwurzel, zur Herstellung vieler beruhigender Arzneimittel verwendet. – *Fertigpräparate:* Hovaletten, Hova-Zäpfchen, Hovaletten forte, Sedalint Nerven-Beruhigungs-Dragées »verstärkt«, Beconerv, Angelicin, Eusedon, Seda-Kneipp, Seda Grandelat, Euvegal, Nervobromin, Baldriparan, Bonased, Valeriana-heel, Hicoton, Plantival, Aranidorm. Der Austria-Codex nennt ferner noch Tononervin-Dragées.

Aus meiner Erfahrung

Für äußerliche Einreibungen zur Schmerzlinderung bei Krebserkrankungen eignet sich folgende Salbe gut: 1 voller Eßlöffel Schweinefett und 1 voller Teelöffel Bienenwachs werden gemeinsam geschmolzen. Dabei leicht aufprasseln lassen, vom Feuer wegnehmen und handwarm temperieren; 10 g Hopfendrüsen *(Glandulae Lupuli)* dazumischen. In einen Tiegel füllen, und die Salbe ist fertig. Man reibt die schmerzenden Stellen alle 8 Stunden ein oder legt ein mit Salbe bestrichenes Leinenfleckchen auf. Nach 8 Stunden heruntergeben und ein neues anbringen. – Bei Beschwerden in den Wechseljahren kocht man in $^1/_2$ l Wasser 2 Eßlöffel enthülste Haferkörner gut auf, nimmt vom Feuer weg und fügt 1 vollen Eßlöffel Hopfenzapfen *(Strobuli Lupuli)* hinzu. 15 Minuten ziehen lassen, dann abseihen. Morgens die Hälfte davon trinken, den Rest in eine Warmhalteflasche füllen und am Abend einnehmen. – Bei Milzschwellungen hat sich eine Auflage von Hopfenwein über Nacht als sehr schmerzstillend erwiesen (Zubereitung siehe »Auszüge«). Man legt zwischen 2 Leinenfleckchen einen Wattepolster, begießt das Ganze mit vorgewärmtem Hopfenwein, drückt leicht aus und legt es auf die Milz. Nach oben hin mit einer Plastikfolie abdecken. Die Auflage mit einem zusammengefalteten Tuch, welches gleichzeitig auch den Zweck des Warmhaltens erfüllen soll, befestigen. In der Früh wird dies heruntergenommen. – Bei Harnsteinen bereitet man 1 l Hopfenblütenaufguß vor (75 g Hopfenzapfen für 1 l kochendes Wasser, zugedeckt 15 Minuten ziehen lassen), stellt ihn auf eine Elektroplatte auf dem Fußboden, schaltet Sparflamme ein, setzt sich, nach vorne gerückt, auf einen Stuhl und läßt von unten her den Dunst aufsteigen. Man legt über die Füße eine wollene Decke, damit der Dampf nicht entweichen, sondern gut einwirken kann.

Nicht übersehen

In manchen Gegenden Süddeutschlands hat sich unter der ländlichen Bevölkerung ein althergebrachtes Hausmittel bis in unsere Tage hinein gehalten: 2 Handvoll weibliche Hopfenblüten in $^1/_2$ l Bier zu kochen. Damit werden stark schmerzende Glieder eingerieben, um so Linderung zu erfahren. – Verfälschungen der Hopfenzapfendroge mit Wildem Hopfen kommen auf den Markt.

Naturschutz und gesetzliche Bestimmungen

Hunnen und Goten haben höchstwahrscheinlich den Wilden Hopfen auf ihren Wanderzügen mit nach Europa gebracht, so lauten manche Vermutungen. – Jetzt steht sie da, diese selbstrankende Pflanze, und strebt aus dem Dunkel des Gebüsches empor zum Licht. Ufer und feuchte Waldstreifen mit Erlengebüsch werden wahrhaftig zum Dschungel mitten in einer vollmechanisierten Kulturgesellschaft. Noch ein Stück der urigen Wildnis, dieses Hopfengestrüpp. Wo sich die zähen, geschmeidigen Triebe wie feste Schnüre um des Wanderers Fuß spannen, der vom Weg abkommt und die Natur noch als Natur erlebt. Unzähliges Getier findet dort Unterschlupf und Deckung. Laßt sie uns noch, diese wilde, echte Natur, gefilzt vom Wilden Hopfen.

Aus meiner Kräuterapotheke

Ein vorzüglicher Nerventee: Hopfenzapfen 3 Teile, Lavendelblüten 2 Teile und Schlüsselblumenblüten 1 Teil. 2 Teelöffel für $^1/_4$ l Wasser, im Aufguß zubereitet, 15 Minuten ziehen lassen, abseihen und mit Honig süßen; täglich morgens und abends 3 Wochen lang je 1 Tasse warm, schluckweise und langsam trinken.

Altbewährte Rezepte

Ideale Teemischung zur Charakterstärkung: Hopfen, Heidekraut und Brennessel. Der Herrgott läßt nicht nur für jede Krankheit ein Kräutlein wachsen, sondern auch für jeden Menschen sein eigenes. Dieses Kräutlein zu finden, zu erkennen, zu lieben und zu benützen kann dem Menschen über vieles hinweghelfen. So wird eine Pflanze zu »meiner Heilpflanze«, zu »meinem Kraut« und zu »meinem Lebensbegleiter«. – Hopfen ist die Pflanze auf dem Weg nach oben, wobei der Mensch leicht mutlos wird und ihn Schwindelgefühl vor der Tiefe, nach unten, überkommt. Gemeinsam mit dem Heidekraut, der Pflanze der Besinnlichkeit, Innerlichkeit und der Genügsamkeit. Und die dritte im Bunde: die Brennessel; ein Bild des äußerlich rauhen, manchmal aus Unvermögen und Hilflosigkeit heraus unfreundlichen Menschen, mit rauher Schale, aber edlem, menschenfreundlichem Herzen. Diese drei Kräuter zu gleichen Teilen gemischt, ergeben den *Tee,* der dem Menschen, der guten Willens ist, in seiner Einstellung nach oben hilft. Menschen, die bewußt für andere ein Segen sein möchten, sich ihrer Fehler, Schwächen und Unzulänglichkeiten voll bewußt sind, aber dennoch dem Lichte zustreben, mit aller Kraft und Entschlossenheit. 2 Teelöffel der Mischung für $^1/_4$ l kochendes Wasser, abbrühen, 15 Minuten ziehen lassen, abseihen. Langsam und schluckweise trinken. Eventuell an einem bestimmten Wochentag früh und abends je 1 Tasse 1 ganzes Jahr hindurch zu sich nehmen.

Bei Einschlafschwierigkeiten als bewährter Schlaftrunk: Weibliche Hopfenblüten 35 g, Baldrianwurzel 25 g, Melissenblätter 20 g, Lavendelblüten 15 g, Johanniskraut 15 g und Zimtrinde 5 g. Mit 2 l gutem naturbelassenem Rotwein übergießen, 8 Tage im warmen Raum ziehen lassen. Abseihen, in Flaschen füllen, verkorken und kühl und dunkel lagern. Davon vor dem Schlafengehen 1 Stamperl nehmen. Dies kann 2 bis 3 Monate hindurch angewandt werden.

Bei Kreislaufbeschwerden, kalten Fingern und Zehen: Hopfenzapfen 65 g, Baldrian 50 g, Melisse 35 g, Raute 20 g, Gänsefingerkraut (Anserine) 20 g und Fenchelsamen 10 g. 2 Teelöffel der Mischung mit $^1/_4$ l kochendem Wasser abbrühen, 15 Minuten ziehen lassen, abseihen. Morgens nach dem Aufstehen und abends 1 Stunde vor dem Schlafengehen langsam und schluckweise 1 Tasse trinken. Diese Kur sollte nicht länger als 3 Wochen durchgeführt werden. Nach 1 Woche Pause kann sie aber unbedenklich wiederholt werden.

Planetarische Übereinstimmung

Hildegard von Bingen schreibt: »Alle diese Vorbedeutungen rühren nicht her von einer Eigenkraft der Planeten, Sterne oder Wolken, sondern Gott hat sie zugelassen, und sie geschehen nach seinem Willen und Ratschluß, weil Gott den Menschen ihre Werke vor Augen stellen wollte, so wie die Münze das Bild ihres Regenten zeigt.« – Der Hopfen steht in planetarischer Übereinstimmung mit dem *Mars*, dem offensive, den Angriff bevorzugende Eigenschaften zugeschrieben werden. Ihm zugeordnet sind Skorpion und Widder und versinnbildlicht das wäßrige Element.

Pflanzencharakter und Menschentyp

Pflanzencharakter: Der Hopfen braucht zum Wachsen und Gedeihen Wasser in entsprechender Menge, das er sich mit seinen horizontal wachsenden Wurzeln vom feuchten Standort holt. Er geht also in der Basis in die Breite, in die Waagrechte, um dann mit Hilfe einer senkrechten Stütze dem Lichte und der Wärme zuzustreben. Der Planet dieser »Kletterpflanze nach oben« ist der Mars, der Energie, Tatkraft und vor allem Lebenswillen bedeutet und auch vermittelt. *Hopfen ist das typische Heilkraut gegen Furchtsamkeit.* Furchtsamkeit wieder ist eine Erscheinung des Planeten Neptun, der von einer sehr dünnen Astralhülle umgeben ist. Diese verleiht dem unter gestörten Umweltverhältnissen lebenden Menschen zuwenig Schutz gegen die ihn belastenden Umstände und Ereignisse. Die Folge davon sind Unruhe und Schlaflosigkeit.

Menschentyp: Vorerst die Frage: Welcher Menschentyp fühlt sich vom Hopfen besonders angezogen, und wem hilft der Hopfen am meisten? *Hopfen ist das Heilkraut für anscheinend weiche, anschmiegende Naturen, die überzeugungstreu, unbeirrt nach oben streben, »Sich-Hochwindende« sind. »Sich loslösen und erheben.« Die der Panik entrinnen und auf ihrem Lebensweg Segen und Kraft schenken wollen, selber Führung und Stütze brauchen und suchen.* Hopfen enthält nicht geringe Mengen an Bitterstoff. Bitterstoff wirkt sich günstig auf den Ablauf der Funktionen in der Leber aus. Die Leber wieder beeinflußt das Gemüt.

Pflanzensympathie

Eine besondere Freundschaft verbindet den Hopfen mit der *Zitterpappel (Populus tremula)*, einem zwischen 5 bis 20 m hohen Weidengewächs. Einer ausgesprochen »industriefesten« Baumart, die gegen Luftverschmutzung sehr unempfindsam ist und durch ihre Wurzeln den Ruf eines »Bodenfestigers« erworben hat. – Ferner mag Hopfen *Schwarz-* oder *Roterle (Alnus glutinosa)*, ein Birkengewächs; die verschiedenen *Weidenarten (Salix-species)* und die *Fichte (Picea excelsa)*, ein Kieferngewächs.

Pflanzenantipathie

Der Hopfen empfindet eine bestimmte Abneigung zum *Gemeinen Seidelbast (Daphne mezereum)*, eine stark giftige Heilpflanze. Blüht bereits in den Monaten Februar bis Mai. Steht unter Naturschutz. Schon der Genuß von 12 Beeren kann zu tödlichem Ausgang führen. Darf in der Volksmedizin nicht verwendet werden. Die homöopathische Essenz »Mezereum«, die bei Hautkrankheiten Einsatz findet, wird nur vom Arzt verordnet.

Nebenerscheinungen

Kopfkissen mit weiblichen Hopfenblüten zu füllen und zur Förderung des Schlafes in das Bett zu legen ist Mädchen und jüngeren Frauen nicht zu raten, da durch die Einwirkung des Hopfens der normale Ablauf der Monatsblutung beeinträchtigt werden kann. – Seriöse Kräuterbücher versehen das Kapitel »Hopfen« mit der Aufschrift »*Vorsicht! Vergiftung möglich!*«. Obwohl die Droge verdauungsfördernd wirkt, kann bei *zu langem Gebrauch oder bei Anwendung in zu großer Dosis* das Gegenteil erzielt werden – es könnte sogar zu *Verdauungsstörungen führen.* Dies soll aber niemanden davon abhalten, auf vernünftige Weise Hopfendroge einzusetzen. Denn auch hier kommt es wie bei so vielen wertvollen Heilkräutern auf das Maß und auf die angebrachte Zeitdauer der Anwendung an.

Huflattich

Tussilago farfara
Korbblütler
ausdauernd

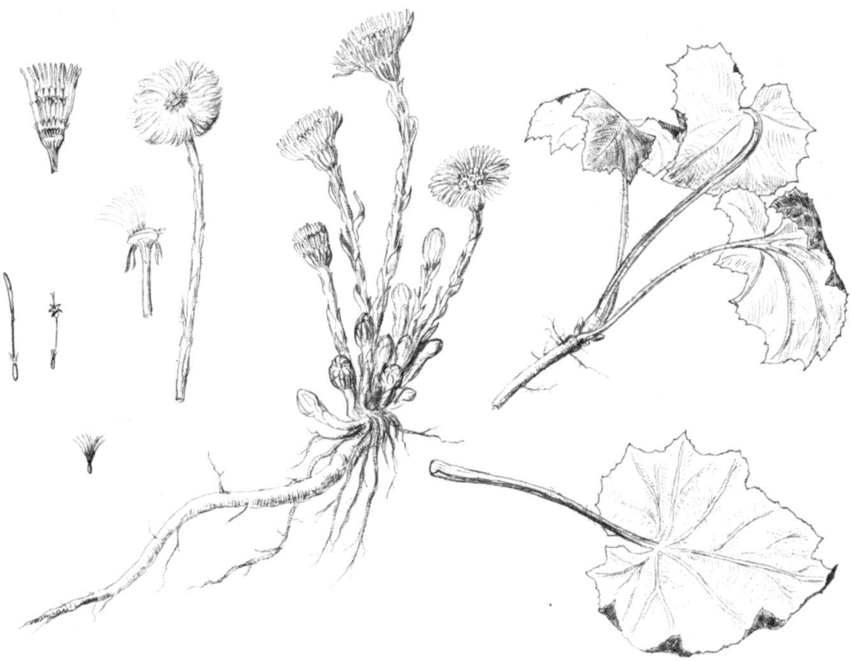

Kurz gefaßt

Aussehen: Kurze Blütenstengel mit Schuppenblättern, filzig behaart. Goldgelbe Blütenköpfe. 2–4. Nach dem Verblühen langgestielte, gezähnte Blätter, rundlich-herzförmig. Grundständige Rosette. Blätteroberseite glatt, -unterseite weißfilzig. 10–30 cm. *Vorkommen:* Unkrautpflanze, Lehmbodenanzeiger. *Verbreitung:* Ganz Europa, nördliches Afrika, Asien. *Heilkräftige Pflanzenteile:* Blüten und Blätter. *Heilanzeige:* Atemwege, Entzündungen, Blut, Füße.

Volkstümliche Bezeichnungen

Ackerlattich, Adamsblu'e, Afl, Aflbladl, Aiterplotzen, Bachblüemli, Bachblümlein, Bauchblüten, Berglätsche, Berglatschen, Brandbletter, Brandlappe, Brandlattich, Brandletschenkraut, Brustlattich, Brustlattig, Chuelattich, Diktorbliemli, Doktoreblüemli, Duwakslärrer, Eierplötsch, Eitableda, Eitazoia, Erdkronenblätter, Eselhuflattich, Eselsfuß, Eselshuf, Eselslatsche, Eselslattig, Evaschörten, Fahlenföt, Feldhuflattich, Feldlattche, Flatschkraut, Fohlenfuß, Foißen, Fulifüeß, Füllefues, Galitz, Gemeiner Huflattich, Gigelitzker, Grasröserl, Hasetatze, Heilblatt, Heilchrut, Hineblam, Hitzblätter, Hitzeblätter, Hoalbleda, Hofbläder, Hoflörrich, Hoikenblad, Hoilablätter, Hoiwecken, Hoofkebladen, Hoofladdik, Hufblätschen, Hufblatt, Hufblotschen, Hufele, Huflattig, Huidplödschen, Hustenblüemli, Hustenkraut, Hutblärrer, Iäselsklauen, Jägerblümchen, Kakroutsch, Kaninsblä, Kirchhofrosen, Kitsol, Koatzefell, Koldinoasch, Labassen, Laddch, Ladderblätter, Lakte, Latke, Lattenblatl, Lattich, Lehmblüemli, Lehmblümel, Loamble-amel, Loggebletter, Longablimla, Lothjehn, Lötkenkraut, Lugnerlan, Lungenkraut, Mariaschupf, Martilapu, Märzbecher, Märzenblume, Märzkegel, Mechzubliaml, Mehlbläda, Mierzegarluisen, Muckelblätter, Muttenkraut, Neelandsbläder, Neunkraftbleda, Noinkraftblatt, Ohmblätter, Paraplüblätter, Pfannenkraut, Pferdefuß, Pferdehuf, Plate, Plotschen, Quirinkraut, Quirinskraut, Rahmblätter, Regenschirm, Roßhuaba, Roßhuba, Roßhuben, Roßhuebäblüemli, Roßhuf, Roßhuflattich, Roßlattig, Roßschüegel, Samtblacka, Sandblagge, Sandblume, Saublum, Schneggeblagge, Schweinsblätter, Schwindsuchtsblume, Schwindzichblimla, Sohn vor dem Vater, Soldotnrisla, Sommersäckelcher, Sommerthürlein, Sommertürl, Sommer und Winter, Steenlorken, Stinkenbliäre, Summerspitz, Summertelechen, Summerteren, Tabakblüemli, Tabaksblatt, Tabakskraut, Teebleaml, Teeblümla, Teeblümli, Teufelspest, Wilder Rhabarber, Wullblüemli, Zeitrösele, Zitrösli, Zytrösli.

Namenerklärung

Den »Hustenjäger« – kennst du ihn? Den *Tussilago farfara. Tussilago* stammt aus den zwei lateinischen Wörtern *tussis* = Husten und *agare* = vertreiben. Damit ist gleichzeitig der Beweis erbracht, daß diese Heilpflanze von den Römern als Hustenmittel verwendet wurde. Plinius kannte bereits den Namen *Tussilago* = Hustenkraut. – Auch *farfara* ist zusammengesetzt – aus dem lateinischen *far* = Mehl und *fere* = tragen. Also »Mehlträger«; damit wird auf den mehlartig weißen Haarüberzug auf der Blattunterseite hingewiesen. – Plinius gebrauchte auch *farfarus,* neben *farfugium,* die Getreidescheuche. Die dazugehörige Erklärung: Wo Huflattich wächst, gedeiht kein Getreide. Es wird also »verscheucht«. *Farfarus* muß aber als vorlateinisch bezeichnet werden. – Eine andere sinnbildliche Auslegung von *farfara* wäre »die Fanfare«, der Gestalt der Blüten wegen, die eine große Ähnlichkeit mit diesem Musikinstrument aufweisen. – Der Wortteil *Huf-* bezieht sich auf die Form der Blätter und *-lattich* auf den mittelalterlichen Ausdruck *lapatium,* als damalige Bezeichnung verschiedener großblättriger Pflanzen, wozu auch die *Lappa,* die Klette zählte (siehe Band 1).

Kulturgeschichte

Seit jeher spielt Huflattich bei der Behandlung von Erkrankungen der Atemwege eine der wichtigsten Rollen. Er zählt zu den schleimhaltigen Hustenmitteln (Mucilaginosa) und gilt als eines der ältesten und ursprünglichsten unter ihnen. Seine Verwendung geht bis in die Zeit der Hippokratiker zurück. Diese nannten ihn *bechion.* Dioskurides, Plinius und Galenus empfehlen das Einatmen des Rauches gegen Husten und Schweratmigkeit. Die heilige Hildegard weist auf die Heilkraft des Huflattichs bei Erkrankung der Atemorgane hin. Das gleiche tun die Väter der Botanik des Mittelalters. – Durch Jahrhunderte verwendete die ärmere Landbevölkerung die Blätter der »Sandblume« als Tabakersatz.

Herkunft

Die Heimat des Huflattichs ist Europa.

Verbreitungsgebiet

Tussilago besiedelt ganz Europa. Kommt aber auch in West- und Nordasien sowie im Gebirge des nördlichen Afrikas vor. Wurde in Nordamerika eingeschleppt.

Verbreitungsgrad

Tussilago farfara ist *sehr verbreitet.* Gilt als Ackerunkraut und Lückenfüller von Dauergrünland.

Standort

Der Huflattich ist eine charakteristische Pflanze für Ton-, Lehm-, Tonmergel- und Kalkböden. Nimmt auf zinkhaltigen Böden besonders viel Zink auf. Die Wurzel kann auf solchen Böden bis 6,5% davon enthalten. Erreicht hingegen auf zinkfreien nur 3,5%. – Auf frisch abgebrannten Waldstellen und bei alten Kohlenmeilern ist Huflattich anzutreffen, die einzige Pflanze, die auf reiner Braunkohle noch gedeiht. Ansonsten findet man sie auf feuchten Böden und Feldern, in Wassergräben, an Ufern, Straßenrändern und auf Schuttplätzen. Gilt als Anzeiger unterirdischer Wasserzüge.

Merkmale

Die ausdauernden, langen und dünnen *Wurzeln* reichen bis zu 1 m tief und finden immer Feuchtigkeit. Setzen sich von Jahr zu Jahr durch unterirdische Ausläufer, die eine Länge bis 180 cm erreichen, fort. Bilden so die Huflattichquartiere oder -kolonien. Der sukkulente *Stengel* ist einfach, gerade, mit häutigen Schuppen besetzt, behaart und trägt eine einzige *Blüte,* strahlenförmig und goldgelb. Die männlichen Röhrenblüten stehen innen in einem Körbchen, die weiblichen Zungenblüten außen am Rande derselben. Die gestielten *Blätter* sind grundständig, abgerundet, gezähnt, oben hellgrün, an der Unterseite weißlich-flaumig und erscheinen erst nach dem Vergilben der Blüten. Deswegen der Name »Sohn vor dem Vater«. Die *Höhe* schwankt zwischen 10 und 30 cm. Der *Geruch* der Blätter ist schwach, jener der Blüten leicht honigartig. Der *Geschmack* der Blätter wird als herb, bitter und schleimig, jener der Blüten hingegen als schwach bitter bezeichnet.

Verwechslungen

Der Huflattich kann den Blättern nach mit *Pestwurzarten (Petasites)* verwechselt werden. Diese unterscheiden sich aber durch die größere Form und durch längere und dickere Stiele; sind hauptsächlich an Bach- und Teichufern anzutreffen. – Die Blüten von Tussilago können als jene des *Löwenzahns (Taraxacum officinale)* angesehen werden.

Verwandte Arten

Nahe verwandt mit Tussilago ist die *Pestwurz.* Der botanische Name *Petasites* = breitkrempiger Hut, bezieht sich auf die großen Blätter, die einen Durchmesser von 60 bis 100 cm erreichen. Die in Europa heimischen Arten blühen zu Frühlingsbeginn, vor dem Erscheinen der Blätter. Die wichtigsten Vertreter sind:

Echte Pestwurz (Petasites officinalis): 20 bis 100 cm große Pflanze. Mit einem ungewöhnlich großen Wurzelstock, der die Droge abgibt. Auch die rundlichen Blätter, gekennzeichnet durch die hervorspringenden Blattnerven an der Blatteinbuchtung auf beiden Seiten des Blattstiels, werden wegen der ihnen innewohnenden Heilkraft verwendet. – Pestwurzdroge übt krampflösenden, schmerzstillenden und regulierenden Einfluß auf neurovegetative Fehlregulationen im Bereich von Magen, Darm, Leber und Galle aus. Der Blütenstand ist rötlich.

Weiße Pestwurz (Petasites albus): Die Blätter, ebenfalls von runder Form, sind an der Unterseite von einer sehr dichten, schneeweißen Behaarung überzogen. Der Blütenstand ist weiß. Erreicht eine Höhe von 15 bis 30 cm.

Alpen-Pestwurz (Petasites paradoxus): Wird 30 bis 60 cm hoch. Verbreitet und mäßig häufig von den Alpentälern bis zu 2 600 m ansteigend. Die Blätter weisen am Rande und besonders an der Blattspitze Ecken auf.

Duftende Pestwurz (Petasites fragrans): Beheimatet in Tripolitanien, aber auch in Sizilien und Sardinien verbreitet. Im übrigen Europa als Gartenpflanze kultiviert. – Bei allen anderen Petasites-Arten entwickeln sich die Blüten vor den Blättern, bei der Duftenden Pestwurz aber erscheinen beide gleichzeitig. Die Blütenköpfe weisen sehr kurze Zungen auf, sind hellviolett und duften vanilleähnlich.

Blütezeit

Von Februar, ab der Schneeschmelze, bis April. In höheren Lagen sogar bis Juni.

Befruchtung

Huflattich wird durch *Bienen* befruchtet. Für sie bedeutet er wegen der früh erscheinenden Blüten eine der ersten und wertvollsten Blumen.

Samenreife

Die Samenreife erfolgt je nach Witterung kurze Zeit nach dem Vollerblühen der einzelnen Blüten. Der Samen reift auch noch nach dem Abpflücken derselben nach.

Ernte- und Sammelgut

Gesammelt werden die *Huflattichblätter (Folium Farfarae* oder *Folium Tussilaginis)* und die *Huflattichblüten (Flos Farfarae).*

Erntezeit

Die Blüten von Februar bis April oder Mai,

die Blätter von Juni bis August, mancherorts schon ab Mai, ernten.

Ernte- und Sammelvorschriften

Die Blüten bei Schönwetter, wenn sie ganz offen sind, sammeln. Am Stengelende abbrechen oder abschneiden und locker in Behältern aufschichten. Stiele werden nicht eingebracht. Die Blütenköpfchen dürfen noch nicht voll entfaltet sein, da sie nach dem Abpflücken »weiterleben« und sonst Früchte hervorbringen würden, deren Flugkronen das Sammelgut durchsetzen und dessen Wert mindern. – Will man eine ansehnliche Blütendroge erhalten, muß das Erntegut in dünnen Schichten aufgelegt und bei 40° C rasch getrocknet werden, da es sonst an Qualität und Aussehen viel verliert. – Für arzneiliche Zwecke, im Handel auch besser absetzbar, werden hauptsächlich die Blätter herangezogen. Beim Ernten derselben bevorzugt man junge, handtellergroße, die sauber und nicht mit Erdteilchen behaftet sind. Das Waschen derselben wäre unzweckmäßig, weil dadurch wertvolle Wirkstoffe, die Schleimstoffe, zum Teil verlorengehen und auch die Droge mißfarbig aussieht. Untersuchungen haben gezeigt, daß Blätter von sonnigem Standort inhaltsstoffreicher als Schattenblätter sind. Dies ist bei der Ernte zu berücksichtigen. Die Blätter werden ebenfalls ohne Stengel gepflückt. Feuchtes Sammelgut verdirbt rasch. Die geernteten Blätter werden in der Sonne ausgebreitet – mit der rauhen Seite nach unten, so wie sie wachsen. Erst wenn sie gut verwelkt sind, trocknet man bei künstlicher Wärme bis 40° C nach. Wobei Blatt für Blatt nebeneinander zu liegen kommen soll und nicht übereinander. Nur so bleibt die schöne grüne Farbe erhalten. Huflattichblätter dürfen während des Trocknungsprozesses nur so wenig wie möglich aufgelockert oder gewendet werden, um den notwendigen sich vollziehenden Gärungsprozeß nicht zu unterbrechen. Fertige Blattdroge darf keine braunen Flecken aufweisen. Haben die Blätter den richtigen Trockenheitsgrad erreicht, knistern sie beim Angreifen. – Das Gewichtsverhältnis von frischem und getrocknetem Huflattich beträgt bei Blüten und Blättern jeweils 5:1. – Getrocknete Huflattichblätter sind sehr brüchig. Sie müssen ganz flach, nicht eingerollt, trocken und schön grün sein. Die Blütendroge sollte aus ganzen, ungestielten Blütenköpfchen bestehen und eine schöne, glänzend goldgelbe Farbe aufweisen. Blüten können in doppelschichtigen Papiersäcken, Blätter in gut schließenden Pappschachteln gelagert werden. Beim Versand darf die Droge nicht zerbröseln oder zerbröckeln. Nicht ganz angefüllte Behälter vorsichtig mit Papier ausfüllen. – Zur Saatgutgewinnung werden vollaufgeblühte Blütenköpfe gesammelt und langsam getrocknet. Dabei reifen die Samen, ohne Schaden zu nehmen, vollständig aus.

Anbau

Der Huflattich liebt lehmige, kalkreiche Böden. Gedeiht sowohl im Schatten als auch in der Sonne. Bevorzugt aber feuchte tonige Plätze, auf denen er bereits zu Ende des Winters blüht. Er gilt als wild wucherndes Unkraut. Kommt von ganz allein in die Gärten oder Felder. Das Problem besteht darin, ihn wieder loszuwerden. – Feldmäßig wird Huflattich meinem Wissen nach nicht gebaut. Bei gezieltem Anbau werden die natürlichen Standorte herangezogen, da sie sowieso meist nicht für eine landwirtschaftliche Nutzung in Frage kommen. Dies sind zum Beispiel aufgelassene Lehm- und Tongruben, Teich- und Bachränder, feuchte, lehmige Böden und Böschungen. Dort kann nach der Samenreife das Saatgut eingestreut und eventuell eingehackt werden, was am besten nach einem Regen geschieht. Alles andere darf man der Natur selbst überlassen.

Saatgut

Die *Früchte* sind seidig gefiedert, weisen einen langen mehrreihigen Pappus auf, so daß sie vom Wind leicht, oft über weite Entfernungen, verweht werden können und so zur Verbreitung der Art beitragen. Die Vermehrung der Pflanze erfolgt daher am leichtesten durch Selbstaussaat. Huflattich gilt als unverwüstlich. Von ihm ist nur eine Art bekannt, die sich mit anderen Korbblütlern nicht kreuzt oder bastardiert.

Erträge

Je Schnitt kann mit einem Ertrag von 150 bis 200 kg frischen Blättern pro a gerechnet werden. Das gibt ungefähr 30 bis 40 kg Trokkenware.

Für den Heimgarten

Hat der Huflattich einmal in einer Gartenecke Fuß gefaßt, kann man ihn dort belassen, da man so Blüten und Blätter zur Hand hat und leicht ernten kann. Es muß aber darauf geachtet werden, daß sich Tussilago nicht unerwünscht ausbreitet. Dies erreicht man am leichtesten, indem man alle aufblühenden Blüten bei schönem Wetter schon vor der gänzlichen Entfaltung erntet. So verhindert man den Samenflug und auch die massenhafte Vermehrung. Es darf aber nicht vergessen und übersehen werden, daß sich der Huflattich gleichzeitig durch lange unterirdische Ausläufer verbreitet. Deswegen soll man ihm sein Gebiet im Garten genau abgrenzen und alle darüber hinausreichenden Wurzeln und Jungpflanzen regelmäßig bei der Bodenbearbeitung entfernen. So kann man die Huflattich-Garten-Kultur in Schach halten, und der eigene Garten wird nicht der Gefahr einer Verwilderung ausgesetzt.

Krankheiten und Schädlinge

Huflattichblätter können vom *Mehltau* befallen werden. – *Schnecken* richten bisweilen an den Blättern Fraßschäden an.

Wirkstoffe

Entgegen der allgemeinen Ansicht sind in den Blüten des Huflattichs die wichtigsten Inhaltsstoffe in geringerem Ausmaße enthalten als in den Blättern. Blätter besitzen bis 10% Schleimstoffe, weiters ätherisches Öl, Gallussäure, Glykosid, Inulin, einen hohen Salpetergehalt (Kaliumnitrat), Zink, Kieselsäure, Natrium, Kalium, Eisen, Schwefel, Natron, Bitterstoffe, bis 20% Gerbstoffe und Vitamin C. Die Kombination dieser Wirkstoffe erzielt die großartige Heilkraft. – Die Blüten enthalten einen größeren Anteil an ätherischem Öl als die Blätter, zusätzlich reichlich Xantophyll, den Gelbfarbstoff.

Heilwirkung

Huflattichdroge wirkt reiz- und schmerzlindernd, blutreinigend, entzündungswidrig, schweiß- und harntreibend, durchfallhemmend, hautfreundlich, schleimlösend, auswurffördernd, erweichend, hustenlindernd, krampfstillend und appetitanregend. – Zur Heilung der Atemwege, gegen Husten und Heiserkeit. Bei Entzündungen der Luftwege, Bronchialkatarrh, asthmatischen Anfällen, für Umschläge bei Hautgeschwüren, Ausschlägen und Venenentzündungen.

In der Heilkunde

In der Medizin wird Huflattichdroge wegen ihrer reizlindernden Wirkung bei entzündeten Schleimhäuten geschätzt und verwendet. Ihr Einfluß auf den kranken Organismus beruht hauptsächlich auf dem hohen Gehalt an Schleimstoffen und dann erst auf dem Gerbstoffanteil. – Die Schulmedizin setzt aufgrund des unterschiedlichen Wirkstoffanteils von Blatt und Blüte ausschließlich *Folium Farfarae* (= Huflattichblätterdroge) ein. Deshalb versteht man auch in der Medizin und in der Pharmazie unter »Huflattichdroge« Blattdroge. In der Volksheilkunde hingegen sind trotz dieser erwiesenen Tatsache immer noch die Blüten die beliebteste und am häufigsten angewandte Art. – Ärzte verordnen gerne den aus frischen Pflanzen hergestellten Huflattichpflanzensaft Kneipp. In Apotheken und Reformhäusern erhältlich. Bei Erkrankung der oberen Luftwege wird 2- bis 3mal täglich 1 Eßlöffel voll eingenommen. Auch Huflattichblättertee, mit Honig gesüßt, wird geraten.

Als Hausmittel

Huflattich gilt in der Volksheilkunde seit uralten Zeiten als ein vielfach erprobtes Mittel bei Erkrankungen der Atemwege: Vor allem bei Hustenreiz, Heiserkeit, Verschleimung und Erkältung. In leichteren Fällen, wo also Selbstbehandlung möglich, ärztliche Hilfe meist nicht erforderlich ist. Seine schleimlösende und entzündungswidrige Wirkung wird sehr geschätzt. Huflattichtee kann sowohl aus Blättern als auch aus Blüten hergestellt werden. Beliebt ist ebenso ein Blüten-Blätter-Gemisch zu gleichen Teilen. Wie immer man die Droge verwenden will, man nimmt 3 Teelöffel davon, brüht sie mit $^{1}/_{4}$ l kochendem Wasser ab, läßt zugedeckt 15 Minuten ziehen, seiht ab, süßt mit Honig und trinkt den Tee warm und schluckweise. Dort, wo keine Zuckerkrankheit vorhanden ist, soll der Honig nicht wegbleiben, weil er als Beigabe die Wirkung des Tees hebt und die Heilung beschleunigt. Ein Zusatz von Zitronensaft schafft nicht nur ein angenehmes Getränk, sondern erhöht die reinigende und keimtötende Wirkung. – Huflattichtee wäre wegen seines Gerbstoffgehaltes auch bei Durchfällen zu empfehlen. In diesem Falle aber ungesüßt nehmen. – Huflattichblätter, zerquetscht und mit der rauhen Seite nach unten aufgelegt, dienen als Erste Hilfe bei Insektenstichen. Vor dem Auflegen müssen sie unbedingt gereinigt werden, was man durch Abwischen mit einem sauberen Tuch erreichen kann. – Bei hartnäckigem Husten habe ich folgende Teemischung mit bestem Erfolg angewendet und oft empfohlen: Huflattichblätter 4 Teile, Königskerze 3 Teile, Lungenkraut 3 Teile, Huflattichblüten 2 Teile, Ringelblumenblüten 2 Teile, Spitzwegerichblätter 2 Teile und Blätter vom Wohlriechenden Veilchen 1 Teil. Ringelblumenblüten sind wegen ihrer antiseptischen Wirkung ein nicht zu unterschätzender Bestandteil. Man nimmt von der Mischung 3 Teelöffel für $^{1}/_{4}$ l Wasser, bereitet einen Aufguß und süßt mit Honig. Früh, mittags und abends warm und schluckweise 1 Tasse trinken. – Bei Atemnot, bei chronischer Bronchitis, bei Asthma und bei asthmatischen Anfällen hat sich die »Huflattichblätter-Rauchinhalation« schon oft bewährt. Die einfachste Art der Durchführung besteht darin, daß man frischgepflückte und gereinigte Blätter ohne Stengel nebeneinander auf ein sauberes weißes Leinentuch legt und über Nacht anwelken läßt. Die rauhe Seite des Blattes muß nach unten zu liegen kommen. Tags darauf werden die Blätter sorgfältig mit frischem Wasser fein bestäubt und mit einem zweiten weißen Leinentuch zugedeckt. Dieses ist vorher anzufeuchten und auszuwinden. Dann fährt man vorsichtig mit einem mäßig warmen Bügeleisen darüber und achtet darauf, daß die Blätter unter dem Tuche weder verschoben noch gefaltet werden. 3 Tage bleiben die »gebügelten« Blätter unter dem Tuche liegen. Danach nimmt man sie behutsam heraus und schneidet sie in 2 mm breite Streifen, füllt diese in eine Dose, preßt sie leicht zusammen und schließt gut ab. Zur Anwendung gelangen sie am besten, indem man sie in einer Pfeife raucht und dabei den Rauch inhaliert. Man erzielt den gleichen Effekt, wenn man 10 g dieses Blätterschnittes in eine Tasse gibt, anzündet, mit beiden Händen über der Tasse einen Trichter formt, den Mund darüberhält und tief einatmet. Der Erfolg dieser Rauchinhalation beruht auf den salpetersauren Salzen der Huflattichblätter, die durch die Gärung richtig zur Wirkung gekommen sind. Diese Salze werden durch das Verbrennen frei, machen die Schleimhäute des Gaumens glatt und schlüpfrig und bewirken den Abgang des Bronchialschleimes. – Die Skrofulose ist eine tuberkulöse Haut- und Lymphknotenerkrankung bei Kindern. Wegen der blutreinigenden Wirkung, welche die Volksmedizin der Huflattichdroge von jeher zuschrieb, setzte man sie mit Erfolg bei dieser Krankheit ein. Und zwar als Tee: Huflattichblätter und -blüten zu gleichen Teilen. $1^{1}/_{2}$ Teelöffel für $^{1}/_{4}$ l Wasser, im Aufguß zubereitet. 2 Tassen auf den ganzen Tag aufgeteilt, mit Honig gesüßt, warm und schluckweise einnehmen. – Ich habe wiederholt die Erfahrung gemacht, daß Kräutertees bei Kindern am raschesten wirken, wenn man ihnen denselben löffelweise verabreicht und nicht tassenweise eingibt. »In kleinen Gaben, aber häufig« genommen, kommen Heilkräuterpräparate am besten zur Entfaltung, besonders bei Kindern. – Bei Brust- und Rippenfellentzündung hat sich als Hausmittel folgende Teemischung bewährt: Huflattichblätter 3 Teile, Huflattichblüten 3 Teile, Anissamen 2 Teile, Brennesselblätter 2 Teile, Thymiankraut 1 Teil. 3 Eßlöffel der Mischung werden mit 1 l kochendem Wasser übergossen, 15 Minuten ziehen gelassen, abgeseiht; mit Honig süßen und in eine Thermosflasche füllen. Aufgeteilt während des Tages warm, schluckweise und langsam trinken. – Bei Schwellungen der Glieder wie auch bei Muskel- und

Nervenschmerzen werden frische und zerquetschte Huflattichblätter äußerlich als Umschlag, rauhe Seite unten, auf die schmerzenden Stellen gelegt. – In einem alten Kräuterbuch steht: »Blüten und Blätter des Huflattichs sind eisen-, kali-, natron-, schwefel- und schleimhaltig. Sehr vitaminreich.« Weiters findet man dort folgende Anwendungsempfehlung: »Blätter und Blüten zur Hälfte, mit Blüten der Wollblume [Königskerze] und Malve vermischt [alles zu gleichen Teilen] und einen kleinen Zusatz von Zinnkraut, Anis, Süßholz oder Honig, dient zur Reinigung der Atmungsorgane« (Brustverschleimung, Luftröhre und Lunge). Täglich 2 Tassen schluckweise trinken. Zur Zubereitungsart des erwähnten Rezeptes sei noch hinzugefügt: Die angegebene Kräutermischung ist 1 Stunde lang kalt anzusetzen, 2 Teelöffel für $1/4$ l Wasser, ganz kurz aufzukochen; 5 Minuten ziehen lassen und abseihen. – Diese Teemischung ist ebenso bei Engbrüstigkeit, Seitenstechen, selbst bei beginnender Schwindsucht heilsam. Die Wirkung wird unterstützt, wenn frische Blätter (auf ein Tuch geheftet) mit der rauhen Seite auf die Brust gelegt werden. »Diese ziehen die Hitze und das Fieber aus der Brust.« – Huflattichtee erweist sich aber auch besonders für das ganze nervöse Eingeweide und Magen- und Nervensystem als krampfstillend; er ist appetitanregend und bei Erschlaffungszuständen zur Belebung bestens zu empfehlen. – Der aus den frischen Blättern gepreßte Saft mit Milch- und Honigzusatz wirkt in vorstehenden Fällen sogar ausgezeichnet. – Auch zur Heilung von Abszessen, Geschwüren, Brandwunden, Verstauchungen, Quetschungen und Blutergüssen sowie bei Sonnenbrand und Rotlauf wird Huflattich angewandt. Entweder in Huflattichaufguß getränkte Kompressen oder einen Brei aus zerquetschten frischen grünen Blättern auflegen und alle 6 Stunden Verband wechseln. – Bei Kopfschmerzen befestigt man auf der Stirn oder im Nacken zerquetschte Blätter.

In der Tiermedizin

Bei Verschleimung der Atemwege eignet sich für Haustiere die Verabreichung eines Trunkes von Huflattichblüten 2 Teile und Thymiankraut 1 Teil, im Aufguß zubereitet: als Richtmaß 2 Eßlöffel für $1/2$ l Wasser, 15 Minuten ziehen lassen und abseihen. – In der Schweiz werden ungesäuerte Huflattichblätter gerne als Futter für die Mutterschweine verabreicht, daher der Name *Muttenkraut.* »Mutte« heißt weibliches Schwein. Die Verwendung als Futter für Kaninchen belegt die Bezeichnung *Kaninsblä* in Westfalen.

In der Homöopathie

Die frischen Huflattichblätter werden in der Homöopathie zur Essenz *Farfara* verarbeitet und bei Entzündungen der Atemwege, der Atmungsorgane und der Lunge eingesetzt, aber auch bei Erkältungskrankheiten, bei Lungenschwäche und bei Bronchialasthma. – Die Essenz D4 und D10 ist von braungelber Farbe, von eigenartigem Geruch und süßlichem Geschmack.

In der Küche

Huflattich zeigt sich in der Küche als verwendbar und wirkt, den Speisen beigemischt, günstig auf die Verdauungsorgane. Sowohl als Wildgemüse, zu Kräutersuppen, zu Salaten als auch als Rohsaft und als wohlschmekkender Haustee gegen Husten und Heiserkeit. Als Sammelgut für Küchenzwecke gelten die jungen Blätter und Stiele. Die beste Erntezeit dafür ist von Mai bis Juni, wenn die Blätter noch weich und zart sind. Zu dieser Zeit ist der Geschmack eigenartig aromatisch. – Zu Wildgemüsemischungen eignen sich neben Feldsalat die jungen Blätter der Grundrosette des Lungenkrautes, vor der Blüte ab März; im Frühjahr die Sprosse, die jungen Blätter und die Stengel des Beinwell, auch Schwarzwurz genannt; den ganzen Sommer hindurch das Scharbockskraut oder die Feigenwurz mit ihren jungen Blättern vor der Blüte, schmeckt angenehm würzig; die jungen Sprosse und Blätter der Großen Brennnessel und schließlich die jungen Blätter und Triebe der Gundelrebe, auch Gundermann genannt, von streng würzigem Aroma. Der Geschmack der Köchin bestimmt die Menge und das Mischverhältnis des Salates. Auf keinen Fall die Bestandteile vorher heiß abwaschen oder abbrühen, weil darunter nicht nur der eigenartige Wildgeschmack, sondern auch die in den einzelnen Pflanzen enthaltenen Vitamine und Mineralien stark leiden. – Im Huflattichrohsaft sind die Heilwerte in biologischem Höchstwert vorhanden und üben auf den Gesamtorganismus eine allgemein reinigende und bakterienhemmende Wirkung aus. Eine 6wöchige Frühjahrs- und Herbstkur, wobei man täglich aus gleichen Teilen Wacholderbeeren, Königskerzenblüten und Thymiankraut (2 Teelöffel der Mischung für $^1/_4$ l kochendes Wasser, abbrühen, 15 Minuten ziehen lassen, abseihen) einen Tee bereitet, mit Honig süßt, 4 Eßlöffel Huflattichrohsaft hinzufügt und als Frühstückstee trinkt, wirkt nicht nur heilend, sondern auch vorbeugend. Und zwar bei akuten Katarrhen, bei chronischem Husten, bei chronischer Heiserkeit und Verschleimung der Bronchien. Aber auch bei Lungenverschleimung, bei Keuchhusten und bei Erkrankungen des Brustraumes kann spürbare Erleichterung erwartet werden. Asthmatiker haben die Wohltat dieser Kur schon oft erfahren. Wichtig ist, daß man den Gebrauch von Kochsalz in dieser Zeit weitgehend einschränkt oder, noch besser, Salz gänzlich wegläßt. Mit Erlaubnis des Arztes kann sogar auf Medikamente und auf Luftveränderung verzichtet werden. Das Wertvolle und Einfache dieser Kur ist, daß sie das Frühstück ersetzt. Der Tee mit dem Rohsaft muß aber ziemlich heiß und schluckweise genossen werden. Man ist gut beraten, den Huflattichrohsaft zu kaufen. Bei Selbstherstellung nimmt man 3 Handvoll frischer junger Huflattichblätter, legt sie auf einen flachen Teller und besprüht sie solange fein mit kaltem Wasser, bis sie gut angefeuchtet sind, und läßt sie 3 Stunden stehen. Dann durch den Fleischwolf drehen und auspressen. Der Frischsaft sollte sofort verwendet werden, da die geringste Gärung wertvolle Substanzen zerstört. Bei der oben angegebenen Kur, die unbedingt morgens nüchtern durchzuführen ist, bestehen in bezug auf Sammeln der Blätter und Zubereitung oft zeitliche Schwierigkeiten. Auch gekaufte Rohsäfte sollten nicht lange gelagert werden.

Für die Körperpflege

100 g frische oder getrocknete Huflattichblätter ohne Stengel werden zerkleinert, in das Fußwaschbecken gegeben und mit 3 l kochendem Wasser übergossen. 1 Eßlöffel Meersalz hinzufügen und temperieren lassen. Dann ein Fußbad von 15 Minuten Dauer nehmen, wobei abwechselnd der eine Fuß mit der Sohle des anderen von unten bis zur Kniekehle gerieben wird. Bei angeschwollenen, aber auch bei müden Füßen und zur allgemeinen Stärkung soll dieses Bad täglich 1mal längere Zeit hindurch angewandt werden. – Bei Venenentzündung nimmt man zirka 50 g frische Huflattichblätter, treibt sie durch den Fleischwolf, fügt der Masse 2 Eßlöffel frischen süßen Rahm und soviel grobe Weizenkleie hinzu, bis eine streichfähige, salbenähnliche Masse entsteht. Mit dieser bestreicht man ein Leinenfleckerl, legt es über die entzündete und schmerzende Stelle und befestigt es so, daß es nicht verrutschen kann. Diese Auflage soll alle 8 Stunden erneuert werden. Vor dem Neuanlegen des Verbandes die schmerzenden Stellen mit Ringelblumentinktur abreiben. Diese Selbstbehandlung soll 4 Wochen lang gewissenhaft durchgeführt werden. Der Effekt wird merklich erhöht, wenn man täglich früh und abends 1 Tasse Buchweizenkrauttee trinkt. 10 g Buchweizenkraut, frisch oder getrocknet, werden mit $^1/_4$ l kochendem Wasser übergossen; 15 Minuten zugedeckt ziehen lassen, abseihen. Buchweizen enthält den Wirkstoff Rutin, der auf die Heilung von Krampfadern einen günstigen Einfluß ausübt. – Bei müden oder angeschwollenen Füßen, oder wenn jemand lange Zeit während des Tages auf den Füßen stehen muß, kann man sich am Abend frische Huflattichblätter auflegen und nachtsüber oben lassen. – Das Inhalieren des Dampfes von Huflattichtee bringt bei Atemnot und Asthmaanfällen sichtbare Erleichterung.

Auszüge

Huflattichtinktur bereitet man auf folgende Weise: 250 g frischer oder getrockneter Huflattichblüten werden in 1 l 75%igem Alkohol in einem gutverschlossenen Glasgefäß 8 Wochen lang angesetzt und ins Wohnzimmerfenster gestellt. Abseihen, den Rückstand mit $^1/_2$ l abgekochtem und ausgekühltem Wasser vermengen, 3 Stunden stehen lassen, abseihen, auspressen und die so erhaltene Flüssigkeit der ersten beifügen. Die Gesamtessenz filtrieren und nochmals 1 Woche im Fenster stehen lassen. Dann 2 Monate kühl und dunkel lagern. Nun ist die Tinktur gebrauchsfertig. Bei Verschleimung der Atemwege werden täglich 4mal 10 Tropfen auf einen Eßlöffel Wasser gegeben und eingenommen. Eine zweite Anwendungsart wäre: Man gibt 1 Teelöffel Bienenhonig und 15 Tropfen Tinktur in $^1/_8$ l lauwarmes Wasser und nimmt dieses Getränk je nach Bedarf 3- bis 5mal täglich zu sich. – Auch *Huflattichsirup* kann bei Verschleimung der Atemwege verwendet werden. Dort, wo man jeden Tropfen Alkohol meiden muß oder meiden will, ist dies sehr ratsam. Dieser Sirup eignet sich ferner noch für alle Lungenleiden und besonders bei Lungenschwäche. Ein irdener Topf wird abwechselnd mit einer Schicht frischer Huflattichblätter und Rohzucker randvoll gefüllt. Über Nacht stehen lassen. Tags darauf den durch Setzen der Masse entstandenen Freiraum durch Blätter- und Zuckerschicht ergänzen. Wieder stehen lassen. Dies ist solange zu wiederholen, bis der Topf bis oben voll ist. Nun wird er gut abgeschlossen, mit einer 3fachen Pergamentpapierschicht umhüllt und im Garten in einem zirka 1 m tiefen Loch vergraben. Den Topf rundherum mit Brettchen schützen, damit er nicht beschädigt wird, eine Steinplatte darübergeben und das Loch vorsichtig mit Erde füllen. Eine Markierung zur Wiederauffindung ist notwendig. Die gleichbleibende Wärme im Erdloch bewirkt, daß die Huflattichblätter einen Gärungsprozeß durchmachen. Nach 2 Monaten den Topf wieder ausgraben, den Inhalt mittels eines Leinentuches auspressen. Der Saft wird kurz aufgekocht und in heiße Flaschen gefüllt, die auf einer warmnassen Tuchunterlage gut abgeschlossen abkühlen sollen. Dunkel und kühl lagern. Je nach Bedarf sollte man von diesem Sirup 3 bis 5 Teelöffel voll pro Tag einnehmen.

In der pharmazeutischen Industrie

Huflattich ist ein Bestandteil der *Species pectorales* und vieler anderer Hustentees. – *Fertigpräparate:* Pulvertee Pectoherbal, Pectoherbal-Hustentee, Expectorans Hey, Bronchiflux, Bronchostad, Dapulmon Stada, Mucidan, Keldrin-Kapseln, Tussompin, Solubifix, Kneipp-Huflattich-Dragées, Kneipp Bronchipressan, Huflattich-Pflanzensaft Kneipp.

Aus meiner Erfahrung

Nach Pfarrer Kneipp: »Huflattich ist ein echter Fegewisch für die Brust im Innern.« – Huflattichtee ist besonders wirksam bei chronischem Lungenemphysem (= übermäßige Erweiterung der Lungenbläschen im Verlauf von Bronchialasthma) und bei Silikose (= »Steinstaublunge«, durch eingeatmeten kieselsäurehältigen Staub verursachte Staublungenerkrankung). An diesen Krankheiten leidende Menschen klagen vor allem über die Schwierigkeit des allmorgendlichen Abhustens. Subjektive Linderung wird dadurch erreicht, indem man noch vor dem Frühstück, also sofort nach dem Aufstehen, $^1/_4$ l Huflattichblättertee, mit 1 Eßlöffel Honig gesüßt, einnimmt. Man kann diesen Tee schon am Abend vorbereiten, in eine Thermosflasche füllen und für den Morgen bereitstellen. Es erweist sich als vorteilhaft, bereits am Abend vor dem Einschlafen 1 Tasse zu trinken. – Bei Füßen mit blauen Flecken und starker Entzündung legt man frische Huflattichblätter mit der rauhen Seite nach unten auf. Diese alle 8 Stunden erneuern. Jedoch auf offene alte Wunden dürfen sie nicht gelegt werden. – Die gleiche Auflage hat sich auch bei Rippenfellentzündung, bei hitzigen Geschwüren, bei Rotlauf und Gesichtsrose als ausgezeichnetes Heilmittel bewährt. Sie entfernt vor allem die Hitze und den Schmerz. – Getrocknete Huflattichblätter und Waldmeisterkraut, zu gleichen Teilen gemischt und in der Pfeife geraucht, wirken auf Brust und Lunge kräftigend.

Nicht übersehen

Obwohl der Huflattich zu den »Lungen- und

Hustenkräutern« gehört, ist es interessant zu wissen, daß diese Heilpflanze in der Häufigkeitsskala der Anwendung verschiedener Heilpflanzen bei Lungentuberkulose und bei Lungenleiden im allgemeinen erst an 7. Stelle kommt. Den 1. Rang nimmt der Salbei-Gamander *(Teucrium Scorodonia)* ein, dann folgen der Reihe nach: der Sand-Hohlzahn *(Galeopsis ochroleuca)*, das Zinnkraut *(Equisetum arvense)*, der Wasserfenchel *(Phellandrium aquaticum)*, die Isländische Moosflechte *(Cetraria islandica)*, das Acker-Vergißmeinnicht *(Myosotis arvensis)*. Jetzt steht der Huflattich. An 8. Stelle: das Kahle Bruchkraut *(Herniaria glabra)*; dann folgen: das Indianische Guajakholz *(Guajacum officinale)*, der Weiße Andorn *(Marrubium vulgare)*, der Bockshornklee *(Foenum graecum)*, der Vogelknöterich *(Polygonum aviculare)* und als letzter in der Reihe: der Sauerampfer *(Rumex Acetosa)*. – Diese Aufstellung ist insofern wertvoll, da sie mithilft, die Wirksamkeit der Heilpflanzen für ein bestimmtes Krankheitsfeld richtig aufzuzeigen. – Obwohl bei uns Huflattich in großen Mengen wild wächst und Anbau leicht möglich wäre, kommt der Hauptanteil der im Handel erhältlichen Droge aus Rußland und Südosteuropa. – Huflattichdroge wird gelegentlich mit Blättern der Pestwurzarten *(Petasites)* vermengt, was aber nach DAB 8 (Deutsches Apothekerbuch) verboten ist und als Verfälschung gilt. Dies kann durch Laboruntersuchungen leicht nachgewiesen werden. – Pressemeldungen neuester Zeit, nach denen im Huflattich krebsfördernde Substanzen enthalten wären, können die Wertschätzung desselben nicht beeinflussen. Es gibt kaum eine Heilpflanze, in der sich nicht irgendeine schädliche Substanz befindet, die aber nur dann zur negativen Wirkung im menschlichen oder tierischen Organismus gelangt, wenn sie von den anderen heilkräftigen Inhaltsstoffen isoliert und in entsprechend übergroßer Menge angewandt wird. Vereint mit allen anderen Wirkstoffen wirkt sie im Sinne der Reiztherapie positiv auf den Organismus ein. Nach Paracelsus kommt es auf die »Dosis« an, ob eine Substanz Heilmittel oder Gift ist, also wirksam oder schädlich.

Naturschutz und gesetzliche Bestimmungen

Die Natur macht nichts sinnlos. Wenn sich gewisse Pflanzen sehr stark vermehren und in gewissen Gegenden sehr häufig vorkommen, muß man sich fragen, ob darin nicht ein Hinweis eines Heilangebotes zu sehen ist. Ob man dieses Angebot nicht bereitwilliger entgegennehmen sollte. Andererseits muß man durch richtige Garten- und Feldpflege mithelfen, daß sich Huflattich nicht dort, wo er lästig und somit zum Unkraut wird, uneingeschränkt verbreitet. Eine gewisse Ehrenrettung einer wertvollen Heilpflanze liegt in den Händen eines jeden Garten- und Kräuterfreundes.

Aus meiner Kräuterapotheke

Bei lang andauerndem Husten: Huflattichblätter 3 Teile, Anis 2 Teile, Salbei 1 Teil. 2 Teelöffel für 1/4 l Wasser; im Aufguß zubereiten und 15 Minuten ziehen lassen. Abseihen und mit Honig süßen. Täglich 3 Tassen warm, langsam und schluckweise trinken.

Altbewährte Rezepte

Die sogenannten *Erkältungserkrankungen* sind zum Großteil eine Folge der zu geringen Abhärtung der Menschen, insbesondere der Städter. Die wichtigsten Erscheinungsformen von Erkältung sind: Schnupfen, Husten, Heiserkeit, leichter Bronchialkatarrh, übermäßiger Auswurf, Brustschmerzen und Atemnot. – Die Behandlungsweise ist unterschiedlich. Robustere Menschen sollen warm gekleidet in die kalte Luft hinaus und nehmen nach der Rückkehr ein heißes Bad, dem sie einen Lavendelblütenaufguß beifügen. 50 g der Droge für 1 l kochendes Wasser, 15 Minuten zugedeckt ziehen lassen, abseihen. Nach dem Bad kalt abbrausen. So wird nach der Erfahrung von Pfarrer Kneipp durch Beschleunigung der Gewebetätigkeit eine heilende Reaktion hervorgerufen. – Schwächere Menschen müssen sich auf Wechselfußbäder beschränken. Lavendelblütenaufguß so wie oben zubereiten, 2 l heißes Wasser hinzufügen und die Füße darin gut baden, einschließlich Waden, Knie und Kniekehlen; 10 Minuten lang. Dann heraus mit den Füßen und hinein in einen Kübel mit kaltem Wasser. Dauer 2 Sekunden. Also hinein und heraus. Gut abtrocknen und mit Lavendelöl nachreiben. Das gleiche wendet man auch beim Vollbad an. Falls diese Voll- oder Fußbäderkur mehrere Tage hintereinander durchgeführt wird, ist es ratsam, sich abwechselnd mit Lavendelöl und am darauffolgenden Tag mit Lavendelspiritus einzumassieren. – Bei all diesen Erkrankungen spielt die Ernährung eine sehr wichtige Rolle. Sie soll einige Zeit hindurch rein vegetarisch sein. Sämtliche Fleischspeisen meiden, zur Versorgung des Blutes mit mehr Eisen und weniger Kupfer und folglich mit einer größeren Sauerstoffzufuhr. Denn Eisen vermehrt den Sauerstoffgehalt des Blutes, und das erreicht man durch Obst-, Gemüse- und Körnernahrung. Hunger- und Fastenkuren sind sehr erfolgreich. Reisschleimsuppen mit der Beigabe von 1 Eßlöffel Königskerzenblüten pro Tasse, wobei die Blüten mitzukochen sind, haben sich bestens bewährt. Diesen Suppen wird pro Person noch 1 Teelöffel Zitronensaft zugefügt. – Früh und abends mit verdünntem Zitronensaft gurgeln, welchen man anschließend ausspuckt. Im folgenden haben sich die Teemischungen bewährt:

Bei chronischem Lungenkatarrh: Huflattichblätter 50 g, Salbei 50 g, Lungenkraut 35 g, Leinsamen (zerstampft) 25 g, Süßholzwurzel 25 g und Tausendguldenkraut 15 g. 1 Eßlöffel für 1/4 l kaltes Wasser, 1 Stunde ansetzen, kurz aufkochen, 15 Minuten ziehen lassen, abseihen. 3mal täglich vor den Mahlzeiten je 1 Tasse mehrere Tage hindurch trinken.

Zur Abhärtung der Atemwege und zur Förderung von deren Widerstandskraft: Huflattichblätter 75 g, Pfefferminzblätter 50 g, Lavendelblüten 25 g, Isländische Moosflechte 20 g, Arnikablüten 15 g und Wermut 15 g. 2 Eßlöffel der Mischung in 1/2 l kaltem Wasser über Nacht ansetzen. Morgens gut erwärmen, ohne zu kochen, abseihen, in eine Thermosflasche füllen und über den ganzen Tag verteilt langsam und schluckweise trinken. Der Tee schmeckt sehr bitter. Gerade dies erhöht die Wirkung. Nicht süßen!

Bei Brust- und Rückenschmerzen: Huflattichblätter 75 g, Ringelblumenblüten 50 g, Fenchelsamen 50 g, Holunderblüten 40 g und Melissenblätter 35 g. 2 Teelöffel für 1/4 l kochendes Wasser, abbrühen, 15 Minuten ziehen lassen, abseihen und eine 3-Wochen-Kur halten. Täglich 3mal 1 Tasse einnehmen. Mäßig heiß und langsam. Früh und abends die Brust und den Rücken abwechselnd mit Johanniskrautöl und mit Ringelblumentinktur einreiben.

Zur Stärkung schwächlicher Naturen: Abends setzt man 2 Eßlöffel Isländische Moosflechte in 1/2 l kaltem Wasser an. Morgens seiht man ab, fügt dieser Flüssigkeit 2 Teelöffel folgender *Mischung* bei: Huflattichblätter 75 g, Bohnenkraut 50 g, Thymian 50 g und Ringelblumenblüten 25 g. Kocht ganz kurz auf, läßt 10 Minuten ziehen. Trinkt die Hälfte davon morgens nüchtern. Den Rest füllt man in eine Thermosflasche und nimmt ihn abends 1 Stunde vor dem Schlafengehen ein. Die zurückgebliebene Moosflechte wird bei den Mahlzeiten dazugegessen. Auf diese Weise Isländische Moosflechte einzunehmen hat sich bestens bewährt. Durch das Einweichen über Nacht ist ein Großteil der Bitterstoffe ausgelaugt worden, und man hat sie durch den Tee wieder aufgenommen. Dies stärkt den Gesamtorganismus. Folgender Vergleich möge nicht beleidigend wirken, ist aber beweisführend: Man hat früher mit Isländischem Moos Schweine gemästet und ein qualitativ hochwertiges Fleisch gewonnen.

Planetarische Übereinstimmung

Huflattich steht gleichzeitig mit der *Venus* und dem *Merkur* in planetarischer Übereinstimmung. – Durch diesen Einfluß der Venus werden unter anderem Brustdrüsen und Kehle beherrscht. – Der Merkur hingegen kontrolliert das Gehör, die Sprach- und Bewegungszentren des Gehirns im allgemeinen.

Pflanzencharakter und Menschentyp

Pflanzencharakter: Der Huflattich widerspiegelt in seiner Blüte die erste Wärme der Frühjahrssonne. *Die Kraft zur Blütenentwicklung wurde in den Wurzeln durch den Winter getragen, und das erste Licht der Frühlingssonne bringt sie zur Entfaltung.* Huflattichblüten sind Sonnensucher und schließen sich bei Nacht und bei trübem Wetter. *Huflattichdroge vermittelt Wärme.* Die Pflanze selbst ist sehr genügsam: Feuchtigkeit, Sonne und Lehmboden. Ihre Heilwirkung spezialisiert sich hauptsächlich auf alle Atmungsorgane. *Menschentyp:* Menschen, die dem wäßrig-feuchten Typ entsprechen und daher viel Schleimbildung in den Luftwegen haben, brauchen Wärme, damit sie sich »abhusten« und somit »entschleimen« können. Dazu sind die Inhaltsstoffe des Huflattichs bestens geeignet: *Inulin ist eine Vorstufe der Lävulose (= Fruchtzucker), mildert den Hustenreiz. Gerbstoffe wirken entzündungshemmend. Ätherisches Öl lindert den Schmerz und lockert Verschleimung und Verkrampfung. Xantophyll (= gelber Farbstoff) ist von kapillarzusammenziehender Eigenschaft. Mineralsalze, Salpeter, Zink, Natrium, Kalium und Kieselsäure festigen das Gewebe, stärken die Nerven und entkrampfen, verleihen dem Blut die nötige Mineralsubstanz, halten es leichtflüssig.* Dem wäßrig-feuchten Typ steht die Wärme-Helle des Huflattich-Charakters gegenüber. Nicht durch die materielle Aufnahme »Droge – Mensch« und die damit erfolgte Vereinigung allein kommt die Wirkung zustande. Vielmehr durch die geistig-seelische Identifizierung und das Auf-die-gleiche-Welle-Einstellen wird die Vollkraft der Reaktion erst richtig ermöglicht. Das geistig-innerliche Einswerden mit einer Heilpflanze ist eine unausgesprochene Einschaltung in den Schöpfungskreislauf. Eine Teilnahme der Schöpfungskraft, die von dem einen Gott ausgeht und dem Menschen die Kraft verleiht, zu gesunden. Krankheit ist immer die Folge einer Diskrepanz. Ein Zurückstellen des seelisch-geistigen Prinzipes in uns und eine Superemanzipation des Körperlich-Stofflichen. Da das Atmen, eng verbunden mit Kreislauf und Stoffwechsel, zu den primären Lebensfunktionen des Menschen gehört, sind alle Behinderungen dieser Art eine lebensbedrohende Disharmonie. Die im ersten und entscheidenden Stadium des »Abhustens«, im positiven Sinne, abgewendet wird. Damit ist auch die Bedrohung aufgehoben und der normale Ablauf der leiblichen Funktionen gewährleistet – Grundbedingung für die seelisch-geistigen Funktionen. *So ist Huflattich, so wie alle anderen saponinhältigen Drogen, für den Menschen mehr als ein »Schluck aus der Teeschale«.*

Pflanzensympathie

Der Huflattich liebt alle Tiefwurzler und Feuchtigkeitsanzeiger. Das sind vor allem die *Große Klette (Arctium lappa),* der *Ackerschachtelhalm* oder das *Zinnkraut (Equisetum arvense),* die *Kuckuckslichtnelke (Lychnis Floscuculi)* und die *Sumpfdotterblume (Caltha palustris).* Vor allem aber die *Pestwurz (Petasites officinalis),* mit der er bisweilen im Wachstumsstadium verwechselt wird.

Pflanzenantipathie

Tussilago farfara ist eine der verträglichsten Pflanzen. Sagt ihm der Boden zu, das heißt, ist dieser ausreichend lehmig mit unterirdischen Wasserzügen, dann ist ihm jede Nachbarschaft recht. Hat aber eine ausgesprochene Abneigung gegen das *Echte Labkraut (Galium verum).* Das mag er nicht. Entwikkelt sich in seiner Nähe recht kümmerlich und stirbt häufig ab.

Nebenerscheinungen

Huflattichdroge, in der richtigen Dosis und Dauer verwendet, bringt *keinerlei Nebenwirkungen.* – Neueste Untersuchungen jedoch ergaben, daß bei *Dauergebrauch Tussilago als Einzeldroge* eingesetzt, *Leberschäden* entstehen könnten. Deshalb eine Kur nie länger als höchstens 4 Wochen durchführen.

Kalmus, Echter

Acorus calamus

Aronstabgewächse

ausdauernd

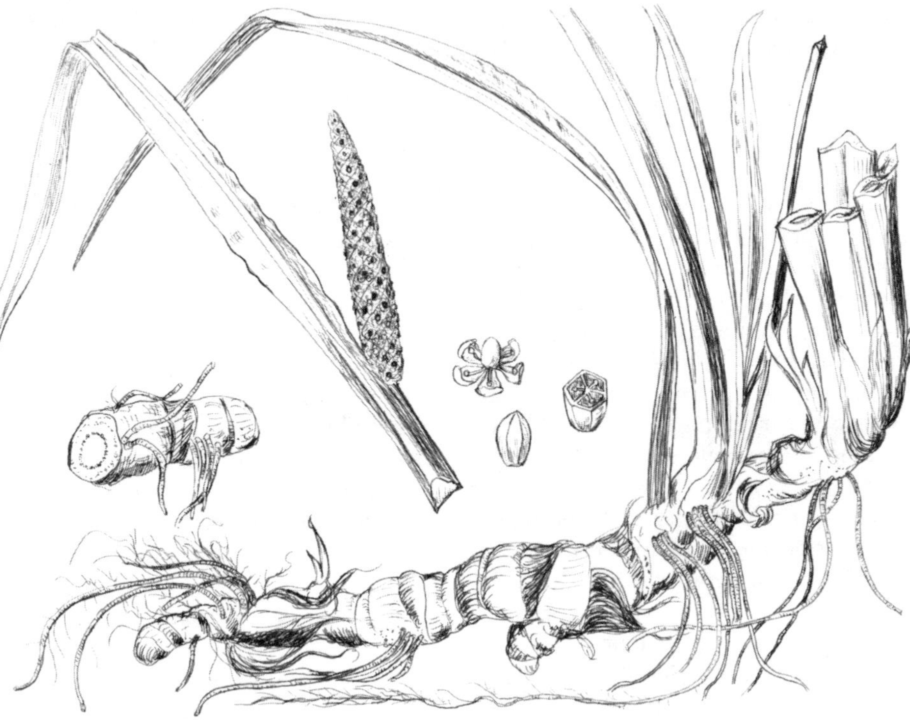

Kurz gefaßt

Aussehen: Kräftige Pflanze, dicker kriechender Wurzelstock, 3- oder 4kantiger, flachgedrückter Stengel. 60–150 cm. Breitlineale, schwertförmige Blätter. Blütenstand: Kegelförmiger, gelblichgrüner, gekrümmter Kolben. 5–8 cm. 6–7. Früchte: Rote Beeren. *Vorkommen:* Wasserpflanze. *Verbreitung:* Südostasien, Mittelmeerländer. *Heilkräftige Pflanzenteile:* Wurzel. *Heilanzeige:* Magen, Darm, Galle, Stoffwechsel, Nerven, Nieren, Zahnfleisch.

Volkstümliche Bezeichnungen

Ackermann, Ackermannswurzel, Ackerwurz, Aurich, Bachbandl, Bajonettstangen, Bärmodischworzel, Betzeli, Brustwurz, Chalmis, Dagen, Deutscher Ingwer, Deutscher Zitwer, Geigerli, Gewürzkalmus, Heiliges Rohr, Himmelsbrot, Ilen, Kalfwuttel, Kalmas, Kalms, Kalmuß, Kalmuswürze, Kaninchenwurz, Karmelkeswurtel, Karmeswurtel, Karmeswurzel, Kärmscwottel, Karmsen, Karmswuttel, Kolmas, Kolmes, Komas, Kommerzienwuddel, Kommerzienwurzel, Lebensverlängerer, Leesch, Leis, Lüsch, Magenwurz, Peitsche, Piepkes, Pranggras, Quietschstengel, Rotting, Ruuksierg, Ruuksigge, Sabels, Sabels mit Bangenetten, Schilf, Schlaten, Schlotengaul, Schmeckade Rohr, Schmekkats, Schwertenwurzel, Schwertheu, Siegge, Sierg, Sigärrle, Siggewurzel, Sogerer, Springkraut, Venuspflanze, Wecheln, Weihadocka, Wohlriechendes Rohr.

Namenerklärung

Das Wort *acorus* stammt aus dem Griechischen; *akoros* ist der Name einer Pflanze mit aromatischer Wurzel. – *Calamus* hingegen heißt lateinisch Rohr oder Schilf. *Acorus calamus* = Schilfrohr mit aromatischer Wurzel.

– Eine andere Erklärung geht vom Wort *koros* = Sättigung aus, um so die appetitanregende Wirkung des Kalmus in den Vordergrund zu stellen. – In früheren Jahrhunderten nannte man das »Wohlriechende Schilfrohr« *Calamus aromaticus.* – Das deutsche Wort *Kalmus* ist dem Lateinischen entlehnt und wird als *kalmuß* erstmalig im Jahre 1485 erwähnt. – In Rom nannte man ihn *Venuspflanze.*

Kulturgeschichte

Die Kulturgeschichte des Kalmus reicht bis in die Anfänge der Menschheitsgeschichte zurück. Schon seit Jahrtausenden kennen die südasiatischen Völker den Kalmus. Im Kräuterbuch des Kaisers Shen-nung (3700 v. Chr.) wird der Kalmus *Ch'ang-Pu,* der Lebensverlängerer, genannt und als das ausgezeichnetste Magenmittel gerühmt. In der altindischen Medizin war er seit jeher ein Begriff, und im Vorderen Orient zählt er zu den ältesten und bekanntesten Heilkräutern. Die Hieroglyphentexte erwähnen ihn als Zutat zu Medizinen und Parfüms. »Heiliges Rohr« nannte man ihn im alten Ägypten. Im Grab des Königs Tutenchamun fanden Archäologen neben kostbaren Schätzen auch getrocknete Kalmuswurzeln. – Die Bibel berichtet, daß ebenso im heiligen Salböl, das die Kinder Israels am Sinai zum Salben der Bundeslade, der heiligen Geräte und der Stiftshütte nach Vorschrift Jahves mischten, »Kalmus zu 250 Sekel«, enthalten war. Es ist jedoch fragwürdig, ob es sich im »Hohen Lied Salomons« Kapitel 4, Vers 14 tatsächlich um *Acorus calamus* handelt. – Kalmus galt von alters her nicht nur als Heilpflanze, sondern ebenso als Gewürz, und die Araber zuerst, dann die Phöniker, brachten ihn nach Europa. Alexander der Große (356–323 v. Chr.) lernte auf seinen Kriegszügen nach Indien mit seinen Soldaten nicht nur den Pfeffer, sondern auch den Kalmus kennen. Sein Zeitgenosse Theophrastus (371–287 v. Chr.) schrieb: »Der Kalmus wächst jenseits des Libanon in einem großen Sumpf und erfüllt, wenn er trocken ist, die Luft mit Wohlgeruch.« Zur Zeit der Apostel (um die Mitte des 1. Jahrhunderts) dürfte Kalmus schon in Kleinasien und auf Kreta verbreitet gewesen sein. Im 16. Jahrhundert kam der Kalmus von Vorderasien nach Mitteleuropa. Vermehrte sich sehr schnell auf vegetativem Wege und galt im 17. Jahrhundert als eingebürgert. – Bald wurde die Kalmuswurzeldroge zu einem festen Bestandteil der europäischen Volksmedizin und steht besonders bei den Russen und Letten in hohem Ansehen. Der Leibarzt des Kaisers Ferdinand I., der heute noch bekannte Botaniker und Arzt Matthiolus, bekam eine Kalmuswurzel als Geschenk von Ghilenius Busbequius, dem deutschen Gesandten in Konstantinopel. Der Diplomat hatte sie bei Nikomedia in Bithynien gefunden. Aus dieser Zeit stammt auch die erste naturgetreue Abbildung des Kalmus. – Heute noch gilt er in den deutschen Landen als Pfingstsymbol. Gemeinsam mit Birkenlaub ist die Kalmuswurzel mit ihren schwertähnlichen Blättern ein beliebter Zimmerschmuck. In manchen Gegenden herrscht noch der Brauch, den Fußboden mit der zerschnittenen Wurzel zu bestreuen: hält Insekten fern, reinigt die Luft. Die Blattscheiden werden gerne von Kindern als Blasinstrument benützt. In Österreich und in den katholischen Gegenden Süddeutschlands bestreut man oft zum Fronleichnamsfest den Prozessionsweg mit Kalmusblättern. – Im Egerland besteht in der Volksmeinung die Güte des Pilsner Biers darin, daß das zur Erzeugung verwendete Wasser aus dem in der Nähe bei Pilsen gelegenen Bolewetzer Teiches kommt, in dem sehr viel Kalmus wächst. – Besonders in Ostpreußen spielt der Kalmus im Volksglauben in unserer Zeit noch eine besondere Rolle. Als Sammelzeit gilt der 24. Juni, der Johannitag, zwischen 11 und 12 Uhr. Die gesäuberte Wurzel wird in Branntwein angesetzt und gilt als sicheres Mittel gegen viele Krankheiten. – In manchen Gegenden der Bundesrepublik Deutschland, so im Emsland und im Gebiet der Lüneburger Heide, wird auch heute noch die Kalmuswurzel im Mund als ein Schutz gegen ansteckende Krankheiten betrachtet. In Pommern mischt man im Volksglauben Kalmuswurzelpulver mit Entenfett und verwendet dies als Einreibemittel gegen dunkle und häßliche Gesichtsfarbe.

Herkunft

Der Kalmus stammt aus Südchina und Vorderindien. Zählt bei uns nicht zur bodenständigen Flora. 1574 brachte man ihn aus Konstantinopel nach Wien. Er wurde als Heilpflanze in Altösterreich angebaut und ist aus der Kultur ausgebrochen und verwildert.

Verbreitungsgebiet

Erstreckt sich vom tropischen und subtropischen östlichen Asien und östlichen Sibirien über ganz Europa, ausgenommen Skandinavien, Spanien, Irland, Frankreich und Süditalien. Kalmus kommt auch im atlantischen Nordamerika vor. – Reicht vom Tiefland bis zur 1100-Meter-Grenze. In den Vogesen ist er heute noch in alten Bauerngärten eingebürgert anzutreffen.

Verbreitungsgrad

In einschlägigen Fachbüchern wird sein Vorkommen mit dem Prädikat *selten* und *zerstreut* bezeichnet, tritt aber gerne in *größeren Beständen* auf. – In der Tschechoslowakei ist er heute noch *allgemein verbreitet,* in Slowenien wie in Österreich *allgemein zerstreut.* In niederösterreichischen Teichgebieten aber sowie in den Schweizer Seengebieten ist er *weit verbreitet* anzutreffen. Im Zillertal und in der Mittersiller Ache kann er als *fester Bestand* angesehen werden. In Norddeutschland, in der Rheinebene, am Neckar und im Bodenseegebiet *ziemlich allgemein verbreitet.*

Standort

Im Röhricht stehender oder fließender Gewässer, in Riedgrasbeständen, auf flachen, überschwemmten und beschatteten Schlammböden, an sumpfigen Stellen, in den Steinmauerfugen von Teichdämmen und im Moor ist der Echte Kalmus zu finden.

Merkmale

Der bis 50 cm lange, dicke, kriechende *Wurzelstock* ist von grünlicher Farbe und locker rasigem Wuchs. Der *Stengel* am Grunde rötlich und zweizeilig beblättert, besitzt eine blattähnliche Form und ist auf der einen Seite scharfkantig, auf der anderen Seite rinnig. Die bis zu 1 m hoch werdenden breitlinealen, schwertförmigen *Blätter* sind querwellig und schilfartig. Die *Blüten* bilden einen schlanken, kegelförmigen, gekrümmten Kolben von grünlichgelber Farbe. Die *Höhe* reicht von 60 bis 150 cm. Der *Geruch* ist fast aufdringlich gewürzhaft, der *Geschmack* bitter und gewürzhaft. Die getrocknete Wurzel riecht angenehmer als die frische.

Verwechslungen

Der Echte Kalmus kann im nichtblühenden Zustand am selben Standort leicht mit der *Wasserschwertlilie (Iris pseudacorus)* verwechselt werden. Dieser fehlt aber der würzige Geruch. – Auch die eigenartige und schöne Zimmerpflanze *Calla* gehört zu den Aronstabgewächsen. Bei dieser Pflanze ist jedoch eine Verwechslung schon wegen ihres unterschiedlichen Standortes mit dem Kalmus kaum möglich. – Hingegen kann der oberflächliche Beobachter einige *Schilfarten* leicht für den Kalmus halten. Eindeutige Merkmale zur Unterscheidung sind die schwertähnlichen, leicht wellenförmigen Blätter des Kalmus. Bei ihrer genauen Betrachtung wird man versucht zu glauben, ein kunstsinniger Kupferschmied hätte an den Blatträndern eifrig gehämmert. Ferner gilt als sicheres Erkennungszeichen sein kegelförmiger Blütenkolben mit einer Länge von 5 bis 8 cm und von grünlichgelber Farbe. Er steht scheinbar an der Seite, weil sein Hüllblatt die Fortsetzung des Stengels bildet.

Verwandte Arten

Acorus calamus ist der einzige einheimische Vertreter der Kalmus-Gattung. Die Familie der *Aronstabgewächse* wird unter die Kolbenblütler eingereiht und umfaßt die Gattungen Aronstab, Kalmus, Philodendron, Zimmercalla, Flamingoblume und Kaladie.

Acorus gramineus: Eine aus Japan kommende, für Einfassungen in Gärtnereien häufige Kalmusart. Ist eine grasartige Staude mit kriechendem Rhizom und bildet niedrige Büsche. Die Blätter werden zwischen 15 und 20 cm hoch, sind in den Abarten dunkelgrün, weiß- oder gelbgestreift zu bewundern. Acorus gramineus ist winterhart, bedarf jedoch einer trockenen Laubabdeckung im Herbst, die im Frühjahr entfernt werden muß.

Gefleckter Aronstab (Arum maculatum): Er ist das häufigste Aronstabgewächs unserer heimischen Flora. Der Blütenstand verströmt einen unangenehmen Aasgeruch. Die Pflanze bevorzugt kühle, schattige Wälder, liebt die Buche besonders. – Ist giftig. Arzneilich verwendet wird der Wurzelstock (*Radix* oder *Tubera Ari*), gelegentlich auch die Blätter (*Folium Ari* oder *Aroni*). Die Schulmedizin gebraucht den Aronstab nicht. Auch die Volksmedizin nimmt immer mehr von seiner Verwendung Abstand, weil man die Giftigkeit der Pflanze in der Hand des Laien fürchtet. Hingegen ist das Homöopathikum *Arum* sehr beliebt und benützt. Als Anwendungsgebiete gelten: Schnupfen, Mundschleimhautentzündung, Nasen- und Rachenkatarrhe, Mumps, Scharlach und Masern. Sängern und Rednern, die Termine einhalten und ihre Stimme stark beanspruchen müssen, kann durch *Arum* D2 bis D6 geholfen werden. Man nimmt davon 4mal täglich 10 Tropfen auf einem Würfel Zucker ein. Eine sehr starke Verdünnung, 5 Tropfen auf $^1/_4$ l lauwarmes Wasser, ergibt die richtige Dosierung für ein ausgezeichnetes Gurgelwasser. Jedesmal, bevor man die Tropfen einnimmt, gurgelt man mit diesem Mittel. Außer der homöopathischen Anwendung Aronstabdroge nie zur Selbstmedikation verwenden. Die dadurch entstehenden Vergiftungen sind sehr hochgradig und können nur vom Arzt behoben werden.

Italienischer Aronstab (Arum italicum): Ist bedeutend größer als der Gefleckte Aronstab, hat breite, hellgefleckte Blätter und gelbliche Blütenkolben. Kommt in Italien *sehr häufig* vor. Wächst hauptsächlich an Straßenrändern und dringt bis in die Bergregionen vor. Homöopathisch wird er so wie der Gefleckte Aronstab verwendet.

Schlangenkraut (Calla palustris): Auch Schlangenwurzel, Drachenwurz, Schweinsohr und Schweinekraut genannt. Gilt als ausgesprochene Sumpfpflanze in Erlenbrüchen, Torfmooren, Uferstellen und in langsam fließenden Gewässern. Ist in Deutschland und Mitteleuropa *verbreitet,* im Nordwesten aber *streckenweise fehlend.* – Die Wirkstoffe sind die gleichen wie bei Arum maculatum. Wird heute medizinisch nicht mehr verwendet. Früher im Volke gegen Schlangenbiß gebraucht.

Alle anderen Arten der gleichen Familie gelten nur als Zimmerpflanzen und sind, medizinisch gesehen, von keiner Bedeutung, da ihnen die Wirksamkeit fehlt.

Blütezeit

Von Juni bis Juli. Blüht aber fern seiner chinesischen Heimat sehr selten und fruchtet nie.

Befruchtung

Die gelbliche, zylindrische, spindelförmige Ähre wird von zahlreichen sehr kleinen dichtstehenden Zwitterblüten gebildet, die *sich selbst befruchten,* in unserem Klima aber keine Frucht bringen.

Samenreife

Der Kalmus bildet bei uns nie Früchte. Er fruchtet nicht einmal in Kleinasien, sondern erst in Hinterindien und China. Die Früchte sowie die Samen sind ohne jede Bedeutung, da sich die Pflanze ausschließlich vegetativ fortpflanzt. Die Vermehrung kann also nur durch Teilung des 3 bis 5 cm starken Wurzelstockes erfolgen. Der Wurzelstock besitzt zahlreiche Faserwurzeln, die zur Aufnahme der Nährstoffe dienen.

Ernte- und Sammelgut

Geerntet oder gesammelt wird der Wurzelstock ohne die anhaftenden Faserwurzeln. Für den innerlichen Gebrauch verwendet man normalerweise nur die geschälten *Kalmuswurzeln (Radix Calami),* zu Bädern und Auflagen aber kann man auch den ungeschälten Wurzelstock heranziehen. Man nennt diese Droge *Badekalmus.*

Erntezeit

Die Kalmuswurzel wird ab März bis April oder ab September bis Oktober geerntet. Die Herbsternte ist vorzuziehen, denn sie bringt die wertvollere Droge.

Ernte- und Sammelvorschriften

Zum Sammeln des Wurzelstockes verwendet man am besten eine Hacke oder eine zweizackige Gabel. Damit reißt man denselben aus dem Boden. Die Faserwurzeln bleiben bei dieser Vorgangsweise in der Erde und können sich wieder weiterentwickeln. – Gleich nach der Ernte sollen die Wurzelstöcke gewaschen werden. Behutsam damit umgehen, nach Möglichkeit nicht brechen, damit das wirksame ätherische Öl nicht teilweise verlorengeht. Ein Nachwaschen ist ratsam. Mit einem zugespitzten Holzstäbchen kann man die Windungen des Rhizoms leicht von der anhaftenden Erde befreien. Waschen oder Nachwaschen bei fließendem Wasser soll mit angemessenem Druck geschehen, um so ein sauberes, von allen Erdteilchen freies Erntegut zu erlangen. Verunreinigte Droge wird nicht gekauft oder erreicht, wenn überhaupt, nur einen niedrigen Preis auf dem Markt. Nach der Reinigung werden die Wurzelstöcke halbiert oder die dickeren Wurzeln geviertelt. Anschließend sind diese Teile zu schälen. Die so anfallende Schalenmasse darf für Auszüge noch verwendet werden (siehe Kapitel »Auszüge«). – Die Schälarbeiten können bequem sitzend durchgeführt werden. Dabei entströmt aber dem Schälgut ein penetranter, in den Nasenschleimhäuten fast beißender Geruch, verursacht durch das Freiwerden ätherischer Öle. Man braucht jedoch keine Angst vor körperlichen Schäden zu haben. Im Gegenteil: Das Einatmen dieser Düfte ist sehr gesund, ja sogar »krebsfeindlich«. Neueste Meldungen, daß Kalmusdroge »krebsfördernd« sei, entbehren bis jetzt jedweder fundierten Grundlage. – Nach dem Schälen wird die Trocknung sofort eingeleitet, und zwar soll sie bei einer Temperatur von 35° C erfolgen. Dies in einem eigenen Raum, getrennt von anderen Pflanzen, vornehmen. Kalmuswurzeln verbreiten auch dabei einen durchdringlichen Geruch. Andere Pflanzen würden ihn annehmen und so eine Qualitätsminderung erfahren. – Nach Zerkleinerung und sorgfältiger Trocknung wird die gewonnene Droge sofort in dichtschließenden Gefäßen, gut geschützt vor Licht und Feuchtigkeit, aufbewahrt.

Anbau

Da in allen europäischen Ländern der Kalmus zwar nicht zu den geschützten Pflanzen gehört, das Sammeln desselben jedoch nur zur Deckung des Eigenbedarfes erlaubt ist, wird das Bedürfnis des Anbaus von Kalmus begründet. Um so mehr verstärkt durch die Tatsache, daß Kalmusdroge ihrer Wirkung nach heute mehr denn je gefragt ist. – Bei der Neuanlage einer Kultur nimmt man am besten das erforderliche Pflanzmaterial vom natürlichen Standort. Wobei zu beachten ist, daß »klein anfangen« immer noch die besten Dauererfolge gezeigt hat. Man geht erst vom eigenen Bestand aus zu einer Großvermehrung über. Dadurch werden Kalmusbestände in der freien Natur nicht vorübergehend geschmälert, gleichzeitig aber doch der Eigenbedarf an Droge durch Anbau gedeckt. Durch die Vermehrung aus der eigenen Kultur wird die Ernte kaum verringert, da durch die in der Erde verbleibenden Seitenwurzeln der Nachwuchs gesichert ist. Aber nur dann, wenn nicht zu tiefgehend geerntet wird. – Eine neu ausgepflanzte Kultur braucht unter günstigen Bedingungen 3 bis 4 Jahre, bis man mit einer Ernte rechnen kann. Die Vermehrung erfolgt vegetativ durch Wurzelschnittlinge, die auf folgende Weise gewonnen werden: Zwischen zwei Knoten schneidet man die Radix schräg nach unten glatt ab, steckt dann diesen Teil nicht waagrecht, sondern schräg in die Erde, bedeckt ihn gut und tritt ihn an. Am besten gedeiht der Echte Kalmus an seinem natürlichen Standort. Diese Kultur nennt man Halbkultur. Also an sumpfigen Stellen, Mooren, Teichrändern und an feuchten Bachufern. Der Kalmus braucht nahrhaften, humosen oder schlammigen Boden. Die für das Wachstum und gutes Gedeihen günstige Wassertiefe sollte wenigstens 10 cm, aber höchstens 30 cm betragen. – Auch eine geschlossene Feldkultur beim Kalmusanbau wäre möglich, jedoch sehr arbeitsaufwendig. Zirka 60 cm tiefe und ebenso breite Gräben werden ausgehoben, mit einer Plastikfolie, die 20 cm vom unteren Erdrand hochgeht, ausgelegt. Dann mit geeigneter Erdmischung, die zu gleichen Teilen aus Humus, Sand, feinem Kiesel und Lehm bestehen soll, ausfüllen. Wobei die Plastikränder nicht nach innen gebogen werden dürfen; aus dem plausiblen Grund, daß sie die nötige Feuchtigkeit aufstauen müssen. Erst nach dieser unteren Grundschicht wird das Loch mit Erde ausgefüllt und gepflanzt. Antreten der Wurzelschnittlinge nicht vergessen! Nach der Bepflanzung muß tüchtig eingegossen werden. Fürderhin ist Sorge zu tragen, daß die Pflanzreihe leicht muldenförmig unter dem Feldniveau zu liegen kommt. Nur so wird das Regenwasser am Davonfließen gehindert und in den Pflanzschacht gelenkt. In langen Trockenperioden ist eine Irrigation erforderlich. Bei der letztgenannten Bepflanzungsart beträgt der Abstand in der Reihe 30 bis 40 cm. Der Abstand zwischen zwei Pflanzgräben 50 bis 60 cm, so daß sich die Pflanzen gut entwickeln können und das Sauberhalten von Unkraut leicht möglich ist. Der geeignete Platz einer solchen Anlage sind feuchte, schattige Felder. – Ungeeignet hingegen sind steinige, trockene Grundstücke in sonniger und windiger Lage, ebenso künstlich entwässerte Felder. – Auch bei der feldmäßigen Kultur erhält sich die Anlage von selbst, wenn bei der Ernte des Radix die Seitenwurzeln im Boden verbleiben oder bei der Aufarbeitung der Wurzelernte die Faserwurzeln wieder in die Pflanzgrube zurückgegeben werden. – Ein Kalmusfeld kann unbedenklich lange Zeit, ja sogar zur Nutzung mehrerer Generationen, erhalten bleiben.

Saatgut

Kalmussamen sind im Handel kaum erhältlich. Die Vermehrung erfolgt auf rein vegetative Weise.

Erträge

Da der Echte Kalmus bis jetzt hauptsächlich nur in Halbkultur gezogen wird, also an Plätzen, wo eine rentable Bewirtschaftung außer Schilfrohrgewinnung nicht möglich ist, lohnt sich auf alle Fälle eine intensive Vermehrung und eine regelmäßig 2mal jährlich durchgeführte Ernte, und zwar im Frühjahr und im Herbst. Außer der Bepflanzung und Ernte ist bei dieser Halbkultur kein anderer Arbeitseinsatz erforderlich. – Konkrete Ertragszahlen liegen dem Autor jedoch nicht vor. Bedingt durch die Langdauer der Benützung, ist eine Feldkultur trotz des einmaligen Anlageaufwandes auch wirtschaftlich vertretbar.

Für den Heimgarten

Werden die unter »Anbau« gegebenen Bedingungen erfüllt, kann der Echte Kalmus auch im Hausgarten gezogen werden. – Man braucht wohl nicht eigens erwähnen, daß seine getrockneten Kolben und Blätter eine hübsche Dekoration ergeben. – Für den Garten gibt es noch eine zweite Form dieser Pflanze mit grünen Blättern und weißen Längsstreifen. Sie wird nur 60 cm hoch und heißt *Variegatus.* Der *Japanische Zwergkalmus (Acorus gramineus)* hingegen ist in Europas Gärten weniger verbreitet. Er besitzt einen kriechenden Stamm mit grasartigen, dunkelgrünen Blättern und einem gelbgrünen Kolben. Die Höhe beträgt nur 30 cm. Beide genannten Arten haben ausgesprochenen Liebhaberwert. Legt man hingegen auf die Verwertung der Kalmuswurzel Wert, lohnt es sich auf alle Fälle, den Echten Kalmus im Hausgarten zu ziehen.

Krankheiten und Schädlinge

Wühlmäuse können besonders im Herbst und Frühjahr, nachdem das Wasser in den Fischteichen abgelassen worden ist, an den Wurzeln Schaden anrichten. Auch *Bisamratten* fressen die Wurzelstöcke an, brechen ganze Stücke aus und tragen sie weg. – *Sägewespen* beschädigen öfters die Blätter und machen sie unansehnlich.

Wirkstoffe

Die Hauptwirkstoffe des Echten Kalmus sind ätherisches Öl zu 3%, darin als Hauptbestandteil Asaron und Iso-Eugenolmethyläther; weiters kampferartiges Öl, Bitterstoffe, hauptsächlich Acorin. – Im Herbst ist der Ölgehalt am höchsten und erreicht 3,5%. – Gerbstoffe sind ebenfalls in geringer Menge vorhanden. Als Begleitstoffe werden Vitamine, Mineralstoffe, Eiweiß, Stärke, das harzartige Akoretin, ein Kalamin-Cholin und Schleimstoffe angegeben.

Heilwirkung

Der Kalmus zählt seiner Heilwirkung nach zu den aromatischen Bitterstoffen *(Amara aromatica)*. Er ist verdauungsfördernd, appetitanregend, magenstärkend, blähungswidrig, harntreibend, augenstärkend, drüsenanregend, gedächtnisstärkend, stoffwechselanregend, zusammenziehend, krampfstillend, indirekt blutbildend und hautreinigend.

In der Heilkunde

Die Schulmedizin verordnet Kalmustee appetitlosen Kranken aller Art. Aber auch bei Magen-, Darm- und Gallenbeschwerden. Besonders gut wirkt Kalmustee bei Erkrankungen des vegetativen Nervensystems. – So bereitet man Kalmustee vor: 2 Teelöffel = 5 g zerschnittener, geschälter und getrockneter Kalmuswurzel werden in $^1/_4$ l kaltem Wasser 1 Stunde angesetzt, kurz aufgekocht und 5 Minuten ausgezogen. Danach lauwarm trinken. – Die Mediziner verordnen ebenso Kalmusbäder vor allem bei allgemeiner Erschöpfung nach schweren Krankheiten sowie auch bei Stoffwechselerkrankungen wie Rheumatismus und Diabetes. Da das Kalmusbad belebt, eignet es sich nicht für jedermann am Abend vor dem Schlafengehen. Man muß es persönlich ausprobieren und die Reaktion abwarten. Zubereitung siehe im Kapitel »Für die Körperpflege«.

Als Hausmittel

Kalmustee (Zubereitung siehe »In der Heilkunde«) wirkt gedächtnisstärkend und ist vor allem der studierenden Jugend, aber auch älteren Menschen zu empfehlen. – Durch den Schleim- und Gerbstoffgehalt des Kalmustees, regelmäßig täglich auf nüchternen Magen getrunken, werden leichtere Magenkatarrhe günstig beeinflußt und sogar gänzlich ausgeheilt. – Das Kauen der rohen Kalmuswurzel hilft bei Zahnfleischentzündung. – Kalmustee gilt auch als sexuelles Anregungsmittel. – In den meisten »Magenbittern«, die mit Erfolg bei Magenbeschwerden eingesetzt werden, ist Kalmusdroge enthalten. – Man kann anstatt Kalmustee auch Kalmustinktur einnehmen. Dies ist besonders bei Zeitdruck leichter durchzuführen oder auch auf Reisen und im Urlaub. Bei Nieren- und Leberleiden sowie bei Diabetes ist der Tee jedoch der Tinktur vorzuziehen. Von der Tinktur werden 3mal täglich 10 Tropfen auf einen Eßlöffel warmes Wasser gegeben oder auf einem Würfel Zucker eingenommen. Äußerlich wendet man sie mit Erfolg bei Hautleiden und als haarwuchsförderndes Mittel an (Herstellung der Tinktur siehe »Auszüge«). – Bei unregelmäßiger Periode sollen Frauen für einige Zeit ein Sitzbad, dem Kalmusabsud beigefügt wird, durchführen. 35 g ungeschälte Kalmuswurzel in 1 l kaltem Wasser 1 Stunde ansetzen, gut aufkochen und abseihen. – Bei müden Augen mischt man den Saft von 25 g frischer Kalmuswurzel mit 1 Eigelb ab, verrührt es gut miteinander und streicht es über die Augenlider. 5 Minuten einwirken lassen, dann abwaschen. – Kalmuspreßsaft wird auf folgende Weise gewonnen: Zerkleinerte Kalmuswurzel, frisch, auf einen flachen Teller legen, mit Wasser besprühen und 3 Stunden stehen lassen. Dann durch den Fleischwolf drehen und den Brei mit Hilfe eines Leinenfleckchens auspressen. – Bei Rheumaschmerzen, Gicht, Gliederschmerzen und Nervenentzündungen hilft eine Einreibung mit einem Gemisch von Kalmusspiritus *(Spiritus Calami)* und Kalmusöl *(Oleum Calami)*, in der Apotheke erhältlich. Die Selbstzubereitung finden Sie im Kapitel »Auszüge«. Das Mischungsverhältnis beträgt 3 Teile Spiritus und 1 Teil Öl. – Bei Magen- und Nierenschwäche hat sich folgende Teemischung bewährt: Kalmuswurzel 3 Teile, Wermut 2 Teile und Tausendguldenkraut 1 Teil. 1 Stunde kalt ansetzen, kurz aufkochen, 5 Minuten zugedeckt ziehen lassen, abseihen und schluckweise während des Tages lauwarm trinken. Für $^1/_4$ l Wasser benötigt man 2 Teelöffel der Mischung. – Bei chronischen inneren Blutungen kann ich folgende Teemischung empfehlen: Kalmuswurzel 5 Teile, Hauswurzblätter 4 Teile, Zinnkraut 3 Teile, Enzianwurzel 1 Teil und Erdbeerblätter 1 Teil. Zubereitung wie oben. Täglich 3 Tassen schluckweise mäßig warm trinken.

In der Tiermedizin

Bei Appetitlosigkeit gibt man den Tieren

Kalmustee zu trinken, und zwar mehrere Male während des Tages. Kleintieren stellt man ihn als Tränke auf. Das gleiche erreicht man auch, wenn man gepulverte, ungeschälte Kalmuswurzel in kleinen Mengen in das Futter streut. Dies wird freßunlustigen Tieren oder schwachen Jungtieren gegeben. Sie werden kräftiger und gedeihen zusehends. – Wunden und Geschwüre können mit folgender Kalmussalbe rascher geheilt werden: 30 g Kalmuspulver mit 250 g zerlassenem Schweinefett und 50 g Bienenwachs unter beständigem Umrühren leicht kurze Zeit aufprasseln lassen und abfüllen. Auf ein Leinenfleckchen streichen und auflegen. Täglich erneuern. Auch häßliche Wunden heilen so rasch ab.

In der Homöopathie

In der Homöopathie wird die aus der getrockneten und geschälten Wurzel bereitete Tinktur *Calamus aromaticus* D4 und D6 zur Gallensekretionsanregung und als magenstärkendes und appetitförderndes Bittermittel sowie bei Sodbrennen und als krampflösendes und blähungstreibendes Mittel innerlich angewandt. Täglich nimmt man 3mal 10 Tropfen dieser homöopathischen Essenz ein. Äußerlich zu Bädern und Umschlägen mit hautreizender Wirkung und zum Mundspülen bei Entzündungen des Zahnfleisches verwendet.

In der Küche

Kalmus regt die Verdauungsorgane an und hebt den Appetit. Zu diesem Zweck dient Kalmuskompott. Dazu benötigt man 200 g Kalmuswurzel, 15 g Honig, einige Eßlöffel Wasser, Zimt und Zitronenschale als Geschmackszusatz. Die Kalmuswurzel schälen, in kleine Stücke schneiden und im Wasser weichdünsten. Das Kompott wird mit Honig gesüßt und nach dem Abkühlen serviert. – Bei der Verwendung der Kalmuswurzel in der Küche als Gewürz ist folgendes zu beachten: Nur getrocknete, dicke, stark und angenehm aromatisch riechende Wurzeln werden verarbeitet. Je nach der Art der Aufbereitung unterscheidet man geschälten, ungeschälten und kandierten Kalmus. Den höchsten Grad an ätherischem Öl und den besten aromatischen Geruch hat ungeschälter Kalmus. Geschälter kann auch gemahlen und als Pulver eingesetzt werden. In der islamischen und in der indischen Küche ist die Verwendung der Kalmuswurzel eine Selbstverständlichkeit. – Äpfel und Birnen, Süßspeisen und Obstkompotte werden mit Kalmuspulver gewürzt. Auch in der Zusammensetzung des Curry ist Kalmuspulver vorhanden. Als Regel für die Köchin: Kalmus ist verträglich mit Muskat, Vanille und Zimt. Der Geschmack erinnert in diesen Mischungen an Ingwer. Kalmuspulver allein nur in geringer Menge beifügen.

Für die Körperpflege

Kalmuswurzelbad wirkt sehr wohltuend und beruhigend, besonders zu empfehlen bei überreizten Nerven und unreiner Haut. 80 g grobgeschnittene, ungeschälte und getrocknete Wurzel gibt man in 3 l kaltes Wasser, läßt 1 Stunde stehen, kocht einmal gut auf, seiht ab und mischt den Absud dem Badewasser bei. Den Rückstand in ein Leinensäckchen füllen, verschließen und ebenfalls dem Badewasser hinzufügen. Badedauer 15 Minuten, bei einer Wassertemperatur von 36 bis 37° C. Anschließend kalt abduschen oder kalt abreiben. Dadurch wird nicht nur die Haut, sondern auch der ganze Körper abgehärtet. Abends vor dem Schlafengehen dieses Bad genommen, behebt nervöse Schlaflosigkeit und stärkt die Nerven. Wirkt jedoch nicht bei jedem gleich. – Kalmuspulver, als Schnupftabak verwendet, reinigt Nasengänge und Stirnhöhle.

Auszüge

Die Kalmuswurzel enthält in erster Linie ätherisches Öl. Es handelt sich dabei um flüchtige, stark riechende Stoffgemische von ölartiger Beschaffenheit, die eine günstige Wirkung auf den Magen und die Verdauung ausüben. Besonders sind es jene Öle, die zusätzlich noch Bitterstoffe enthalten, weil sie die Drüsentätigkeit anregen. Bitterstoffe beeinflussen außerdem andere Inhaltsstoffe der Pflanze in günstiger Weise. Da die Kalmuswurzel sowohl ätherisches Öl als auch Bitterstoffe enthält, ist ihre günstige Wirkung auf

Magen und Verdauung erklärlich. Daraus ergibt sich auch die Tatsache, daß die Spirituosenindustrie die Kalmuswurzeldroge schätzt. Man findet sie in vielen Kräuter- und Bitterlikören. – *Kalmuslikör* wird so zubereitet: 250 g geschälte und fein zerkleinerte frische Kalmuswurzel wird mit 1 l 75%igem Obstbrand übergossen, das weithalsige, gutverschlossene Glas mit dem Inhalt 14 Tage in die Sonne gestellt und täglich 1mal durchgerührt. Danach den Inhalt abseihen, die Wurzelrückstände 1 Tag lang in 1 l abgekochtem und abgekühltem Wasser stehen lassen, abseihen und gut auspressen. Die Flüssigkeit wird nun dem alkoholischen Auszug beigefügt. Verdünnt man diesen noch mit destilliertem Wasser bis 40%, so erhält man *Kalmustinktur*, die innerlich und äußerlich angewandt werden kann. Löst man aber 500 g Rohzucker in 1 l heißem Wasser auf und fügt die Zuckerlösung nach Abkühlung dem alkoholischen Auszug bei, so erhält man Kalmuslikör. Dieser muß noch 14 Tage in der Sonne stehen, um nachher in Flaschen gefüllt werden zu können. Diese dann 3 Monate lang kühl und dunkel lagern. – *Kalmusspiritus:* Hier darf, wie überhaupt für Auszüge für äußerliche Zwecke, die anfallende Schalenmasse verwendet werden. Man benötigt aufgrund der geringeren Wirksamkeit die doppelte Menge wie bei Gebrauch der geschälten Wurzel. Man nimmt also für 1 l billigen Brennspiritus 500 g Kalmusschalen. Die übrige Zubereitung ist die gleiche wie bei Kalmustinktur. Der fertige Spiritus muß jedoch mindestens 50% aufweisen. Die Anwendung finden Sie im Kapitel »Als Hausmittel«. – *Kalmuswein*, Zubereitung: 35 g geschälte und zerkleinerte Kalmuswurzeln werden in 1½ l naturbelassenem vorzüglichem Weißwein 8 Tage lang angesetzt und dann abgeseiht. Kalmuswein stärkt den Gesamtorganismus und gilt als ausgezeichnetes Tonikum bei schwachem Magen. Vor dem Essen 1 Likörgläschen voll trinken. – *Kalmusapfelwein* oder *Kalmusmost* wird wie Kalmuswein hergestellt, nur nimmt man anstatt Weißwein erstklassigen Apfelwein. Er hat im Grunde genommen die gleiche Wirkungskraft wie Kalmuswein, durch seinen Säuregehalt übertrifft er aber diesen und ist besonders bei Magensäuremangel dem ersteren vorzuziehen. – *Kalmusöl:* 250 g geschälte und fein zerkleinerte frische Kalmuswurzeln werden mit 1 l kalt gepreßtem Olivenöl übergossen, in einem weithalsigen, gutverschlossenen Glas 14 Tage in die Sonne gestellt und täglich 1mal durchgerührt oder geschüttelt. Danach abseihen, die Wurzelreste durchpressen, und das Kalmusöl ist gebrauchsfertig. Dunkel und kühl aufbewahren. Frostbeulen täglich 2mal damit eingerieben, schafft Besserung. Von Kalmuswurzelöl täglich 3mal ½ Teelöffel vor dem Essen eingenommen, stärkt das Gedächtnis und vertreibt Melancholie. Das Kalmuswurzelöl ist auch ein vorzügliches Haarwuchsmittel. Man reibt täglich 1mal den Haarboden damit ein und massiert nach. Bei Durchblutungsstörungen der Unterarme und Unterschenkel ein Hand- und Fußbad nehmen. Dem Badewasser ½ l *Kalmusabkochung* beigeben. 2 Eßlöffel feingeschnittene Kalmuswurzeln werden mit ½ l Wasser kalt angesetzt, 1 Stunde ausziehen lassen, kurz aufkochen und dem Badewasser hinzufügen. Gut abtrocknen und mit Kalmusöl einreiben.

In der pharmazeutischen Industrie

Das aus der Wurzel gewonnene Kalmusöl hat als Beimengung zu verschiedenen Medikamenten Bedeutung. Bei stärkenden Badezusätzen, bei der Erzeugung von Zahnputzmitteln, Parfüms und Likören ist Acorus calamus ebenfalls sehr beliebt. Kalmus wird mit Recht in der pharmazeutischen Industrie vielfach verarbeitet und gilt als Bestandteil namhafter Magenmittel. – *Fertigpräparate:* Carvomin-Tropfen, Kneipp'scher »Magentrost«, Papayasanit, Cholagogum Nattermann, Taurikal Magen- und Gallentropfen, Amorphan Neu, Cholagutt, Salus Kreislauf-Bad, Magen-Tee Stada, Carminativum-Hetterich, Gastrol, Stomasal.

Aus meiner Erfahrung

Da in der Kalmuswurzel gleichzeitig ätherisches Öl und Bitterstoff enthalten ist, gilt dieses Heilkraut als ein vorzügliches Bittermittel, das bei Appetitmangel und Magen- und Darmstörungen oft überraschend wirkt.

Kranke, die auf kein anderes Mittel reagieren, mögen es doch einmal mit Kalmustee versuchen. 3 Wochen hindurch $^1/_2$ Stunde vor dem Essen $^1/_4$ l Kalmustee trinken. Der Tee muß immer frisch zubereitet sein und warm getrunken werden. – Neuropathische junge Mädchen, bei denen jede Arznei versagte, haben im Kalmus Hilfe gefunden. Noch wirksamer ist eine Teekur, wenn täglich auch ein Kalmusbad genommen und hernach der Körper mit Kalmusspiritus eingerieben wird. – Kalmustee ist ebenso ein gutes Blutaufbesserungsmittel. – Menschen, die das Leben nicht meistern, die überall Schwierigkeiten finden, deren gute Vorsätze immer wieder vereitelt werden und die deshalb zur Melancholie neigen, sollen es einige Wochen hindurch täglich mit 2 bis 3 Tassen Kalmustee versuchen. Noch besser, wenn sie jeden Abend zusätzlich ein Kalmusbad nehmen und morgens nach dem Aufstehen den ganzen Körper mit Kalmusspiritus einreiben. – Oftmals konnte ich feststellen, daß es keine andere Heilpflanze gibt, die bei Darm- und Magenbeschwerden so wirksam wäre wie der Kalmus. Besonders dann, wenn Untersuchungen keine greifbaren Ursachen ergeben können und diese vor allem im vegetativen Nervensystem zu suchen oder nur psychogen zu erklären sind. Es handelt sich besonders um Menschen schwächlicher Konstitution, mit Untergewicht, die häufig an Appetitlosigkeit leiden. Die zwar Hunger haben, aber in dem Moment, wo sie vor dem vollen Teller sitzen, keine Freude mehr zum Essen verspüren. Es sind dies Menschen mit einem empfindlichen, nervösen Magen. Sie klagen nicht selten über ein Völlegefühl, auch wenn sie nur »wie Spatzen« essen. Krampfartige Schmerzen in der Magengegend, saures Aufstoßen, jäher Wechsel von Durchfall zur Verstopfung stehen an der Tagesordnung. Dann folgen Wochen, wo alles klappt. Daraufhin wähnen sich diese Menschen geheilt und nehmen zusätzliche berufliche Aufgaben auf sich. Nach der geringsten Aufregung oder Überanstrengung sind sie wieder die kranken Leute von früher. Nach ärztlicher Untersuchung keine klaren negativen Feststellungen, außer zu hoher oder zu niedriger Magensäuregehalt. Alle angewandten verordneten Medikamente sind nur vom Kurzerfolg gekrönt. Bald ist wieder der alte Status da. Bei diesen Patienten gibt es nur eines: 3 Wochen lang gewissenhaft und pünktlich $^1/_2$ Stunde vor jeder Mahlzeit, also 3mal täglich, 1 Tasse lauwarmen Kalmustee trinken. Zusätzlich gilt eine tägliche Ganzkörperabreibung mit Kalmusbadewasser oder Kalmustee als wertvolle Therapieunterstützung. Ich persönlich ziehe in diesen Fällen einer Kur die Abreibung einem Vollbad vor, weil Bäder unter Umständen das Herz belasten können und selbst erfahrene Kneippärzte auch vor zu vielen Kräuterbädern warnen. Abreibungen hingegen haben kaum nachteilige Folgen und führen immer zum erwarteten Erfolg.

Nicht übersehen

In manchen Gegenden, vor allem in Seegebieten, ist die Sumpfschwertlilie *(Iris pseudacorus)*, auch Gelbe Schwertlilie oder Wasserschwertlilie genannt, in der Volksheilkunde wegen ihres hohen Gerbstoffgehaltes bei Magenbeschwerden verwendet worden, obwohl sie giftig ist. Man gebrauchte das getrocknete Kraut. Nicht selten verwechselte man es beim Sammeln mit dem Kalmus, benützte die Droge und hatte Erfolg – in der Meinung, Sumpfschwertlilienkraut genommen zu haben. So wurde der Wasserschwertlilie eine ihr nicht zustehende übertriebene Heilwirkung zugesprochen. Kalmuskraut verwendet die Pflanzenheilkunde heute kaum mehr. Die Likörerzeugung benützt dieses jedoch noch gelegentlich.

Naturschutz und gesetzliche Bestimmungen

Der Kalmus, eine in Europa eingebürgerte asiatische Heilpflanze, dessen Heimat China ist, gehört heute in vielen Teilen des deutschsprachigen Raumes zu den seltenen Pflanzen. Dafür gibt es mehrere Ursachen: Die Verschmutzung der Gewässer, besonders der seichten, hat dem Kalmus arg zugesetzt. Die sogenannten »Feuerlöschteiche«, Wassersammelbecken am Ortsende, in denen sich der Kalmus prächtig vermehrte, wurden betoniert, und als Folge verschwand diese Heilpflanze. *Kalmus darf laut Pflanzenschutzgesetz nur für Eigenbedarf und nicht für den Handel gesammelt werden.* Wurzelstöcke teilen und in seichten Gewässern im Schlamm oder an der feuchten Uferböschung eingraben hilft mit, ihn zu vermehren und vielleicht vom gänzlichen Aussterben zu retten. Mithelfen, den Kalmus zu erhalten – eine schöne Aufgabe!

Aus meiner Kräuterapotheke

Ein ausgezeichnetes Blutaufbesserungsmittel: 3 Teile fein zerkleinerte, getrocknete Kalmuswurzel, 2 Teile Wermutkraut, 1 Teil Brennesselwurzel. 2 Teelöffel dieser Mischung in $^1/_4$ l kaltem Wasser 2 Stunden ansetzen, kurz aufkochen, 10 Minuten ziehen lassen und täglich 2 Tassen trinken (morgens nüchtern und abends vor dem Schlafengehen je 1 Tasse). Kann magenschwachen und kranken Kindern empfohlen werden. Steigert außerdem die Eßlust.

Altbewährte Rezepte

Infektionsgefahr bei Darmoperation: Nicht selten kann ein Patient nach einer »Gott sei's gedankt« gut überstandenen Operation die traurige Feststellung machen, daß im nachhinein eine Infektion auftritt. Bei Darmoperationen ist dies leider keine zu große Seltenheit. – Die folgende *Teemischung* hat sich wiederholt bewährt und wurde auch von Ärzten empfohlen: Kamille 5 Teile, Ringelblume 4 Teile, Lavendel 3 Teile, Thymian 2 Teile, Wacholderbeeren zerstampft 2 Teile und Kalmuswurzel 1 Teil. 2 Teelöffel der Mischung mit $^1/_4$ l kaltem Wasser 1 Stunde ansetzen. Kurz aufkochen. 5 Minuten zugedeckt ziehen lassen. Abseihen. 3 Wochen lang täglich 2- bis 3mal je $^1/_4$ l davon trinken. 1 Woche aussetzen und anschließend wieder eine 3-Wochen-Kur beginnen. – Zusätzlich täglich 2mal 8 Tropfen Arnikatinktur auf einem Würfel Zucker vor dem Tee einnehmen.

Vorbeugend gegen Darmpolypen: Um nach einer Darmpolypenoperation die Gefahr eines Nachwachsens der Polypen zu verhindern, habe ich die folgende *Teemischung* zusammengestellt. Öfters angewandt, hat sie sich bis heute bestens bewährt. Blutwurz 4 Teile, Frauenmantel 3 Teile, Kalmuswurzel 2 Teile, Kamille 2 Teile, Königskerzenblüten 2 Teile, Melisse 2 Teile, Erdbeerblätter 1 Teil, Schafgarbe 1 Teil und Tausendguldenkraut 1 Teil. Davon nimmt man $1^1/_2$ Teelöffel voll, gibt es in $^1/_4$ l kaltes Wasser und setzt 1 Stunde lang an. Anschließend kurz aufkochen und 15 Minuten ziehen lassen. Dies kann man 3 Wochen lang zu Beginn der Jahreszeiten tun, also 4mal jährlich.

Teekombination für Menschen mit nervösem Magen: Engelwurz 45 g, Kalmus 45 g, Melissenblätter 30 g, Erdbeerblätter 10 g, Himbeerblätter 10 g und Ysop 10 g. 1 gehäuften Eßlöffel mit $^1/_4$ l kochendem Wasser übergießen, an einem warmen Ort zugedeckt 15 Minuten stehen lassen, abseihen. 3 Wochen lang 2mal täglich je 1 Tasse trinken. Die geeignetste Zeit ist nach dem Mittag- und Abendessen.

Bei chronischen Magenbeschwerden, verbunden mit Appetitlosigkeit: Benediktenkraut 50 g, Kalmuswurzel 50 g, Basilikum 25 g und Kamille 25 g. 2 gehäufte Teelöffel mit $^1/_4$ l kaltem Wasser übergießen, langsam zum Sieden erhitzen, kurz ziehen lassen und abseihen. 2mal täglich je $^1/_2$ Stunde vor dem Essen 1 Tasse Tee ungesüßt trinken.

Zur Stärkung des Zahnfleisches: Tritt öfteres Bluten des Zahnfleisches auf, muß der Arzt befragt werden, der allein kann die inneren Ursachen feststellen. Bei Zahnfleischbluten hilft, ein Stück getrockneter Kalmuswurzel zu kauen. Bei Überempfindlichkeit des Zahnfleisches, bei leichten, häufig wiederkehrenden Schmerzen, vor allem bei Prothesenträgern, hat sich in der Praxis neben einem Mundbad oder Gurgeln gleichzeitig die Durchführung einer Teekur als sehr erfolgreich erwiesen. – *Teemischung:* Salbei 4 Teile, Kalmus 3 Teile, Eichenrinde 2 Teile und Thymian 1 Teil. Kalmus und Eichenrinde werden in einer Mischung vereint, ebenso Thymian und Salbei. Von der ersten Mischung nimmt man 2 Teelöffel voll für $^1/_4$ l kaltes Wasser. Läßt 1 Stunde stehen, kocht dann 3 Minuten auf und läßt 10 Minuten ziehen. Von der zweiten Mischung 1 schwachen Eßlöffel voll nehmen, mit $^{1}/_{4}$ l kochendem Wasser übergießen, mit 15 Minuten Ziehdauer. Nach dem Abseihen werden beide Flüssigkeiten zusammengegossen. Mit der einen Hälfte davon gurgelt man. Anschließend trinkt man die zweite Hälfte langsam und schluckweise. Dies führt man täglich 3mal, immer vor dem Essen durch. Aber nicht länger als 3 Wochen lang. Nach 2 Monaten Pause kann man wiederholen.

Bei Nikotinabhängigkeit: Im Tabak ist das giftige Alkaloid Nikotin zu 0,7% enthalten, das besonders beim Rauchen, und hier wieder bei Inhalierung des Zigarettenrauches, durch die Schleimhäute aufgenommen wird. Es bewirkt zuerst eine kurze Blutdruckerhöhung, dann aber eine langdauernde Senkung. Nikotinmißbrauch führt zu Magen-Darm-Erkrankungen, begünstigt Arterienverkalkung, Gefäßverschlüsse, Herzinfarkt und Schlaganfall. Fördert in besonderer Weise den Bronchialkrebs. Wer nikotinabhängig ist, sollte unverzüglich fachmännische Hilfe in Anspruch nehmen. – Um den Willen zum Nikotinverzicht zu stärken, ist das Kauen getrockneter Kalmuswurzel-Stückchen, 2- bis 3mal pro Tag je $^{1}/_{2}$ Teelöffel voll, zu empfehlen. Folgende *Teemischung,* früh, mittags und abends je 1 Tasse vor dem Essen getrunken, hat sich oftmals bewährt: Kalmuswurzel 3 Teile, Apfelschalen 2 Teile, Thymian 2 Teile und Erdrauch 1 Teil. (Wegen Erdrauch-Anteil rezeptpflichtig!) 2 Teelöffel dieser Mischung mit $^{1}/_{4}$ l kaltem Wasser 1 Stunde ansetzen, dann kurz aufkochen, 10 Minuten zugedeckt ziehen lassen und abseihen.

Planetarische Übereinstimmung

Kalmus steht mit dem Planeten *Mars* in Übereinstimmung. Dieser gilt als energieverleihendes Prinzip. Ihm untersteht das Hämoglobin, roter Blutfarbstoff, die Erzeugung der Körperwärme durch Oxidation des Blutes und somit auch die Tätigkeit der Muskeln. Ferner veranlaßt er durch den Kreislauf des Blutes die Ausscheidung von Krankheitsstoffen und Rückständen des Stoffwechsels.

Pflanzencharakter und Menschentyp

Pflanzencharakter: Kaum in einer anderen Pflanze wird der Kampf zwischen Finsternis und Licht, erdhafter Feuchte und trocknender Wärme, zwischen verwesendem Morast und heilender Sonne so deutlich zum Ausdruck gebracht wie in der Heilpflanze Kalmus. Wunder, daß durch diesen Kampf vor allem ein bildlicher Vergleich des eigenen »Ichs« aufgezeigt wird? Ein beständiges Pendeln zwischen »Hinuntergezogenwerden« und »Hinaufstrebenwollen«, ohne daß man dabei richtig zur Ruhe kommt, bevor das Pendel nicht letztlich positiv ausschlägt und dort beharrt. Das ist nur der eine Teil der Zeichensprache des Heilkrautes Kalmus, das Signum, Zeichen. Der zweite und noch unendlich wertvollere Teil ist die stärkende Kraft, welche die Pflanze dem vermittelt, der sie gebraucht. Es ist dies eine spürbare Hilfe für den »hin und her pendelnden Menschen«, die, hervorgerufen durch die Wirkstoffe, auf ihn übergeht und in ihm sichtbar wird. *Der Kalmus ist das Heilkraut derer, die von der Leidenschaft zur Tugend wollen, von den schlechten Gewohnheiten aufsteigen möchten.* Dies wird vor allem erreicht, weil Kalmus sehr kräftig magenstärkend wirkt, die Magentätigkeit anregt und so in die geistig-seelische Organisation des Menschen eingreift.– Das Geheimnis der Wirkung des Kalmus, der auf schlammigen, morastigen Stellen mit schlechter Durchlüftung des Bodens wächst, ist der Besitz eines Luftgewebes (Aerenchym) im Rhizom und in den Blättern. Das sind polygonale Luftkammern in den Zellen.

Menschentyp: Menschen, die zum Lichte wollen, aber psychisch »rachitisch« sind, leiden fast immer an Entzündungen der Mund- und Magenregion, an Verdauungsträgheit, an Appetitlosigkeit und Koliken. Sie können aus sich heraus nicht aus ihrer »Verwässerung« aussteigen. *Dieser Menschentyp erreicht dies aber leichter durch die »Bildekräfte« des Kalmus, Kräfte des Lichtes und der Wärme.*

Pflanzensympathie

Kalmus mag die verschiedensten *Lilienarten (Lilium-species),* unter ihnen die *Wasser-*

schwertlilie (Iris pseudacorus) und die *Kaiserkronenarten (Fritillaria-species).* Dies ist besonders zu berücksichtigen, wenn man Kalmus im eigenen Garten pflanzt, und man darf dabei das *Riedgras (Carex arenaria)* nicht vergessen. – Im eigenen Standortgebiet tritt Acorus calamus besonders in der Nähe der folgenden Pflanzengemeinschaften gesellig auf: Bei *Froschlöffel (Alisma Plantago-aquatica), Echtem Mädesüß (Spiraea ulmaria), Blutweiderich (Lythrum salicaria), Ampfer-Arten (Rumex-species), Wasserschierling (Cicuta virosa), Wasserfenchel (Oenanthe aquatica), Sumpf-Labkraut (Galium palustre), Beinwell (Symphytum officinale), Sumpf-Vergißmeinnicht (Myosotis palustris), Gemeinem Wolfsfuß (Lycopus europaeus).*

Pflanzenantipathie

Eine Abneigung, wenn schon nicht ausgesprochene Feindschaft, hat der Kalmus zu den *Wasserlinsen (Lemna).* Die Wasserlinsen bestehen aus einem sehr kleinen grünen Schwimmblatt, das auf der Unterseite fadenförmige Würzelchen trägt. Sie bilden auf Teichen, Seen und stehenden Gewässern oft so große geschlossene Kolonien, daß sie die ganze Wasseroberfläche bedecken und die Strahlen der Sonne nicht mehr in die Tiefe dringen können. – Ob diese Antipathie eine reine Selbstverteidigung ist, damit sich die Heilkräfte des Kalmus richtig entwickeln können?

Nebenerscheinungen

So wirksam und vielseitig Kalmusdroge für den leidenden Menschen ist, so muß doch darauf hingewiesen werden, daß Kalmus *in keinerlei Anwendungsform bei Durchfall (Diarrhoe) eingesetzt werden darf.* – Wird der *frische, fleischige Wurzelstock verwendet,* kann dies unangenehme Folgen nach sich ziehen, vor allem *heftiges Erbrechen.* Nach übermäßigem Alkoholgenuß mäßig eingenommen, hilft er mit, den Magen zu entleeren.

Labkraut, Echtes

Galium verum
Rötegewächse
ausdauernd

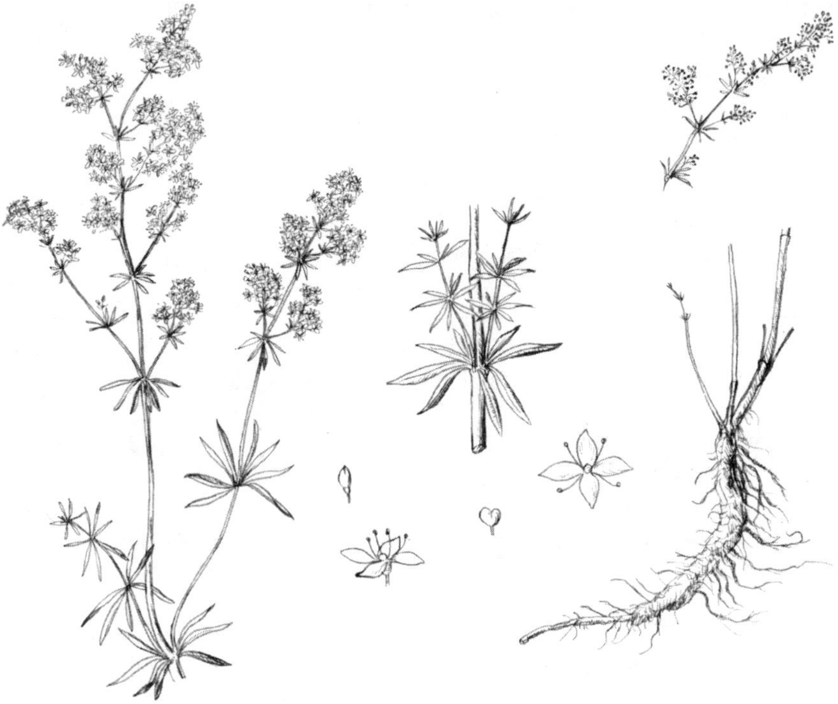

Kurz gefaßt

Aussehen: Rundlicher, verzweigter Stengel. 30–100 cm. Schmale, quirlständige Blätter, unterseits weißlich, weichhaarig. Stengelspitzen: Kleine, zitronengelb leuchtende Blüten in Rispen. 5–9. *Vorkommen:* Trockenrasen. *Verbreitung:* Ganz Europa, Nord-, West- und Südasien. *Heilkräftige Pflanzenteile:* Blütentriebe. *Heilanzeige:* Haut, Magen, Darm, Leber, Nieren, Blut, Drüsen.

Volkstümliche Bezeichnungen

Aiawurzel, Alta Mua, Ameisekraut, Austeblume, Beinritzenkraut, Bettstroh, Bienenwertel, Bierekrokt, Bitterstielkraut, Blutstiel, Dürra Hansl, Ferbkraut, Gääler Nix, Gehanneskraut, Gelber Brein, Gelber Butterstiel, Gelber Meyer, Gelbes Käselab, Gelbes Labkraut, Gelws Chäslabchrut, Gliedkraut, Goaler Botterstäl, Goaßgras, Goldrägen, Harz-Breste, Hasenwurz, Herrgottsbettstroh, Herzbresten, Honigklee, Huenegsblömke, Johannesblum, Käslabkraut, Kindsbettstroh, Kindsfallsuchtkraut, Konkla, Kunkelnägele, Kworkblume, Lauritzen, Liebfrauenstroh, Liebichenblume, Liebkraut, Magerkraut, Margaretlein, Marie im Bedde, Marien-Bettstroh, Marienkreuzblume, Mauskrauda, Meger-Lebkraut, Milchgerinnkraut, Mottekraut, Mundfäulkraut, Muttergottesbettstroh, Muttergotteshaar, Quirlgroos, Rainem, Raynritzen, Rheumatischkraut, Schmolzgroos, Schwefelblume, Springelblume, Sternkraut, Stillkraut, Stinkkraut, Stoppkraut, Sträußling, Unser lieben Frau Bettstroh, Unser lieben Frau Wallstroh, Unser lieben Frau Wegstroh, Waldstroh, Wegstorch, Wiesakönkala, Wilder Speik, Winnelkraut, Wogurkengroos, Wundstillkraut, Ziegnbaa.

Namenerklärung

Lab ist das Gerinnungsferment im Labmagen der Kälber. Das Labkraut wurde früher zum Gerinnen der Milch verwendet. Daher stammt auch der Name »Kraut, das die Milch zum Gerinnen bringt« = *Labkraut.* Es hat also nichts mit »laben« zu tun. – Der botanische Name *Galium* kommt von griechisch *gala* = Milch und *apairein* = ergreifen. Dadurch wird die Fähigkeit der Pflanze, Milch zu »laben«, ausgedrückt. *Galium verum* = Echtes Labkraut.

Kulturgeschichte

Das bis zu 1 m hoch werdende Echte Labkraut wird auch *Gliedkraut* genannt, weil sich der Stengel nicht aufrecht halten kann, nur gliedweise aufrichtet. – Die Pflanze war in der Antike als Heilmittel bekannt. Hippokrates empfiehlt es bereits als Emmenagogum, als Mittel, welches den Eintritt der Monatsblutung bei Frauen fördert. – Aber schon im Neolithikum wurde Labkraut in den Pfahlbauten verwendet. Funde brachten dies zutage. Bei den Germanen war das Echte Labkraut der Gottheit Freya geweiht. Erst im christlichen Zeitalter ging die Verehrung auf die Gottesmutter Maria über, und es wurde in den Marienkult übernommen. In einer alten Überlieferung heißt es: »Als Maria und Joseph nach Bethlehem kamen, legte sie sich todmüde auf ein Lager aus getrocknetem Farn und Labkraut nieder. Die schwere Stunde nahte. Maria erwartete sie voll Bangen. Dann war sie gekommen, die Stunde der Geburt. Und Maria gebar das göttliche Kind. Das Labkraut wollte mit seiner Verehrung nicht zurückstehen. Mitten im Winter fing es an zu blühen. Kleine unscheinbare Blüten waren es. Das Farnkraut aber tat nichts dergleichen, obwohl es bis jetzt zur Sommerszeit immer weiß geblüht hatte. Heute, zu dieser feierlichen Stunde, regte es sich nicht. Maria, die Mutter Gottes, merkte es und sprach, zum Labkraut gewendet: ›Von nun an sollst du für immer meine Lagerstatt sein, und deine kleinen, einfachen Blüten will ich in schönere goldgelbe, wohlriechende Blüten verwandeln, die jeden erfreuen.‹ Und so geschah es auch. Das Farnkraut hingegen erhielt in dieser Stunde seine Strafe. Er durfte fürderhin nicht mehr blühen. Seit dieser Zeit heißt das Gelbe Labkraut *Marien-Bettstroh* oder *Liebfrauenstroh.*« Auf vielen Marienbildern findet man das Labkraut. So zum Beispiel bei Raphaels »Madonna della Casa alba«. – Das Echte Labkraut wurde wegen seiner Eigenschaft der Proteinausfällung zur Erzeugung von Topfen und Käse verwendet. Das in ihm enthaltene Labferment (Chymosin) läßt das Kasein der Milch gerinnen, ein wichtiger Faktor für die Käseherstellung. Dieses Ferment hat man früher aus den Blütenständen der Pflanze gewonnen, heute jedoch ist man in der industriellen Erzeugung von Käse davon abgekommen. Nur in England wird noch für die Zubereitung der Spezialität »Chesterkäse« Gelbes Labkraut herangezogen. – Im Volksglauben hat das Echte Labkraut bis zum heutigen Tag seine Kraft und Wirkung erhalten. Welche Macht Galium auf das sich zum Christentum bekehrte Volk ausübte und wie hoch dieses Heilkraut im Volksglauben stand, zeigt die Tatsache, daß im Konzilsbericht des Jahres 743 in Rom ein Bündel Kräuter, darunter auch das Labkraut, erwähnt wird, »welches das Volk an seine Betten hängt oder in einem Leinensäckchen um den Hals gebunden trägt, als Schutz gegen wilde Tiere und Hexerei«. Sowohl im weltlichen als auch im kirchlichen Bereich wurden von jeher Pflanzen für Feste und Feiern benützt. Wir modernen Menschen haben uns zu sehr daran gewöhnt, das Jahr nur nach der Anordnung des Kalenders zu betrachten. Früher war man naturverbundener. Die Tatsache, daß die Jahreszeiten ihren Einfluß auf das Leben des einzelnen Menschen und auf die ganze Gemeinschaft ausüben, kann auch heute nicht weggeleugnet werden. Das Kommen und Gehen einzelner Gestirne und Sternbilder übt seinen Einfluß auf die Tageslänge, auf die Wärme und somit auch auf das Aufkeimen in der Pflanzenwelt aus. Das »Kirchenjahr« hat dies berücksichtigt. Besonders spielt der Mond zur Terminisierung wichtiger Feste eine bedeutende Rolle. Ostern fällt immer auf den ersten Sonntag nach dem ersten Vollmond im Frühling. Andere Feste wieder bringen bestimmte Bräuche mit sich. So ist zum Beispiel für den 15. August, dem Tage Mariä Himmelfahrt, in der Kirche die Kräuterweihe vorgesehen. Deswegen heißt dieser Tag auch »Krautweihtag, Sankt Mariä Würzweihe oder Büschelfrauentag«. Im Volke ist hartnäckig die Meinung vertreten, »auf den Tag Mariä Himmelfahrt freuen sich alle Kräuter und blühen schöner, sie haben auch eine weit größere Heilkraft als zu anderen Zeiten«. Das zu weihende Kräuterbüschel muß aus »neunerlei Kräutern« bestehen. Jedes einzelne davon ist genau eingereiht. Auch das Echte Labkraut gehört zu den Privilegierten. Es kommt an siebenter Stelle: »*Galium verum*, welches die Hexen fürchten.« Ebenso hat sich eine Reihe von Gebräuchen gehalten. Mit Aberglauben oft eng verwoben, oft auch aus der scharfen Naturbeobachtung oder der Anwendung in verschiedensten »Gebresten« heraus entstanden. So verkündet das Echte Labkraut herannahende Gewitter durch ein angenehmes Duften. Es half den Kindern gegen Fraisen und schützte vor dem Beschreien. Machte feuriger in der Liebe. Ein altes Märchen erzählt von einem König am Rhein, dem es so gut ging, daß er nicht an

das Sterben erinnert werden wollte, und
»... versprach den Ärzten großen Lohn,
wenn sie dem Tod sprächen Hohn.
Die gaben ihm still und vertraut
den Saft vom Laabkraut.
Und es trank der König,
alle Tage ein wenig.
Er hatte aber einen Knecht,
dem war ein langes Leben auch recht,
der hatte auch von dem Tranke genascht,
aber er war vom König dabei erhascht.
Der wollte ihn köpfen lassen,
allein der schlaue Knecht
wußte sich zu fassen.
Er sprach: ›Haltest du mich
des Todes wert,
so hat sich dein Trank nicht bewährt,
denn er soll langes Leben
dem, der ihn trinket, geben.‹
Das sah der König richtig ein
und ließ darauf das Köpfen sein.«

Und das Märchen endet: »Sie lebten beide sehr lang miteinander und schliefen endlich aus Altersschwäche ein.« Aus dieser Zeit soll auch die Redensart stammen: »Für den Tod ist kein Kraut gewachsen.«

Herkunft

Das wärmebedürftige Echte oder Gelbe Labkraut ist in Europa und dem angrenzenden westlichen Asien beheimatet.

Verbreitungsgebiet

Europa und zum Teil Asien. Außer in der Mittelmeerregion. Hat eine Vorliebe für den Süden und Südosten. Übersteigt in den mitteleuropäischen Gebirgen die 1100-Meter-Grenze nicht.

Verbreitungsgrad

Häufig verbreitet. Gegenwärtig aber *rückgängig.* Da Trockenwiesen zu Ackerland umgestaltet, Feldraine durch die Kommassierung abgeschafft und so dem Heilkraut die Lieblingsplätze genommen werden.

Standort

Das Echte Labkraut wächst besonders gerne auf trockenen, sonnigen Wiesen, Feldrainen, Böschungen, an Wegrändern, auf Schuttplätzen, in aufgelassenen Sandgruben, auf Triften, an Hängen, auf Weiden, Heiden, in lichtem Gebüsch und in Wäldern.

Merkmale

Der *Wurzelstock* wird durch unterirdische Ausläufer gebildet, durch die sich die Pflanze vermehrt. Rundlicher *Stengel* mit 4 hervortretenden Linien, fälschlicherweise nicht selten als 4kantig bezeichnet. Aufsteigend, gliedweise unterteilt, oben meist mit aufrechtstehenden Zweigen, reich verästelt. Die linearen, stachelspitzigen *Blätter* stehen in Quirlen von 8 bis 12, mit zurückgerolltem Rand, oberseits dunkelgrün und unterseits weißfilzig. Die *Blüten* sind Sternblüten mit 4 Kronblättern und haarspitzigen Zipfeln; sehr klein, goldgelb, in einer endständigen und reichblütigen Rispe. *Höhe:* stark schwankend, zwischen 30 und 100 cm. Der *Geruch* der ganzen Pflanze, besonders aber der Blüten, ist leicht aufdringlich und stark honigartig. Der *Geschmack* hingegen sauer, zusammenziehend und an Kräuterkäse erinnernd.

Verwechslungen

Verwechslungen sind vor allem im Frühjahr vor der Blütezeit mit anderen *Labkrautarten* möglich. – Nur für den oberflächlichen Beobachter mit dem *Waldmeister (Asperula odorata).* Diese Pflanze hat einen glatten 4kantigen Stengel, an dem die Laubblätter in 6- bis 8teiligen Quirlen sitzen. Weiße Blüten und keine Blütenrispen.

Verwandte Arten

Kletten-Labkraut oder Kleb-Labkraut, auch Klebkraut (Galium aparine): 1jährig. Wird zwischen 60 und 150 cm hoch. Ein typischer Klimmer ohne Ranken, der sich nur mit waagrecht abstehenden Ästchen und den zarten, nach rückwärts gerichteten kurzen Stacheln überall leicht anhält und hinaufklimmt. – Es ist zwar keine offizinelle Heilpflanze, kann aber wie das Echte Labkraut verwendet werden. Seine Wirkung ist schwächer, stand jedoch in vergangenen Zeiten in der Volksheilkunde in hohem Ansehen.

Weißes Labkraut (Galium mollugo): Hat feingesägte Blätter, an deren Spitze einen kurzen Stachel und weiße, manchmal gelblich-weiße Blüten. In der Heilwirkung kommt es dem Kletten-Labkraut gleich.

Wiesen-Labkraut (Galium palustre): Ist keine Heilpflanze. Wächst nur auf sumpfigen Wiesen. Nach dem Pflücken wird es bald schwarz. Daran kann man es leicht erkennen.

Blütezeit

Mai bis September.

Befruchtung

Die kleinen Blüten sondern reichlich Honig ab, der fast frei liegt, bedingt durch die ziemlich verkürzte Kronröhre und den flach ausgebreiteten Zipfel. Dies kommt *kurzrüsseligen Insekten* für die Befruchtung sehr zugute. Hauptsächlich *Bienen* und *Käfer* führen die Bestäubung durch.

Samenreife

Die Früchte des Echten Labkrautes reifen in den Monaten August bis anfangs Oktober.

Ernte- und Sammelgut

Gesammelt wird das *ganze Kraut* ohne die unteren verholzten Stengelteile. Die Drogenbezeichnung heißt *Herba Galii veri.*

Erntezeit

Geerntet wird zur Blütezeit. Diese schwankt je nach Standort und Klima von Mai bis September.

Ernte- und Sammelvorschriften

Zur Blütezeit werden die Stengel des Echten Labkrautes bei sonnig-trockenem Wetter knapp oberhalb der Erdoberfläche abgeschnitten. Erntet man zu hoch ab, wird die Arbeit im kommenden Jahr erschwert, weil die harten, stehengebliebenen Stengelteile über den Winter kaum verrotten und im nächsten Jahr sehr spießig sind. – Das ganze geschnittene Kraut wird gebündelt und an einem luftigen, von der direkten Sonnenbestrahlung geschützten Ort zum Trocknen aufgehängt. Es ist ratsam, das Erntegut bei künstlicher Wärme von 35 bis höchstens 40° C nachzutrocknen. Danach sind die verholzten Stengelteile zu entfernen, denn deren Anteil in der Droge verringert die Qualität. Anschließend das Trockene kleinschneiden. Die Droge ist in vor Luft- und Lichtzutritt geschützten Gefäßen vorsichtig aufzubewahren. – Labkrautdroge weist goldgelbe Farbe auf. Schwarz oder dunkelbraun gewordene Droge ist nicht nur unansehnlich, sondern auch von sehr geringem medizinischem Wert und kann nicht abgesetzt werden.

Anbau

Das Echte Labkraut zählt zu den ausdauernden Wildpflanzen, die als Heilkraut Verwendung finden. In der Kultur verlangt es einen sonnigen Standort und trockenen, mageren, ungedüngten Boden. Seine natürlichen Standorte sind Wiesen, Rasen und die Heide. Pflanzen, die dort wachsen, müssen genügsam sein, weil die letzten Krümelein des Bodens von der Grasnarbe beansprucht werden, mit denen sie den Platz teilen. Sie müssen auch allen Angriffen auf ihr Leben gewachsen sein. So zum Beispiel den Schäden des Schnittes oder des Abweidens. Durch die erwähnten Einflüsse könnten sie sich durch Samen allein nicht vermehren, weil diese an ihrem natürlichen Standort oft gar nicht zur Reife kommen. Die Vermehrung geschieht zum Großteil durch unterirdische Ausläufer, ähnlich wie beim Gras. Aus dieser rein natürlichen Überlegung heraus ergeben sich von selbst die Richtlinien für den Anbau. Ohne Zweifel wird die Einstreukultur für das Echte Labkraut die rentabelste und einfachste Bepflanzungsart sein. Trockenwiesen, die nur eine Mahd geben, Raine, Böschungen, Hänge, Weiden, lichtes Gebüsch und Leerstellen in Wäldern kämen als Kulturflächen für Galium in Frage. Wächst diese Heilpflanze dort bereits, kann man ihre Vermehrung lenken, indem man einmal einen beachtlichen Teil der Altpflanzen in der Vegetationsperiode unbehelligt läßt, damit sie sich selber aussäen. Eine eventuelle Stockteilung nach einer Regenperiode im September oder anfangs Oktober mit gleichzeitiger Auspflanzung an Ort und Stelle ist ein weiterer Schritt zur Intensivierung der Kultur. Stockteilung kann auch in den Monaten März, April und anfangs Mai durchgeführt werden. – Will man Echtes Labkraut in Reinkultur pflanzen, sind folgende Richtlinien einzuhalten: 1. Der Boden darf nicht gedüngt werden. 2. Labkraut verträgt keinen Stickstoff, liebt hingegen kalkhaltige Böden. 3. Wird an Ort und Stelle gesät, dann mit Einkornsämaschine. Wegen der geringen Größe der Samenkörner ist eine Mischung des Staatgutes mit Grieß oder grobem Sand angebracht. 4. Der Reihenabstand von 42 cm und Abstand in der Reihe von 20 cm ermöglicht nicht nur eine günstige Entwicklung in den kommenden Jahren, sondern erleichtert auch Maschineneinsatz. 5. Labkraut verursacht keine Bodenmüdigkeit, und Kulturen können viele Jahre am gleichen Platz belassen werden. 6. Außer der Entfernung von Unkraut fallen kaum Arbeiten an. Man sollte jedoch darauf achten, daß sich keine anderen Labkrautarten ansiedeln, welche die Ernte erschweren und den Wert der Droge verringern würden. 7. Die günstigste Zeit der Aussaat ist im Frühherbst. Ansonsten so zeitig wie möglich im Frühling. Mit einer schwächeren Ernte kann bereits im 1. Jahr gerechnet werden. Bei Stockteilung ist die 1. Ernte bedeutend ertragreicher.

Saatgut

Die kugelige *Frucht* ist kahl und glatt. Legt man auf Saatguternte einen Wert, muß man dafür die bestentwickelten Pflanzen auswählen. Sobald sich die goldgelben Wedel bräunlich färben, können sie vorsichtig geschnitten und in einen weiten Papiersack gegeben werden. Gleich nach dem Einbringen die Säcke ausleeren, die Samenwedel auf Papier legen und im Halbschatten an windgeschützter Stelle trocknen. Nach einigen Tagen mit der Hand ausreiben, gut sieben und die Spreu weggeben. Diese wird am besten am natürlichen Standort nach einem Regen ausgestreut, so daß Restbestände von Samenkörnern ausgenützt werden können. Das Saatgut in einem trockenen dunklen Gefäß aufbewahren. – Das *Tausend-Korn-Gewicht* ist durch das geringe Ausmaß des Einzelkornes sehr gering und schwankt zwischen 0,010 und 0,015 g.

Erträge

Da das Echte Labkraut bis jetzt nur aus Wildbeständen zur Drogengewinnung verwendet wurde, liegen keine detaillierten Ertragswerte vor. – Durch die extreme Genügsamkeit dieser Heilpflanze scheint ein gezielter Anbau ertragreich zu sein, vorausgesetzt, daß der Drogenabsatz gesichert ist. Dazu sei bemerkt, daß die strahlenabwehrende Kraft des Gelben Labkrautes, seine Verwendung für Kräuterkissen und als Betteinlage die Nachfrage bedeutend vermehren.

Für den Heimgarten

Einem Gartenfreund den Anbau des Labkrautes zu empfehlen scheint fast eine Ironie zu sein, ist doch diese Pflanze schlechthin »der Schreck« von Gärtnern und Landwirten, die in ihr ein lästiges Unkraut sehen, das man kaum mehr ausrotten kann, hat es einmal auf einem Grundstück Fuß gefaßt. Diese Pauschalierung wäre ungerecht. Vor allem das Kleb-Labkraut oder Kletten-Labkraut *(Galium aparine)*, obwohl nur 1jährig, kann zur wahren Plage im eigenen Garten werden. – Anders verhält es sich mit dem Echten Labkraut *(Galium verum)*, von welchem hier die Rede ist. Die dichten Blütenrispen, goldgelb in der Sonne leuchtend, stark nach Honig duftend, sind eine ausgezeichnete Bienenweide und können bald irgendwo im Garten ein Plätzchen finden, passen sehr gut zum Grün des Rasens, zu den Koniferen oder Sträuchern, auch als Abschluß eines Steingartens. Einmal gepflanzt, soll man dieses Heilkraut Jahre hindurch am gleichen Fleck stehen lassen. Es bildet einen dichten Rasen und läßt kaum ein Unkraut aufkommen. Wegen ihrer strahlenabwehrenden Kraft eignet sich die ganze blühende Pflanze, getrocknet, zum Einsteppen in Matten, die man ins Bett legen kann. Halbjährlich erneuert, hat sie schon manchen an Schlafstörungen leidenden Menschen ruhige Nächte beschert. Rasten oder Ruhen im Labkraut des eigenen Gartens ist sehr zu empfehlen.

Krankheiten und Schädlinge

Das Echte Labkraut ist eines der widerstandsfähigsten Heilkräuter und wird kaum von Krankheiten heimgesucht oder von tierischen Schädlingen bedroht. *Ziegen* und *Schafe* fressen es begierig. Auch *Rehe, Hasen* und *Kaninchen* äsen gerne in Beständen vom Echten Labkraut. – Gelegentlich wird die Pflanze vom *Mehltau* befallen. Hier hilft nur eines: ausgraben und verbrennen.

Wirkstoffe

Das in der Blüte des Echten Labkrautes enthaltene ätherische Öl ist zwar sehr gering (0,007%), verleiht aber dennoch der Pflanze den angenehmen Honigduft. 1 mg% Labferment verursacht die Gerinnung der Milch und hat der Pflanze den Namen Labkraut gegeben. Weitere Inhaltsstoffe: viel Kieselsäure, Gerbstoffe und das Glykosid Asperulosid, Aucubin, Zitronensäure und andere organische Säuren, Flavonoide und eine Reihe von Spurenelementen. Cumarin kommt erst bei der getrockneten Pflanze zum Durchbruch.

Heilwirkung

Das Gelbe Labkraut wirkt krampflösend, wassertreibend, harntreibend, wundheilend, hautreinigend, entzündungshemmend, nervenberuhigend, magenstärkend, drüsenfreundlich, strahlenabweisend, krebsheilend, abmagernd, schleimlösend, steinlösend, blutreinigend und zerteilend. – Von besonderer strahlenabwehrender Kraft.

In der Heilkunde

Obwohl Galium verum seit Jahrtausenden in der Volksheilkunde verwendet wird, zählt es nicht zu den offizinellen Heilkräutern. Trotz der guten wassertreibenden Wirkung wird das Echte Labkraut in der Medizin nur wenig beachtet. Manchmal findet man es als einen Bestandteil verordneter Blutreinigungstees vor.

Als Hausmittel

Die Hauptanwendungsgebiete des Echten Labkrautes in der Volksmedizin sind Magen, Darm und Haut. – Die Teezubereitung: 2 Teelöffel des getrockneten blühenden Krautes werden mit $^1/_4$ l kochendem Wasser übergossen; 15 Minuten ziehen lassen, abseihen; früh, mittags und abends je 1 Tasse vor dem Essen langsam und schluckweise trinken. So zubereitet, kommt vor allem das ätherische Öl zur Wirkung. – Eine andere Zubereitungsart, wobei sich vor allem die Gerbstoffe und Kieselsäure richtig entfalten können: 3 Teelöffel des frischen blühenden Krautes werden mit $^1/_4$ l kaltem Wasser übergossen; 1 Stunde im Kaltansatz stehen lassen, zustellen, erhitzen und 2 Minuten kochen. Erst nach dem Abkühlen abseihen. Täglich 3mal je 1 Tasse einnehmen. Oder damit einen feuchten Umschlag bereiten und zum Abheilen schlechtheilender Wunden verwenden. Dieser Umschlag muß 3mal am Tag erneuert werden. – Labkrauttee, nach der zweiten Zubereitungsart, kann mit Hoffnung auf Erfolg auch getrunken werden bei Leberleiden, Wassersucht, Nieren-, Blasen- und

Gallensteinen und zur Abmagerung oder bei Fettsucht. – Äußerlich als Auflage bei: Flechten, Ekzemen, Geschwüren, Ausschlägen und bei Schilddrüsenerkrankungen (Kropf oder Struma). – Sehr zu empfehlen ist das Einnehmen von Preßsaft. Wie bereitet man Preßsaft richtig zu? So, daß alle heilwirkenden Inhaltsstoffe der Pflanze darin enthalten sind. Man nimmt zirka 100 g frischen Labkrautes, das sind die Blüten mit den weichen Teilen der Stengel, legt es auf ein flaches Gefäß. Am besten eignet sich dafür ein sauberes Waschbecken. Besprüht das Kraut mit kaltem Wasser und läßt es 3 Stunden lang liegen. So daß das ganze Wasser von den Pflanzen aufgesogen werden kann. Es darf also nach Ablauf dieser Zeit kein Wasser im Becken zurückbleiben. Dann dreht man das Labkraut durch den Wolf, durch eine Fleischmaschine oder läßt es durch den Mixer laufen. Anschließend preßt man alles gut durch ein Leinenfleckchen. Verwendet man ein Entsaftungszusatzgerät, das man an den Fleischwolf anschließen kann, dann erspart man sich das Auspressen des Pflanzenbreies, und der Preßsaft kann verwendet werden. Länger als 1 Tag darf man diesen nicht lagern, da er sonst sauer wird. Sauer gewordener Pflanzensaft hat seine Wirkung eingebüßt und kann nur mehr weggeworfen werden. Schade um die dazu verwendeten Pflanzen und um die aufgewandte Mühe und Zeit. Vom Labkrautsaft nimmt man 1 bis 2 Teelöffel pro Tag verdünnt ein oder träufelt ihn auf die Hautschäden auf. Man kann daraus auch eine Salbe zubereiten (siehe das Rezept im Kapitel »Auszüge«). – Echtes Labkraut verwendet man hauptsächlich in getrocknetem Zustand. Weil beim Trocknen die Wirkstoffe, vor allem Cumarin, erst zur Wirkung kommen und der angenehme Geruch entwickelt wird.

In der Tiermedizin

Das Echte Labkraut wird zur Blütezeit fleißig von den Bienen beflogen. Es zählt zu den »honigenden Heilpflanzen«. Die wohlriechenden goldgelben »Blumenähren« dienen Rindern, Schafen und Ziegen als gutes Futter, das milchtreibend wirkt. – »Pferden hingegen ist es schädlich.« So heißt es in einem alten Kräuterbuch. Diese Behauptung aus dem 19. Jahrhundert konnte ich nirgends bestätigt finden. Auch nicht die Bemerkung, »die davon fressenden Thiere bekommen rothe Knochen«. Hingegen hat sich Labkrautabkochung gegen Kälberdurchfall bestens bewährt.

In der Homöopathie

Aus dem frischen blühenden Kraut wird die Essenz *Galium verum* zubereitet und verordnet. – Anscheinend noch häufigere Verwendung findet *Galium mollugo* (= das Weiße Labkraut) zur Herstellung der homöopathischen Essenz *Galium album.* – Von *Galium aparine* (= das Kleb-Labkraut) wird in der Homöopathie die aus frischem blühendem Kraut bereitete Essenz bei skrofulösen Drüsenschwellungen und ebenso bei bösartigen Geschwülsten genommen. Gebräuchlich ist die Anwendung der Potenz D4.

In der Küche

In Gebirgsgegenden werden heute noch kleine Sträußchen des blühenden Gelben, Echten Labkrautes in die Milch gelegt, um diese leichter zum Gerinnen zu bringen. – Die stark nach Cumarin riechenden getrockneten Blüten werden auch zur Bereitung des »Chesterkäses« verwendet. – 1 Teelöffel getrockneter und zerkleinerter Blüten einem Glas Sauermilch beigemischt und zugedeckt 15 Minuten stehen gelassen, umgerührt und getrunken, verbessert nicht nur den Geschmack, sondern gilt als besonders gesundes Getränk.

Für die Körperpflege

Das Echte Labkraut übt eine starke hautreinigende Wirkung aus. Deshalb wird es gerne im blühenden Zustand als Badezusatz herangezogen. Es ist aber ratsam, nur gut und richtig getrocknete Blütenstände dafür zu nehmen, denn bloß so kommt die ganze Kraft der Pflanze zur Geltung. Erst bei der Trocknung werden die im Heilkraut enthaltenen Cumarinverbindungen frei und können genützt werden. 50 bis 100 g der Droge mit

3 l kochendem Wasser übergießen und 15 Minuten lang zugedeckt stehen lassen. Nicht kochen, denn dabei entweichen die nur geringfügig enthaltenen ätherischen Öle. Nach dem Abbrühen abseihen und dem Badewasser beifügen. Der Rückstand kann in ein Leinensäckchen gegeben und verschlossen in die Badewanne gelegt werden. Ein Labkrautbad reinigt die Haut und stärkt sie gleichzeitig. Besonders zu empfehlen in der Pubertätszeit. Zur Herbstzeit hilft dieses Bad, daß man leichter die Temperaturschwankungen erträgt und nicht so leicht Erkältungskrankheiten ausgesetzt ist. – Bei Altersjucken empfiehlt es sich, 50 g Eichenrinde in $1^1/_2$ l Wasser zu kochen. Dann mit ebenfalls $1^1/_2$ l kochendem Wasser 50 g getrocknetes, blühendes Echtes Labkraut abzubrühen und 15 Minuten ziehen zu lassen. Abseihen und beide Auszüge dem Badewasser beigeben. – Diese Mischung in kleinerem Ausmaße zubereitet, etwa 2 Eßlöffel Eichenrinde und ebensoviel Labkraut für $^1/_2$ l Wasser, dient zum Abreiben des ganzen Körpers vor dem Schlafengehen und ist besonders alten Leuten anzuraten. – Bei Nachtschweiß nimmt man vom Labkraut 1 Eßlöffel voll und fügt 1 Eßlöffel getrocknete Salbeiblätter hinzu. Auch hier ist der Aufguß einer Abkochung vorzuziehen. Abends kurz vor dem Schlafengehen den Körper damit abreiben. Morgens nach dem Erwachen erneut durchführen. Um die Wirkung zur Bekämpfung des Nachtschweißes zu erhöhen, fügt man dieser Mischung nach vollendetem Auszug noch 1 Eßlöffel Weinessig bei. Für weitere Informationen bezüglich Körperpflege vergleiche »Auszüge«.

Auszüge

Labkrauttinktur und *Labkrautlikör* wirken schleimlösend, wassertreibend und steinlösend. Sie werden eßlöffelweise mehrere Male am Tag eingenommen, zur Förderung des Aushustens, bei Heiserkeit, bei Wassersucht, bei Steinleiden und bei Fettsucht. Zubereitung: 250 g getrocknetes Echtes Labkraut werden fein geschnitten, in ein weithalsiges Glas gegeben und mit 1 l 75%igem Obstbrand übergossen. Das Gefäß gut verschlossen 14 Tage in die Sonne stellen. Täglich umrühren oder durchschütteln. Dann abseihen. Den Rückstand mit $^1/_2$ l abgekochtem und abgekühltem Wasser übergießen. Bei der Herstellung von Likör werden in diesem Wasser vorher 250 g Rohzucker aufgelöst. Die Zuckerlösung unter Beigabe von etwas Zimtrinde, Zitronenschale, einigen Wacholderbeeren und Kümmelfrüchten läßt man 3 Minuten aufwallen; abseihen. Nun bleibt der mit der Flüssigkeit vermengte Rückstand 3 Stunden stehen. Dann preßt man aus, seiht ab, mischt alkoholischen und wässerigen Auszug gut zusammen und stellt dies nochmals 14 Tage ins Wohnzimmerfenster. Danach in Flaschen abfüllen, gut verschließen und wenigstens 6 Monate kühl und dunkel lagern. Die Tinktur kann auch für Hautabreibungen verwendet werden. – *Labkrautsalbe:* 150 g Schweinefett, am besten eignet sich Bauchfett, schmilzt man, fügt 50 g Labkrautpreßsaft hinzu und läßt beides gut aufprasseln. Vom Feuer nehmen und 50 g Bienenwachs beigeben. Gut auflösen. Dabei ständig umrühren. Heiß abfüllen, auf feuchtem Stoff oder einer Filzunterlage auskühlen lassen und dann erst abschließen. Diese Salbe eignet sich zum Einreiben von Hautflechten, Ekzemen, Geschwüren und Ausschlägen. Auch als *Kropfsalbe* wird sie in den Gebirgsgegenden gerne eingesetzt. Man bestreicht ein entsprechend großes sauberes Leinenfleckchen mit einer 1 mm starken Salbenschicht und legt es um den Hals wie eine Manschette an. Dabei ist zu achten, daß der Kropf gut mit der Auflage abgedeckt ist. Drückt diese mit der flachen Hand leicht an. Befestigt sie mit einem Tuch, das man um den Hals bindet. Die Auflage ist alle 8 Stunden zu erneuern. Bei einer »Kropfbehandlung« darf nicht vergessen werden, daß »der Kropf nur bei abnehmendem Mond zurückgeht«. Dementsprechend ist auch der Zeitpunkt der Behandlung zu wählen. Bei jeder äußeren Anwendung von Labkraut, sei es mit Salbe oder mit Teeauflage, ist es sehr vorteilhaft, wenn man gleichzeitig auch täglich 2 Tassen Labkrauttee trinkt. 1 Tasse morgens und 1 Tasse abends 1 Stunde vor dem Schlafengehen. Morgens unterstützt der Tee den Kreislauf, und nachts bei der Bettruhe können die Inhaltsstoffe im Körper ihre heilende Wirkung ungestört ausüben. Die Kropfsalbe darf auch bei Krebsleiden verwendet werden. Natürlich nur unter ärztlicher Behandlung. – *Labkrautöl:* 100 g feingeschnittenes, getrocknetes, blühendes Labkraut wird mit 400 g kalt gepreßtem Olivenöl in einem Glas übergossen, 14 Tage lang ins Fenster gestellt, dann abgeseiht und gründlich ausgepreßt. In einer dunklen Flasche kühl und dunkel aufbewahren. Das Öl ist bereits gebrauchsfertig. Davon kann man bei epileptischen Anfällen und bei Kehlkopfleiden täglich je 1 Teelöffel einnehmen. Hat auch schon bei Krebserkrankungen Erleichterung verschafft. Bei diesen Leiden auch die Kropfsalbe verwenden. Ebenso kann es bei krampfartigen Frauenleiden eingesetzt werden. Dieses Öl eignet sich bestens für die Körperpflege. Eine Einreibung des Körpers nach dem Bad wirkt beruhigend und erfrischend zugleich, fördert den Kreislauf und beseitigt Hautunreinheiten. Auf die Gesichtshaut aufgetragen und gut einmassiert, macht es die Haut widerstandsfähig nach der Rasur. Auch zur Gesichtshautpflege der Damen kann es gelegentlich verwendet werden. – *Hautsalbe:* Ein altes inländisches Rezept, das vom Landvolke häufig gebraucht wird und manche Hautkrankheiten schon ausgeheilt hat. Ist es auch kein Universalmittel, so kann es doch wenigstens Erleichterung verschaffen. Ein persönlicher Versuch dürfte sich lohnen. 100 g frisches, blühendes Echtes Labkraut wird zuerst klein geschnitten, dann in einem Mörser zerstampft oder durch den Fleischwolf gedreht oder in den Mixer gegeben. 50 g pulverisierte Ulmenrinde wird hinzugefügt und mit 500 g Schweineschmalz gut durchgeknetet. Dann mehrere Stunden lang auf Sparflamme mild erhitzen, in Tiegel füllen und langsam abkühlen lassen. Die betroffenen Hautstellen werden mehrere Male während des Tages, längere Zeit hindurch, eingerieben. Bei akuten Fällen empfiehlt es sich, die Hautsalbe auf ein Leinenfleckchen in dünner Schicht aufzutragen und als Pflaster, das jedoch wenigstens jede Stunde zu erneuern ist, aufzulegen. – Ein ausgezeichnetes Wundheilmittel zum äußerlichen Gebrauch ist das folgende *Antiseptikum:* 75 g Labkrautblütenzweige, 75 g Lavendelblüten, 50 g Spitzentriebe des Johanniskrautes, 30 g Kamillenblüten, 20 g Arnikablüten mit 1 l hochprozentigem Weingeist in einem gutverschlossenen Gefäß 14 Tage in der Sonne ziehen lassen. Filtrieren, 20 g Kampfer darin auflösen und mit 1/2 l destilliertem Wasser verdünnen. Dunkel und kühl lagern. Vor Gebrauch schütteln. Damit können alte Wunden betupft oder eine Auflage gegeben werden, die alle 8 Stunden zu erneuern ist.

In der pharmazeutischen Industrie

Das Echte Labkraut wird in der pharmazeutischen Industrie gelegentlich in geringem Ausmaße als sekundärer Beimengestoff verarbeitet. – *Fertigpräparate:* Conium Oligoplex, Conium-Plantaplex, Galium-Heel, Colchium compositum, Cutis compositum, Ginseng compositum, Thyreoidea compositum, Tonsila compositum, Ubichinon compositum.

Aus meiner Erfahrung

Galium verum gehört zu jenen Heilpflanzen, die trotz ihrer interessanten und vielseitigen Eigenschaften in Vergessenheit geraten sind. Es wäre an der Zeit, gerade diesem Heilkraut, das nicht so unbedeutend ist, wie es den Anschein haben könnte, wieder zur alten Ehre zu verhelfen. Daß es die Schulmedizin kaum verwendet und daß bis jetzt nur wenige pharmazeutische Fertigpräparate aus Labkraut angeboten werden, ist lange noch kein Grund, es zu verachten. Ich persönlich liebe dieses Heilkraut, nehme es sehr häufig und habe damit die besten Erfahrungen gemacht. Oft konnte ich die krampflösende, blutreinigende, schweißtreibende und wundheilende Wirkung des Echten Labkrautes erfahren. Bei nervösen Magenschmerzen, bei Unterleibskrämpfen der Frauen und vor allem junger Mädchen, bei Hysterie, nervösen Störungen und bei Rückenschmerzen erzielte ich gute Erfolge. Besonders auch dann noch, als andere Mittel nicht geholfen haben. – Kein Geringerer als Nicolas Lemery, Arzt, Chemiker, Hofapotheker König Ludwigs XIV., Verfasser zahlreicher medizinisch-pharmazeutischer Werke, der durch seine Forschungen über pflanzliche Salze wie Antimon und Toxine weltweit bekannt wurde, schrieb bereits im Jahre 1698 über das Echte Labkraut: »Man schätzt es gegen die Fallsucht, doch darf die Pflanze nur einige Stunden in kaltem Wasser ziehen. Es heißt, daß sie als heißer Aufguß nicht so gut wirkt.« – Gerade Epilepsie junger Menschen oder Krankheiten, begleitet von epileptischen Anfällen, konnten wiederholt mit sichtbarem Erfolg durch die Verabreichung eines Kaltauszuges des Echten Labkrautes von mir behandelt werden. Man nimmt dazu 30 g getrocknete Spitzentriebe der blühenden Pflanze für 1 l kaltes Wasser, läßt über Nacht (8 Stunden) ziehen, seiht morgens ab und trinkt diese Menge aufgeteilt auf den ganzen Tag schluckweise, und zwar 3 Wochen lang. Dann einige Tage aussetzen, um die Kur zu wiederholen. – Pfarrer Künzle empfiehlt Labkrauttee »zur Förderung des Harnlassens«. Man trinke früh und abends je 1 Tasse, im Aufguß zubereitet.

Nicht übersehen

Der Ruf des Labkrautes als Krebsmittel stammt nicht allein aus der Volksheilkunde, sondern wird im »Lehrbuch der Homöopathie« vom namhaften Otto Leeser als solches angeführt. Wortwörtlich heißt es: »Der Saft oder die Salbe wird vielfach äußerlich bei krebsigen Geschwüren angewandt.« Weit davon entfernt, bei schweren Erkrankungen zur Selbstmedikation zu raten, möchte ich auf diese fachmännische Erkenntnis dennoch hinweisen. Allein aus dem Gerechtigkeitsprinzip heraus gilt auch für Heilpflanzen: »Ehre, wem Ehre gebührt.« Die antikarzinogene, krebsbekämpfende Wirkung des Labkrautes dürfte ähnlich wie bei der Ringelblume im Zusammenspiel aller Inhaltstoffe bestehen. (Siehe mein Buch: »Ich bin eine Ringelblume«, erschienen 1983.)

Naturschutz und gesetzliche Bestimmungen

Selbst wenn eine Heilpflanze in unseren Breiten so häufig vorkommt wie das Echte Labkraut, darf man sie nicht völlig abernten. Dadurch würde nämlich das biologische Gleichgewicht gestört werden. Man soll immer nur »auspflücken«, so daß die Bestände weiterhin bestehenbleiben, dies vor allem an Waldrändern, auf Böschungen und in Wildkrautfluren.

Aus meiner Kräuterapotheke

Wirksame Teemischung bei Kropfbildung: Echtes Labkraut 3 Teile, frische Hauswurzblätter 3 Teile und Ringelblume 1 Teil. 2 Teelöffel dieser Mischung mit $^1/_4$ l kochendem Wasser übergießen, 15 Minuten ziehen lassen. Abseihen und 1 Monat lang täglich 3 Tassen trinken.

Altbewährte Rezepte

Bei Niereneiterung: Labkraut 5 Teile, Goldrute 4 Teile, Weiße Taubnessel 3 Teile, Brombeerblätter 2 Teile und Arnikablüten 1 Teil. Zubereitung durch Teeaufguß: 2 Teelöffel der Mischung mit 1 Tasse kochendem Wasser überbrühen. 15 Minuten ziehen lassen. Abseihen. Die erste Tasse $^1/_2$ Stunde vor dem Frühstück und die zweite $^1/_2$ Stunde vor dem Schlafengehen langsam und schluckweise trinken. 3 Wochen lang. Dann 3 Tage aussetzen und die Kur erneuern.

Zur Behandlung nach der Geburt (zur Stärkung der Geburtsorgane): Frauenmantel 3 Teile, Labkraut 3 Teile, Ringelblume 3 Teile, Zinnkraut 3 Teile, Brombeerblätter 2 Teile, Wermut 2 Teile und Erdbeerblätter 1 Teil. 2 Teelöffel für $^1/_4$ l Wasser kalt ansetzen, 1 Stunde. Dann kurz aufkochen, 10 Minuten ziehen lassen, abseihen und 3mal täglich je 1 Tasse vor den Mahlzeiten einnehmen.

Planetarische Übereinstimmung

Der *Mond* steht mit dem Echten Labkraut in kosmischer Beziehung. Mit offenkundigem Einfluß auf alles was da lebt.

Pflanzencharakter und Menschentyp

Pflanzencharakter: Die Signaturlehre läßt sich astrologisch begründen. Dies wieder kommt im Pflanzencharakter zum Ausdruck. Das Echte Labkraut kann in seiner Entwicklung als schnellwüchsig, in seiner Form als fremdartig, fast mysteriös, betrachtet werden. Die Blütenfarbe ist gelb. Der Geruch nicht stark auffallend, vielmehr einschmeichelnd, und der Geschmack ins Säuerliche gehend. In Zusammenhang mit der Mondphase wird ein entsprechender Einfluß auf die Lymphdrüsen, auf den Tränenapparat, auf den Stoffwechsel und auf die Stärke oder Schwäche des Augenlichtes ausgeübt, der bei zunehmendem Mond stärker, bei abnehmendem Mond schwächer ist. *Obwohl die Einwirkung der Pflanze auf den Menschen ein Mysterium ist, so kann der Pflanzencharakter des Labkrautes im allgemeinen, und des Echten Labkrautes im besonderen, als »die Drüsenabsonderung bewegend« bezeichnet werden. Oder mit anderen Worten, »der Säftestrom im Körper des Menschen wird in günstige Bahnen gelenkt«.*

Menschentyp: Somit ist das Echte Labkraut für Menschentypen geeignet, die wankelmütig sind, leicht Weinkrämpfe bekommen oder auch den erleichternden Tränenstrom brauchen würden und nicht weinen können; für Menschen, die vom Luftigen gerne zur Erdhaftigkeit zurückkehren möchten und diese reelle Erd- oder Lebensverbundenheit auch benötigen, aber sehr schwer finden. Das trifft ebenso bei Frauen zu, deren monatliche Periode nicht ordnungsgemäß verläuft, deren weibliche Organe Mängel aufweisen oder nicht richtig funktionieren. *Das Echte Labkraut gehört zu jenem Menschentyp, der überzeugt ist, zuwenig sachlich zu sein, der zuwenig Kraft hat, sich durchzusetzen.* Die abschirmende Wirkung des Echten Labkrautes auf Einflüsse von Erdstrahlen auf Menschen und ihr Empfinden und Befinden läßt sich aus dem Pflanzencharakter »luftig bis erdverbunden« ableiten und hat sich im Konkreten auch bewährt.

Pflanzensympathie

Das Echte Labkraut kann zu den »hochsensitiven« Heilkräutern gezählt werden, deren Beziehung nicht nur bis zu Erde und Gestirnen reicht, sondern hinein in das unergründliche Fluidum eines geordneten Kosmos. Die Mystiker, aber ebenso Goethe, haben diese Zusammenhänge richtig erfaßt: *»Die Gottheit ist im Lebendigen wirksam.«* Daraus ergibt sich auch die besondere Sympathie der Pflanze zum *Steinklee* oder *Honigklee (Melilotus officinalis),* aber auch zur *Eberwurz* oder *Wetterdistel (Carlina acaulis),* zur *Besenheide (Calluna vulgaris),* zum *Brombeerstrauch (Rubus fruticosus),* zum *Dost* oder *Wilden Majoran (Origanum vulgare)* und zum *Wilden Wacholder (Juniperus communis).*

Pflanzenantipathie

Als strahlenabwehrendes Heilkraut mag diese Pflanze weder den *Huflattich (Tussilago farfara)* noch das *Zinnkraut* oder den *Ackerschachtelhalm (Equisetum arvense).* Ebenso gedeiht es in der Nähe von *Pestwurz (Petasites officinalis)* nicht gut. Dies konnte ich anhand von Versuchen im eigenen Kräutergarten selbst beobachten. In diesem Falle kroch das Labkraut am Boden dahin und war nicht zu aufrechtem Wuchse zu bringen. Nach Platzänderung gedieh es vortrefflich. Das möge man bedenken, wenn man sich einen Wildkräutergarten selber anlegt und besondere Beachtung diesen Pflanzengemeinschaften widmet.

Nebenerscheinungen

Bei mäßiger innerlicher und äußerlicher Anwendung des Echten Labkrautes sind *keine Nebenwirkungen* bekannt.

Mariendistel

Silybum marianum
Korbblütler
einjährig

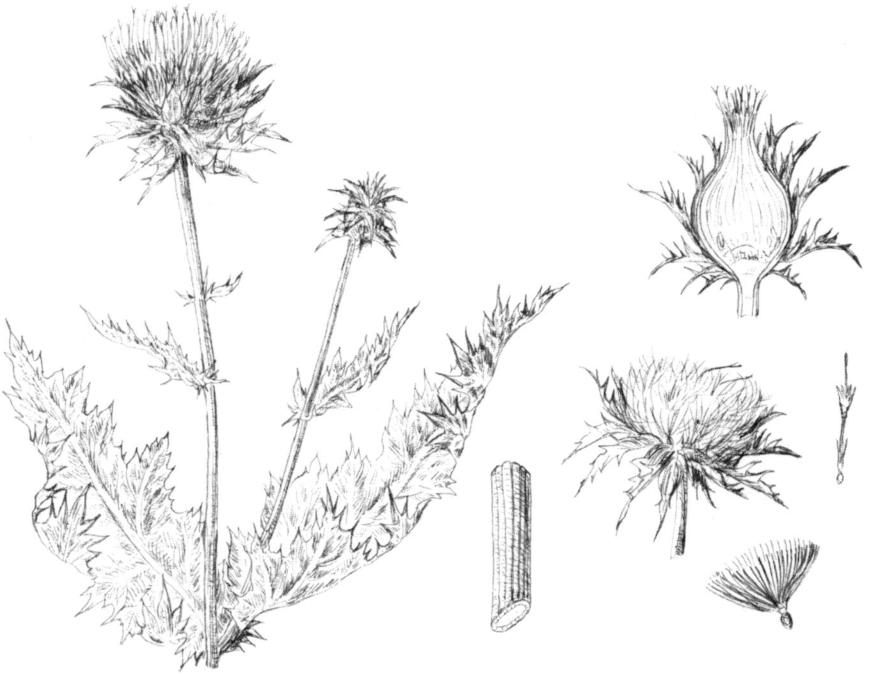

Kurz gefaßt

Aussehen: Ästiger, braunglänzender Stengel. 100–150 cm. Blätter oberseits dunkelgrün glänzend mit weißen Flecken. Wellige Ränder gelb bedornt. Purpurrote, einzeln stehende Blütenköpfe. 7–8. *Vorkommen:* Sonnige, steinige, trockene Böden. *Verbreitung:* Im Süden Europas. *Heilkräftige Pflanzenteile:* Samen. *Heilanzeige:* Galle, Leber, Milz, Haut.

Volkstümliche Bezeichnungen

Christi Krone, Dornchrut, Fechdistel, Fieberdistel, Franziskanerkraut, Frauendistel, Froschdistel, Gottesgnadechrut, Heilandsdistel, Heilig Creuzdorn, Hitzkraut, Jungfrau-Distel, Karbendel, Leefrauendießel, Magendistel, Marienkörner, Meerdistel, Mergendistel, Milchdistel, Morgendistel, Rehedistel, Sankt Mariendistel, Schreckdistel, Silberdistel, Spitziger Distel, Stechkörner, Stechkraut, Stekköörn, Stekkürn, Stichkürn, Stichsaat, Stichsamen, Sticksaat, Unser Frouwen Distel, Veherdistel, Venusdistel, Viehdistel, Wehdistel, Weiß Wegdistel, Wilde Artischocke, Wißdistel.

Namenerklärung

Der Name *Mariendistel* stammt aus dem Mittelalter und ist eng mit der Verehrung Mariens, der Mutter des Herrn, verbunden. – Ursprünglich *Carduus marianus* genannt. *Carduus* galt schon bei den Römern als Bezeichnung für eine Distelart. *Marianus* weist auf eine alte Legende hin, die besagt, daß die weißen Streifen auf den Blättern dieser Heilpflanze von der Milch der Gottesmutter herrühren sollen.

Kulturgeschichte

Legenden sind Volksgut ihres Ursprungs nach, werden aber Allgemeingut durch ihr Bejahen und durch das Überdauern von Jahrhunderten. Eng verbunden mit der Legende ist auch der Ursprung der Mariendistel. Sie soll zum erstenmal an jener Stelle gewachsen sein, wo Maria bei einer Rast auf der Flucht nach Ägypten das Jesuskindlein stillte und dabei einen Tropfen Milch zu Boden fallen ließ. Heute noch sei die Mariendistel eine der vielen Wilddisteln, an ihren weißen Flecken zu erkennen, die von der Milch der Gottesmutter stammen sollen. – Die Heilpflanzenlehre berichtet uns, daß die Mariendistel eine sehr alte Heilpflanze ist. Früher äußerst viel verwendet, geriet sie später jedoch in Vergessenheit. Rademacher, der zur Zeit Hufelands lebte und sich viel mit pflanzlichen Arzneimitteln beschäftigte, brachte sie wieder neu zu Ehren. – Theophrast kannte sie unter dem Namen *Pternix*; Dioskurides nannte sie *Silybum* und empfahl die Wurzel, mit Honigmet getrunken, als ein den Brechreiz förderndes Mittel. – Die Annahme, daß die Mariendistel in Mitteleuropa schon zur Zeit der Germanen bekannt und der Göttin Freya geweiht war, wird von Hegi bestritten. – Verwendet wurden früher sowohl die Wurzeln und das Kraut als auch die Früchte. Als offizinelle Droge galt aber der Mariendistelsamen *(Fructus Cardui Mariae)*. – Auch der Aberglaube hatte sich der Mariendistel bemächtigt, wonach die stachelige Pflanze nicht auf dem Ofen einer Gaststube aufbewahrt werden soll, weil sonst die Gäste auf jeden Fall Streit vom Zaun brechen.

Herkunft

Die Mariendistel stammt ursprünglich aus den Steppen Nordafrikas; sie kam später nach Südeuropa und drang im Mittelalter bis Norddeutschland vor. Sie wird besonders in den letzten Jahren kultiviert.

Verbreitungsgebiet

Sie ist in Mittel- und Süditalien, in Nordafrika und Asien verbreitet. In Steppengebieten bildet sie bis 180 cm hoch werdende Exemplare, die gesellig wachsen und ausgesprochene »Distelwälder« oder »Disteldschungel« darstellen. Silybum marianum ist auch gelegentlich in der Nähe von Bahnhöfen zu finden. In den Steppengebieten Südamerikas und Südaustraliens folgte sie den Einwanderern und gilt dort als typischer »Kulturbegleiter«.

Verbreitungsgrad

Die Mariendistel zählt in Mitteleuropa in der freien Natur zu den *seltenen* Pflanzen. Hat sie aber einmal Fuß gefaßt, kann sie *stellenweise in beachtlichen Kolonien* auftreten.

Standort

Diese Distel liebt sonnige, windgeschützte Standorte, trocken und felsig. – Bei uns kultiviert. In den Mittelmeerländern wildwachsend auf Ödland, auf Schutthaufen, auf Feldrainen und an Wegrändern.

Merkmale

Die Mariendistel ist mit einer *Pfahlwurzel* versehen. Sie treibt einen aufrechten, braunglänzenden und verästelten *Stengel*. Die glänzend-grünen *Blätter* fallen besonders durch die silbrig-weißgefleckten Nerven ins Auge. An den Rändern tragen sie gelbe Dornen. Die Blätter sind von unterschiedlicher Form, die unteren länglich-elliptisch, die mittleren fiederspaltig. Die Grundblätter bilden eine am Boden flach aufliegende Rosette. Die kugelförmigen *Blütenköpfe* erscheinen purpurrot gefärbt und sitzen leicht nickend einzeln an den Stengelspitzen, ihre Deckblätter zeigen spitze Dornen. *Höhe:* 100 bis 150 cm. In Steppengebieten bis 180 cm. Die Pflanze kann als fast *geruchlos* bezeichnet werden und ist von leicht bitterem *Geschmack*.

Verwechslungen

Wegen der eigenartigen milchig-weißen Flecken ist die Mariendistel kaum mit anderen Distelarten zu verwechseln.

Verwandte Arten

Keine der Pflanzen ist so verachtet, wie »Disteln« und »Dornen« es sind. Zu Adam sprach Gott: »So ist verflucht der Ackerboden deinetwegen. Unter Mühsal wirst du von ihm essen alle Tage deines Lebens. Dornen und Disteln läßt er dir wachsen, und die Pflanzen des Feldes mußt du essen. Im Schweiße deines Angesichts sollst du dein Brot essen, bis du zurückkehrst zum Ackerboden; von ihm bist du ja genommen.« (Genesis 2,17–19.) – Soll dies eine Herabsetzung einer bestimmten Pflanzenart sein? Durchaus nicht. Vielmehr ist es die »Mühsal« der Arbeit und die Anstrengung, die im Vordergrund steht, dem Menschen nicht erspart bleibt, will er essen und somit leben und überleben. Es kostet wahrhaftig viel Schweiß, Nutzflächen zu bebauen, Ordnung hineinzubringen, sie gezielt zu bepflanzen. Auf der ganzen Erde gibt es 10 000 und mehr verschiedene *Distelarten (Carduus)*. Unter ihnen nicht wenige sehr wertvolle Träger von Heilkräften. Nur einige seien hier erwähnt.

Benediktendistel (Cnicus benedictus), ausführlich in Band 1 behandelt: 1jährige, bis 40 cm hoch werdende distelartige Heilpflanze mit zottig, klebrig behaarten Stengeln und Blättern. Einzelne endständige Blütenköpfe, die von Hochblättern hüllenförmig umgeben werden. Auffallend ist der eiförmige Hüllkelch der Blütenkrone, spinnwebenartig behaart, und der doppelte Pappus der stielrunden Früchte. – Das aromatische, bitter schmeckende blühende Kraut gibt eine wertvolle Droge für alle Störungen der Verdauungsorgane ab. Als Anwendungsgebiete gelten Magen, Leber und Luftwege. In der Homöopathie wird die Essenz *Carduus benedictus*, dil D1, 3mal täglich 8 bis 12 Tropfen, bei geschwollenen Halsdrüsen, bei Drüsenkrankheiten im allgemeinen, bei Geschwülsten und Verschleimung der Brust eingesetzt.

Eselsdistel, auch Krebsdistel genannt (Onopordum Acanthium): Auf trockenen Unkrautfluren wärmerer Gebiete Europas und Westasiens häufig vorkommende hohe, stark verzweigte, filzig behaarte Heilpflanze. Mit großen, fiederteiligen, stachelig gezähnten Blättern, welche die Eigenart besitzen, am Stengel als lange Flügel herabzulaufen. Die 3 bis 5 cm großen, hellpurpurroten, kugeligen Blüten sitzen in endständigen Köpfen, deren Hüllblätter mit kräftigen Dornen versehen sind. Die Pflanze ist 2jährig, erreicht eine Höhe von 0,5 bis 3 m und blüht von Juni bis September. – Verwendet werden die Blüten sowie das ganze Kraut *(Flos et Herba Acanthii)* im frischen Zustand. Die homöopathische Essenz *Onopordum Acanthium* nur auf ärztliche Verordnung bei Gesichtskrebs und anderen Hautkarzinomen. In der Volksheilkunde wird der aus der frischen blühenden Pflanze gepreßte Saft, sofort nach dem Pressen aufgetragen, bei den gleichen Erkrankungen angewendet. Derselbe frische Saft wird aber auch äußerlich und innerlich bei Geschwülsten, Geschwüren und bei Hauttuberkulose oder Lupus eingesetzt.

Blütezeit

Juli bis August.

Befruchtung

Die Mariendistel wird hauptsächlich durch *Honigbienen* befruchtet. Aber auch der *Schwarze Glanzkäfer* und verschiedene *Hummelarten* sind nicht selten auf den Blüten zu beobachten.

Samenreife

Meist Mitte bis Ende August.

Ernte- und Sammelgut

Die Drogenbezeichnung bringt eine klare Aussage über das Ernte- und Sammelgut. Es sind dies die *Mariendistelfrüchte ohne Pappus (Fructus Cardui Mariae)* und das *blühende Mariendistelkraut (Herba Cardui Mariae)*.

Erntezeit

Die Erntezeit fällt mit der Samenreife zusammen, also Mitte bis Ende August.

Ernte- und Sammelvorschriften

Mit der Ernte muß rechtzeitig begonnen werden, um nicht Verluste zu erleiden. Dies ist der Fall, wenn die Hüllblätter eintrocknen und da und dort an den Köpfen weiße Spitzen sichtbar werden. Es zeigt sich die seidige Haarkrone, Pappus genannt. Auf jeden Fall müssen die Distelköpfe geschnitten werden, bevor sie abknicken, da sonst bereits ein Teil der Samen ausgefallen ist und mit Hilfe des Pappus weithin vertragen wurde. Im folgenden Jahr wäre dann diese Distel in der Umgebung überall als Unkraut anzutreffen. Im großflächigen Anbau kann der Schnitt mit Mähbalken oder Mähdrescher durchgeführt werden. Letzteres ist empfehlenswerter. In diesem Fall auf die Zeit der Vollreife warten. Im Kleinflächenanbau werden die einzelnen Köpfe je nach ihrer Reife einzeln abgeschnitten. Diese Ernteform wäre als Auswahlernte auch im Großflächenanbau empfehlenswert, weil dadurch ein qualifiziertes Saatgut erzielt wird. Zur Drogengewinnung dann den Rest maschinell abernten. – Zur Auswahlernte eignet sich am besten eine Rosenschere. In Hinblick auf die vielen scharfen Stacheln, mit denen die Mariendistelköpfe versehen sind, sollten die Ernte- und Druscharbeiten nur mit Hand- und Armschutz vorgenommen werden. Verletzungen führen oft zu schmerzhaften Entzündungen. – Zur Saatgutgewinnung werden die ausgeschnittenen Köpfe am besten auf Holzunterlage in vor direkter Sonnenbestrahlung und Regen geschützten Räumen zum Nachtrocknen aufgelegt. Erst gut getrocknet dürfen sie gedroschen werden. Dabei ist es vorteilhaft, vorher die großen Früchte an der Seite einzuschneiden, damit sie leicht zerfallen. – Im Herbst gleich nach dem Drusch die Stöcke einackern, damit sie gut verrotten können und eventuell ausgefallene Samen keimen. Der Frost im Winter bringt sie dann zum Absterben. Dadurch wird die Gefahr einer Verunkrautung des Feldes abgewendet.

Anbau

Fast jeder Boden ist zum Anbau der Mariendistel geeignet. Sie gedeiht sowohl auf trokkenen als auch auf feuchten bis moorigen Böden. Mit Vorliebe mag sie sonnige, windgeschützte Standorte. Orientiert man sich an den wildwachsenden Exemplaren, dann sieht man, daß sie gerne auf sonnigen, felsigen Hängen und Brachflächen oder Schuttablagerungsstätten vorkommt. Reine Sandböden sagen ihr nicht zu. Auf nahrhaften Böden mit entsprechender Feuchtigkeit gedeiht sie besonders gut. Selbst auf Moorböden entwikkelt sie sich noch üppig. – Obwohl die Mariendistel auf die Vorfrucht keine besonderen Ansprüche stellt, begünstigen gut gedüngte Hackfrüchte ihre Entwicklung. Eine tiefe Bearbeitung des Bodens ist Vorbedingung für ein gutes Gedeihen. Daraus ergibt sich, daß steinige Felder für den Anbau nicht in Betracht kommen. – Die Aussaat soll lediglich in wärmeren Gegenden bereits im August vorgenommen werden, wobei eine Frostschutzabdeckung vor größeren Verlusten bewahrt. Ansonsten Mitte März bis Anfang April, also im zeitigen Frühjahr. Die Reihenweite beträgt 84 cm. Der Abstand in der Reihe 30 cm, da die Keimfähigkeit nicht absolut ist. Sollten dann die Keimlinge zu dicht aufgehen, auslichten und auf 60 cm vereinzeln. Im gegenteiligen Falle nachsäen. – Von Mitte Mai bis Mitte Juni muß die Pflanzung gehackt werden. Kurze Zeit später diese Arbeit wiederholen. Dabei soll auf die Entwicklung der Pflanzung Rücksicht genommen werden. Sie gedeiht sehr rasch, der Bestand wächst zusammen und läßt kein Unkraut mehr aufkommen. – Phosphor- und Kaligaben sind erforderlich. Mit Stickstoff vorsichtig umgehen, da sonst die Stengel zu weich werden und bei ungünstigen Wind- und Wetterbedingungen leicht umfallen. – Ein Teil der Blätter kann schon während des Sommers eingebracht werden, dabei aber nicht vergessen, daß zu starkes Abernten den Pflanzen schadet.

Saatgut

Die Form der *Früchte* ist jene eines länglicheiförmigen Nüßchens, an einer Seite mehr oder weniger leicht gekrümmt. Sie sind 8 mm lang und 4 mm breit. Von gelblichbrauner Farbe, gefleckt, wie die Blätter weiß marmoriert, hell glänzend und mit einer seidigen Haarkrone, Pappus genannt, versehen, die aber meistens von selbst abbricht. Jedes einzelne Samenkorn trägt an der Spitze ein deutlich sichtbares kegelförmiges Zäpfchen, welches leicht abgeschlagen werden kann. Das Vorhandensein dieses Merkmales ist für die Qualität des Samenkorns unbedeutend. –

Pappusreste kommen manchesmal im Saatgut vor. Sind sie jedoch nicht von zu großer Anzahl, vermindern sie den Wert nicht. – Unreif geerntete Früchte ergeben eine minderwertige Droge und haben einen hellen Farbton in grauweißer Schattierung. – Die Mindestkeimfähigkeit beträgt 70%, das *Tausend-Korn-Gewicht* durchschnittlich 26,71 g. – Für den Anbau werden 50 kg pro ha benötigt. Großer Wert ist auf absolute Trockenheit des Saatgutes zu legen. Angeschimmeltes ist abzulehnen. Ebenso zerquetschte Körner. Beides beeinträchtigt die Keimfähigkeit sehr stark und verursacht somit Ernteausfälle.

Erträge

Die Samenerträge belaufen sich auf zirka 8 kg pro a und darüber. Das ergibt einen Mindest-Hektarertrag von zirka 1000 kg.

Für den Heimgarten

Die Mariendistel kann auf einem geschützten Platz im Garten auch 2 Jahre durchhalten, bis sie zur Blüte gelangt. Danach stirbt sie jedoch ab, ähnlich wie die Königskerze. – Der beste Standort ist ein sonniger Platz mit trockener und mineralreicher Erde. Die Mariendistel steht im Rufe, im Hausgarten eine reizvolle Zierpflanze zu sein. Wird sie dicht gesät, hält sie nur 1 Jahr durch und bildet eine undurchdringliche Hecke. Kann Gehölzhecken durchaus ersetzen. Vorbedingung hiezu ist zeitige Aussaat im März und warme Witterung. Bei entsprechender Düngung kann sie mehrere Jahre hintereinander ohne Schaden auf der gleichen Stelle ausgesät werden. So ist bis zur Ernte im August nicht nur ein entsprechender Windschutz für die übrige Gartenbepflanzung, der sich auf das Keimklima sehr vorteilhaft auswirkt, vorhanden, sondern auch ein natürlicher Schutzzaun. Dies ist besonders dort zu empfehlen, wo man bisher keine andere Einfriedung anlegen konnte. Die Mariendistel ist ein naturschutzfreundlicher Ersatz für die so oft störenden Stacheldrahtzäune. In diesem Falle beachte man die Entfernung von 50 cm Reihenabstand und 30 cm Entfernung in der Reihe. In freier, dem Winde ausgesetzter Lage müssen wenigstens 2 Reihen gepflanzt werden. Gerade dort, wo man Zuchtgärten anlegt, ist sie sehr zu empfehlen. Die Wirksamkeit dieses Naturzaunes besteht darin, daß die sehr spitzen und harten Stacheln eine ausgezeichnete »Bewehrung« gegen Mensch und Tier darstellen. Da im Leben aber alles Licht- und Schattenseite hat, liegt in der großartigen Bedeutung des »Mariendistel-Naturzaunes« auch ein störender Pferdefuß, und zwar: Werden die Blütenköpfe nach dem Erblühen nicht rechtzeitig abgeschnitten, sondern kommen zur Reife, ist die Gefahr der Selbstaussaat eminent. Das kann schneller, als man denkt, zur Verwilderung führen und somit zur Plage werden. Abgeerntete Umrahmungsbestände dienen sogar den Winter über als Schutz, dürfen aber im Frühjahr wegen ihrer Sparrigkeit nicht eingeackert oder eingegraben, sondern sollen kompostiert werden. – Die Mariendistel, eine ausgezeichnete Heilpflanze, verdient es, in jedem Garten ein Plätzchen zu finden. Für die Selbstversorgung ist sie sehr wertvoll. Als Einzelpflanze oder als Gruppe gezogen, repräsentiert sie sich ganz gut. Ihre Verwendung als »Mehrzweckhecke« setzt sich auch immer mehr und mehr durch. Dabei steht sie gegenüber den Gehölzpflanzen, die den gleichen Verwendungszweck aufweisen und mehrjährig sind, im Vorteil. Jene müssen mehrere Jahre am gleichen Platz belassen werden und brauchen eine gewisse Zeit, bis sie sich voll entwickelt haben und ihren Zweck als »Schutzzaun« erfüllen können. Die Mariendistel hingegen erfüllt ihre Aufgabe im 1. Vegetationsjahr bereits voll und ganz. Im nächsten Jahr ist der Platz schon wieder für andere Bepflanzungszwecke frei, wenn man ändern will. – Die »Heilandsdistel« kann auch als Trockenpflanze verwendet und für den Winter aufgehoben werden. Es ist hier unbedingt notwendig, die in Frage kommenden Exemplare bereits zur Zeit der beginnenden Blüte auszuschneiden. Werden sie einmal von Bienen beflogen, festigen sich die Blütenstände bei der Trocknung nicht mehr ganz und fallen im Winter leicht aus, wobei die ganze Trockenpflanze unansehnlich wird und an Wert verliert. Schneidet man sie jedoch rechtzeitig, wird man sich ihrer erfreuen, wenn es draußen kalt ist und der Zauber des Gartens längst der Vergangenheit angehört. Sie läßt uns wie alle anderen Trockenpflanzen an jene Stunden der schönen Jahreszeit erinnern, wo wir Sommer- und Gartenfreuden erleben durften.

Krankheiten und Schädlinge

Der *Schildkäfer* kann bei größerem Auftreten an den Blättern Fraßschäden verursachen. Das gleiche vollbringen die *Blattläuse* an den Blattansätzen.

Wirkstoffe

Zur richtigen Auswertung der Inhaltsstoffe des Mariendistelsamens ist es wichtig, der Tatsache Rechnung zu tragen, daß die Wirkstoffe nur in der Eiweißschicht unter der Schale, nicht aber im Samenkern vorhanden sind. Daraus ergibt sich in der Praxis, daß die Körner vor der Extrahierung durch Wasser oder Alkohol angebrochen oder angestampft werden müssen. Das will nicht heißen: schroten oder mahlen. – Das Ergebnis der Gesamtdrogen-Analyse: Fettes Öl 24,80%; Rohfaser 24,10%; Kohlenhydrate (Hexosen und Pentosen) 21,57%; Eiweiß 16,90%; Wasser 7,40%; Ätherisches Öl, Tyramin genannt, 0,08 bis 0,1%; Katechingerbstoff in geringen Mengen. Bitterstoff, noch nicht gänzlich erforscht, vom Charakter einer Harzsäure; nur in der Schale enthalten, am besten in 45%igem Alkohol löslich; Histamin, Farbstoff von Indikatoreigenschaften als »eisengrünend« von Wettstein angegeben; Phytomelane von 0 bis 11%. Die wertvollste Leberschutzwirkung hingegen wird durch das Vorhandensein von Silymarin, einer flavonoiden Silybinverbindung, hervorgerufen. Alkaloide sowie Glykoside im engeren Sinne fehlen, ebenso Saponine. Toxische Ergebnisse sind keine bekannt.

Heilwirkung

Mariendistelfrüchte wirken krampflösend, galletreibend, leberspezifisch, regenerierend, leberschützend, keimtötend, blutdrucksteigernd, zusammenziehend und beruhigend und können als eines unserer gegenwärtig wirksamsten Mittel gegen Leberschäden betrachtet werden.

In der Heilkunde

Unermüdlicher medizinischer Forschung der letzten Jahrzehnte haben wir es zu verdanken, daß der bereits von Rademacher anerkannte leberwirksame Inhaltsstoff der Mariendistel näher untersucht und seine chemische Zusammensetzung aufgezeigt werden konnte. Die von Rademacher zur Heilung seiner Leberkranken benützte Tinktur führte seinen Namen »Tinctura Cardui Mariae Rademacher« und wird noch in der »Deutschen Arzneitaxe 1967« erwähnt. Gegenwärtig aber hat man den Wirkstoff der Mariendistel als ein früher unbekanntes Flavonol erforscht und mit dem Namen Silymarin belegt. Es wird als das Fertigpräparat »Legalon« in der Medizin verwendet und hat den Vorteil, daß es ungiftig und nahezu ohne Nebenwirkungen ist. Diesbezüglich positive klinische Erfahrungen liegen vor. Die Medizin anerkennt eine rezeptmäßige Verordnung des Mariendisteltees (siehe auch »Als Hausmittel«).

Als Hausmittel

Mariendistelsamen galten immer schon in der Volksheilkunde, aber auch in der Naturheilkunde als »Leberschutz«. In unserer Zeit sind Leberschäden sehr häufig. Krankheiten, bei denen das Gewebe der Leber angegriffen und dadurch verkleinert oder vergrößert wird, sind nicht selten. Die wichtigsten dieser Erkrankungen heißen: Chronisches Leiden mit Bindegewebevermehrung und Schrumpferscheinungen (Leberzirrhose), Leberverfettung, Fettleber und Stauungsleber. Überernährung und übermäßiger Alkoholkonsum führen nicht selten zur Zerstörung von Leberzellen. Epidemieartig taucht die ansteckende Leberentzündung, die akute Hepatitis, meistens verbunden mit Gelbsucht, auf. Es gibt in all diesen Fällen kein besseres und unschädlicheres Mittel als die Mariendistel. Sie regeneriert die Leberzellen. Aber auch bei gesunder Leber übt sie eine positive, vorbeugende Wirkung aus. Voraussetzung ist, daß der Leberfeind Nummer eins, der Alkohol, ferngehalten oder wenigstens nur sehr mäßig genossen wird. – Mariendistelsamen haben sich in letzter Zeit wegen des Tyramingehaltes auch besonders bei Kreislaufschwäche, bei Herz- und Kreislaufstörungen gut bewährt. – Wie bereits bei »Wirkstoffe« gesagt, befinden sich die heilsamen Kräfte des Samenkorns in jener Schicht, die zwischen der Schale und dem sogenannten »Kern« liegt. Deshalb die Körner immer angestampft verwenden. Bei Mischungen, in denen Mariendistelsamen enthalten sind, sollten diese separat und zerstoßen verpackt werden. Erst bei der Teezubereitung die nötige Menge hinzufügen. Ihr Apotheker wird Sie diesbezüglich gerne fachgerecht beraten. Die eingekauften Samen müssen in einem gutschließenden Gefäß, das nicht zu groß sein darf, aufbewahrt werden. Noch wertvoller ist es, die Körner erst jeweils kurz vor der Verwendung in einem Mörser anzustoßen.

In der Tiermedizin

In der Tierzucht wird das gesamte 1jährige Kraut der Mariendistel samt den Wurzeln abgekocht und den Wiederkäuern bei Ausbleiben der Brunft verfüttert. Die frische, zerkleinerte Pflanze hat sich als Viehfutter bestens bewährt. Sie wird vor allem bei Freßunlust eingesetzt. – Das Geflügel frißt die Samenkörner sehr gerne und reagiert darauf mit ausgesprochener Legelust. – Mariendisteltee wirkt in der Tierhaltung nicht nur zur Ausheilung von Lebererkrankungen und Gallenbeschwerden, sondern man erzielt damit auch einen vorbeugenden Effekt. – Dem Wild in freier Wildbahn, Rehen, Hirschen, Gemsen und Steinböcken, ist das zeitweise Auslegen von Mariendistelsamen oder getrocknetem Mariendistelkraut (zur beginnenden Blüte geerntet) auf Futterplätzen gesundheitsfördernd, weil es besonders auf Magen, Leber und Galle seinen guten Einfluß geltend macht.

In der Homöopathie

In der Homöopathie wird aus dem Mariendistelsamen das Homöopathikum *Carduus marianus* hergestellt und hauptsächlich als Urtinktur oder in den Potenzen D4 und D12 verwendet. – Die ärztliche Verordnung erfolgt besonders bei Gelbsucht, Gallenblasenentzündung, Leberschwellung, Stirnkopfschmerzen, bei Blutungen, bei Hämorrhoiden, Ischias, Muskelrheuma, Unterschenkelgeschwüren und bitterem Mundgeruch. 3mal täglich jedesmal 10 bis 15 Tropfen einnehmen. Besonders gut hat sich die Behandlung bei argen Gallenschmerzen erwiesen. – Bei den verschiedensten Leberleiden bringt eine Abwechslung in der Behandlung mit dem Homöopathikum *Viscum album*, Mistelessenz, in den Potenzen D4 und D6 oder D12, 3mal täglich 5 bis 15 Tropfen, beachtliche Erfolge.

In der Küche

Trotz der langen Stacheln der Blätter können fast alle Teile der Mariendistel gegessen werden. Man entfernt zuerst die Stacheln, indem man sie abschneidet, und kocht dann die Blattflächen. So bekommt man ein schmackhaftes Gemüse. Dieses mundet noch besser, wenn man es fein hackt, mit etwas Butter schmort und mit wenig Salzwasser oder Brühe ganz weich kocht. – Auch die Stengel können in der Küche Verwendung finden. Sie werden geschält und wie Rhabarber zubereitet. Erhitzt man sie kurz in Wasser, verlieren sie den bitteren Geschmack. – Als Gewürzbeigabe zu Suppen eignen sich die Stengel vortrefflich. Die spitzigen Hochblätter, welche die Blütenköpfe umhüllen, werden wie Artischocken gegessen.

Für die Körperpflege

Frische oder getrocknete Blätter der Mariendistel, als Aufguß äußerlich angewandt, helfen bei Infektionen, aber auch zur besseren und rascheren Vernarbung von Wunden und Geschwüren. 4 bis 5 Eßlöffel der genannten Droge werden mit 1 l kochendem Wasser übergossen, 15 bis 20 Minuten ziehen gelassen, abgeseiht. Die betroffenen Stellen damit gut und gründlich abwaschen. – Bei Allergie lohnt es sich, folgenden Versuch zu machen: 3 Eßlöffel Mariendistelsamen durch Aufguß als 1 l Tee zubereiten, in eine Thermosflasche füllen und über den Tag verteilt trinken. – Bei niederem Blutdruck, bei Schwindelgefühl und Migräne ist ein Hand- und Fußbad angezeigt. Zu diesem Zweck stellt man aus 4 Eßlöffeln Mariendistelsamen durch Aufguß einen Auszug her, indem man 15 bis 20 Minuten ziehen läßt und dafür 1 l Wasser verwendet.

Auszüge

Eine aus pulverisiertem Mariendistelsamen zubereitete *Tinktur* kann bei Krampfadern (Varices) angewandt werden. 250 g Pulver wird 1 l 75%igem Alkohol beigemengt, 14 Tage in gutverschlossener Flasche in die Sonne gestellt. Täglich gut durchschütteln und schließlich abseihen und filtrieren. Mit ³/₄ l destilliertem Wasser strecken und nochmals 8 Tage ins Wohnzimmerfenster stellen. Nun ist die Mariendisteltinktur verwendungsfähig. Damit werden täglich 2mal die Krampfadern eingerieben. Am besten ist es, nicht nur die kranken Stellen, sondern die ganzen Füße inklusive Fußsohlen damit zu behandeln. Die Erfahrung lehrt, daß man beide Füße einreiben soll, denn dadurch wird die Durchblutung gleichmäßig gefördert und die Heilung beschleunigt. Eventuelle offene Wunden dürfen damit jedoch nicht betupft werden. Sie behandelt man getrennt, indem man sie vorsichtig mit Mariendistelsamen-Pulver bestreut und zum Schutz darüber einen Verband anlegt. – Als leberstärkendes Mittel hat sich *Mariendistelwein* bestens bewährt. 150 g Samenpulver wird mit 1 l naturbelassenem Weißwein 8 Tage lang bei normaler Zimmertemperatur angesetzt. Die Flasche verschließen und täglich 1mal schütteln. Anschließend abfiltrieren und 1 Woche lang im Keller lagern. Suppenlöffelweise mehrmals pro Tag eingenommen, kommt der Alkohol kaum zur Wirkung. Überall dort, wo vom Arzt striktes Alkoholverbot vorgeschrieben ist, darf diese Zusatzbehandlung nicht angewandt werden. Auch bei Krampfadern hat sich das mäßige, aber regelmäßige Einnehmen von Mariendistelwein gut bewährt. Vor allem wirkt er schmerzlindernd.

In der pharmazeutischen Industrie

In der pharmazeutischen Industrie wird der Mariendistelsamen zu fiebersenkenden und die Reizung sympathischer Nerven hemmenden Arzneimitteln verarbeitet (Antipyretika und Sympathikolytika). – Schon seit Jahrhunderten steht die Droge im Rufe, auf die Gallenabsonderung eine anregende Wirkung auszuüben. Sie ist in zahlreichen Präparaten gegen Leber- und Gallenleiden enthalten. – *Fertigpräparate:* Legalon, Bilicura, Hepadestal, Hepata, Marianon, Solu-Hepar, Tinctura cholagoga (DRF 90), Tinctura cholagoga fortis (DRF 91), Hepafungin, Salus-Chol-Tropfen, Chol-Grandelat, Hamamelis-Homaccord, Hepar compositum, Hepeel, Injeel-Chol, Cholesterin Homobion, Hamamelis-Homaccord, Venoplant.

Aus meiner Erfahrung

Die Mariendistel als Leberschutz ist weltweit bekannt. Die Volksheilkunde übt jedoch noch eine weitere Anwendung bei Unterschenkelgeschwüren *(Ulcus cruris)*, bei fressenden Geschwüren der Haut *(Ulcus rodens)* und bei hartnäckigen und schmerzhaften Krampfadern *(Varices)* aus: Vor jeder Mahlzeit und vor dem Schlafengehen je 1 Tasse Mariendisteltee, also insgesamt 4 Tassen, trinken. Zusätzlich aber gibt man Umschläge mit Mariendisteltee über die sonst nur schwer zu beeinflussenden Geschwüre oder offenen Beine. Nach dem Trockenwerden immer wieder erneuern, in der Regel alle 8 Stunden. Man kann die offenen Wunden auch mit Mariendistelsamen-Pulver bestreuen und mit einem Leinenfleckchen abdecken, hier wird ebenso zirka alle 8 Stunden erneuert und vorher die Wunde mit Mariendisteltee vorsichtig ausgewaschen. Auch Ringelblumen- oder Kamillentee ist zu dieser Reinigung zu empfehlen. Bei intensiver Pflege bringen diese Behandlungen sehr häufig überraschende Erfolge, und bereits nach einigen Tagen kann man eine sichtliche Besserung feststellen. Auch bei älteren Menschen, die jahrelang an offenen Beinen litten und bei denen jede andere Behandlung zwecklos schien, hat die Mariendistel Hilfe gebracht. – Trotz aller positiven Erfahrungen möchte ich darauf aufmerksam machen, daß die Selbstbehandlung alter chronischer Wunden und Geschwüre ohne Rücksprache mit dem Hausarzt, auf »eigene Faust«, nicht durchgeführt werden soll. Bei zu rascher Abheilung könnte es durch Mangel an Sauerstoff zu Gewebevergiftungen führen, die imstande sind, für den Laien unüberschaubare Folgen nach sich zu ziehen. Der Arzt ist und bleibt der Fachmann, der auch hier das letzte und entscheidende Wort zu sagen hat. So wertvoll Pflanzenheilkunde, richtig angewandt, in der Hauskrankenpflege sein kann, ist hier immer wieder Vorsicht geboten und auf die Zusammenarbeit mit dem »Herrn Doktor« hinzuweisen. – Weiters durfte ich die Erfahrung machen, daß bei Leber- und Gallenleiden Mariendisteltee überraschend schneller wirkt, wenn man demselben noch etwas Pfefferminzblätter hinzufügt. Ich rate meistens, 1 1/2 Teelöffel zerstampften Mariendistelsamen und 1/2 Teelöffel Pfefferminzblätter mit 1/4 l kochendem Wasser zu übergießen, 15 Minuten ziehen zu lassen, abzuseihen und schluckweise mäßig heiß einzunehmen. Man nimmt in der Früh sofort nach dem Aufstehen die erste Tasse, dann 1/2 Stunde vor dem Mittagessen und ebenso vor dem Abendessen je 1 Tasse. In akuten und hartnäckigen Fällen noch zusätzlich 1 Tasse abends vor dem Schlafengehen. – Als sehr gut hat sich auch eine andere Art der Kur in den gleichen Krankheitsfällen bewiesen: Man bereitet mit 1 1/2 Teelöffeln Pfefferminzblätter für 1/4 l Wasser einen Teeaufguß, läßt gut zugedeckt 15 Minuten stehen, seiht ab und fügt vor dem Trinken 20 Tropfen Mariendisteltinktur hinzu. Ich persönlich ziehe jedoch Mariendistelsamen den Tropfen vor. Diese Kur ist 3 Wochen lang durchzuführen. Danach setzt man 1 Tag aus und erneuert die Kur. – Bei akuten Gallenleiden hat sich eine Mischung aus Mariendistelsamen und Löwenzahnblättern zu gleichen Teilen bewährt. Auch diese Kur ist 3 Wochen lang, täglich 3 Tassen, anzuwenden. Sie kann nach Bedarf wiederholt werden.

Nicht übersehen

Interessant ist es, festzustellen, welche bei uns gebräuchlichen Pflanzenheilmittel bei Gelbsucht (Ikterus) prozentmäßig am häufigsten angewandt werden. Eine Untersuchung ergab: 1. Mariendistel mit 13,1%; 2. Schöllkraut mit 11,6%; 3. Andorn mit 9,5%; 4. Benediktendistel und Erdrauch mit je 5,8% und Eisenkraut und Leinsamen mit je 5%.

Naturschutz und gesetzliche Bestimmungen

Man sagt der Sonnenuhr nach, daß sie nur frohe Stunden zähle. Für alles, was froh ist, angenehm, süß, glücklich, ist der Mensch zu haben, ist dafür aufgeschlossen. Dem Unangenehmen, dem Schmerzhaften steht er in Abwehrstellung, feindselig, gegenüber. Dasselbe gilt auch von unserem Verhältnis mit den Pflanzen. Wer mag schon Disteln, Dornen und Brennesseln? Und dennoch verlangt es nicht nur die Vernunft, sondern auch die Gerechtigkeit, daß wir sie nicht bloß lieben, sondern auch schützen und nicht als Feinde betrachten, die man »umbringen«, »zerstören« muß, damit sie verschwinden. So kommt es, daß manche Menschen meinen, alles was den Sammelnamen »Distel« trägt, müßte einfach »vernichtet« werden. Vorerst ist es unbedingt notwendig, die vielen Unterarten zu kennen und zu wissen, daß es unter ihnen auch viele edle Sorten gibt, wie zum Beispiel die Benediktendistel und die Mariendistel. Sollte sich einmal die eine oder andere Pflanze dieser Art als Kulturfolger des Menschen in die Wildnis verirren, dann bedarf sie wohl auch unseres Schutzes auf ihrem selbsterwählten Standort. Sie soll dort stehenbleiben, wo sie wächst.

Aus meiner Kräuterapotheke

Frauen werden häufiger als Männer von Gallensteinanfällen geplagt und leiden eher als diese an Gallenblasenentzündung. – Zur Erleichterung der Schmerzen kann folgender Tee empfohlen werden: Mariendistelsamen 3 Teile, Johanniskraut 2 Teile und Pfefferminze 1 Teil. Mariendistelsamen vorher im Mörser zerstampfen! 2 Teelöffel der Mischung werden mit 1/4 l kochendem Wasser abgebrüht; 15 Minuten ziehen lassen und schluckweise, langsam und mäßig heiß bei Anfällen oder auch vorbeugend trinken. Als 3-Wochen-Kur nehme man täglich 1/2 Stunde vor den Mahlzeiten jeweils 1 Tasse auf die gleiche Weise und zusätzlich abends 1 Stunde vor dem Schlafengehen. – Ratsam ist es, gleichzeitig eine Ölkur durchzuführen. Dafür nimmt man jeden Tag morgens nüchtern 1 Eßlöffel voll kalt gepreßtes Olivenöl, das mit 1 Eigelb und etwas Zitronensaft verrührt wurde, ein. Während dieser Kur, die 6 Wochen andauern soll, muß man die oben genannte Teekur ebenfalls anwenden.

Altbewährte Rezepte

Seitenstechen: Unter dem Rippenbogen meist auf der linken Seite auftretende krampfhafte Schmerzen werden Seitenstechen genannt. Als Ursachen können angesehen werden: Erschütterungen bei längerem Autofahren, andauerndes Marschieren ohne Rast, Sauerstoffmangel in der Milzgegend, heftiges Lachen, Husten oder Niesen, Blähungen und Bandscheibenschäden. – Ein altbewährtes *Rezept*, das bis auf die heilige Hildegard von Bingen zurückgeht: 2 Teile Mariendistelsamen anstoßen, 1 Teil Salbeiblätter hinzufügen; davon 2 Teelöffel für $^1/_4$ l kaltes Wasser nehmen, zustellen, mehrere Minuten kochen und 5 Minuten ziehen lassen. Abseihen. Täglich bis zu 2 Tassen schluckweise und warm trinken.

Leber- und Gallentee – Mischung: Mariendistelsamen zerstoßen 60 g, Wegwartewurzel 60 g, Löwenzahnkraut getrocknet 40 g und Löwenzahnwurzel 40 g. 1 Eßlöffel voll für $^1/_4$ l kochendes Wasser. Kurz aufwallen lassen, vom Feuer nehmen. 3 zerquetschte Wacholderbeeren hinzufügen, 15 Minuten ziehen lassen. Abseihen. 2mal täglich $^1/_2$ Stunde vor dem Essen langsam und warm trinken.

Zur Gesunderhaltung der Milzfunktion: Die Milz als Blutspeicher, Blut- und Lymphbahnenfilter gilt als wertvolles Organ des menschlichen Körpers. Bei Blutverlusten ist sie durch Zusammenziehen ihrer glatten Muskulatur befähigt, wie ein Schwamm Blut in den Kreislauf abzugeben, wenn durch körperliche Anstrengung mehr Blut als normal in den Umlauf gebracht werden soll. Die Milz spielt aber auch als natürlicher Abwehrregulator gegen Infektionen eine sehr wichtige Rolle. – Um die Milz gesund zu erhalten, wäre es anzuraten, in Abständen 2mal jährlich 3 Wochen eine *Milzstärkungskur* wie folgt durchzuführen: Mariendistelsamen angestoßen 4 Teile, Andorn 3 Teile, Brennessel 3 Teile, Fenchel 2 Teile, Meisterwurz 2 Teile und Erdrauch 1 Teil. (Wegen Erdrauch-Anteil rezeptpflichtig!) 2 Teelöffel der Gesamtmischung mit $^1/_4$ l kochendem Wasser zustellen, kurz aufkochen, 10 Minuten ziehen lassen und abseihen.

Planetarische Übereinstimmung

Die Mariendistel, als üppig wachsende Pflanze mit ausladenden Blättern und nicht übersehbaren Blüten in stattlicher Erscheinung, steht mit dem *Jupiter* in planetarischer Übereinstimmung. Die Wirkung erstreckt sich hauptsächlich auf die Körpersäfte und Ernährungsfunktionen und ist gegen die Vergiftung des Körpers durch Eigenkräfte hin ausgerichtet. Die heilige Hildegard bezeichnet die Mariendistel als »vom Tau kommend kalt«.

Pflanzencharakter und Menschentyp

Pflanzencharakter: Silybum marianum wächst auf sonnigen, trockenen Steinhängen und Steppen des Mittelmeerraumes und ist eine wärmeliebende Pflanze von stattlicher Form. Sie versteht es also, aus »armen Verhältnissen« heraus zu Ansehen zu kommen. Hier wieder eine andere Feststellung: Die spindelige Wurzel garantiert eine sichere und feste Verankerung, holt aber gleichzeitig das Maximum an Rentabilität aus der Kargheit des Bodens heraus und ist dennoch, in Kultur genommen, für jede »Entwicklungshilfe« durch Stickstoffgaben dankbar. Auf trockenem Boden daheim, wird jeder Tropfen Tau, jedes bißchen Regenwasser durch die stark gewellten Laubblätter eingesammelt und wie in Regenrinnen zur Ableitung in den Wurzelbereich geführt. *»Arm, sparsam, gut lebend und erfolgreich«, so kann man den Pflanzencharakter der Mariendistel definieren. Dazu kommt noch, daß die Aufmerksamkeit auf den Erfolg hin ausgerichtet ist: die Kraft der Pflanze gipfelt im Samen.* Nur so kann der ganze Charakter wieder weitergegeben werden. Im Nachwuchs. Jetzt aber kommt der Mensch dazwischen. Holt sich den Samen, erkennt seine Heilkraft und nützt sie aus.

Menschentyp: Bewußt und kritisch leben heißt, auf seine Gesundheit gezielt, aber nicht ängstlich achten. Leber und Niere gehören zu den großen menschlichen Drüsen, die im Stoffwechselprozeß unseres Körpers Zentralstellen einnehmen, indem sie ihrer wichtigen Aufgabe gerecht werden, das ist die »Entgiftung«. *Menschen, bei denen Leber und bzw. oder Nieren nicht richtig funktionieren, leiden an Störungen der unteren Organisation. Sie leiden deswegen, weil sie über ihre eigenen Verhältnisse hinaus leben. Sie müssen lernen, arm und sparsam zu leben, dann erst werden sie gut leben können und erfolgreich sein.* Ihnen bietet sich die Mariendistel als wertvolle Helferin an. Das »Wärmehafte« der Blütenregion durchdringt die innere Organisation, löst, leitet ab, beruhigt, regelt, wirkt keimtötend und regt zur »Eigeninitiative« an. Die Mariendistel paßt übrigens zu jenen Menschen, die viel an Ärger hinunterschlukken. Nach außen hin scheint dieser Typ wie ein glatter Meeresspiegel bei Windstille, innerlich aber ist er aufgewühlt, hadert mit Gott und der Umwelt, wird leicht zum geheimen Menschenhasser. Gallensteine werden ihm kaum erspart bleiben, wenn er sich nicht radikal ändert und die Mariendistel zu Hilfe nimmt.

Pflanzensympathie

Alles in seiner Ganzheit sehen. Alle Teile in Verbindung mit der natürlichen Einheit betrachten und beurteilen. Das ist nicht nur eine Maxime der Klugheit, sondern vor allem der Gerechtigkeit. Diese Regel gilt auch für die Pflanzen im allgemeinen und für die Heilpflanzen im besonderen. Ein Fachbuch, in dem die Pflanzen nach ihren Inhaltsstoffen zusammengefaßt sind, ordnet die Mariendistel dem Kapitel »Bitterstoffe« zu. Bitterstoffe regen auf reflektorischem Wege die Drüsentätigkeit an. Somit wäre die Frage: »Wie hilft diese Pflanze, oder wozu ist sie gut?« beantwortet. Fragen, die mir ungerecht scheinen, weil sie nur einen Teil herausreißen, und zwar die Nützlichkeit, nicht aber das Leben der Pflanze als Funktionierende in ihrer Sein-Einheit belichten. – Spricht man von Pflanzensympathie, muß man in sie hineinsteigen, die Strömungen spüren und erleben, welche sie zu etwas Lebendem, Fühlendem, Wirkendem machen. Eine Verbindung entsteht zwischen mir und ihr. Führt hin zum Ursprung allen Lebens. Zum Schöpfer. So empfinde ich die Mariendistel und lebe mit ihr. Sie gehört zu jenen Pflanzen, die nur eines brauchen: ein wenig Wärme und Stille. Sie will nicht hadern und zanken. Dagegen wehrt sie sich. Kommt aber als Heilpflanze gut mit allen anderen Gewächsen aus. – Liebt besonders das *Riedgras (Carex arenaria),* ebenfalls eines aus der Schar der Bescheidenen, das aus trockenem Boden die Lebenskraft holt und sich zur beachtlichen Röhrigkeit und Höhe entwickelt. – Liebt alle *Getreidearten,* die weg vom Boden streben, in ihren Ähren die Kraft speichern, vervielfältigt in hundertfacher Frucht. Unter ihnen besonders zugetan ist der Mariendistel das *Welschgekorn,* der *Mais (Zea mays).* Vielleicht deswegen, weil er aus dem Süden kommt, so wie sie. – Eine Partikularliebe aber verbindet die Mariendistel mit dem *Efeu (Hedera helix).* Dem rankenden Streber nach oben.

Pflanzenantipathie

Die Mariendistel gehört zu den äußerst verträglichen und »gutmütigen« Pflanzen. Sie mag solche mit typisch starkem Geruch nicht. Das sind *Thujen (Thuja occidentalis), Nußbäume (Juglans regia), Fichten (Picea excelsa)* und *Wermut (Artemisia absinthium).* – Neutralisatoren in ihrer Nachbarschaft können jedoch vieles gutmachen. Darunter alle *Kohl-, Kraut-* und *Salatarten,* wie auch die *Zichorie* oder *Wegwarte (Cichorium intybus).*

Nebenerscheinungen

Obwohl in der einschlägigen Literatur *nirgends von nachteiligen Nebenwirkungen die Rede* ist, soll man sich bei Gebrauch der Mariendisteldroge dennoch *strikte an die Vorschriften halten.* Ansonsten kann die Wirksamkeit der Behandlung gemindert oder in Frage gestellt werden, da der Mariendistelsamen die Eigenschaft besitzt, blutdrucksteigend zu wirken.

Meisterwurz, Echte

Imperatoria ostruthium
Doldenblütler
ausdauernd

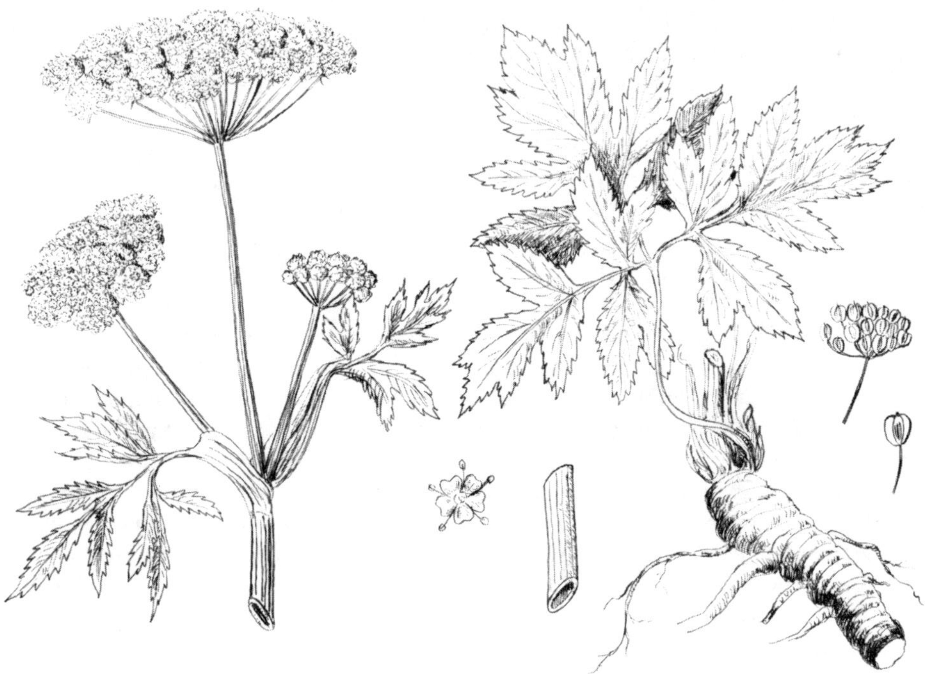

Kurz gefaßt

Aussehen: Hohler, kräftiger, glänzender Stengel. 30–100 cm. Wurzelstock braun, innen weiß und milchig. 2fach in 3 breite Blättchen unterteilte, gezähnte Blätter. Kleine weiße bis rosa Blüten in großen, flachen Dolden. 7–8. *Vorkommen:* Gebirge, feuchte Böden, Höhenlage. *Verbreitung:* Europa. *Heilkräftige Pflanzenteile:* Wurzel. *Heilanzeige:* Magen, Verdauung, Bronchien, Gelenke, Wunden, Haut.

Volkstümliche Bezeichnungen

Ab-Chrut, Abkraut, Angelikawurzel, Astranze, Astrenz, Austriz, Beizenkraut, Bergwurz, Brustwurz, Durstwurz, Dusendtacken, Falsches spanisches Galskraut, Gäruscht, Gerisch, Gerischwurz, Gerrist, Göttliches Heilmittel, Grindwurzel, Haarstränze, Haarstrinzen, Haischwurz, Hoorstrenza, Horstrinze, Kaiserliche, Kaiserwurz, Keyserwurtz, Kleiderwurzel, Krumputzwurzel, Lebstock, Magisterwurz, Magistranz, Meisterwurzen, Negenkracht, Onstrinz, Ostranwurzel, Ostranz, Ostranzen, Ostrenza, Ostritschen-Wörtelen, Ostritz, Ostruz, Ostruzwurz, Perkwurtz, Raachwurz, Rauschwurz, Remma, Romisch Gerste, Salzkraut, Sanktpaulswurzel, Scharniggelkraut, Schwindwurzen, Sirenenwurz, Staubwurz, Sterndolde, Stranzen, Strenzen, Stubwurz, Tropfenwurz, Wohlstandswurzel, Wurz aller Wurzen, Ziegerkraut.

Namenerklärung

Der deutsche Apotheker und Arzt Tabernaemontanus schreibt 1588 in »Neu vollkommen Kräuter-Buch«, daß der Name *Meisterwurz*, »um seiner fürtrefflichen Krafft und Tugend willen«, im Hochdeutschen gegeben worden sei, »bey den Kräutlern/Simplicisten und den erfahrenen Medicis, *Imperatoria* genannt« = die Kaiserliche. Wegen der ihr zugeschriebenen starken Heilwirkung. – Die Bezeichnung *Astrenz* geht auf die heilige Hildegard zurück und ist in Zusammenhang mit dem mittelalterlichen *Ostruthium* = Sterndolde zu bringen. Eine Ableitung vom griechischen *struthos* = Sperling wäre möglich, obwohl wenig wahrscheinlich, und sollte sich auf die Form der Blätter beziehen, die einem fliegenden Vogel sehr ähnlich kämen. – Die deutsche Bezeichnung *Meisterwurz* datiert zurück bis ins Mittelalter, wo sie als Wurz aller Wurzen galt, als die *Imperatoria*, die *Kaiserliche*, als der *Meister Wurzen*. Dies alles im Hinweis auf die Heilkräfte der Pflanze.

Kulturgeschichte

Die *Imperatoria* = Kaiserwurz war den antiken Schriftstellern unbekannt. In den nördlichen Ländern Europas aber galt sie seit alters her als angesehene und vielbenützte Heilpflanze. Als Universalmittel gegen alle ansteckenden Krankheiten fand sie bereits im Mittelalter in den Alpen und im Alpenvorland Eingang und errang sich den Ehrentitel »Wurz aller Wurzen«. Sowohl beim Menschen als auch beim Tier wurde sie allgemein gebraucht. Die heilige Hildegard von Bingen (1098–1179) liefert in ihren Werken die erste Beschreibung. Tabernaemontanus war der irrtümlichen Meinung, in der Meisterwurz einen Ersatz für das sagenhafte *silphion* des Altertums gefunden zu haben, und erhob sie damit zum unbezahlbaren Universalmittel seiner Zeit. Die Folge davon war die fast vollständige Ausrottung. Klostermönche retteten sie aber vor dem gänzlichen Verschwinden. Pflegten und kultivierten sie hinter ihren Klostermauern. Der berühmte Arzt Friedrich Hoffmann (1660–1742), der als erster »Hoffmannstropfen« herstellte, nannte sie *remedium divinum* = göttliches Heilmittel. – Aber auch im Volksglauben und im Brauchtum spielte sie eine große Rolle. Dies ist um so beachtenswerter, da die Pflanzengruppe der Doldenblütler im allgemeinen arm an Pflanzensagen ist. So stand im Volksglauben von damals die Meisterwurz in besonderer Beziehung zur Sonne, siehe »Planetarische Übereinstimmung«. Sie half gegen Gift, Pestilenz und böse Augen. Fuhrwerksleute gaben ihren Pferden, damit sie nicht ermüden sollten, Kugeln, die aus Meisterwurz, Gerstenmehl, harten Eiern und Branntwein geknetet waren, zu fressen. In den Rauhnächten wurden in den Alpenländern Wohnungen und Viehställe mit angebrannter Meisterwurz ausgeräuchert. Heute noch findet man da oder dort in der Alpengegend Meisterwurzwurzeln über die Stalltüren gehängt, als Schutz vor Seuchen und anderen Krankheiten. Diese Heilwurz gehört zur Reihe der alten Zauberpflanzen. – Pfarrer Künzle zählt sie zu den »ziehenden Pflanzen«. Deshalb galt von alters her die Meinung, daß Meisterwurz, bei sich getragen, die üblen Krankheitsstoffe aus dem Körper zieht. Besonders bei Pest und ebenso bei anderen ansteckenden Krankheiten hatten sie die Alten bei sich und hingen sie den Kindern um den Hals. Man nannte sie auch *Wohlstandswurzel* und war davon überzeugt, daß sie Wohlstand bringe. Der bereits zitierte Schweizer Pfarrer Künzle hielt sehr viel auf die »Horstrinze«. Er sagte von ihr: »In Ställen, wo immer allerlei Krankheiten auftreten, trotz aller Reinlichkeit, würde ein Korb voll der Meisterwurz hineingestellt allem abhelfen.« Hier kann man sicher nicht mehr von Zauberkraft oder naivem Volksglauben sprechen, sondern von der Wirkung der Pflanze durch Verdunsten ihrer Heilstoffe und Aufnahme derselben durch die Haut und die Atmung.

Herkunft

Die Heimat der Imperatoria sind die nördlichen Kalkalpen.

Verbreitungsgebiet

Die Meisterwurz ist in den Gebirgsgegenden Mitteleuropas heimisch. Sie wird als ausgesprochene Alpenpflanze bezeichnet, kommt in Österreich, Italien, Schlesien, in der Schweiz und auch in Deutschland in gebirgigen Gegenden vor; sowohl auf Kalk- als auch auf Urgestein. Verwildert ist sie ebenso in Nordamerika anzutreffen.

Verbreitungsgrad

Von den Voralpen bis in die Krummholzstufe von etwa 1 400 bis 2 700 m *zerstreut* und *mäßig häufig.* In bewirtschafteten Almgebieten Osttirols *stellenweise* sogar *sehr häufig.* Um Luzern in der Schweiz *mäßig häufig.* – Wird besonders in den Gebirgsgegenden gelegentlich auch als Heilpflanze und zum Erzeugen von Bitterschnäpsen *kultiviert.* Vor allem in Südtirol.

Standort

Als Standort bevorzugt die Meisterwurz kalkigen, steinigen Boden, wie Bergmatten, feuchte Schutthalden und Gebüschzonen. Berglagen mit lange liegendem Schnee, und demzufolge mit einer kurzen Vegetationsperiode, hat sie besonders gern. Im Hausgarten liebt sie die Nähe des Holunderstrauches.

Merkmale

Der spindelige, mehrköpfige und geringelte *Wurzelstock,* außen von brauner oder schmutziggelber Farbe, innen reinweißmilchig und fleischig, ist mit zahlreichen Nebenwurzeln und Ausläufern versehen. Der *Stengel* ragt hohl, glänzend und kräftig empor. Die *Blätter* sind meistens doppelt 3zählig, derb, lederartig und sehr formenreich; häufig mit eiförmigen, großen, gelappten und gesägten Abschnitten. Die Blattachselscheiden scheinen aufgeblasen. Die *Blüten,* klein, weiß, seltener von rötlicher Färbung, präsentieren sich in großen, bis 50strahligen, eher flachen Dolden. Die Heilpflanze erreicht eine *Höhe* von 50 bis 100 cm. Unter- und Übergrößen von 30 und 130 cm sind nicht selten. Der kräftige und stark würzige *Geruch* der ganzen Pflanze erinnert an die Echte Engelwurz. Die Früchte strömen einen aromatischen Duft aus. Der *Geschmack* ist lang anhaltend, sehr aromatisch, brennend scharf.

Verwechslungen

Die Meisterwurz kann sehr leicht mit *anderen Doldenblütlern* dem Aussehen nach verwechselt werden. Als Ausgangspunkt der Bestimmung gelten die lederartigen, grasgrünen, am Rande borstig bewimperten Blätter, die an der Unterseite kahl oder leicht flaumig sind. Ganz besonders zu achten hat man auf 2 Doldengewächse: 1. Den *Bärenklau (Heracleum sphondylium),* 100 bis 150 cm hohe Pflanze mit stark gerillten, hohlen Stengeln. Behaarte, einfach gefiederte oder tief fiederspaltige Blätter, bis 9zählig, aufgeblasene Blattscheiden. Weißblühende oder grünlichgelbe 15- bis 30strahlige Dolden. Die Randblüten sind strahlend und größer als bei allen anderen Doldengewächsen. Kraut und Samen finden in der Homöopathie und in der Volksmedizin bei Verdauungsbeschwerden, Hautleiden, Heiserkeit und Husten Verwendung. Die Berührung mit dem Saft der Pflanze kann bei sensiblen Personen nach Photosensibilisierung Hautausschläge hervorrufen, das heißt, die Haut wirkt an diesen Stellen dem Sonnenlicht gegenüber empfindlich. Die Folge sind Hautrötungen, Entzündungen und manchmal sogar schwere Störungen des Allgemeinbefindens. – 2. Die *Echte Engelwurz (Angelica archangelica).* 100 bis 200 cm hohe Doldenblüten-Staude, sehr kräftig, mit 2- bis 3fach gefiederten grellgrünen Blättern mit rundem Blattstiel und aufgeblasener Blattscheide. Die weißgrünlichen Dolden sind sehr groß. Die Blätter glänzend und nicht lederartig. – Wird die Meisterwurz in der Wildnis gesammelt und die Wurzel verwendet, dann geschieht dies am besten im Monat September und nicht im Frühjahr. Bei Herbstsammlung ist nämlich das Laub noch nicht gänzlich vergilbt und eine Verwechslung der Wurzeln nicht möglich, wenn man sich die mehrköpfige knollige Form gut einprägt. Denn es gibt eine Anzahl ähnlich aussehender Wurzeln, die in den Gebirgsgegenden wie die Meisterwurz zu finden sind, wie: 1. Der *Weiße Germer (Veratrum album),* dessen Wurzel ausgesprochen giftig wirkt. Sie ist kurz, außen graubraun, abgebrochen zeigt sie sich innen weiß. – 2. Der *Gelbe Enzian (Gentiana lutea).* Wertvolle Heilpflanze mit langer, außen brauner bis dunkelgrauer Wurzel, die abgebrochen innen gelb ist. – 3. Der *Blaue Eisenhut (Acconitum napellus).* Eine äußerst giftige Pflanze, deren knollige Wurzel besonders stark wirkt. 3 Milligramm der Knolle können ein Pferd töten.

Verwandte Arten

Die Meisterwurz gliedert sich nach Gustav Hegi in 2 Abarten:

Die Imperatoria latifolia: Sie ist hauptsächlich in den französischen Alpen und auf Korsika daheim.

Die Imperatoria angustifolium: Stellt keine eigene geographische Rasse dar, da sie gelegentlich in den Alpen gemeinsam mit Imperatoria ostruthium vorkommt und mit ihr durch Übergangsformen verbunden ist.

Beide Abarten haben die gleiche Heilkraft und Anwendung wie die Ostruthium, von der in diesem Kapitel die Rede ist.

Blütezeit

Juli bis August.

Befruchtung

In Mitteleuropa kommen zirka 100 Arten der *Doldengewächse (Umbelliferae)* vor. In ganz Europa sind es 550, über die ganze Erde verbreitet jedoch 2 200 Arten, aufgeteilt in 250 Gattungen. – Da innerhalb der Familie der Doldengewächse zwischen den einzelnen Gattungen nur geringe Unterschiede des Blütenbaues bestehen, können die *Bienen* als die Hauptbefruchter aller Doldengewächse angesehen werden. Sie sammeln in den Blüten derselben außer Nektar auch Pollen. Trotzdem darf die Beteiligung der *Käferwelt* nicht außer acht gelassen werden. In Frage kommen vor allem: 1. der 6 bis 12 mm lange und sehr häufig auftretende *Rotdeckenkäfer;* 2. der *Bienenwolf,* von einer Länge von 9 bis 16 mm; 3. der *Gefleckte Schmalbock,* 14 bis 20 mm; 4. der *Pinselkäfer,* 10 bis 13 mm; 5. der *Südliche Blumenbockkäfer,* 15 bis 25 mm; 6. das Männchen des *Rothalsbockes,* 10 bis 19 mm. – Alle genannten Arten sind häufig.

Samenreife

Je nach Standort, von Ende Juli bis Mitte September.

Ernte- und Sammelgut

Der heilkräftige Pflanzenteil der Meisterwurz ist der *Wurzelstock (Radix Imperatoriae).* Seltener sammelt und verwendet man die *jungen Blätter (Folium Imperatoriae).*

Erntezeit

März bis April oder September bis Oktober.

Ernte- und Sammelvorschriften

Wird Meisterwurz feldmäßig angebaut, dann empfiehlt es sich, vor der Wurzelernte, die in diesem Fall noch in der Schönwetterperiode, Ende September oder anfangs Oktober durchgeführt wird, alle oberirdischen Teile der Pflanze ziemlich flach am Boden abzumähen und einzusammeln. Sind diese Teile vom Frost noch nicht verbrannt, können sie an Rinder verfüttert werden. Sie wirken stark milchbildend. Ansonsten sollte man sie kompostieren. Auf alle Fälle die Grünteile der Pflanzen vor der Wurzelernte entfernen, um die Arbeit zu erleichtern. Hernach wird gerodet, wobei darauf zu achten ist, daß jeweils hintendrein die zutage kommenden Wurzeln aufgelesen, von der noch anhaftenden Erde befreit und eingebracht werden. – Ein eventuelles Waschen soll bei fließendem Wasser oder durch Wasserstrahl erfolgen. Anschließend die Wurzelstöcke und die Seitenwurzeln trennen. Die letzteren können gleich im Herbst neu ausgesetzt oder den Winter über für die Frühjahrsbepflanzung dunkel und nicht zu warm gelagert werden. Größere Wurzelstöcke teilen. – Die Trocknung kann durch Warmgebläse künstlich beschleunigt werden. Dabei ist eine Temperatur von 35° C empfehlenswert. Die Trocknung darf jedoch auch im Freien an einem schattigen, zugigen Platz vorgenommen werden, wobei die Wurzeln aufzuhängen sind. Erst gut getrocknet werden sie zerkleinert und in den Handel gebracht. – Bei längerer Lagerung muß dies in dunklen, luftdicht schließenden Gefäßen erfolgen. – Bei Gartenpflanzung sind die Wurzelstöcke vor der Ernte ebenfalls vom Kraut zu trennen und können dann mittels Spaten oder Stichschaufel gegraben werden. Alle anderen Arbeiten sind die gleichen wie bei der feldmäßigen Ernte. – Für den Hausbedarf die Droge in dunklen Glas- oder Tongefäßen aufbewahren. – Werden die Wurzelstöcke in der Wildnis gesammelt, ist unbedingt eine Sammelerlaubnis vom Grundeigentümer einzuholen. Beim Ausgraben auf Wiesen, Almen und Weiden muß die gehobene Grasnarbe wieder in die ursprüngliche Lage gebracht werden, nachdem das entstandene Loch zugeräumt und angetreten worden ist.

Anbau

Wenn es bei Heilpflanzen, die man in Kultur nimmt, eminent wichtig ist, ihnen so weit wie möglich annähernd die gleichen Bedingungen zu bieten, die sie an ihrem natürlichen Standort in der Wildnis vorfinden, dann ist bei Anbau der Meisterwurz ganz besondere Sorgfalt geboten. Jede einschneidende Veränderung zieht auch eine Abweichung im Skalawert der Inhaltsstoffe nach sich, ändert somit Qualität und Wirksamkeit. Ganz zu schweigen von den finanziellen Verlusten, die damit verbunden sind. – Die Meisterwurz ist als ausdauernder Doldenblütler ein ausgesprochener Alpenbewohner, liebt sowohl Kalk- als auch Urgestein, klettert bis knapp unter die 3 000-Meter-Grenze hinauf. Gebirgswiesen, Kar- und Hochstaudenfluren, feuchte Schutthalden, Lawinenrunsen, Grünerlengebüsch und Krummholz, Rutschstellen in Wäldern, an Bachufern, am Fuß von Felsen und Geröllhalden gelten als ihre natürlichen Fundstellen. Sie mag ein feuchtes, kühles Lokalklima, zustande gekommen durch lange lagernden Winterschnee, langsames Verdunsten des Schmelz- und Regenwassers und stufenweise Erwärmung des Bodens, und ist mit einer verhältnismäßig kurzen Vegetationsperiode zufrieden, vorausgesetzt, daß mineralische Nährsalze in ausreichendem Maße vorhanden sind und eine gute Bodendurchlüftung gewährleistet wird. Daraus ergibt sich, daß die Meisterwurz in erster Linie an ihrem natürlichen Standort in Einstreukultur gepflegt und kultiviert wird. In diesem Falle werden im Frühherbst, zur Zeit, da die Blätter vergilben, die Stengel 10 cm über der Erdoberfläche abgeschnitten, eine Anzahl Wurzeln herausgenommen, geteilt und in unmittelbarer Nähe wieder eingepflanzt. So vergrößert man den Bestand, und es kann jährlich ein Teil abgeerntet werden. – Die 2. Möglichkeit ist die Reinkultur. Auch hier gilt der Grundsatz: Je höher das Feld liegt, um so besser für das Gedeihen der Kultur. Im feldmäßigen Anbau wächst die Meisterwurz am besten in tiefgründigem, kalkhaltigem Boden, der unbedingt durchlässig sein muß, heran. Reiner Lehmboden ist nicht geeignet, ebenso nicht Grundstücke mit stauender Nässe. Die Pflanze entwickelt sich auch im Halbschatten ganz gut. Eignet sich deswegen für Äcker, die auf einer Seite an den Wald grenzen oder auch direkt im Waldgebiet liegen. Steiniger Untergrund ist zwar kein Hindernis für die Entwicklung der »Heilwurz«, erschwert aber bedeutend den Maschineneinsatz bei der Ernte. Da jede Pflanze reichlich unterirdische Blattbüschel erzeugende Ausläufer treibt, schließt sich der Meisterwurzbestand innerhalb weniger Jahre zur Gänze. Dies wieder erschwert auf der einen Seite die Beseitigung des Unkrautes, garantiert andererseits aber eine starke Wurzelernte. – Zur besseren Entwicklung der »Magistranz« wäre es empfehlenswert und wirtschaftlich vorteilhaft, sie in Holunder-Mittelstammplantagen zu pflanzen, und zwar zwischen den Reihen. Zur Zeit der Holunderbeerenernte ist die Vegetationsperiode der Meisterwurz bereits abgeschlossen und Beschädigungen der Pflanzen nicht mehr zu befürchten. – Nach der Samenreife soll der Samen nicht gelagert, sondern sofort für die Aussaat verwendet werden, da er sonst viel an seiner Keimfähigkeit einbüßt. Die Saatmenge beträgt zirka 20 g pro a. Bei der Herbstaussaat ins Freilandbeet werden die Jungpflanzen im April und Mai des nächsten Jahres im Abstand von 50 mal 60 cm ausgesetzt. Die bei der Herbsternte abgefallenen Wurzelreste können im gleichen Abstand noch im Herbst oder nach sorgfältiger Lagerung in dunklem, vor Frost abgesichertem Raum im darauffolgenden Frühjahr ausgelegt werden. – Damit die Meisterwurz ihre Wurzeln gut entwickeln kann, soll man sie die ersten 4 Jahre unbehelligt lassen und nicht abernten. Wird das gleiche Feld Jahre hindurch mit Meisterwurz bepflanzt, unbedingt mineralische Nährstoffe zuführen. Ansonsten müßte man das Feld bei Neubepflanzung wechseln. – An Pflegearbeiten fällt nicht viel an. Hacken und Jäten ist so lange notwendig, bis sich der Bestand schließt. – Anhäufeln der heranwachsenden Pflanzen ist angebracht, damit sie keinen Windbruchschaden erleiden. Auf Vorfrucht muß keine besondere Rücksicht genommen werden. Frischer Wiesen- oder Kleeumbruch ist nicht geeignet. Auf solchen Flächen soll wenigstens einmal Hack- oder Halmfrucht gebaut werden.

Saatgut

Die *Früchte* sind von weißgelblicher Farbe, runder Form, 4 bis 5 mm lang, breitgedrückt und breitgeflügelt. – Eigenproduktion von Saatgut ist bei der Meisterwurz zu empfehlen.

Erträge

Zirka 18 000 kg pro ha frische Wurzeln, das sind 4 000 bis 5 000 kg Droge pro ha. – Saatgutertrag zirka 2 000 bis 2 500 kg pro ha.

Für den Heimgarten

Die Meisterwurz ist für den Hausgarten sehr geeignet. Anspruchslos an Boden und Lage. Siehe diesbezüglich auch unter Kapitel »Anbau«. – Halbschattige und sogar schattige Plätze sagen ihr am besten zu. Vermehrt wird sie im eigenen Garten durch Aussaat gleich nach der Samenernte oder durch Abfallwurzeln bei der Ernte. Auch Wurzelschnittlinge können zur Neubepflanzung verwendet werden.

Krankheiten und Schädlinge

Pilzkrankheiten verschiedener Art können zeitweise die Wurzelmasse befallen. *Echter* und *falscher Mehltau* machen sich manchmal an den Blättern bemerkbar, und *Blattläuse* treten an den Stengeln und Blütendolden sporadisch auf.

Wirkstoffe

Die Wurzel der Imperatoria ostruthium enthält ein ätherisches Öl mit 95% Terpenen, Bitterstoffe (Imperatorin, Ostin und Ostruthin), Gerbstoffe, Stärke, Zucker und Pektin. Verschiedene Cumarine, Harze und Gummi.

Heilwirkung

Die Echte-Meisterwurz-Droge ist ein aromatisches Magenmittel mit leicht beruhigendem, schmerzstillendem Effekt. Genauer ausgedrückt, wirkt sie harntreibend, schweißtreibend, anregend, beruhigend, appetitanregend, verdauungsfördernd, periodenfördernd, potenzstärkend, milchbildungsfördernd, hautreinigend und krebsfeindlich.

In der Heilkunde

Obwohl die Palette der Anwendungsmöglichkeiten von Meisterwurz-Wurzeln sehr breit ist, wird sie heute in der Schulmedizin hauptsächlich nur als appetit- und verdauungsanregendes Mittel benützt und zum Teil auch wegen ihrer leicht beruhigenden Wirkung eingesetzt.

Als Hausmittel

In der Volksheilkunde gilt die Meisterwurz seit eh und jeh als vielverwendetes Heilmittel. Besonders in den Alpenländern ist sie bei der bäuerlichen Bevölkerung zum Universalheilmittel geworden, dem kaum ein anderes Heilkraut gleichkommt. Man verwendet sie bei Schlagfluß, bei Säuferwahn, bei chronischen Magen- und Darmleiden, bei Bronchialkatarrh, bei Brustbeschwerden aller Art, besonders bei Engbrüstigkeit, bei Gicht, Leibschmerzen, Fallsucht (Epilepsie), Wassersucht, Zungenlähmung, bei bösartigen Geschwüren und bei starker Schleimbildung und Schleimstauung. – Praktische Anwendungsmöglichkeiten: Bei Schnupfen und Katarrh nimmt man mehrere Male pro Tag ein bohnengroßes Stück der getrockneten Wurzel, kaut sie langsam und bedächtig und schluckt den Saft. Den Rückstand spuckt man aus. – Meisterwurztee wird auf folgende Weise bereitet: $1^1/_2$ Teelöffel der feinzerschnittenen Wurzeldroge werden mit $^1/_4$ l kaltem Wasser übergossen, 1 Stunde stehen gelassen, dann kurz aufgekocht, 5 Minuten ziehen lassen, abseihen und 3mal täglich $^1/_2$ Stunde vor den Mahlzeiten je 1 Tasse trinken. Bei der Zubereitung ist zu achten, daß das Teegefäß abgedeckt ist. Dieser Meisterwurztee wirkt bei Bronchialkatarrh, zur Förderung des Appetits, zur Anregung der Verdauung, zur Beruhigung nach Erregungen und zur Entwässerung bei Bauch- und Herzwassersucht. Aber auch bei Milz- und Lebertumoren sind gute Erfolge erzielt worden, ebenso bei Gebärmutterkrämpfen und Menstruationsbeschwerden. Diese Teekur soll aber nicht länger als 3 Wochen angewandt werden. Dann ist eine Pause von 3 Tagen bis zu 1 Woche einzuschalten, um noch einmal, wenn nötig, mit einer 2. Kur zu beginnen. – Bei Milchknoten oder geronnenem Blut kocht man 20 g Feinwurzelschnitt in 1 l Essigwasser und wendet mehrere Male pro Tag eine Watte-Leinen-Auflage an. Jedesmal nach dem Trocknen diese Essigauflage erneuern. Die gleiche Auflage hilft auch bei Gicht- und Rheumaschmerzen. – Frische zerknitterte Blätter gibt man auf schlecht heilende Wunden, wechselt sie alle 8 Stunden. Bei chronischem Alkoholismus bereitet man Tee aus einem Gemisch zu gleichen Teilen von Meisterwurzdroge und Quendel *(Herba Serpylli)*, trinkt davon täglich 2 Tassen schluckweise am Nachmittag. Die Zubereitung ist die gleiche wie oben.

In der Tiermedizin

In den Alpenländern wird Meisterwurz in der Tierheilkunde sehr häufig verwendet. Man stellt einen Teeabsud aus feinzerkleinerter Wurzel her und gibt ihn den Tieren zu trinken. Dabei ist folgende Regel einzuhalten: Pro 100 kg Körpergewicht nimmt man 2 Teelöffel der Droge für $^1/_4$ l Wasser. Die Zubereitung ist die gleiche wie in der Volksheilkunde. Dieser Tee wird dem Vieh bei Blutvergiftung, bei Eiterung und Nervenfieber eingegeben. – Bei beginnender Maul- und Klauenseuche haben sich Waschungen mit Meisterwurztee als erfolgreich erwiesen. – Pferden kann der Tee bei Freßunlust als Trank verabreicht werden.

In der Homöopathie

In der Homöopathie wird der frische Wurzelstock sofort nach der Ernte verarbeitet. Man bereitet die Essenz *Imperatoria ostruthium*, die bei Magenleiden und Hautkrankheiten in den Potenzen D4 und D10 angewandt wird.

In der Küche

Anfangs Juli schneidet man das blühende Kraut fein, übergießt es mit kochendem Wasser, läßt es 15 Minuten zugedeckt stehen, seiht ab und trinkt 1 Tasse als Frühstückstee. Benötigt werden 2 Teelöffel des Krautes für $^1/_4$ l Wasser. Dieser Tee erwärmt den Magen, treibt den Harn und verleiht Schwung für den neuen Arbeitstag. – Frische junge feingeschnittene Blätter können in der Küche wie Sellerieblätter verwendet werden. – Feinzerhackte Frischwurzelteilchen, sparsam dem Streichkäse beigemischt, erhöhen dessen Schmackhaftigkeit.

Für die Körperpflege

Ein Vollbad mit Meisterwurzzusatz wird auf folgende Weise bereitet: 2 Händevoll der feinzerschnittenen frischen Pflanze, das sind Blüten, Blätter und die oberen Stengelteile, werden mit 3 l kochendem Wasser abgebrüht, 15 Minuten ziehen gelassen und dem Badewasser zugefügt. Den Rückstand in ein Leinensäckchen geben und in die Badewanne legen. Dieses Bad, 1- bis 2mal in der Woche genommen, beseitigt Hautunreinheiten. Nach gründlicher Abtrocknung den Körper und besonders die unreinen Hautstellen gut mit Meisterwurzbalsam (siehe »Auszüge«) einreiben.

Auszüge

In den Alpenländern stellt man aus der frischen Meisterwurz einen *alkoholischen Auszug* her: Die frischgegrabene Wurzel wird gesäubert, fein geschnitten und im Verhältnis 1 : 4 in 75%igem Obstbrand oder Weingeist angesetzt. Das breithalsige Glas gut abgeschlossen 14 Tage in die Sonne stellen. Den Inhalt täglich durchrühren. Danach abseihen und mit destilliertem Wasser auf 40% verdünnen. Zuvor den Drogenrückstand einige Stunden mit diesem Wasser ansetzen, abseihen, auspressen und dann erst die Flüssigkeiten zusammengießen. 1 Monat lang dunkel und kühl lagern. Davon nimmt man täglich 3mal 1 Eßlöffel voll gegen Leibschmerzen ein. Äußerlich dient dieser Auszug als Auflage bei schlecht heilenden Wunden und bösartigen Geschwüren. Bei hartnäckiger Heiserkeit, Halsverschleimung und schwerem Asthma tränkt man 3mal täglich einen Würfel Zucker damit und nimmt ihn ein. – Indem man die Wurzel zu Pulver zermahlt und im Verhältnis 1 : 4 mit kalt gepreßtem Olivenöl gut durchmischt, 24 Stunden lang in einem warmen Raum stehen läßt, erhält man den durch Jahrhunderte bewährten *»Meisterwurzbalsam«*, der, auf alte Wunden aufgetragen, rasche Heilung herbeiführt und Hautunreinheiten beseitigt. – *Meisterwurz-Bibernell-Auszug* entfernt Kalkablagerungen in den Adern. Dazu mischt man Meisterwurz und Bibernelle, getrocknet und fein geschnitten, zu gleichen Teilen und bereitet daraus im Mischverhältnis 1 : 4 einen alkoholischen Auszug, so wie oben angegeben. Nach Schlaganfällen und bei Lähmungen, die als Folge eines Schlaganfalles auftreten, nimmt man täglich 3mal $1^1/_2$ Eßlöffel voll zu sich. – Bei Magenvergiftung, hervorgerufen durch vergiftete Schwämme, täglich jede Viertelstunde 2 Eßlöffel voll *Meisterwurzwein* trinken. Dieser wird so hergestellt: 30 g feingeschnittene Meisterwurzdroge werden in 1 l naturbelassenem Weißwein aufgekocht, 1 Stunde ziehen gelassen, abgeseiht. In Flaschen füllen und dunkel und kühl lagern. – In den Alpenländern wird in Bauernhäusern und Gaststätten die Wurzel der Meisterwurz nach der Ernte gemeinsam mit Äpfeln zerkleinert, eingemaischt und nach dem »Reifwerden« der Maische destilliert (= gebrannt), und so der sehr bittere *Meisterwurzschnaps* hergestellt, der als Spezialerzeugnis des Alpenlandes gilt.

In der pharmazeutischen Industrie

Die Meisterwurz wird industriell zu Bitterschnäpsen verarbeitet, die zur Förderung der Verdauung angewandt werden. – Die pulverisierte Wurzel findet als Schnupfpulver Verwendung und ist in manchen Schnupftabakpulvermischungen enthalten. – Meisterwurz ist Bestandteil von Arzneispezialitäten. – *Fertigpräparate:* Floradix-Multipretten, Endemol, Neuro-Fides, Stomachicon forte, Imperatoria ostruthium-Injeel, Imperatoria ostruthium-Injeel forte.

Aus meiner Erfahrung

Pulverisierte Meisterwurzdroge zu gleichen Teilen mit Bockshornkleesamenschrot *(Trigonella foenum-graecum)* und ein wenig warmem Wasser zu einem Brei angerührt und auf Furunkel gelegt, bringt diese bald zum Abheilen. Der Verband muß alle 8 Stunden gewechselt, ausgetretener Eiter sorgfältig entfernt werden. Vor Anlegen eines neuen Verbandes mit Meisterwurztee abwaschen.

Nicht übersehen

Meisterwurz kann mit Erfolg zu einer Blutreinigungskur verwendet werden. Im Frühjahr nimmt man zu diesem Zweck frische Wildkräuter, die zu jener Jahreszeit leicht zu finden und zu sammeln sind. Während des Jahres, besonders aber in der Winterszeit, ist dies unmöglich, außer man hat die Kräuter rechtzeitig in der Tiefkühltruhe gelagert. Denn nicht alle Pflanzen eignen sich zum Trocknen. Manche von ihnen, wie Brunnenkresse, Bärlauch, Kapuzinerkresse und Borretsch, verlieren den Großteil ihrer Heilkraft beim Trocknungsvorgang und werden somit wertlos. Die nachfolgend angeführten Kräuter können ohne weiteres getrocknet und gelagert werden. Geschieht dies vorschriftsmäßig, sind dadurch keine Wirkstoffverluste zu befürchten, und die Heilkraft bleibt zur Gänze erhalten. – Zur genannten Blutreinigungskur in der kalten Jahreszeit ist folgende Mischung vorgesehen: Ackerstiefmütterchen 30 g, Birkenblätter 30 g, feingeschnittene Meisterwurzwurzel 30 g, Brennesselwurzel 20 g, Schafgarbe 20 g, Fenchelsamen 15 g, Nußblätter 15 g, Wermut 15 g, Ringelblumenblüten 10 g, Wacholderbeeren 10 g und Rosmarin 5 g. Von dieser Mischung nimmt man 2 Teelöffel für $^1/_4$ l Wasser, setzt sie 1 Stunde lang kalt an (vorher die Wacholderbeeren anstampfen), kocht kurz auf, läßt

10 Minuten ziehen, seiht ab und trinkt 1 Tasse $1/_2$ Stunde vor dem Frühstück.

Naturschutz und gesetzliche Bestimmungen

»Ich seh' Menschen gern – das ist mein Hobby. Menschen gern sehen, das heißt: vom hohen Roß steigen.« (Phil Bosmans.) Misanthrop, Menschenhasser, Menschenfeind. Menschen, die im Kreise gehen. Die sich selbst nachlaufen. Und dabei an sich selbst vorbeilaufen. In aller Eile. Alles übersehend, was schön ist in Gottes wunderbarer Natur. Selber muß man sie pflanzen; die Blumen der kleinen Freuden. Und dabei die nicht übersehen, die vor meinen Füßen wachsen. Nicht zertreten. Nicht ausreißen. Stehen lassen, die Blumen des Glücks. – In der Nähe von Steyr in Oberösterreich fand ich einen Garten »voll« Meisterwurzstauden. Das war eine Freude. Ich bekam als Geschenk eine Wurzel, und jetzt wächst und blüht sie im Waldviertel. Eine Augenweide für mich und für viele.

Aus meiner Kräuterapotheke

Bei ausbleibender Regel, zur Menstruationsförderung, bei Menstruationsbeschwerden: Meisterwurzwurzel 3 Teile, Schafgarbe 2 Teile, Melisse 1 Teil. 2 Teelöffel der Mischung in $1/_4$ l kaltem Wasser 3 Stunden lang ansetzen, kurz aufkochen, 10 Minuten lang ziehen lassen, abseihen. Täglich 3mal 1 Tasse schluckweise und langsam trinken. – Bei ausbleibender Regel *(Amenorrhoe)* oder bei zu schwacher Regel haben sich Moorbäder als sehr wirksam erwiesen. Nach dem Bad gut abtrocknen, anschließend Rücken und Fußsohlen mit Johanniskrautöl einmassieren. Während des Tages 2mal 1 Teelöffel Fenchelsamen kauen. Danach ein wenig warmes Wasser nachtrinken.

Altbewährte Rezepte

Der Schweizer Kräuterpfarrer Johannes Künzle (†1945) hielt auf die »Horstrinze«, die Meisterwurz, sehr große Stücke. Er verwendete nicht nur die Wurzel, sondern auch Kraut und Samen. Aus seiner reichen Anwendungserfahrung sei nur einiges herausgenommen:

Bei starkem Lungenkatarrh: Meisterwurz, in Wein gesotten und mehrmals täglich ein kleines Schnapsgläschen eingenommen, löst den Schleim aus der Lunge, mildert starken Lungenkatarrh. – Gilt aber auch als wirksamstes *Gegenmittel bei leichten inneren Vergiftungen durch Lebensmittel oder Getränke.*

Schlaganfälle: 1 Teelöffel zerkleinerter frischer oder getrockneter Meisterwurz 1 Stunde lang in $1/_4$ l kaltem Wasser ansetzen, dann kurz aufkochen, vom Feuer nehmen und 1 Teelöffel zerkleinerter frischer oder getrockneter Salbeiblätter beifügen, zugedeckt 15 Minuten ziehen lassen, abseihen. 2 bis 3 Tassen pro Tag ungesüßt getrunken »bringt die vom Schlag Betroffenen zurecht, vermindert Schlagflüsse, treibt gewaltig den Schweiß und heilt so öfters *Wassersucht*, reinigt den *Magen* von verhocktem Schleim«.

Bei Blutvergiftung: »Man mische Pulver von Meisterwurz mit Wasser zu einem Brei und lege ihn auf; benimmt schnell den Schmerz und heilt ohne Messer.« So Pfarrer Künzle.

Altbewährter starker Abführtee: Bei starker Stuhlverstopfung und chronischer Hartleibigkeit hat sich diese *Teemischung* bestens bewährt: Meisterwurz 60 g, Sennesblätter 60 g, Wacholderbeeren 30 g, Alantwurzel 15 g und Anisfrüchte 15 g. 1 Eßlöffel davon in $1/_4$ l kaltes Wasser geben, zustellen, kurz aufkochen, 5 Minuten ziehen lassen. Früh und abends davon je 1 Tasse warm trinken. Nur nach Bedarf. Hintereinander jedoch nicht länger als 3 Tage! 1 Tag aussetzen.

Planetarische Übereinstimmung

Die Meisterwurz steht mit dem Planeten *Jupiter* und der *Sonne* in Übereinstimmung. Beide sind lebenserhaltend, spenden Lebenskraft, überwachen das Wachstum der Zellen und wirken sich günstig auf die Verdauung aus, indem sie Spannungen und Krämpfe abbauen.

Pflanzencharakter und Menschentyp

Pflanzencharakter: Paracelsus schreibt im Traktat I »De Pestilitate«, Band III: »Durch attraktivische Kraft zeucht jeder Stern seinesgleichen Kraut aus der Erden.« Somit würde der Charakter einer Heilpflanze weitgehend durch die planetarische Übereinstimmung mit dem Stern, unter dessen Einfluß sie steht, geprägt. Wir kennen heute die Inhaltsstoffe der Meisterwurz, können daraus auf ihre Heilwirkung schließen, die durch jahrhundertealte Erfahrung erprobt worden ist, und finden in diesem Falle planetarische Übereinstimmung und Charakter bestätigt! Um näher auf den Pflanzencharakter der Meisterwurz einzugehen, hilft uns die folgende Überlegung: Sie ist eine ausgesprochene Höhenpflanze, ihr Wesen wird dadurch beeinflußt. In reiner Luft und klarem Sonnenlicht wächst sie heran. Das Feucht-Lockere-Felsige prägt sie. Die Form ihrer Wurzel wird durch die Verhältnisse am Standort stark gelenkt. – Langes Verharren im Dunkeln unter der schützenden Schneedecke. Langsames Verdunsten des Schmelz- und Regenwassers. Stufenweise Erwärmung des steinigen Bodens mit starker Rückstrahlungskraft. So entwickelt sich das Wesen der Wurzel: Der Erde zugewandt und absorbierend; lange aufsaugend, aufnehmend, sich innerlich bereichernd, um dann kurz, aber explosionsartig, im Wachsen, Blühen und Reifen aufzustrahlen. *Die Meisterwurz hat ein langes aktives Innenleben, erworben im harten Existenzkampf, gekrönt durch einen glanzvollen Auftritt. Ihr Wert kommt also von innen.* – So meint Pfarrer Künzle: »Wer nicht selbst in die Alpen hinauf kann, möge den Geißler [Ziegenhüterbuben] beauftragen, ihm Horstrinzen zu bringen, aber ihn auch dafür zu entschädigen; denn sie hängen an der Erde und am Zeitlichen wie ein Geizhals und sind nur mit Gewalt zu kriegen.«

Menschentyp: Meisterwurz-Menschen stehen mitten im Existenzkampf. Werden immer wieder massiv angefaßt. Manchmal hinausgeworfen. Aus der Wiege. *Menschen, die von »Bitternis überschwemmt« werden, weil die Drüsen schlecht funktionieren, die aber auch seelisch »sauer« sind und sich auf dem Wege der Abkapselung und des Einfrierens befinden, sollen sich mit der Meisterwurz verbünden.* Mit Recht wurde sie im Mittelalter »der fürnehmsten Kräuter eines« genannt. Sie regt die Verdauungsdrüsen an, reinigt Nieren und Harnwege, aktiviert Speichel-, Darm- und Schweißdrüsen. Reinigt Eileiter und Gebärmutter. Lindert Uteruskrämpfe und Hodenentzündung. Reguliert die Anhangsdrüsen des Kleinhirns und ist somit ein vortreffliches Vorbeugungsmittel gegen Fallsucht. *Die Meisterwurz entbittert den Leib und die Seele. Macht trocken.*

Pflanzensympathie

Die Wurz aller Wurzen, die Meisterwurz, liebt die Nähe des *Holunders (Sambucus nigra)* und gedeiht in seiner Nähe besonders üppig. – Wächst gerne in *Huflattich-Quartieren (Tussilago farfara).* – Sie mag aber auch die verschiedenen *Enzianarten (Gentiana-species).*

Pflanzenantipathie

Die Meisterwurz begeistert die Nähe des *Weißen Germers (Veratrum album)* nicht. Ebenso kann sie den *Sturmhut* oder *Blauen Eisenhut (Acconitum napellus)* nicht ausstehen.

Nebenerscheinungen

Früher stellte die Meisterwurz ein sehr häufig verwendetes Allheilmittel dar. Da heißt es aber vorsichtig sein, will man heute das gleiche behaupten. Im Sinne des Gesundhaltens sicherlich ja. Hier kann man der Heilpflanze diese Eigenschaft zugestehen. Aber nicht dann, wenn es um die gezielte Bekämpfung einer Krankheit geht, da darf man nicht ein Heilkraut für alles nehmen, das könnte nämlich gefährlich werden. Man muß auf kürzestem und raschestem Wege zum Ziele gelangen. – Wegen *bestimmter Cumarinderivate,* die in der Meisterwurz vorkommen, *darf die Droge nicht unbegrenzt und unkontrolliert genommen werden.* Diese negative Eigenschaft der Meisterwurz wird gerade in der Erzeugung von Fischgiften genützt. Trotz allem kann man beruhigt sein: *bei vorschriftsmäßigem Gebrauch* gibt es *keine unerfreulichen Erscheinungen* und Wirkungen.

Schlüsselblume, Duftende

Primula officinalis
Schlüsselblumengewächse
ausdauernd

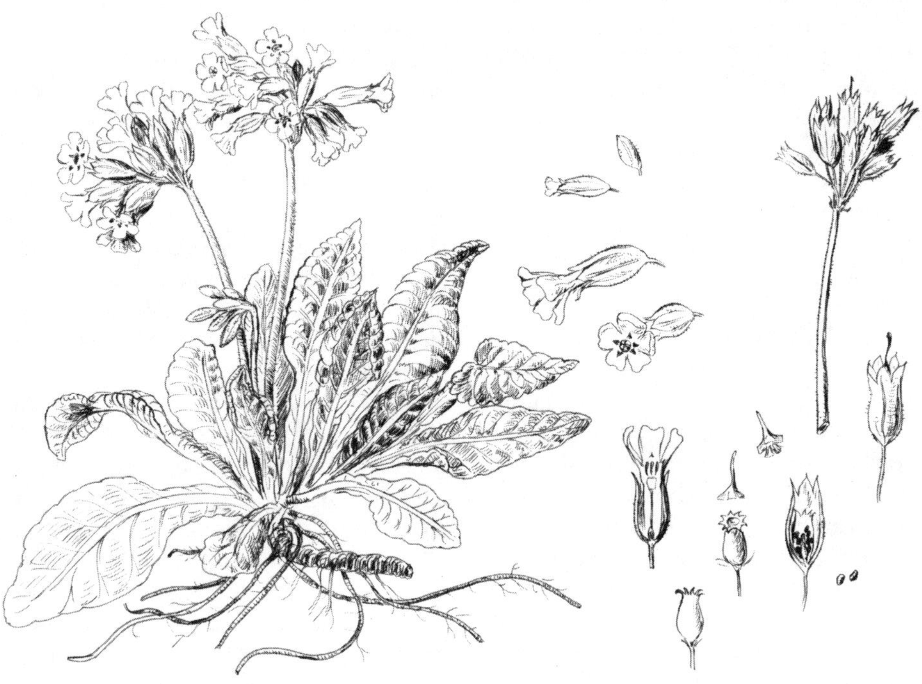

Kurz gefaßt

Aussehen: 10–20 cm. Kahler Stiel mit 5–12 goldgelben Blüten in Doldenform. 4–5. Grundrosette aus gestielten, lanzettlichen, runzeligen, flaumhaarigen Blättern. Kurzer brauner Wurzelstock. *Vorkommen:* Kalkhaltige lockere Böden. *Verbreitung:* Gesamteuropa. *Heilkräftige Pflanzenteile:* Wurzel, Blätter, Blüten. *Heilanzeige:* Atemwege, Gelenke, Nerven, Nieren, Herz.

Volkstümliche Bezeichnungen

Allelujableaml, Allelujablümel, Ankeschlüsseli, Apothekerprimel, Aprilbloume, Arzneiprimel, Aurikel, Auritzel, Auswärtsbleaml, Auswärtsblümchen, Badengeli, Badenke, Bagenka, Bärenaurikel, Băröhrleinblume, Bärsanikel, Batengel, Batengenblume, Bathenge, Bettlerhube, Blätterruudä, Blomschlesil, Bodäneli, Botterbloume, Bürgerschlüssel, Burgetschlüsseli, Butändl, Chandelli, Chängeli, Chuchischlüsseli, Ciampanelles, Clavs, Deutsche Senegawurzel, Düngarle, Echte Primel, Ehrezeichele, Eieräuglein, Eier-Blueme, Eierkraut, Eierkuchen, Faschingwöferl, Fastenblume, Fastenblümel, Fastenveigel, Fingerhoutbloum, Frauenschlüssel, Fraueschüeli, Frühbliemel, Frühlingsprimel, Frühlings-Schlüsselblume, Fünfwundenblume, Gäls Schlüsselblüemli, Gamsschlingerl, Gänsdutr, Gänstud, Geigenschlüssel, Gelber Scharniggl, Gelbe Zeitlose, Gelbsuchtsbleameln, Gials, Gichtblume, Glöckelken, Goldschlisserl, Hakenschlüssel, Halspfadlan, Hanckwurtz, Handschuhblume, Heeraschlösseli, Heerezeicheli, Heiratsschlüssel, Herrgottströpflich, Hertataschla, Himelwiz, Himmelfuzzil, Himmelschlüssel, Himmelschlüsselchen, Himmelsloszel, Himmelsschlisserlain, Hoamische Badäugeli, Hölleschlössel, Jägerblümla, Josefsblome, Kanarienblume, Karkenslätel, Kattenschlössel, Keilhacke, Kirchenschlüssel, Kletsch, Kookebloam, Kraftblume, Kuckucksblume, Kuhblume, Külkelke, Kuku, Lämerblam, Laternle, Laugeblueml, Lerchenblümlein, Lungenbliemel, Madäneli, Madaun, Mädlesbagenka, Maiblümel, Marienoeglebaand, Marienschlüssel, Märzenblümli, Märzflette, Matängeli, Matänneli, Mattedänli, Mattedänneli, Meitli Badentli, Merzeblüemli, Morgenstern, Mundfaulkraut, Ogenprökel, Osterblume, Pagenblume, Päitastaberl, Pannkooksblume, Papajals, Patenge, Patinge, Petersblume, Petriblume, Petrusschlüssel, Pfaffeschlessel, Pfingstnalk, Pinkala, Plateiner, Pluderhose, Plumerweire, Pompeleschlössl, Primel, Primelblume, Primelweer, Quatenla, Quorksäckla, Rotzglocken, Safranbleaml, Sankt-Peter-Schlüssel, Scherze, Schlagkraut, Schlisslpischl, Schloß, Schlüsselblume, Schlüsselbund der hl. Maria, Schmalzschlüsseli, Schmoizbleamle, Schnalle, Slätelblom, Soldat, Suzlbliaml, Tabaksblume, Tanzer, Taumkrupf, Teebandenteli, Teeblüemli, Teeblume, Teeschlüsselblume, Teevadenteli, Trachterl, Trankhimmelschlüssel, Trublchnöpfli, Uastagansä, Veigel, Vürwitzchen, Waldglocke, Weckeblume, Weiss Bathonien, Wiesenprimel, Wiesenschlüsselblume, Wille Aurikel, Witbüchsen, Woaznschlißlbleaml, Wohlriechend Wollkraut, Wuemroase, Zageglocke, Zinkerl, Zitlosen, Zuckerbatengen.

Namenerklärung

Primula ist die Verkleinerungsform von *prima* = die Erste, und steht im Zusammenhang mit ihrem Erscheinen im Frühling als Erstling. – *Officinalis* heißt in der Arznei angewandt. – Neben *officinalis* gilt auch die lateinische Bezeichnung *veris*, von *ver* = Frühling. Also Frühlings- oder Wiesen-Schlüsselblume. Im Gegensatz zur *elatior*, der Gewöhnlichen Schlüsselblume oder Waldprimel. – *Duftende Schlüsselblume* hingegen geht von zwei Tatsachen aus: Erstens vom honigartigen, wohlriechenden Duft; Primula elatior, die Hohe Schlüsselblume, ist duftlos. Zweitens von der Form des Blütenstandes, der einem Schlüsselbund gleicht und im althochdeutschen Wort *himmelsluzzil* auch noch von der Heilwirkung der Pflanze aussagt, die »den Himmel aufschließt«.

Kulturgeschichte

Einer alten Legende nach kam die Schlüsselblume so auf die Erde: Der heilige Petrus, als treuer Bewacher des Himmelstors, mußte eines Tages zu seiner großen Überraschung feststellen, daß man sich Nachschlüssel gemacht hatte, um so durch Hintertürchen in den Himmel zu kommen und sich auf billige Weise in die ewige Seligkeit einzuschmuggeln. Schreck erfaßte ihn, und der Schlüsselbund entglitt seiner Hand. Von Stern zu Stern fallend, sank er immer tiefer hinab zur Erde. Ein sofort nachgesandter Engel mit dem Auftrag, den Schlüsselbund wieder zurückzubringen, kam zu spät. Die Schlüssel waren bereits auf die Erde gefallen. Auf der Auffallstelle drückten sie den Boden ein, und sogleich brachte dieser eine goldgelbe Blume von der Gestalt der Himmelschlüssel hervor. So eröffnet diese Blume auch heute noch jedes Jahr den blühenden Frühling. Auf diese Weise kam das anmutige und bescheidene Blümlein der Legende nach zu seinem Namen. – Erwiesen ist aber, daß der Name »Himmelschlüssel« um das Jahr 1100 von der deutschen Äbtissin Hildegard von Bingen gegeben wurde. »Der Hymelsloszel ist warm und hat seine Kraft von der Sonne. Bei Melancholie und Wahnvorstellungen soll die Pflanze auf das Herz gebunden werden.« – Die Blüte symbolisiert das himmlische Licht der Hoffnung zu einer Jahreszeit, wo die Erde noch kahl und kalt ist. – Die Griechen kannten diese Heilpflanze nicht, da sie in ihrem Gebiet nicht heimisch ist. Erst die Ärzte des Mittelalters betrachteten jenes Kraut als »wärmend, erweichend, schmerzstillend sowie gegen tierischen Biß und gegen Gicht«. – Die »Petriblume« ist ebenso im Volksglauben fest verankert. Sie soll nicht nur den Lenz erschließen, sondern auch den Weg zu verborgenen Schätzen eröffnen. Das vor allem wenn sie jemand zu Weihnacht oder in der Fastnacht blühend findet. Beim Erschließen der Schätze erschien nicht selten die sogenannte »Schlüsseljungfrau«, eine legendäre weibliche Gestalt, die auf die Göttin Freya hinweist. In der Krone dieser Göttin befindet sich ebenfalls ein Schlüssel. So erzählt man sich in Schwaben von einem jungen Kuhhirten, der im Spätherbst in der Nähe der Schwäbischen Ruine Blankenhorn eine Schlüsselblume fand und sie auf seinen Hirtenhut steckte. Kaum war die Blume am Hut, drückte dieser immer mehr durch seine Schwere. Der Hirte riß den Hut herunter, und siehe da, ein silberner Schlüssel steckte anstelle der Blume im Hutband. Eine Jungfrau, die plötzlich vor ihm stand, befahl ihm, damit die Tür im nahen Heuchelberg zu öffnen. Gesagt, getan. Wie war er verwundert, als er unter dem Gewölbe nichts anderes als Kisten, alle bis oben mit Schafzähnen gefüllt, fand. Rasch nahm er in der Verlegenheit einige Handvoll an sich. Beim Weggehen vergaß er aber auf die Schlüsselblume, die ihm die Tür zum geheimnisvollen Keller geöffnet hatte. Tags darauf waren die Schafzähne zu purem Gold geworden. Die Schlüsselblume, welcher er den Schatz verdankte, kam nimmer zum Vorschein. – Die Druiden verwendeten diese Blumen zum Herstellen des »Saftes der Begeisterung«. Vor dem Neumond gepflückt, mußte sie mit »Isenkraut, Heidelbeeren, Moos, Weizen, Klee und Honig« gemischt werden. Neueingeweihte Priesterinnen erhitzten den Trank durch ihren Hauch, bis er zu qualmen begann. In manchen ländlichen Gebieten hat sich Jahrhunderte hindurch hartnäckig die Meinung gehalten, daß die am St.-Walpurgis-Tag, 30. April, vor Sonnenaufgang gesammelten, getrockneten und pulverisierten Himmelschlüsselblüten, dem kranken Vieh eingegeben, dieses rasch zum Gesunden bringen. – In Schwaben sagen die Kinder, diese Blume sei der »Schlüssel zum Himmel«. Als »Blume der verschmähten Liebe« gilt sie in der Schweiz. Dort nennt man sie »Madaun«, und von dort stammt der Vers:

»I goh ne durch d Bächlimatt ab,
und günne Madänele ab;
Madänele breche,
es Chränzli drus flechte
us luter Madänli und Clee –
its han i kes Schätzele meh.«

Früher wurde die Primula officinalis in Frankreich gerne für Schwangerschaftstests herangezogen und sollte ein Liebesorakel sein. Man legte die Blüte des Krautes ins Wasser, blieb sie oben und tauchte nicht unter, war dasjenige Mädchen nicht schwanger. Geschah das Gegenteil, ward sie in guter Hoffnung. – Die Primula spielt in der Mythologie der nordischen Völker eine große Rolle. Diese liebliche Blume, »ein Lachen des Frühlings«, stand unter dem besonderen Schutz der Nixen, Elfen, Undinen und Najaden. – Im 17. Jahrhundert faßte der Arzt J. Becker die heilende Wirkkraft der Schlüsselblume in dem Vers zusammen:

»Die Schlüsselblume wärmt,
sie trocknet und erweicht,
stillt Schmerzen,
indem Schlag sie bald ein Mittel reicht.
Vertreibt die laufend Gicht,
zu böser Tiere Biß,
hält man die Schlüsselblume
für köstlich und gewiß.«

Pfarrer Sebastian Kneipp meint zur Primula: »Wer Anlage hat zur Gliedersucht, zur Gliederkrankheit oder schon an diesen Gebresten leidet, trinke längere Zeit hindurch täglich eine Tasse Schlüsselblumentee. Die heftigen Schmerzen werden sich lösen und allmählich ganz verschwinden.« – Getrocknete Schlüsselblumenblüten wurden in Kriegs- und Notzeiten häufig als Ersatz für Chinesischen Tee verwendet.

Herkunft

Die Duftende, Echte oder Arznei-Frühlings-Schlüsselblume ist in Mitteleuropa heimisch.

Verbreitungsgebiet

Kommt in ganz Europa vor. Reicht bis Ost-, Zentral- und Mittelasien. Vom Oberlauf des Amur an, mit Ausnahme vom hohen Norden. Im Gebirge recht unterschiedlich, gebietsweise von 1 200 bis 2 100 m.

Verbreitungsgrad

Die Primula officinalis gilt als *verbreitet* und steht wegen ihres hohen Begehrtheitsgrades mit ihren *Wurzeln unter gesetzlichem Schutz.*

Standort

Gedeiht auf sonnigen Wiesen und Waldrändern, in Eichenwäldern, in lichten Gebüschen, auf trockenen Weiden vom Flachland bis ins Gebirge. Liebt kalkhaltigen Boden in schattiger Lage und Kalkmagerrasen.

Merkmale

Der *Wurzelstock* ist kurz, braun und ausdauernd. Der kahle *Blütenstengel* erhebt sich aus der Mitte der *Blattrosette.* Eirunde, wellig gezähnte und in der Knospenlage nach rückwärts eingerollte *Blätter.* Der Stengel trägt an seinem Ende eine 5- bis 12blütige Dolde mit dunkelgelben, wohlriechenden *Blüten* in grünen bauchigen Kelchen. Sie sind sehr nektarreich. Jede Blüte zeigt 5 getrennte orangefarbene Schlundflecke. Die Pflanze erreicht eine *Höhe* von 10 bis 20 cm. Die frischen Blüten sind wohlriechend und honigartig *duftend.* Nach der Trocknung läßt der *Geruch* stark nach, ist nur mehr sehr schwach; jenen der frisch ausgegrabenen Wurzel kann man als anisartig bezeichnen. Die Blüten sind von angenehmem süßlich-schleimigem *Geschmack.*

Verwechslungen

Häufig kommen Verwechslungen mit der *Hohen Schlüsselblume (Primula elatior)* vor, haben jedoch keine nachteiligen Folgen, da diese ebenfalls medizinisch verwendet werden kann und die gleichen Heilkräfte besitzt, mit Ausnahme der Duftwirkung. Prägt man sich jedoch die Unterscheidungsmerkmale (vergleiche wie folgt) genau ein, sind auch hier Mißgriffe ausgeschlossen.

Verwandte Arten

Die Pflanzengattung *Primula* faßt 600 Arten zusammen. Der Großteil von ihnen gehört zur Flora des östlichen Himalajagebietes und zum westlichen China. Einige Arten seien hier aufgezeigt.

Hohe Schlüsselblume oder Wald-Primel (Primula elatior): Diese Art ist mit der Duftenden Schlüsselblume sehr nahe verwandt. Bastardierungen kommen häufig vor. Die Pflanze zieht feuchte Wiesen und Wälder vor; wappnet bereits im Herbst ihre Knospen, damit sie bald, nachdem der Schnee geschmolzen ist, ihre leuchtenden Blüten zeigen kann. Sie blüht früher und länger als ihre Namensschwester, von anfangs März bis Ende Mai, und erreicht eine Höhe von 30 cm. – Die Hauptunterscheidungsmerkmale im Aussehen: Neben der Höhe sind es die zitronengelben Blüten ohne Schlundflecke; der tellerartig flache Blütensaum; der schlanke enge Kelch und schließlich das Fehlen eines Duftes. – Die Pflanzenwurzel ist geschützt.

Aurikel oder Petergstamm (Primula auricula): Diese dickfleischige, 5 bis 12 cm lange Pflanze wird von den Bergbauern der Alpenländer zur Anregung der Nierentätigkeit und zur Harnausscheidung gerne in Teeform gebraucht. – Blütezeit: März bis Juni. Die Blätter mit mehligem Belag bleiben den Winter über grün. Die gelben, duftenden Blüten sitzen in Doldenform. – In einem seriösen Fachbuch wird die Aurikel unter »Gefahrengruppe 3« geführt und steht daher unter Naturschutz. Der Petergstamm wächst auf Steinrasen, in Felsspalten, mit Vorliebe auf Kalk- oder Dolomitengestein. Kommt in Mittel- und Südeuropa in Gebirgen vor.

Mehlige Schlüsselblume (Primula farinosa): Hier handelt es sich um eine zierliche, rosa blühende Pflanze. Mai bis Juli; 10 bis 15 cm hoch. Die spatelförmigen Blätter erscheinen auf der Unterseite durch einen Belag weißlich. Die Blüten, im Schlund intensiv gelb, treten am Stengelende als aufrechte Dolde zutage. Diese Schlüsselblumenart ist in Nord- und Südosteuropa vorzufinden. Wächst vorwiegend auf Moorwiesen. Aber auch sie wird durch die Trockenlegung gefährdet. Steht unter Naturschutz. – Die Mehlige Schlüsselblume stellt keine Heilpflanze dar, gilt als giftig.

Klebrige Primel (Primula glutinosa): In den Ostalpen anzutreffen. Der Name stammt von den dunkelgrünen, länglichen Blättern, die besonders gut kleben. Die dunkelblauen Blüten sind schon von weitem zu sehen. Diese schützenswerte Pflanze hat eine Vorliebe für silikathältige Magerrasen. – Erwähnenswert ist, daß die Klebrige Primel von den Bergbewohnern häufig auch Blauer Speik genannt wird. Dies kann aber leicht zu Verwechslun-

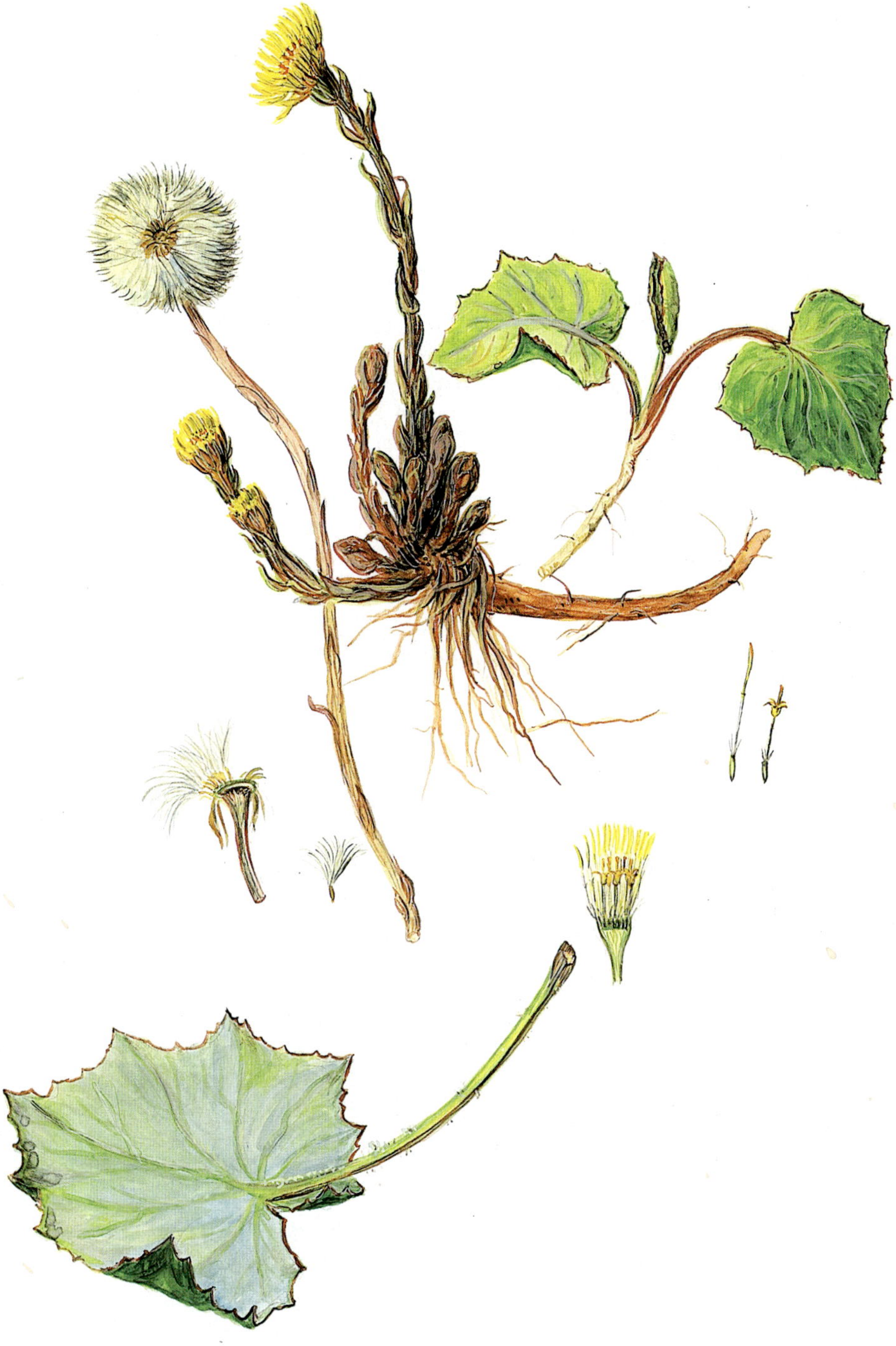

HUFLATTICH
Tussilago farfara

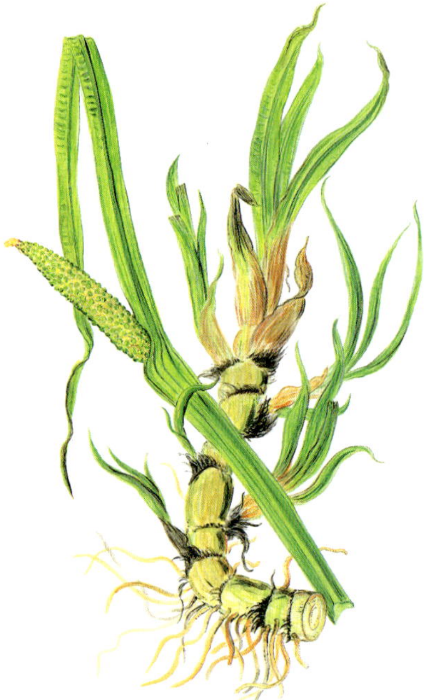

KALMUS, ECHTER
Acorus calamus

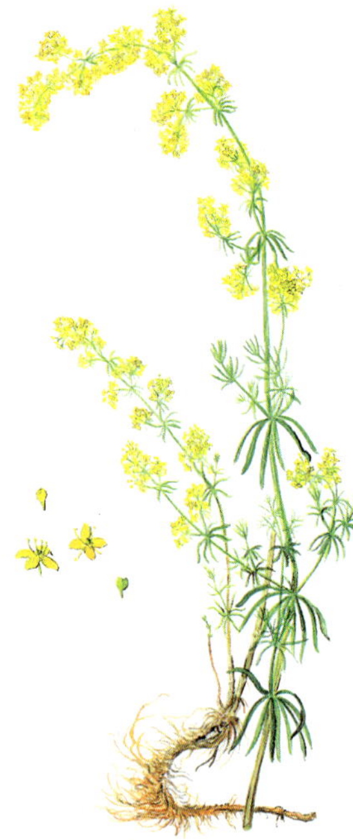

LABKRAUT, ECHTES
Galium verum

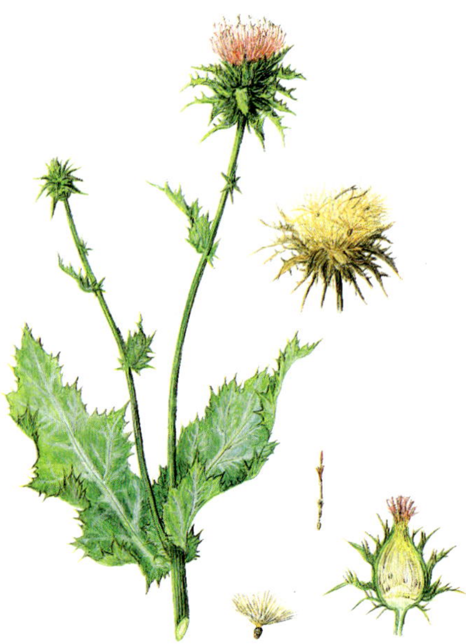

MARIENDISTEL
Silybum marianum

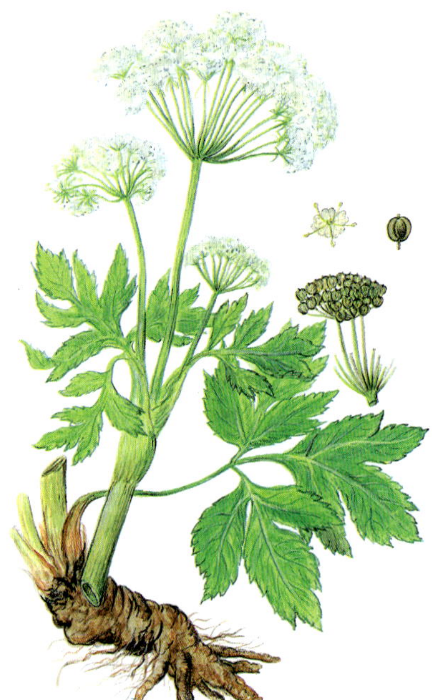

MEISTERWURZ, ECHTE
Imperatoria ostruthium

gen führen, da in den einzelnen Alpentälern die verschiedensten Pflanzen so bezeichnet werden: wie zum Beispiel eine Lavendelart *(Lavandula spica)*, ein Baldriangewächs *(Valeriana celtica)* und häufig auch die Moschus-Schafgarbe *(Achillea moschata)*.

Jedem Gartenfreund sind noch die verschiedensten kurzstengeligen Primel- und Aurikelzüchtungen bekannt. Diese dürfen nicht für Heilzwecke herangezogen werden, sondern sind nur reine Zierpflanzen.

Blütezeit

Von der Witterung und vom Standort abhängig. Normalerweise von April bis Mai.

Befruchtung

Die Bestäubung der Primula officinalis und ihrer verwandten Arten erfolgt durch *verschiedene Insekten*, hier vor allem durch die *Hummeln*. – Interessant ist die Beobachtung, daß von jeder Schlüsselblumenart 2 verschiedene Blütenformen auf getrennten Pflanzen zu finden sind: solche mit langem Griffel und tieferliegenden Staubblättern und solche mit kurzem Griffel und höherliegenden Staubblättern. Beide Formen kommen in unmittelbarer Nähe vor. Die Narbe muß jeweils mit dem Blütenstaub der anderen Blütenart bestäubt werden. – Die Samenausbreitung der Pflanzen besorgt der Wind.

Samenreife

Die Samen reifen je nach Witterung und Standort Mitte bis Ende Mai.

Ernte- und Sammelgut

Die Bezeichnung der Schlüsselblumendroge heißt *Flos Primulae (cum calycibus vel sine calycibus), Schlüsselblumenblüten (mit Kelch oder ohne Kelch); Schlüsselblumenwurzel (Radix Primulae), Schlüsselblumenblätter (Folium Primulae)*. – Als Apothekerware werden nur Blüten und Wurzeln, aber keine Blätter gehandhabt.

Erntezeit

Die Blüten werden zur Zeit der Vollblüte, die Wurzeln im zeitigen Frühjahr oder im Herbst geerntet. Für Küchenzwecke finden auch die jungen frischen Blätter Verwendung.

Ernte- und Sammelvorschriften

Sobald der Großteil der Blüten völlig aufgeblüht ist, kann geerntet werden. Bei feldmäßigem Anbau beginnt man mit dem Blütenpflücken an sonnenreichen Tagen am späteren Vormittag und endet am frühen Nachmittag. Die Blüten müssen vollständig trokken sein. Mit den Fingern oder mittels einer Schere werden die Blütendolden knapp am Stengelansatz abgetrennt und in Steigen oder Körben lose gelagert. – Das gleiche gilt auch beim Sammeln in der Wildnis. Die Wurzeln der Schlüsselblume stehen unter Naturschutz, dürfen nicht beschädigt oder ausgegraben werden. Deshalb Schlüsselblumen anbauen! Für sie gilt dann natürlich diese Einschränkung nicht. – Will man die Wurzeln ernten, so geschieht dies im zeitigen Frühjahr oder im Herbst. Bei Reinkultur ist das zu beiden Jahreszeiten möglich. Mittels eines Roders werden die Wurzeln gehoben, gesammelt, gewaschen, von eingetrockneten Blatt- oder Stengelteilen befreit und in einem luftigen Raum oder bei künstlicher Wärme getrocknet. Dabei 35° C nicht überschreiten. Nach dem Trocknen die Wurzeln zerkleinern und nur so aufbewahren. – Bei Einstreukultur liegt die günstigste Zeit der Wurzelernte im Frühjahr. Zur Zeit des Vegetationsbeginns, wenn die ersten Blattspitzen sichtbar werden, gräbt man die einzelnen Stöcke händisch mittels einer Bodenhacke aus und behandelt sie weiter wie bei der Reinkulturernte. – Die Blütendroge darf während des Trocknungsprozesses und der Lagerung die schöne gelbe Farbe nicht verlieren. Braune oder schwarze Blüten sind wertlos und können nicht mehr verkauft werden. Man trocknet sie deshalb am besten auf einer Papierunterlage. Diese häufiger wechseln, da sie mit kleinen schwarzen Honigkäfern übersät ist. – In der Volksmedizin verwendet man auch die Himmelschlüsselblätter. Diese werden jedoch auf der Unterseite leicht von einem Pilz befallen. Solche dürfen nicht zur Droge kommen. Sie sind einzusammeln und zu kompostieren. – Beim Ernten und Sammeln von Schlüsselblumen bitte eines nicht übersehen: eine Reihe von Personen reagiert auf Schlüsselblumen allergisch. Das Berühren mit dieser Heilpflanze könnte Hautjucken, einen leichten Ausschlag, manchmal sogar von Fieber begleitet, verursachen. Ölartige Drüsenhaare sind für diese Hautreizung verantwortlich. Solche Personen dürfen beim Sammeln und Ernten nicht eingesetzt werden.

Anbau

Beim Anbau der Duftenden oder Arzneilichen Schlüsselblume für Heilzwecke gibt es 2 Möglichkeiten: den feldmäßigen Anbau, auch Reinkultur genannt, oder die Einstreukultur, das ist das Einsäen der Pflanze in Wiesen und Böschungen. Als Standort bevorzugt diese Schlüsselblumenart eine halbschattige Lage in durchlässiger Erde. Ansonsten ist sie eine bescheidene Pflanze, die auch in Höhenlagen noch gut gedeiht. – Bei feldmäßigem Anbau sollte die Kultur nach Sommergetreide als Vorfrucht angelegt werden. Das hat den Vorteil, daß noch im gleichen Jahr die Aussaat getätigt werden kann. Dies geschieht in einer Reihenentfernung von 42 cm. Nach dem Aufgehen der Saat sind die Pflanzen auf 15 cm Abstand zu vereinzeln. Im darauffolgenden Jahr erscheinen schon die ersten Blüten. In dieser Zeit kann bei guter Entwicklung bereits ein geringer Ertrag an Blüten- und Blattdroge verzeichnet werden. Die Haupternte setzt aber erst im 2. und 3. Jahr nach der Aussaat ein. Die einzelnen Stöcke entwickeln sich zusehends. Ab dem 3. Jahr, noch besser im 4., kann man mit einer rentablen Wurzelernte rechnen. Wirtschaftlich gesehen ist es vorteilhaft, Schlüsselblumenfelder in Etappen anzulegen. Nur auf diese Weise fällt Jahr für Jahr Wurzeldroge an. – Die 2. Anpflanzungsmöglichkeit ist das Vorkultivieren der Jungpflanzen im Freilandbeet. Geschieht die Aussaat im zeitigen Frühjahr, kann noch im gleichen Jahr im Herbst an Ort und Stelle gepflanzt werden. Auch hier soll der Abstand in der Reihe 15 cm betragen. – Eine Vermehrung des Bestandes wäre durch Stockteilung älterer Pflanzen möglich. – Es erübrigt sich, zu sagen, daß sowohl das Freilandbeet als auch die Kultur unkrautfrei gehalten werden müssen. Eine jährliche Volldüngergabe im Herbst oder das Ausstreuen von gut verrottetem Kompost bringt bessere Ernten. Bei ausreichender Düngung kann der Bestand Jahre hindurch am gleichen Feld belassen werden. – Frische Himmelschlüsselblätter werden jetzt mehr und mehr auch in der Küche zur Zubereitung von Salaten gefragt. Ist die lokale Absatzmöglichkeit gegeben, muß überlegt werden, ob man nicht auch in diese Richtung hin ein Himmelschlüsselfeld nützen kann. Blatternte für Küchenzwecke setzt hauptsächlich Handarbeit voraus und erfordert viel Zeitaufwand. – Auf rechtzeitige Samenernte muß Wert gelegt werden, da ansonsten der Wind die Körner ausschüttelt.

Saatgut

Die *Frucht* ist eine 5klappige Kapsel. Bei der Beschaffung des Saatgutes unbedingt darauf achten, daß dasselbe artenrein ist; Kreuzungen sind keine Seltenheit. Diese zeigen sich meist im höheren Wuchs, besonders der Blüten- und Blattstengel; vor allem aber in der helleren Farbe der Blüten und an der Verminderung des charakteristisch »lauten« Duftes der frischen Ernte.

Erträge

Bäume und Sträucher, die medizinische Produkte liefern, ausgenommen, werden in Mitteleuropa zur Zeit etwa 180 Arten Arznei- und Gewürzpflanzen feldmäßig angebaut. Obwohl Heilpflanzen, die, bis jetzt verhältnismäßig häufig, je nach Gegend, in der freien Natur vorkommen und deshalb feldmäßig kaum kultiviert wurden, die Aufmerksamkeit der Verbraucher auf sich gezogen haben, wird gegenwärtig mit ihrem großflächigen Anbau nur vorsichtig vorgegangen. Zu diesen Heilpflanzen gehört auch die Duftende oder Arzneiliche Schlüsselblume. Aus diesem Grunde kann der Autor zwar zum Anbau raten, über Erträge aber keine fundierten Angaben machen. Daß dieser Anbau immer vordringlicher wird, besagt schon die Tatsache, daß die Wurzel naturgeschützt ist.

Es wäre sinnlos, die Vorteile dieser Heilpflanze primären Ranges zu preisen – was auch ganz und gar den Tatsachen entspricht – ohne zu befürchten, daß je nach Steigen des Bekanntschaftsgrades auch die Gefahr wächst, die Bestände in der Wildnis zu dezimieren. – Das Gewichtsverhältnis der frischen Wurzeln zur Droge beträgt 7 : 1.

Für den Heimgarten

Primel- und Aurikelsorten sind sehr begehrte Gartenpflanzen. Weniger häufig trifft man hingegen in den Hausgärten die Echte Schlüsselblume. Noch weniger oft findet man Gartenbesitzer, die sie als Heilpflanze in ihrem Garten ziehen. Es stehen 2 Möglichkeiten zur Verfügung, diese wertvolle Helferin der Menschheit im eigenen Garten zu halten: bewußt wild im Rasen durch Einsaat zu kultivieren oder auf einem Beet zu pflanzen. Ausgezeichnet eignet sich die Echte Schlüsselblume für Einfassungen. Hier ist sie auch leicht zu ernten, sowohl die Blüten für Tees als auch die Blätter für die Küche. Bepflanzt man jährlich ein neues Stück als Einfassung durch Wurzelteilung, was die einfachste Art der Vermehrung im Hausgarten darstellt, können auch alljährlich im Spätherbst ältere, vollentwickelte Stöcke zur Gewinnung der Wurzeldroge ausgegraben werden. – Diese Heilpflanze liebt Halbschatten im Garten, etwas Wasser bei längerer Trokkenheit und einen tiefgründigen, durchlässigen Boden. Für jährliche Kompostgaben ist sie sehr dankbar. Brennesselkraut, Löwenzahnkraut und -wurzel, Schafgarbenblätter und altes Gartenlaub in einem Behälter mit reichlich Wasser mehrere Wochen angesetzt, ergibt eine ausgezeichnete biologische Flüssigdüngung, mit welcher Schlüsselblumenbestände bei trübem, regnerischem Wetter gegossen werden können. Sie blühen danach viel freudiger und wachsen vortrefflich. – Bei der Einstreukultur in die Rasenfläche des Gartens muß mit dem Grasmähen bis nach Ernte der Blätter und Blüten zugewartet werden. Will man an diesem Standort Samen ernten, so beansprucht dies verständlicherweise noch länger den Rasen. Wer genügend Zeit zur Verfügung hat und die nötige Geduld aufbringt, kann beim Rasenmähen einzelne Schlüsselblumenkolonien schonen. Das gibt ein herrliches Bild im Garten, vor allem dann, wenn man um die Pflanzengruppe herum mit einer Grasschere alles feinsäuberlich ausschneidet. Ich habe dies schon oft gemacht, auch bei anderen Pflanzen, und es nie bereut. Wie gesagt, es ist dies vor allem eine Frage der Zeit.

Krankheiten und Schädlinge

Schnecken fressen gerne die Blätter an, und *Mehltau* befällt häufig Blätter und Stengel. *Wühlmäuse* können an den Wurzeln beachtliche Schäden anrichten. *Regenwürmer* ziehen gerne die frischgesetzten Jungpflanzen ein. *Drahtwürmer* und *Engerlinge* bringen durch Wurzelfraß manchmal junge Stöcke zum Absterben.

Wirkstoffe

Die ausgesprochene Primula-Wirkung wird durch kristallisierende Saponine hervorgerufen. Diese sind in den Wurzeln bis zu 10%, in den Blütenkelchen nur in geringen Mengen enthalten. Außerdem weist die Primula officinalis an Wirkstoffen noch Flavone, Kieselsäuren, Gerbstoff, die Phenolglykoside Primverosid und Primulaverosid, bittere Extraktivstoffe, Primula-Kampfer und Zyklamin auf. Ätherisches Öl ist hauptsächlich in den Blüten vorhanden, außerdem ein gelber Farbstoff; in den Blättern und Blütenkelchen auch Vitamin C.

Heilwirkung

Schleimlösend, auswurffördernd, harn- und schweißtreibend, beruhigend, schlaffördernd, leicht abführend, wärmend, erweichend, schmerzstillend, herzstärkend und nervenanregend. – Von ausgezeichneter mild-erwärmender Wirkung.

In der Heilkunde

Die Schulmedizin verwendet in erster Linie die Schlüsselblumenwurzel wegen ihrer stark expectorierenden Wirkung. Die Droge wird bei Bronchitiden, vor allem *Bronchitis sicca*, angewandt. Gebräuchlich ist eine Abkochung der Schlüsselblumenwurzel, 1 Eßlöffel getrockneter und zerkleinerter Wurzeln in $1/4$ l kaltem Wasser zustellen, gut aufkochen, 10 Minuten ziehen lassen, abseihen, mit 1 Teelöffel Süßholzwurzelsirup oder Honig vermengen und täglich schluckweise 2 Tassen trinken. 3mal 8 bis 10 Tropfen Schlüsselblumentinktur mit etwas warmem Wasser einnehmen. – Schlüsselblumenwurzel-Droge ist in vielen Spezialpräparaten enthalten und steht dem Mediziner zur Verfügung.

Als Hausmittel

Die Volksheilkunde gebraucht die Echte Schlüsselblume in vielfältiger Weise. Ihr zeitiges Erblühen im Frühling macht sie bei allen Erkrankungen der Atemwege besonders wertvoll: bei Verschleimungen, Husten, Brustkatarrh, Erkältungen, Schwächezuständen und Schwindelanfällen. Man nimmt 2 Eßlöffel frischer oder getrockneter Blüten (mit Kelch) für $1/4$ l kochendes Wasser, brüht auf, läßt 15 Minuten ziehen, seiht ab, fügt 1 Eßlöffel Zitronensaft und 1 Teelöffel echten Bienenhonig hinzu und trinkt 3mal täglich schluckweise je 1 Tasse. – Erwähnen möchte ich noch, daß aufgrund der vorhandenen wirksamen Inhaltsstoffe in den Kelchen die Blüten immer mit diesen zur Anwendung kommen sollen. Das Auszupfen der Blüten würde ich nicht empfehlen. – Die gleiche Schlüsselblumenblüten-Teezubereitung ohne Zitronensaft, aber mit Honig gesüßt, wirkt nervenberuhigend und, $1/2$ Stunde vor dem Schlafengehen genommen, schlaffördernd. – Alte Kräuterbücher empfehlen die Abkochung der Schlüsselblumenwurzel – 1 Eßlöffel mit $1/4$ l kaltem Wasser zustellen, kurz aufkochen, 10 Minuten ziehen lassen, abseihen und 3 Tassen täglich trinken – gegen Rheumatismus, Gicht, Gliederschmerzen, Gelenkrheumatismus und Lähmungen. – Pfarrer Kneipp schreibt diesbezüglich: »Die heftigen Schmerzen werden sich lösen und allmählich ganz verschwinden.« – Folgender Schlüsselblumentee hilft bei Herzmuskelentzündung, Herzwassersucht und nervösen Herzbeschwerden: 1 Eßlöffel zerkleinerter Wurzel, für $1/4$ l kaltes Wasser, zustellen, aufkochen, vom Herd nehmen und 1 Eßlöffel Schlüsselblumenblüten hinzufügen, 15 Minuten ziehen lassen, abseihen und täglich 3 Tassen trinken, 3 Wochen hindurch. – Nach einem alten Kräuterbuch sollen Schlüsselblumenblätter, -blüten und -wurzeln, zu gleichen Teilen gemischt und mit heißem Wasser überbrüht, bei Migräne sehr wirksam sein. – Eine unschädliche und ausgezeichnete Teemischung bei Schlaflosigkeit: Schlüsselblumenblüten 5 Teile, Waldmeister 4 Teile, Baldrianwurzel 3 Teile, Lavendelblüten 3 Teile, Apfelschalen 2 Teile, Hopfen 2 Teile und Johanniskraut 1 Teil. 1 Eßlöffel der Mischung mit $1/4$ l Wasser abbrühen, 15 Minuten ziehen lassen, abseihen und 1 schwachen Eßlöffel Honig hinzufügen. Zuckerkranke lassen diesen weg. $1/2$ Stunde vor dem Schlafengehen gut warm trinken. – In der Volksheilkunde gilt noch ein altes Hausmittel bei Nierenschmerzen und Blasensteinen als sehr hilfreich. 3 Eßlöffel Schlüsselblumenwurzeln in $1/2$ l Wasser kalt zustellen, kurz aufkochen, abseihen und mit Honig süßen. Morgens nüchtern diese Menge trinken. – Im Anfangsstadium von Grippe ist der Aufguß von Schlüsselblumenblüten, als leicht abführend und harntreibend, besonders zu empfehlen.

In der Tiermedizin

Schlüsselblumenblüten und -wurzeln gehören so wie die Königskerzenblüten zu den milden Heilmitteln. Deswegen soll nicht nur nervösen, überreizten Tieren Schlüsselblumenblütentee einige Zeit hindurch als Trank gereicht werden, sondern auch Jungtieren, die man von der Mutter weggibt, sind Schlüsselblumenblüten, zu gleichen Teilen mit Königskerzenblüten und Kamillenblüten, als Mischtee sehr zu empfehlen. Sie werden sich nicht so leicht überfüttern und auch mühelos selbst zu fressen beginnen, besonders dann, wenn man dem Tee etwas Honig hinzufügt.

In der Homöopathie

Die Homöopathie verordnet die aus der frischen blühenden Schlüsselblume erzeugte Essenz *Primula officinalis* bei Neuralgien,

Nierenerkrankungen, Migräne und Schwindelanfällen in der Potenz D4.

In der Küche

Frische junge Schlüsselblumenblätter und -blüten eignen sich vorzüglich als Beigabe zu Salaten. – Oder diese Blätter mit Veilchenblüten, Brennessel-, Schafgarben-, Ehrenpreis- und Gundelrebenblättern zu gleichen Teilen mischen, fein schneiden und zu frischem Topfen hinzufügen. Mit süßem Rahm, etwas Kümmel, feingehacktem Schnittlauch und einer Prise Salz abrühren. Das ergibt einen wohlschmeckenden Brotaufstrich. Dieser kann auch zu gekochten und geschälten Kartoffeln gegessen werden. Gemeinsam mit 1 Tasse Schlüsselblumenblütentee ist dies ein vortreffliches Abendmahl. – Ausgezeichnet schmeckt eine »Primelblättersuppe«. Man nimmt einige Schlüsselblumenblätter und fügt ein wenig Sauerampferblätter hinzu, hackt beides sehr fein und würzt mit etwas Salz, Zucker, Essig, Korinthen und Paprika; mischt dies mit saurem Rahm ab und gibt es der fertigen Suppe bei. – Eine andere Art, eine gesunde Suppe zuzubereiten, ist: »Wildkräutersuppe mit Schlüsselblumen«. Zutaten: Schlüsselblumen-, Löwenzahn- und Schafgarbenblätter zu gleichen Teilen, dazu noch ein wenig Quendel und Gundermann. Gründlich waschen und grob hacken. Mit feingehackter Zwiebel und ein wenig Mehl andünsten. Mit Fleischbrühe aufgießen und gut durchkochen lassen. Vor dem Anrichten die Suppe abseihen und mit gerösteten Semmelwürfeln servieren. – Sogar in Kuchen schmecken die Schlüsselblumenblüten vortrefflich.

Für die Körperpflege

Schmerzende Glieder kann man auf folgende Weise behandeln: Schlüsselblumenblüten und -blätter werden im frischen Zustand fein zerhackt, mit kalt gepreßtem Olivenöl zu einem Brei verrührt, auf ein Leinenfleckchen aufgetragen und 8 Stunden lang auf die betroffene Stelle aufgelegt. Die beste Zeit dafür ist während der Nacht. Am nächsten Morgen die Auflage entfernen und die schmerzende Stelle mit Obstessigwasser abwaschen. Diese Behandlung muß man längere Zeit, täglich wenigstens einmal, durchführen, um einen spürbaren Erfolg verzeichnen zu können.

Auszüge

So wird *Schlüsselblumengeist* angesetzt: 100 g frische Schlüsselblumenblüten mit 1 l 75%igem Obstbrand in eine weithalsige Flasche füllen. Einige Stückchen Zitronenschale, 1 bis 2 Gewürznelken und ein wenig Zimtrinde beifügen. Gut abschließen. 14 Tage lang an einen warmen Ort stellen, am besten bei Zimmertemperatur, aber nicht der Sonne aussetzen. Täglich schütteln. Hernach filtrieren und den Rückstand 3 Stunden lang in $^1/_2$ l abgekochtem und ausgekühltem Wasser ziehen lassen, abseihen, eventuell nochmals filtrieren und diese Flüssigkeit der ersten beimischen. Nun wiederum 14 Tage in einem warmen Raum stehen lassen, danach in gut verschlossene Flaschen füllen. Nach 3monatiger Lagerung im kühlen, dunklen Raum ist der alkoholische Auszug fertig. Will man einen stärkeren erhalten, dann kann man die zu verwendende Schlüsselblumenmenge für das gleiche Quantum Alkohol verdoppeln. Die 1. Zubereitungsart eignet sich zum Trinken. Man nimmt als nervenanregendes und herzstärkendes Mittel, aber auch bei Migräne und Zittern der Glieder, 2mal täglich davon 1 kleines Stamperl. Die 2. Art wird vor allem als Einreibemittel bei Rheuma, Gicht, Gliederschmerzen und Nervenentzündung angewandt. – *Feiner Schlüsselblumenlikör* nach Pfarrer Künzle: »Man wirft eine Handvoll Blüten in ein Einmachglas, übergießt sie mit $^1/_3$ l Feinspirit und $^2/_3$ l Wasser, stellt alles acht bis zehn Tage an die Sonne, nachdem man etwas Pfefferminze dazugemischt hat. Nach dieser Zeit siebt man die Flüssigkeit ab und gibt auf 1 l $1\,^1/_2$ kg Zucker dazu, füllt in Flaschen ab und verkorkt sie.« – *Schlüsselblumensirup:* In ein Einmachglas wird je eine daumenstarke Schicht frischer Schlüsselblumenblüten gegeben und leicht niedergedrückt, dann folgt eine Schicht Staubzucker, gleich hoch wie die Blütenschicht. Das Glas wird so angefüllt. Es ist aber darauf zu achten, daß als letztes eine doppelte Schicht Zucker kommt. Das Glas zubinden und

4 Wochen ins Fenster stellen. Dieser Sirup kann mit den Blüten als herzstärkendes Mittel genommen werden, täglich 3mal 1 Teelöffel voll. – *Schlüsselblumenessig:* 100 g frischer Blüten werden in 1 l Obstessig 14 Tage lang ins Wohnzimmerfenster gestellt, täglich geschüttelt, dann abgeseiht. Dieser Essig, 2 Eßlöffel für $^1/_4$ l Trinkwasser, ergibt einen gesundheitsfördernden Trunk in der warmen Jahreszeit. – *Schlüsselblumenwein:* 100 g frischer Blüten 8 Tage lang in 1 l gutem Weißwein ansetzen und im Fenster stehen lassen; liefert ein herzstärkendes Getränk. Täglich 1 Likörglas einnehmen. – *Schlüsselblumensalbe:* $^2/_3$ Schweinefett und $^1/_3$ Bienenwachs schmelzen und gut aufprasseln lassen. Pro 100 g flüssiges Fett werden 25 g frische Blüten dazugegeben. Dann nochmals gut aufprasseln lassen. Ratsam ist es dabei, zwischen Ofenplatte und Behälter einen niedrigen Drahtrost zu geben, damit die Blüten nicht schwarz werden. Nun filtriert man das Ganze durch ein Leinenfleckchen in einen Tiegel und läßt die fertige Salbe erkalten. Bei hartnäckigem Husten, bei Lungenschwäche und bei zähem Brustschleim hilft eine Auflage oder das Einmassieren mit dieser Salbe. Einreibungen bei Nervenentzündung, Gliederschmerzen und Migräne bringen Linderung. – Für den gleichen Zweck kann man auch *Schlüsselblumenöl*, das man auf folgende Weise zubereitet, verwenden: Im Mischverhältnis 1 : 4 werden frische Blüten in einem Glasbehälter mit kalt gepreßtem Olivenöl übergossen und gut verschlossen 8 Tage lang ins Wohnzimmerfenster gestellt. Hernach darf man das fertige Öl bereits für Heilzwecke heranziehen. Ist es aufgebraucht, kann zum Rückstand nochmals Öl gegossen werden. Bei zähem Brustschleim nimmt man davon täglich 2mal je 1 Teelöffel voll ein.

In der pharmazeutischen Industrie

Es ist sehr wohltuend zu wissen, daß eine beim Volke beliebte Heilpflanze auch wirtschaftlich gesehen nicht bedeutungslos ist. So wird von der Waschmittelindustrie die Primelwurzel wegen ihres hohen Saponingehaltes zur Erhöhung des Wascheffektes und zur Schonung empfindlicher Farben und Gewebe technisch verwertet. Die Getränkeindustrie schätzt die Schlüsselblumenwurzel zur Herstellung von Brauselimonade. Um synthetische Mittel in dieser Branche verdrängen zu können, wäre ein gesteuerter Großflächenanbau erforderlich. Was sich nicht nur für die Gesundheit, sondern auch für die Landwirtschaft günstig auswirken würde. Das Angebot pharmazeutischer Mittel, in denen Schlüsselblumenwurzel verarbeitet wird, ist sehr vielfältig. – *Fertigpräparate:* Perdiphen Saft, Primula veris-Injeel, Primula veris-Injeel forte, Tussiflorin-Saft, Primotussan-Tropfen, Teegranulat Dr. Klinger's Husten- und Bronchialtee, Pectoherbal-Hustentee, Primustabil-Tropfen, Primustabil-Sirup, Antibex-Tropfen, Bronchicum veget. Nattermann, Oxeladincitrat, Bronchiflux, Dorex-Tropfen, Guakalin, Solupipur, Solubifix, Thymodrosin, Tussompin, Expectysat, Pectamed, Spectatum liquidum, Stas-Hustentropfen, Vitanurid, Expectussin-Hustentropfen, Salus Bronchial-Tee.

Aus meiner Erfahrung

Ein vielfach erprobtes Rezept, einem alten Kräuterbuch entnommen, hat sich auch heute oft bewährt und damit bewiesen, daß alte Erfahrungen mit Kräutermischungen ein Stück Weisheit, die zeitlos ist, bedeuten. Bei Migräne, Kopfweh, Schlaflosigkeit und Schwindel: Baldrianwurzel 6 Teile, Fruchtzapfen vom Hopfen 5 Teile, Kraut und Wurzel der Duftenden Schlüsselblume 4 Teile, Echte Nelkenwurz 3 Teile, Heil-Ziestkraut 3 Teile, Johanniskraut 3 Teile, Lavendelblüten 3 Teile, Erdbeerblätter 2 Teile, Waldmeister 2 Teile und Thymian 1 Teil. 2 Teelöffel für $^1/_4$ l Wasser. Kalt zustellen, kurz aufwallen lassen; 15 Minuten Ziehdauer; abseihen. Früh und abends je 1 Tasse trinken. – Bei nervöser Schlaflosigkeit hingegen werden Baldrianwurzel, Engelwurz und Schlüsselblumenwurzel zu gleichen Teilen genommen. $1^1/_2$ Teelöffel dieser Mischung mit $^1/_4$ l kaltem Wasser übergießen, kurz aufkochen, von der Herdplatte ziehen und $^1/_2$ Teelöffel Kamillenblüten dazugeben. Nach 15 Minuten Ziehdauer wird abgeseiht. $^1/_2$ Stunde vor dem Schlafengehen langsam und schluckweise trinken. – Bei starker Naseneingangsverstopfung, trockener Nasenschleimhaut oder innerer Verkrustung gibt es ein sehr rasch und gut wirkendes Mittel: Schlüsselblumenwurzel gesäubert, getrocknet und fein pulverisiert. Riecht sehr angenehm, ähnlich dem Anissamen. Davon gibt man einige Male, 2- bis 3mal pro Tag, eine Prise auf den rechten Handrücken und schnupft durch beide Nasenlöcher hintereinander auf. Dann die Nase kurz zuhalten. Ein bemerkenswerter Nieseffekt wird sich bald einstellen, der die Naseneingänge reinigt und sich sogar bei allgemeiner Benommenheit und bei Kopfschmerzen günstig auswirkt.

Nicht übersehen

Schlüsselblumentee erhöht seine Wirkung, wenn er mit Honig oder Kandiszucker gesüßt wird. Am wertvollsten ist bei der Schlüsselblumendroge die Wurzel. Dies muß hier mit Nachdruck vermerkt werden, da im Volke immer noch die Meinung besteht, die Blüten hätten den größten Heilwert und sollten deswegen auch am häufigsten für Heilzwecke eingesetzt werden. Dies kommt vielleicht daher, weil die Schlüsselblumenwurzeln unter Naturschutz stehen und ihr Ausgraben nur mit besonderer Erlaubnis gestattet ist. Blüten hingegen darf man ohne weiteres sammeln. Die Wurzeln enthalten einen hohen Saponinanteil und können mit Recht anstatt teurer ausländischer Saponinträger, wie zum Beispiel Senegawurzel, herangezogen werden. Im Handel herrscht häufig eine irrige Ansicht vor und erweckt den Eindruck, daß Schlüsselblumenwurzel-Droge nur ein Ersatz dafür sei. Dies stimmt aber durchaus nicht. Kein anderer als der in der Phytotherapie als Fachmann ersten Ranges geltende Univ.-Prof. Dr. Rudolf Weiß aus Berlin hat dies eindeutig widerlegt, indem er schreibt: »Die Primel ist eine ausgeprägte eigene Pflanze, die den Vergleich mit anderen, vor allem ausländischen, nicht zu scheuen braucht.« – Der Anwendungsradius der Duftenden Schlüsselblume ist sehr weit. Da dies vielen nicht bekannt ist, sei hier eine schematische Darstellung der Anwendungshäufigkeit nach Gerhard Madaus gegeben: Erkrankungen der Atmungsorgane 27%. Rheuma und Arthritis 23%. Nervöse Leiden und Schlaflosigkeit 22%. Migräne und Kopfschmerzen 13%. Nierenerkrankungen 8%. Als Herzmittel 7%.

Naturschutz und gesetzliche Bestimmungen

Schlüsselblumen sind *teilweise geschützt*, und ihre unterirdischen Teile, also die *Wurzelstöcke*, dürfen wildwachsend nicht gesammelt werden. Im Hinblick auf den hohen Wert der Schlüsselblume, für unsere Gesundheit vorbeugend oder heilend eingesetzt, lohnt es sich, dieselbe im eigenen Garten zu ziehen oder im feldmäßigen Anbau zu kultivieren.

Aus meiner Kräuterapotheke

Bei Podagra, Zehengicht, hilft folgende Teemischung: Schlüsselblumenwurzel 3 Teile, Artichwurzel 2 Teile und Brennesselwurzel 1 Teil. 2 Teelöffel für 1/4 l Wasser, 1 Stunde kalt ansetzen, gut aufkochen, 15 Minuten ziehen lassen, abseihen und täglich 3 Tassen trinken. – Kraut und Blüten der Duftenden Schlüsselblume zu gleichen Teilen gemischt, durch die Fleischmaschine gedreht und den so erhaltenen Brei auf die schmerzenden Stellen aufgelegt, »stillt die podagrischen Schmerzen«. So heißt es in einem alten Kräuterbuch. Und ich möchte hinzufügen: Gemeinsam mit der Teekur angewandt, schafft es spürbare Erleichterung.

Altbewährte Rezepte

Da die Primula starke schleimlösende Wirkung besitzt, soll sie häufig bei chronischer Bronchitis und bei einfachem, aber längere Zeit hindurch anhaltendem Husten angewandt werden. Vor allem dann, wenn ungenügend Auswurf vorhanden ist.

Bei ungenügendem Auswurf: Schlüsselblumenwurzel 50 g, Lungenkraut 45 g, Anis 30 g, Fenchel 30 g, Königskerzenblüten 30 g und Kamillenblüten 15 g. 2 Teelöffel der Mischung mit 1/4 l kochendem Wasser abbrühen, 15 Minuten ziehen lassen, abseihen. Früh und abends je 1 Tasse trinken. Mehrere Wochen hindurch. – Zusätzlich früh und abends 5 Tropfen Arnikatinktur einnehmen. Stärkt die Widerstandskraft.

Bei chronischer Bronchitis: Eibischwurzel 100 g, Anis 50 g, Schlüsselblumenwurzel 50 g. 3 Eßlöffel der Mischung in $^3/_4$ l kaltem Wasser über Nacht ansetzen. Morgens anwärmen. Abseihen. In eine Thermosflasche füllen. Tagsüber schluckweise einnehmen. 3 Wochen lang. 1 Woche aussetzen. Kur erneuern.

Bei Schwindelanfällen: Fruchtzapfen vom Hopfen 40 g, Schlüsselblumenwurzel 40 g, Baldrianwurzel 30 g, Lavendelblüten 30 g, Heil-Ziestkraut 20 g, Johanniskraut 20 g und Nelkenwurz 20 g. 3 Eßlöffel der Mischung in $^1/_2$ l kaltem Wasser über Nacht ansetzen. Morgens abseihen. Den Rückstand mit $^1/_4$ l kochendem Wasser überbrühen. 5 Minuten ziehen lassen. Abseihen. Beide Flüssigkeiten zusammengießen. Tagsüber schluckweise trinken.

Planetarische Übereinstimmung

Die Duftende Schlüsselblume steht mit der *Venus* in planetarischer Kongruenz. Dieser Planet regiert vor allem das gesamte Drüsensystem, die Geschlechts- und Geruchsorgane. Alle drei wieder stehen in enger Verbindung miteinander. Man geht nicht zu weit, wenn man den Einfluß der Venus für die Wirkungskraft der Schlüsselblume mit verantwortlich macht. – Die Verwendung der Schlüsselblumenblüten bei Gelbsucht, so zum Beispiel in Westfalen, hängt ebenfalls damit zusammen. Diese Anwendungsart steht einerseits in enger Beziehung mit der Farbe der Blüten und der »Gelben Sucht«, ist aber andererseits in der Einwirkung der Venus auf das gesamte Drüsensystem zu suchen.

Pflanzencharakter und Menschentyp

Pflanzencharakter: Man kennt heute den Einfluß der Düfte auf die Gesundheit des Menschen und spricht nicht nur von einer »Dufttherapie«, sondern setzt sie auch ein. Gestank fördert die Krankheit – unabhängig vom Einfluß der ausströmenden Verdunstung schädlicher Stoffe, sondern allein durch die hemmende, ja sogar nachteilige Wirkung über das Nervensystem. Duft hingegen greift auf die gleiche Weise im positiven Sinne ein und fördert die Gesundheit. Diese Feststellung muß berücksichtigt werden, wenn man von der »Duftenden Schlüsselblume« und ihrem Pflanzencharakter redet. Da aber bei der Trocknung ein Großteil des Duftes verlorengeht, soll der Wert der Frischverwendung nicht außer acht gelassen werden. Ferner gilt in dieser Pflanze das schleimverflüssigende und schleimlösende Saponin als hauptverantwortlich für die Heilwirkung. Es ist vor allem in den Wurzeln enthalten, kommt aber in Verbindungen auch im Blütenkelch vor. Dieser Wirkstoff entsteht in der Pflanze während der Periode des Überganges vom winterlichen Erdprozeß zum Durchbruch der kosmischen Kräfte des Frühlings. *Kaum ist der Schnee weg, erblüht die Primula, herausgelockt aus der Erde durch das Auferstehungswirken der Natur. Zwei Kräfte paaren sich: die Kraft der Sonne und die Kraft der Erde. – Wärme und Wasser. So entsteht der Hauptwirkstoff der Pflanze, das Saponin.* Dieses wieder zeigt sich im menschlichen Körper als ausgleichend, entzündungshemmend, also abbauend, und fördert die Normalfunktion aller leiblichen Organe, wobei es auch seinen günstigen Einfluß auf die Symbiose Leib-Seele-Geist geltend macht. Dazu kommt noch der Carotinfarbstoff, in Blatt und Blüte enthalten, der im menschlichen Körper zu Vitamin A wird, sich günstig auf die Haut auswirkt, belebt und die Verhärtung abbaut.

Eine Frühlingswiese im Sonnenlicht goldfarbig leuchtend in der bezaubernden Pracht erblühender Schlüsselblumen, umgeben von der unsichtbaren, aber klar spürbaren Duftwolke, hebt den Menschen ab von der Erdenschwere, hinein in das Licht-Leichte.

Menschentyp: In unseren Breiten leben wir Menschen inmitten des Wechsels der Jahreszeiten. Werden davon in vieler Hinsicht beeinflußt: körperlich, aber auch geistig-seelisch. Die Jahreszeiten zeigen das Zusammenwirken der Erde mit dem Weltall. Künden uns von unserem Eingegliedertsein in die unendliche Weite der Schöpfung Gottes. Führen uns aber auch unsere Abhängigkeit vor Augen. Freuden und Leiden sind damit eng verbunden. Die Jahreszeiten leben! Erleben! Richtig einschätzen. Das müssen wir. Der Winter ist ein Dämpfer, ist einer, der das Ineinandergewobensein der Kräfte zurückdrängt. Kräfte stauen sich auf. In uns. Dessen müssen wir uns bewußt sein. Was in der belebten Natur vor sich geht, kann in uns, an uns, nicht ungeschehen vorüberziehen, ohne uns zu beeinflussen. – Der Sommer tut sich weit auf, läßt alle Gesamtkräfte im Kosmos zur vollen Entfaltung bringen. Die Erde bringt hervor. Sie gibt. – Frühling und Herbst stehen dazwischen. Bauen auf und ab. Vermitteln. – *Jeder Mensch ist streng genommen ein Primula-Typ. Erde und Weltall begegnen sich in ihm. Kälte und Wärme wechseln sich ab. Der Rhythmus zwischen Auf und Ab wird sichtbar, im Gemütszustand. Wetterfühligkeit wirkt, beeinflußt.* Die Frühjahrsmüdigkeit. Wer kennt sie nicht? Frühjahrskuren sind keine Neuerfindung unserer Zeit. *Die Duftende Himmelschlüssel ist ein Bote des unendlichen Schöpfers an seine geliebten Geschöpfe. Ihre heilenden Kräfte gleichen aus. Führen heraus aus der Erdenstarre des Winters. Hinein in die schwangere Fruchtbarkeit des Sommers. Über den Frühling des Werdens ... der Hoffnung.* Die Schlüsselblume stellt die Verbindung zwischen dem Unvergänglich-Unwandelbaren in uns und außer uns und dem Wechselvollen-Wandelbaren wieder her. Schafft so den ausgeglichenen Typ.

Pflanzensympathie

Wird *Pulmonaria officinalis*, das *Lungenkraut*, zufällig von seriösen Autoren »Waldhimmelschlüssel« genannt, »das hellrot erblüht und blau verblüht«, obwohl es zur Familie der Rauhblattgewächse und nicht zu den Primelgewächsen gehört, auch nicht Saponine als Hauptwirkstoff produziert, sondern auf die Verarbeitung der Kieselsäure hin ausgerichtet ist, so hat diese Pflanze mit der Duftenden Schlüsselblume doch vieles gemeinsam. Sie ist ein wertvolles Heilkraut für die Luftwege und der Schlüsselblume ihrer Sympathie nach besonders freundschaftlich verbunden. Neben dem *Leberblümchen (Hepatica nobilis)*, einem Mitglied der als giftig verrufenen Hahnenfußgewächse. Wird in der Homöopathie bei Bronchitiden, chronischen Rachen- und Luftröhrenentzündungen verwendet. – Gerne mag die Primula das *Immergrün (Vinca minor* oder *major)*, die Familienangehörigen der Hundsgiftgewächse, zu denen die Gattungen der Immergrün- und der Wolfsmilchgewächse gehören. Ein altes Heilkraut gegen Kopfschmerzen, Schwindel und Gedächtnisstörungen. – Die Freundschaft der Schlüsselblume zu diesen drei Heilkräutern zeigt, daß sich auch in der Pflanzenwelt Kontraste anziehen und ergänzen können.

Pflanzenantipathie

Die Duftende Himmelschlüssel gehört zu den verträglichen Kräutern, die keine ausgesprochene Abneigung zu bestimmten Pflanzen zeigen und in ihrer Nähe nicht gedeihen würden. Dennoch besteht eine Antipathie zum *Süßen Tragant*, auch *Bärenschote* genannt *(Astragalus glycyphyllos)*, von Linné Wald-Süßwurzel geheißen. Ebenso zum *Seidelbast (Daphne mezereum)*, dessen Beeren lebensgefährlich giftig sind, und zum *Chelidonium maius*, dem *Schöllkraut.*

Nebenerscheinungen

Nebenwirkungen sind bei mäßiger Verwendung wie vorgeschrieben zwar *nicht zu befürchten*, doch reagieren *viele Menschen auf Primelarten allergisch. Dies kann mehr oder minder starke Hautentzündungen* hervorrufen. Solche Personen sollen auch Teemischungen, die Schlüsselblumendroge enthalten, oder Fertigpräparate gleicher Art nicht einnehmen.

Sonnenhut, Schmalblättriger

Echinacea angustifolia
Korbblütler
ausdauernd

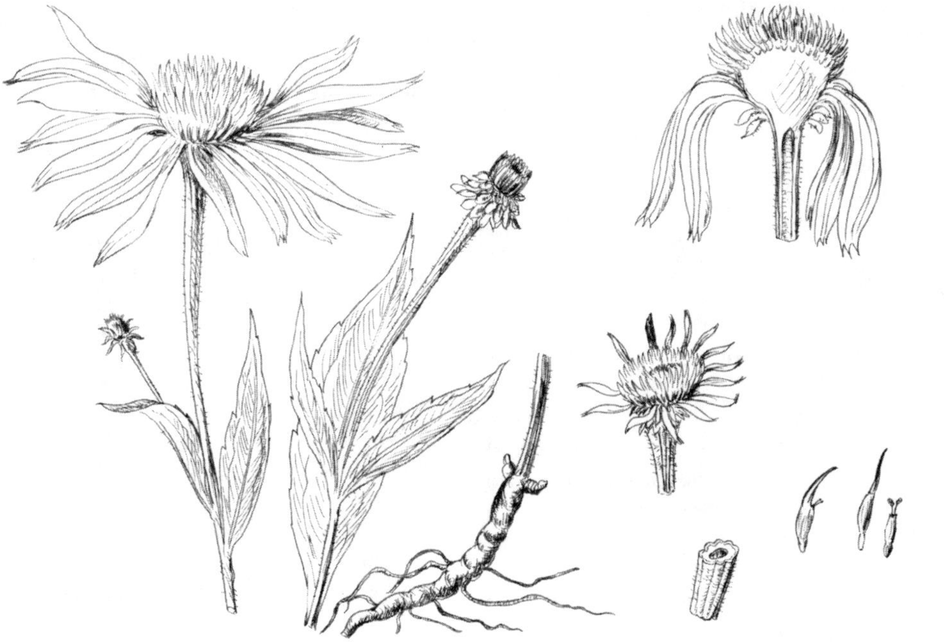

Kurz gefaßt

Aussehen: Pfahlartiger Wurzelstock. 40–60 cm. Einfacher, dünner, hohler Stengel, unter Blütenkopf verdickt, borstig-rauh. Lanzettliche, ganzrandige, rauhhaarige Blätter. Große purpurrote »igelige« Korbblüte am Stengelende. 7–10. *Vorkommen:* In Europa kultiviert, Zierpflanze. *Verbreitung:* Heimat Amerika. *Heilkräftige Pflanzenteile:* Kraut und Wurzel. *Heilanzeige:* Infektionen, Entzündungen, Fermentkomplex, Wunden, Haut, Hämorrhoiden.

Volkstümliche Bezeichnungen

Amerikanischer Sonnenhut, Echinacea, Igelblume, Igelkopf, Indianerblume, Indianerkraut, Kegelblume, Kleine Sonnenblume, Kupferblume, Roter Igelkopf, Rote Rudbekkie, Schmalblättrige Kegelblume, Schmalblättriger Igelkopf, Stachelkopf, Zapfenblume.

Namenerklärung

»Schmalblättriger Igel«, das ist der Sonnenhut. *Echinos* bedeutet Igel, aus dem Griechischen, in Hinblick auf die stacheligen Fruchtböden. *Angustifolia* heißt schmalblättrig, in bezug auf die schmalen Blätter, um die Pflanze so von anderen Echinacea-Arten zu unterscheiden. – Der deutsche Name *Sonnenhut* weist auf die große gewölbte Blüte hin, die einem Hute, welcher der Sonne zugewandt ist, ähnelt.

Kulturgeschichte

Echinacea wird in Nordamerika seit Jahrhunderten häufig als Hausmittel eingesetzt. Die keimtötende Kraft ist dort allgemein bekannt. Die Pflanze gilt als beliebtes Wundbehandlungsmittel, weil sie Infektionen verhindert. Ursprünglich wurde sie nur von den Indianern zur Desinfizierung von Wunden, die sie sich bei der Jagd zugezogen hatten, verwendet. Dann stieß zufällig ein weißer Arzt auf diese Heilpflanze. Eine Indianerfrau war gerade an der Arbeit, einen Brei aus Sonnenhutkraut zu bereiten, den sie auf Frischwunden legen wollte. So konnte schon damals das Eitern derselben vermieden und eine rasche Heilung begünstigt werden. Der Arzt fand dann durch eigene Versuche die Aussagen der Squaw voll und ganz bestätigt. Auch Schlangenbisse konnten damit ausgeheilt werden. So wurde die Echinacea angustifolia allgemein in Nordamerika bekannt und ihre Heilkraft ausgenützt. Dort hat sie sich besonders bei infektiösen Fiebererkrankungen vorteilhaft bewährt. Dadurch ist mit diesem Kraut wieder einmal ein Beweis dafür geliefert, daß manche Heilpflanze von den Urvölkern zu uns kam und von uns angenommen, nicht nur ein Bestandteil der Volksmedizin wurde, sondern auch in der Schulmedizin Eingang fand. – Der Sonnenhut wird gelegentlich mit dem botanischen Namen *Rudbeckia* bezeichnet. Dieser wurde nach den schwedischen Botanikern Rudbeck Vater (1630–1702) und Sohn (1660–1740) gegeben. Beide dozierten an der Universität Uppsala. Der Vater Olof Rudbeck, Mediziner und Botaniker, entdeckte die Bedeutung des Lymphgefäßsystems im menschlichen Körper, war Lehrer des berühmten Botanikers Linné und Gründer des Botanischen Gartens von Uppsala.

Herkunft

Die Urheimat des Schmalblättrigen Sonnenhutes sind die endlosen Prärien und die Sandbänke Nordamerikas, westlich des Ohio.

Verbreitungsgebiet

Echinacea angustifolia kommt in unseren Breiten nur als kultivierte Pflanze vor. Im Herkunftsgebiet noch wildwachsend vorzufinden.

Verbreitungsgrad

Der Schmalblättrige Sonnenhut gilt in seinem Verbreitungsgebiet als *gebietsweise häufig.*

Standort

In Europa als Heilpflanze angebaut. Stellenweise verwildert in Weingärten, an trockenen, sonnigen Stellen oder Böschungen anzutreffen.

Merkmale

Kräftig entwickelter pfahlartiger *Wurzelstock,* senkrecht im Boden verankert. Besitzt einen aufrechten, einfachen, kahlen, im oberen Teil mit Borstenhaaren besetzten, hohlen *Stengel,* der einen einzigen Blütenkopf trägt und unter dessen Ansatz verdickt ist. Die rauhhaarigen dunkelgrünen *Blätter* haben eine länglich-lanzettliche oder elliptische Form. Die 3nervigen Grundblätter besitzen einen langen, die spitzen oberen Blätter hingegen einen kurzen Stiel oder sitzen direkt am Stengel. Die *Blütenköpfe* zeigen nach oben eine kegelförmige Wölbung bis zu 3 cm. Werden von einem Kranz meist zurückgeschlagener oder herabhängender purpurfarbener Strahlenblüten, 2–3,5 cm lang, und zahlreichen zwittrigen und grünlichen Scheibenblüten gebildet. Die *Höhe* der Pflanze schwankt zwischen 40 und 60 cm. Der *Geruch* ist schwach aromatisch. Der *Geschmack* süßlich, angenehm aromatisch.

Verwechslungen

Streng genommen kann man beim Korbblütler Sonnenhut nur von *Echinacea-species,* Sonnenhutarten, reden. Sie werden in Mitteleuropa gerne als Rabatten-, Park- und Schnittstauden gepflanzt. Als allgemeine Richtlinie kann allgemein gelten, daß alle rotblühenden Arten, von rosa bis hell- und purpurrot, als wirksame Heilpflanzen verwendet werden können, nicht aber ihre gelbblühenden Verwandten.

Verwandte Arten

Blaßfarbener Sonnenhut (Echinacea pallida): Auch Blaßfarbener Igelkopf oder Blaßfarbene Kegelblume genannt. Ein Bewohner der Prärien von Illinois, Kentucky, Missouri, Louisiana, Nebraska, Kansas, Oklahoma und Texas. Ausdauernder Korbblütler von 60 bis 90 cm Höhe. Der Wurzelaufbau ist der gleiche wie bei der Art *angustifolia.* Der markig gefüllte Stengel wirkt am Blütenkopfansatz auffallend verbreitert und ist hier hohl. Die Strahlenblüten erscheinen blaßpurpurn bis rosa, sind 2zähnig und zurückgebogen. Die Blätter sind etwas breiter als bei der schmalblättrigen Art und 5nervig. Beide Arten haben die gleiche Verwendung.

Purpurfarbener Sonnenhut (Echinacea purpurea): Wächst in den östlichen Teilen der Vereinigten Staaten. In den Gebieten des Mississippi, von Ohio und Tennessee. Bevorzugt trockene sommergrüne Abhänge und erreicht eine Höhe bis 100 cm. Das Wurzelsystem sieht ganz anders als bei *Echinacea angustifolia* und *pallida* aus. Der mehrköpfige Wurzelstock besteht aus zahlreichen, tiefgehenden, faserfeinen Wurzeln, von hellbrauner Farbe. Die älteren Teile der Haupttriebe weisen oft eingetrocknete Längsrisse auf und sind unter dem Blütenkopf hohl. Die filzigen, beinahe herzförmigen Blätter haben eine außergewöhnliche Breite, bis 8 cm. Sie stehen durch ihre besonders langen Stiele meist in 30 cm hohen Büschen. Die Blätter am oberen Blütenstengel sind fast sitzend. Der Blütenboden dieser Echinacea-Art bleibt anfangs ziemlich flach. Wird erst im Stadium des Verblühens stark vergrößert und gewölbt. Blütezeit: Juli bis anfangs Oktober. Die zungenförmigen Strahlenblüten, beim Verblühen auffallend herabhängend, erscheinen hell- bis dunkelpurpurn. Die 5zähnigen Scheibenblüten können ebenfalls als dunkelpurpurn bezeichnet werden.

Schlitzblättriger Sonnenhut (Rudbeckia laciniata): Die braunen Röhrenblüten stehen in stark verlängerten Köpfchen. Die Zungenblüten hingegen sind von goldgelber Farbe, nach dem Aufblühen zurückgeschlagen. Die Hüllblätter laubartig und unregelmäßig angeordnet. Die 3- bis 5teiligen Blätter sind rauh und grob gesägt. Die oberen eiförmigen Blätter sitzen am Stengel. Ausdauernder Wurzelstock. Die Pflanze erreicht eine Höhe von 100 bis 200 cm, bildet eine Staude und findet sich zerstreut an Ufern von Bächen und in Auwäldern. Ihre Heimat ist Nordamerika. Bei uns eingewandert. Wird nicht als Heilpflanze verwendet.

Blütezeit

Juli bis Oktober leuchten uns die Blütenköpfe entgegen.

Befruchtung

Die Blüten der Sonnenhutarten entfalten sich vom Rand des Blütenkopfes gegen die Mitte, so daß stets Blüten in den verschiedensten Stadien der Entwicklung am gleichen Blütenstand anzutreffen sind. Dies bedeutet für alle Insekten eine länger anhaltende Beflugszeit. Dazu kommt noch die Tatsache, daß der nach außen gestoßene Pollen ohne Schwierigkeiten von *allen Insekten* gesammelt werden kann. Wobei sie den Nektar mit dem Rüssel aus den Tiefen der Blütenröhren herausholen. Die Hauptbefruchter der Sonnenhutarten sind die *Trachtbienen.* Neben ihnen seien noch erwähnt: Der *Grüne Fallkäfer,* als Erkennungsmerkmal die Farben Grün, Kupfer, Blau, Purpur bis Schwarz, Länge 7 bis 8 mm. Der 8,5 bis 10 mm große und häufige *Grüne Schildkäfer,* dessen Kopf unter dem Halsschild verborgen ist.

Samenreife

Die Samenreife erfolgt etwa 1 Monat nach dem Aufblühen.

Erntegut

Als arzneilich verwendete Pflanzenteile gelten die ganzen Pflanzen, häufiger aber die Wurzeln. – Die Drogenbezeichnung lautet *Sonnenhutkraut (Herba Echinaceae)* und *Sonnenhutwurzel (Radix Echinaceae).*

Erntezeit

Nach der Entfaltung der Blüten wird das blühende Kraut geerntet. Der Wurzelstock hingegen ist im Herbst oder im zeitigen Frühjahr auszugraben.

Erntevorschriften

Bei der Krauternte werden die gerade aufblühenden ganzen Pflanzen zirka 10 cm über dem Erdboden abgeschnitten und in Bündeln im Schatten an luftiger Stelle zum Trocknen aufgehängt. Nur die oberen weichen Pflanzenteile und die Blätter als Droge verwenden. Die Stengel können als Badezusatz genommen werden. Der Großteil des Erntegutes aber wird von der pharmazeutischen Industrie frisch verarbeitet. Die Pflanze büßt nämlich bei der Trocknung einen Großteil ihrer Wirkkraft ein. Diesbezüglich ist vor der Ernte rechtzeitig Kontakt aufzunehmen und der Zeitpunkt des Aberntens mit der Abnahmefirma zu vereinbaren, damit die Pflanzen nicht gelagert werden müssen. Dabei setzt nämlich bereits eine Gärung ein und mindert den Wert. – Die Wurzelstockernte kann bei kleinflächigem Anbau nach der Krauternte im 4. Jahr händisch vorgenommen werden. Bei großflächigem Anbau eignet sich der Einsatz eines Kartoffelroders. Die Wurzeln müssen zuerst von der anhaftenden Erde befreit und anschließend gewaschen werden. Dies geschieht am besten bei fließendem Wasser. Danach ist das Wurzelgut zu trocknen. Bei frostfreier Witterung kann dies im Freien geschehen, ansonsten bei künstlicher Wärmezufuhr. Dabei sollen 40° C nicht überschritten werden, um keinen Verlust der wertvollen ätherischen Öle zu erleiden. Der Einsatz eines Gebläses wäre zu empfehlen. Jedoch ist auch hier zu bemerken, daß selten getrocknet wird, da die Wurzelernte oft im frischen Zustand der Verarbeitung übergeben wird. So ist nur ein Übertrocknen nach dem Waschen erforderlich, falls nicht die Einkaufsfirma auch die Reinigung der Wurzelernte selber durchführt. – Bei Saatguternte die verblühten Köpfe abschneiden, zum Trocknen auflegen und die Samen auslösen. Geschützt lagern.

Anbau

Der Sonnenhut zählt zu den genügsamen Heilpflanzen, die wenig Ansprüche an Boden und Pflege stellen. Die Pflanze nimmt beinahe mit jedem Boden vorlieb. Er muß aber genügend Nährstoffe enthalten und sollte tiefgründig und gut bearbeitet sein. Obwohl Echinacea einen sonnigen Standort liebt, gedeiht sie auch noch im Halbschatten gut. Als einzige Pflegearbeit gilt das Freihalten von Unkraut in den ersten Monaten der Vegetation. Später wächst der Bestand rasch zusammen und läßt das lästige Unkraut kaum mehr aufkommen. – Bei Neuanlage einer Kultur kann ab Mitte April ins Freiland gesät werden. Der Reihenabstand soll 42 cm betragen, will man zur Auflockerung des Bodens Maschinen einsetzen. Die Entfernung in der Reihe 25 cm. Notfalls muß nach Aufgehen der Saat vereinzelt werden. – Besser noch als Freilandsaat ist im März das Säen in Kästen unter Glas. Mitte Mai können die Jungpflanzen in der Reihe 25 cm auseinandergesetzt werden. – Jedoch ist auch eine Teilung der Altstöcke im Frühjahr oder Herbst möglich. Wirtschaftlicher wird es, wenn man bei der Wurzelstockernte anfallende schwächere Wurzelabfälle gleich an Ort und Stelle auslegt. – Ebenso ist eine Vermehrung durch Stecklinge durchführbar, wobei im Frühjahr die ersten 10 bis 12 cm hohen Triebe abgeschnitten, in Torfpots mit einem Sand-Kompost-Gemisch gepflanzt und regelmäßig feucht gehalten werden. Anfangs vor direkter Sonnenbestrahlung schützen. Im Spätsommer kann man die gut bewurzelten Stecklinge auspflanzen. Bereits im nächsten Jahr darf das blühende Kraut geerntet werden. – Bewässerung der Kultur ist bei trockenen Sommertagen angebracht. Um eine gute Ernte zu garantieren, ist es trotz der Anspruchslosigkeit nötig, nach dem ersten Pflanzjahr im Frühjahr zwischen den Reihen alten, verrotteten Kompost auszulegen oder eine leichte Volldüngung zu geben. Auch Jauche oder Hornmehl wären geeignet. In rauheren Gegenden soll eine Winterschutzdecke angebracht werden. – Bei der Auswahl des Feldes ist vor der Bepflanzung eine Überlegung notwendig: Reflektiert man nur auf Krauternte, so kann der Bestand 8 bis 10 Jahre am gleichen Platze bleiben. Legt man auf Wurzelernte einen Wert, dann diese nach dem 4. Jahr durchführen, da zu der Zeit die Wurzelstöcke am besten entwickelt und dennoch nicht zu alt sind. Sie erreichen am oberen Ende einen Durchmesser von 1 cm. Nach einer Düngung kann das Feld ein 2. Mal bepflanzt werden. Diese Überlegungen muß man rechtzeitig anstellen. Bei einer Wurzelernte darf in den ersten 4 Vegetationsjahren das Kraut eingebracht werden. – Auch aufgelassene Sandgruben eignen sich zur Bepflanzung mit Sonnenhut. Hier braucht man nur jährlich, je nach der Größe der Fläche, einige Einzelblüten zur Samenvollreife gelangen zu lassen, dann vermehrt sich der Bestand durch Selbstaussaat. Nach dem 4. Jahr können die vollentwickelten Altstöcke nach der Krauternte ausgegraben und die Wurzeln verwendet werden. Bleibt ein Teil der Kleinwurzeln im Boden und läßt man zusätzlich reife Samenbestände ausfallen, dann verjüngt sich der Bestand immer von selbst. Das gleiche gilt für kleine Parzellen, die sonst landwirtschaftlich nicht gut genützt werden können, auch hier kann man ein Sonnenhutfeld anlegen.

Saatgut

Die gelblichen oder bräunlichgrauen einsamigen *Schließfrüchte*, zirka 4 mm lang, weisen an der 4kantigen feingrubigen Oberfläche Pappuskrönchen auf. – Beim Sonnenhut muß besonders auf die Qualität des Saatgutes Wert gelegt werden, denn der Samen ist nur 1 Jahr, und hier zu 70%, keimfähig. – Das *Tausend-Korn-Gewicht* beträgt durchschnittlich 4,7 g.

Erträge

Genaue Angaben liegen diesbezüglich dem Autor nicht vor. Ist der Absatz gesichert, wird Sonnenhutanbau kaum ein Verlustgeschäft werden. Echinacea-Droge ist sehr gesucht.

Für den Heimgarten

Für den Eigenbedarf kann ich unbedingt einige Stöcke, deren Anzahl sich nach Größe des Gartens richtet, empfehlen. Diese Heilpflanze, von großer keimtötender Wirkung, sollte viel mehr gebaut und im Haus genützt werden. Der geeignete Platz kann durchaus im Ziergarten sein. – Die Verwendbarkeit von Sonnenhut: Im Hintergrund von Rabatten, aber auch als Einzelgruppen ums Haus oder im Rasen, am Rande von Teichen und Wasserläufen, vorausgesetzt, daß hier der Boden trocken ist. Wo immer er im Garten steht, er ist und bleibt eine sehr dekorative Pflanze. – Bei sehr trockener Witterung muß man gießen. – Wegen des igelförmigen Kopfes und der leuchtenden Farbe wirkt Echinacea leicht exotisch, gibt dem Garten eine gewisse Exklusivität und wirkt nicht als Zweckpflanze, das heißt, als Pflanze, die man hauptsächlich der Heilkraft wegen baut, so daß bei dieser Art Schönheit und Zweckdienlichkeit Hand in Hand gehen.

Krankheiten und Schädlinge

Der Schmalblättrige Sonnenhut zählt wegen der Härte seiner Blätter zu den widerstandsfähigsten Heilpflanzen, an denen kaum beachtenswerte Krankheiten oder Schädlinge bemerkt werden. Gelegentlich wird *Raupenbefall* an den Blättern festgestellt sowie auch *Mehltaubefall*, vor allem dann, wenn die Pflanzen zu feucht gehalten werden.

Wirkstoffe

Die frische Wurzel des Schmalblättrigen Sonnenhutes enthält 1,5% ätherisches Öl – getrocknet hingegen 1,25%. Harz 1,9%. Weiters Inulin, Glukose, Lävulose, Phenolsäure, Betain 0,1%, Glykosidamylalkohol 0,3% und Echinacin. – In der Wirksamkeit zwischen *Echinacea purpurea* und *Echinacea angustifolia* ist kein Unterschied festzustellen. Der Hauptwirkstoff des Sonnenhutes besteht im bakteriostatischen Prinzip Echinacosid, ein Glykosid, das zu 10% in der Wurzel enthalten ist.

Heilwirkung

Die Pflanze steigert vor allem die Abwehrkräfte im gesamten Organismus. Hemmt die Wirkung des in vielen Teilen des menschlichen Körpers vorhandenen Fermentkomplexes, Hyaluronidase genannt. Wirkt entzündungswidrig, blutreinigend, wundheilfördernd, resistenzsteigernd, stimulierend auf das Lymphgefäßsystem, infektionshemmend, bakterientötend und hautfreundlich. Wird innerlich und äußerlich angewandt.

In der Heilkunde

In der pharmazeutischen Biologie und in der damit eng verbundenen Praxis der Ärzte wird Echinacea angustifolia, Schmalblättriger

Sonnenhut, vor allem wegen seines auf die Bildungszellen des faserigen Bindegewebes anregenden Effektes verwendet und empfohlen. Dieser Wirkung ist auch die Steigerung der natürlichen Abwehrkräfte zuzuschreiben. Als benützter Pflanzenteil gilt hier besonders die *Radix Echinaceae*, die Sonnenhutwurzel, als Frischpflanzenzubereitung. Konfektioniert als Echinacin in der Form von Liquidum, Ampullen, Externlösung und Salbe. Man erreicht damit eine Aktivierung der Abwehrkräfte des Körpers, verbunden mit einer Therapie des eigenen Blutes im Rahmen einer Gewebsneubildung der krankhaften Zellen. Mit Erfolg wurden damit schlecht heilende, eiternde Wunden, Brandwunden, chronische Ekzeme und entzündete Haut- und Schleimhauterkrankungen, die durch Bildung kleiner, etwa stecknadelgroßer, mit seriöser Flüssigkeit gefüllter Hautbläschen, die sich zumeist gruppenförmig zusammenschließen und *Herpes simplex* genannt werden, geheilt. – Auch bei Tumoren konnten Echinacin-Präparate erfolgreich angewandt werden. – Außer der nützlichen frischen Wurzel werden die Blätter der frischen Pflanze ebenso zur Heilung der verschiedensten Wunden verwendet. All dies ist wissenschaftlich überprüft und hat das bestätigt, was die Praxis schon längst beobachtet hatte. Die Ergebnisse stammen aus dem Jahre 1950. Die vorhandenen wirksamen Prinzipien gegen Bakterien und Viren konnten im Schmalblättrigen Sonnenhut nachgewiesen werden. A. Wacker und W. Hilbig vom Zentrum der Biologischen Chemie der Universität Frankfurt haben diesbezüglich ausgedehnte Versuche angestellt. Sie konnten aufzeigen, daß Sonnenhutdroge das Properdinsystem des Körpers anregt. Das Properdin ist ein Bestandteil des Blutserums, der an der Immunisierung von Bakterien und Viren wesentlichen Anteil hat.

Als Hausmittel

Das Wort »Antibiotika« hat nie solche Schlagkraft gehabt wie in den letzten Jahrzehnten. Dabei war allen Befürwortern wenigstens eines klar, daß es sich um Abwehrstoffe handelt, welche die in die Blutbahn eingedrungenen Krankheitserreger auf dem raschesten Wege unschädlich machen sollten, um so kommende Krankheiten aufzuhalten und abzuwehren. Antibiotikum ist im medizinischen Fachausdruck ein biologischer Wirkstoff aus Stoffwechselprodukten von Mikroorganismen, der andere Mikroorganismen im Wachstum hemmt oder abtötet. Das bekannteste und wirksamste aller Antibiotika ist das Penicillin. Es wurde also quasi zur Modeerscheinung, bei jeder Art von Allgemeinstörung des Organismus durch Krankheitserreger, die von außen in die Organe oder Gewebe eindringen und die Fähigkeit haben, sich zu vermehren und auf andere Menschen übertragen zu werden (man nennt dies kürzer auch Infektion), Antibiotika zu nehmen. Dabei hat sich aber in der Praxis herausgestellt – dies konnte bewiesen werden –, daß 66 von 100 Personen dies gar nicht nötig gehabt hätten. Sicherlich ist es sinnvoller, ja sogar ein Gebot der Stunde, diesen Trend aufzuhalten und den eigenen Körper zur Abwehr anzuregen. Durch eine solche Ankurbelung der Selbsthilfe im menschlichen Organismus wird ein ganzes System von Funktionskreisen in Bewegung gesetzt. Der griechische Arzt des Altertums, Parmenides, bat die Götter: »Gebt mir die Macht, Fieber zu erzeugen, und ich heile alle Krankheiten.« Heute können wir uns auch erklären, warum dieser Menschenheiler von damals »Fieber im Kranken erzeugen wollte«: weil jede Temperatursteigerung im menschlichen Körper die Vermehrung von krankheitsauslösenden Viren unterbindet. Der Schmalblättrige Sonnenhut schenkt uns heute diese Macht, von der man vor mehr als 2000 Jahren träumte. Das in der Heilpflanze enthaltene Echinacosid bewirkt eine kurzfristige Fieberreaktion, und dadurch werden die Freßzellen im Blut, die Phagozyten, aktiviert. Jene wieder zerstören Bakterien und Viren, also die Krankheitserreger. Diese Wirkung kann sowohl in der Schulmedizin als auch in der Naturheilkunde und Volksmedizin nachgewiesen und bestätigt werden. – Verständlicherweise wurde in der deutschen Volksmedizin vergangener Jahrhunderte der Schmalblättrige Sonnenhut nicht verwendet, da er

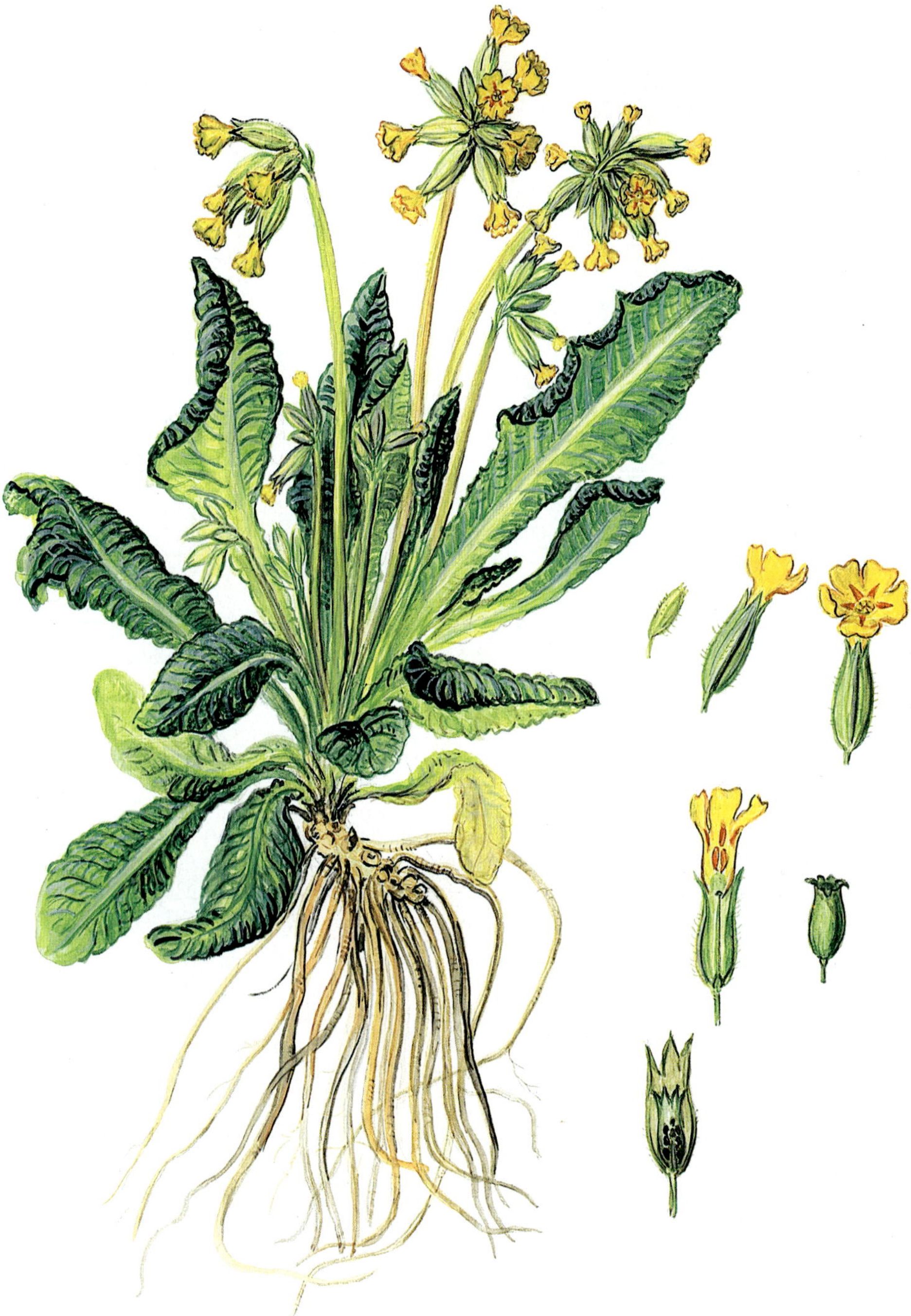

SCHLÜSSELBLUME, DUFTENDE
Primula officinalis

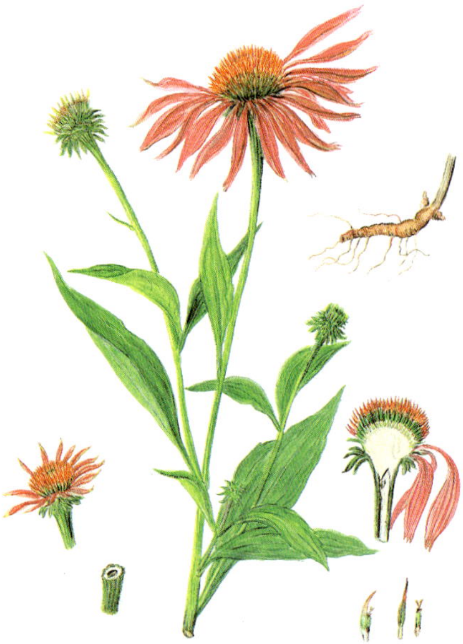

SONNENHUT, SCHMALBLÄTTRIGER
Echinacea angustifolia

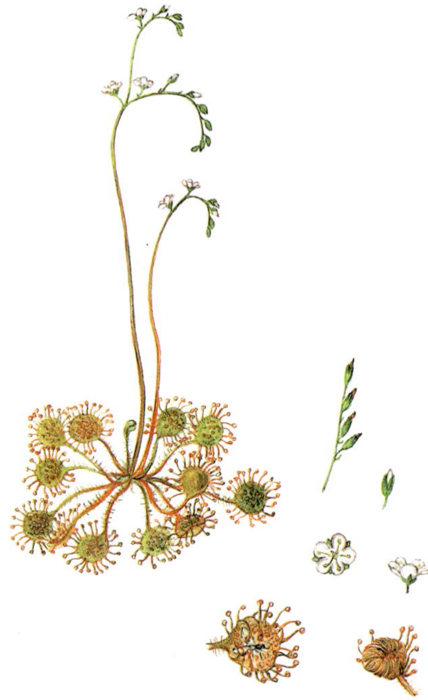

SONNENTAU, RUNDBLÄTTRIGER
Drosera rotundifolia

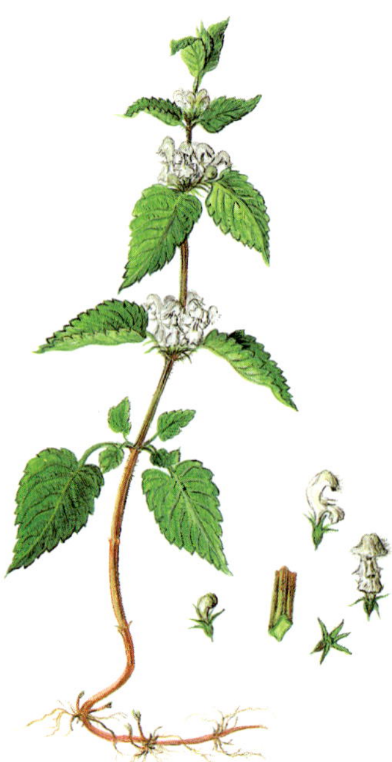

TAUBNESSEL, WEISSE
Lamium album

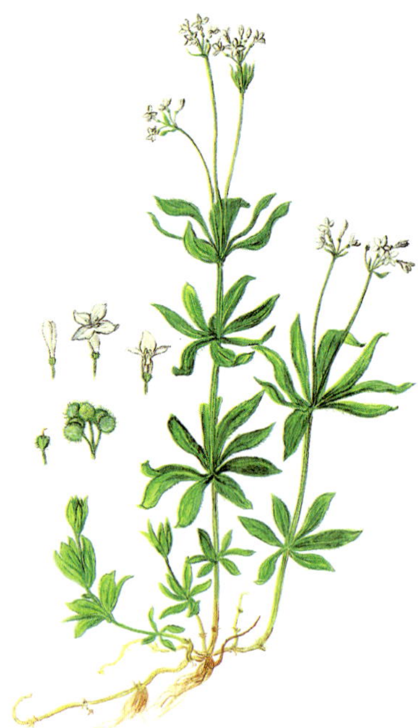

WALDMEISTER, WOHLRIECHENDER
Asperula odorata

damals in unseren Landen unbekannt war und seiner ursprünglichen Heimat nach als ausgesprochenes »Indianerkraut« angesehen werden muß. Obschon als beliebte Zierstaude seit langem in den Gärten eingebürgert, war es schwer, die Besitzer davon zu überzeugen, daß eine Zierpflanze auch gleichzeitig Heilpflanze sein kann. In letzter Zeit setzt sich »Gott sei Dank« der Gedanke immer mehr durch, daß auch Schönes, Zierhaftes gleichzeitig das Auge erfreuen und den Körper heilen kann. Schmalblättrige-Sonnenhut-Drogen sind nicht nur zur Ausheilung bereits vorhandener Krankheiten bestens geeignet, sondern auch zur Vorbeugung. Und das ist ja bekanntlich besser als Heilen. Vor allem aber besser als Heulen. – Das Anwendungsgebiet des Schmalblättrigen Sonnenhutes als Heilpflanze ist sehr groß: es erstreckt sich von allen Erkältungskrankheiten, wie Grippe, Influenza, Heiserkeit, hartnäckigem Husten, Schleimstauungen in den Atemwegen, bis zu den chronischen Entzündungszuständen der Mandeln, Kieferhöhlen, Stirnhöhlen und anderer Nasennebenhöhlen, bis zur Gallenblasenentzündung, Harnleiterentzündung, allen Entzündungen der Geschlechtsorgane des Mannes und der Frau und bis zu Entzündungen des Knochenmarkes. Sehr wertvoll erwies sich der Einsatz von Sonnenhut bei der Behandlung von eiternden Wunden, Abszessen, Furunkeln, Verbrennungen, Erfrierungen und Verätzungen. Als erfolgreiches Anwendungsgebiet dürfen Erkrankungen der Haut, wie Ekzeme, Herpes und Ausschläge, nicht übersehen und vergessen werden. Während der Vegetationsperiode wird man in der glücklichen Lage sein, die ganze blühende Pflanze zu verwenden. Im Frühjahr und Herbst steht die frische Wurzel aus dem Garten zur Verfügung. Ansonsten sind es Fertigpräparate, die zum Großteil rezeptfrei in den Apotheken erhältlich sind. In der Tiefkühltruhe haben wir einen vorzüglichen Helfer, jene Pflanzen den Winter über aufzubewahren, die im getrockneten Zustande viel oder alles an ihrer Wirksamkeit einbüßen würden. Dazu gehört neben dem Borretsch, der Kapuzinerkresse, dem Schöllkraut und dem Schnittlauch auch der Schmalblättrige Sonnenhut. Das ganze blühende Kraut wird fein geschnitten, in eine Plastikdose gegeben und eingefroren. Auch die frische, gereinigte Wurzel kann halbiert und in feine Scheiben geschnitten in Plastikdosen tiefgekühlt werden. Bei der Entnahme immer darauf achten, daß man nur soviel mit einem Löffel herausschabt, wie man sofort braucht. Aufgetautes darf kein zweites Mal mehr eingefroren werden! – Verwendet man eingefrorenen Sonnenhut extern als Auflage, dann gibt man davon die nötige Menge in ein Gefäß, fügt ganz wenig vorher abgekochtes und wieder erkaltetes Wasser hinzu, etwa 1 Eßlöffel voll, läßt es im warmen Raum auftauen und erwärmt anschließend ohne zu kochen. Dabei auf Umrühren nicht vergessen! Dieser Brei wird auf ein sauberes Leinwandfleckchen aufgetragen und aufgelegt. Solche Auflagen helfen bei Furunkeln, Abszessen, Geschwüren, Tumoren, Hoden-, Gebärmutter-, Eileiter- und Eierstockentzündung. Sie müssen aber warm gehalten werden und 8 bis 12 Stunden oben bleiben. Bei inneren Unterleibsentzündungen werden die Pflaster außen an der entsprechenden Stelle aufgelegt. Bei Erneuerung derselben ist die Stelle mit Sonnenhuttinktur abzuwaschen. Diese alkoholische Abwaschung läßt man von selbst eintrocknen, und erst nach 1 Stunde wird die neue Auflage angebracht. Beständigkeit und Pünktlichkeit in der Durchführung der Behandlung ist auch hier ein unwiderrufliches Gebot, ohne dessen Beachtung man kaum einen Dauererfolg erwarten kann. Sonnenhuttee, täglich 2 bis 3 Tassen, soll zusätzlich zur Auflage getrunken werden. 2 Teelöffel des frischen Krautes mit 1/4 l kochendem Wasser übergießen, zugedeckt 15 Minuten ziehen lassen, abseihen und mäßig warm, schluckweise und langsam nehmen. – Verwendet man Wurzeln, so werden davon, frisch und feingeschnitten, 2 Teelöffel mit 1/4 l kaltem Wasser übergossen, aufgekocht; 10 Minuten zugedeckt ziehen lassen, abseihen und trinken. Benützt man eingefrorene Bestandteile, dann muß man diese vorher im warmen Raum auftauen lassen. Hier ist zu beachten, daß man dabei gleich das Teegefäß verwendet, damit nichts von der wertvollen Flüssigkeit verlorengeht. 2 bis 3 Tassen Sonnenhuttee dürfen bei allen oben angeführten Krankheiten 3 Wochen hindurch täglich getrunken werden. Nach einigen Tagen Pause die Teekur bei Bedarf wiederholen.

In der Tiermedizin

Da Sonnenhut eine sehr starke keimtötende Wirkung erzielt, kann man ihn bei Tieren als Auflage und Trank überall dort verwenden, wo er auch in der Humanmedizin eingesetzt wird. Die Dosis richtet sich selbstverständlich nach der Größe des Tieres.

In der Homöopathie

Die Verwendung des Sonnenhutes in der Homöopathie ist absolut gut fundiert und beruht auf Erfahrungen. Maßgeblich hiefür ist die Prüfung von J. C. Fahnenstock, ergänzt durch T. C. Duncan. – Als Hauptanwendungsgebiet gelten alle Infektionskrankheiten und deren Vorbeugung. – Die *Tinktur Echinacea* ist die homöopathische Zubereitung aus Frischpflanzen und wird sowohl innerlich als auch äußerlich in den verschiedensten Potenzen gebraucht. Meist verordnet man die Urtinktur bis zu den Potenzen D1, D4 und D12. Im Fachhandel ist die *Tinktur Echinacea* bis D400 erhältlich. Am gebräuchlichsten ist die Potenz D4. Sie wird angewandt: zur Hebung der Widerstandskraft der Kranken, bei Typhus, Diphtherie, bei malignem Scharlach, bei Tollwut, Blutvergiftung, Karbunkeln, Gangrän, Schlangenbissen und bösartigem Pockenimpfverlauf. Bei diesen Erkrankungen werden mehrmals täglich 20 Tropfen in der Potenz D4 eingenommen. – Zur lokalen Zahnfleischbehandlung wird die *Tinktur Echinacea* mit gleichem Erfolg wie Arnika- oder Spitzwegerichtinktur eingesetzt. – Außerdem ist es sehr wirkungsvoll, Echinacea vor jeder Entbindung zu geben, da dadurch septische Erkrankungen leicht vermieden werden können. – Die homöopathische Sonnenhuttinktur gilt als bewährtes Mittel, den Geschlechtstrieb anzuregen (Aphrodisiakum). – Ebenso kann sie bei Hämorrhoiden innerlich und äußerlich mit Erfolg angewandt werden. Im letzteren Fall bestreicht man den After öfters während des Tages mit Sonnenhutöl, besonders die hämorrhoiden Knoten, und nimmt 3mal täglich 15 Tropfen der homöopathischen Urtinktur ein. – Ferner kann die gleiche Tinktur bei Insektenstichen und bei Parodontose empfohlen werden. – Das Homöopathikum *Echinacea purpurea* als Einzelpotenz D2 wird so wie »angustifolia« verwendet.

In der Küche

Soweit dem Autor bekannt ist, findet der Sonnenhut in der Küche bis jetzt noch keine Verwendung, obwohl ich mir ohne weiteres vorstellen könnte, daß sich ein Versuch in diese Richtung lohnen würde. Frische junge Sonnenhutblätter fein geschnitten in die Suppe mischen oder Salaten beigeben, da der antiseptische Effekt hier sicherlich auch zur Geltung kommt und der Geschmack eher aromatisch als unangenehm störend empfunden wird.

Für die Körperpflege

Bedingt durch die bakterientötende, entzündungswidrige und hautfreundliche Wirkungskraft des Sonnenhutes dürfte seiner Anwendung in der Körperpflege nichts entgegenstehen. Auch wenn man in einschlägigen Fachwerken bis jetzt kaum etwas darüber nachlesen kann. Besonders die frisch gegrabene Wurzel, durch ihren verhältnismäßig hohen Anteil an ätherischem Öl, scheint sich für diesen Verwendungszweck von selbst zu empfehlen. Wir dürfen nicht vergessen, daß es gerade in unserer Zeit, wo so viele synthetische und chemische Mittel von oft fragwürdiger Wirkung für die Körperpflege zur Verfügung stehen, notwendig ist, wieder zu Naturmitteln zu greifen. Vor allem wenn es sich dabei um Pflanzen handelt, die sich in der Verwendung bei Naturvölkern durch Jahrhunderte hindurch bewährt haben. Wie in unserem Falle der Sonnenhut. Hier lohnt sich ein Versuch am eigenen Körper, wodurch es zu keinen Schädigungen kommen kann, man aber positive Erfahrungen sammelt. Was wieder die persönliche Überzeugung stärkt, daß in der Natur immer noch

Kräfte schlummern, die zur Pioniertat anfeuern und dabei vom Erfolg an der eigenen Gesundheit gekrönt werden. Ich habe diesbezüglich verschiedene Versuche angestellt und kann deshalb aus eigener Empfehlung meine positiven Erfahrungen weitergeben. – Um den Haarausfall zu stoppen und die Kopfhaut zu stärken, geben Sie in 1 l kaltes Wasser 30 g frische feingeschnittene Sonnenhutwurzel, 20 g Panamaholz, 10 g frische zerkleinerte Kapuzinerkressenblätter und 10 g zerstampfte Wacholderbeeren. Panamaholz bekommen Sie in der Apotheke. Kochen das Gemisch kurz auf. Lassen es 15 Minuten zugedeckt ziehen und seihen es anschließend ab. Mit dieser Lösung wird jeden Morgen einige Zeit hindurch die Kopfhaut gründlich eingerieben. – Sie können die gleiche Abkochung auch zur Stärkung und Reinigung der gesamten Körperhaut verwenden, wenn Sie dieser fertigen Lösung noch 1 l heißes Wasser beifügen und damit eine Körperabreibung vornehmen. Hintendrein mit kaltem Wasser nachspülen. – Frische Sonnenhutwurzel eignet sich ebenso für ein Vollbad, das bei Ekzemen günstig wirkt, Hautunreinheiten beseitigt und die Widerstandskraft stärkt. 60 g Wurzel in 3 l kaltem Wasser zustellen und kurz aufkochen. 10 Minuten zugedeckt stehen lassen, abseihen und dem Badewasser zufügen. Anstatt der Wurzel kann man auch das gleiche Quantum der zerkleinerten blühenden Pflanze verwenden. Hier genügt ein Aufguß mit kochendem Wasser. Ebenfalls 15 Minuten ziehen lassen. Wie bei »Erntevorschriften« erwähnt, dürfen auch die anfallenden Pflanzenstengel genommen werden. Hiervon benötigt man 80 g für 3 l Wasser, im Aufguß.

Auszüge

Alkoholischer Auszug oder *Sonnenhuttinktur* eignet sich besonders wegen seiner anregenden Wirkung auf die Haut in Abwechslung mit Sonnenhutöl, schützt dieselbe vor dem Austrocknen und verzögert die Faltenbildung spürbar. Sie steigert auch die Widerstandskraft des gesamten Organismus. Ist besonders im Frühjahr und im Herbst zu empfehlen. Kann innerlich und äußerlich angewendet werden. Innerlich nimmt man einige Zeit hindurch täglich früh und abends auf 1 Eßlöffel Wasser 15 bis 20 Tropfen ein. Bei äußerlichem Gebrauch reibt man den Körper nach der Waschung oder dem Bad mit der Tinktur ein. Zubereitung: 250 g frischer Wurzel, oder ebensoviel Kraut- und Blütengemisch, werden fein zerkleinert und mit 1 l reinem Weingeist übergossen. In einem gutverschlossenen breithalsigen Gefäß in die Sonne stellen und dort 2 Wochen ziehen lassen. Täglich schütteln oder umrühren. Hernach abseihen. Den Rückstand mit $^1/_2$ l abgekochtem und ausgekühltem Wasser übergießen. 3 Stunden stehen lassen. Abseihen und der ersten Flüssigkeit beigeben. Nochmals 14 Tage im warmen Raum ins Fenster stellen. Dann in Flaschen füllen, gut abschließen und 3 bis 6 Monate lang dunkel und kühl lagern. Dieser alkoholische Auszug eignet sich wegen seiner Stärke nur zum Körpereinreiben, zum Einnahmezweck wird er mit 1 l Wasser verdünnt. – *Sonnenhutöl* findet die gleiche Verwendung. Es ist ratsam, abwechselnd Tinktur und Öl innerlich wie auch äußerlich zu gebrauchen. Zubereitung: Im Mischverhältnis 1 : 4 wird frische, zerkleinerte Sonnenhutwurzel mit kalt gepreßtem Olivenöl vermengt, in ein weithalsiges Glasgefäß gegeben und 14 Tage lang in die Sonne gestellt. Das Gefäß gut abschließen. Nicht vergessen: täglich den Ansatz durchschütteln. Nach 2 Wochen kann das Öl bereits verwendet werden. In Flaschen füllen. Der Rückstand darf ruhig bis zum vollständigen Verbrauch in der Flasche bleiben. – *Echinacea-Salbe:* 675 g Schweinefett werden erhitzt. Wegziehen und auf kleine Flamme schalten. Nach dem Dazugeben von 200 g Schaftalg und dessen Auflösung 100 g Bienenwachs beimengen. Es folgt noch Honig in der Menge von 25 g. Zuletzt 250 g des fein zerkleinerten frischen und blühenden Sonnenhutkrautes hinzufügen. Das Ganze gut umrühren und auflösen lassen. Nach 15 Minuten langem Ziehenlassen durch ein Leinenfleckchen pressen und sofort in Tiegel abfüllen. Diese altbewährte Salbe hat schon bei vielen Hautleiden ihre Bewährungsprobe bestanden.

In der pharmazeutischen Industrie

Radix Echinaceae oder *Echinaceae Radix*, die Sonnenhutwurzel, wird in der pharmazeutischen Industrie wegen ihrer effektiven Steigerung der natürlichen Abwehrkräfte vor allem in Form der Frischpflanzenzubereitung verwendet. – *Fertigpräparate:* Frischpflanzenauszug Echinacin, Echinaforce, Traumeel-Salbe, Unguentum Thorraduran, Alkoholfreies Multi-Vitamin-Kräuter-Tonikum Epresat, Droserapect, Galium-Heel, Arnica-Heel, Mercurius-Heel, Usneoderm, Echinacin-Wundsalbe, Echinacin-»extern«, Echinacea compositum, Belladonna-Homaccord, Aesculus compositum, Gurgeltinktur Echtrosept, Echtrosept-Tabletten, Echtrosept Liquidum, Echtroinfekt, Haemotrop, Mykophyll, Restructa forte, Injectio dermatica Fides, Drüsensalbe Fides, Urologicum-Complex, Apisin Homobion F5, Capsicum Homobion 02, Sedum Homobion K8.

Aus meiner Erfahrung

Heilpflanzen in ihrer Doppelfunktion, das heißt, geeignet für innerliche und äußerliche Anwendung, sind von besonders guter Wirkung. Wenn man spürt, daß man selber schlapp wird, daß es mit den Kräften abwärts geht, dann ist es an der Zeit, dagegen etwas zu tun. Aus meiner persönlichen Erfahrung kann ich Ihnen folgenden Vorschlag machen: Trinken Sie 3 Tage hintereinander früh und abends je 1 Tasse Tee dieser Mischung: frisches Sonnenhutkraut mit Blüten 4 Teile, Ringelblumenblüten 3 Teile, Salbeiblätter 2 Teile und Löwenzahnblätter 1 Teil. 2 Teelöffel der Mischung mit $^1/_4$ l kochendem Wasser übergießen, 15 Minuten ziehen lassen und abseihen. – Am Abend, 1 Stunde vor dem Schlafengehen, nehmen Sie ein Vollbad von 60 g derselben Mischung: Mit 3 l Wasser abbrühen, 15 Minuten ziehen lassen. Abseihen und dem Badewasser beifügen. Den Körper abtrocknen und abwechselnd einen Tag mit Sonnenhuttinktur und einen Tag mit Sonnenhutöl gut einreiben.

Nicht übersehen

Das Wort »Gesamtheitsmedizin« ist wert, gerade im Zusammenhang mit dem Sonnenhut erörtert zu werden: Viele Kranke können die »gleiche« Krankheit mit dem gleichen Erreger haben. Dennoch ist es nicht bei jedem dasselbe. Weil sich nicht jeder in der gleichen Lage befindet, andere Körperkräfte besitzt und auch andere auslösende Ursachen vorhanden sind. Deswegen können nicht alle an der gleichen Krankheit Erkrankten mit dem gleichen Medikament behandelt werden. Gerade die »biologische Medizin« pflegt jeden Kranken in seiner persönlichen Ganzheit. Fördert ihn. Baut ihn auf und stärkt ihn. Hier steht nicht die Krankheit, sondern die harmonische Einheit im Vordergrund. Deswegen verdient in der »Ganzheitsmedizin« der Sonnenhut besondere Beachtung.

Naturschutz und gesetzliche Bestimmungen

Der Sonnenhut ist eine äußerst genügsame Pflanze, die auch mit einem Fleckchen mageren Bodens zufrieden ist. Obendrein ist sie sehr widerstandsfähig. Deswegen kann man diese Heilpflanze in den beiden Farbvarianten Rosa und Purpurrot gelegentlich auch in der freien Natur vorfinden. Hier gilt der Grundsatz: »Stehen lassen, damit sie sich weiter vermehren kann!«

Aus meiner Kräuterapotheke

Zur Hebung der eigenen Widerstandskraft: Sonnenhutwurzel (frisch oder eingefroren) 3 Teile, Brombeerblätter (getrocknet) 2 Teile und Ringelblumenblüten 1 Teil. 2 Teelöffel für $^1/_4$ l Wasser. Mit heißem Wasser überbrühen, 15 Minuten ziehen lassen, abseihen. Früh und abends je 1 Tasse schluckweise und langsam trinken.

Altbewährte Rezepte

Bei Fettleibigkeit: Sicher nicht ein Einzelfall, wenn mir eine Frau schreibt: »Bin 36 Jahre alt, habe 3 Kinder. Ich gebar meine Kinder mit 26, 28 und 30 Jahren. Die Fettleibigkeit ist mit jedem Kind gestiegen und ist jetzt nicht mehr wegzubringen. Öfters habe ich es schon versucht, mit dem Essen sehr zu bremsen, aber ich bringe deswegen auch kein Kilo herunter. Es kommt nach jeder Hungerkur immer wieder eine sehr starke Freßlust über mich. Das Essen schmeckt mir halt immer. Nun möchte ich Sie, lieber Herr Pfarrer, um einen guten Rat bitten.« – Meine Antwort: »Vor allem ist es wichtig, daß Sie einen festen Willen haben und abnehmen wollen. Machen Sie aber nichts ohne ärztliche Kontrolle, denn ein zu rasches Abnehmen kann ebenso schädlich sein.« – Und nun mein Rat: Brombeerblätter 5 Teile, Faulbaumrinde 4 Teile, Hagebuttenfrüchte (ohne Kerne) 4 Teile, Efeublätter 3 Teile, Sennesblätter 3 Teile, Süßholz 3 Teile, Rosmarinblätter 2 Teile und Wacholderbeeren (zerstampft) 2 Teile. Zubereitung: 2 Teelöffel der Mischung mit $^1/_4$ l kaltem Wasser zustellen, aufkochen, dann weg vom Feuer und 15 Minuten ziehen lassen. Abseihen, 20 Tropfen Echinacea-Tinktur D4, in Apotheken erhältlich, hinzugeben. Sie können statt dessen auch vom selbstzubereiteten alkoholischen Sonnenhutauszug 1 Eßlöffel voll dazumischen. – Zusätzlich empfehle ich noch folgendes Frühstück: 12 gedörrte Zwetschken abends einweichen, 4 getrocknete Feigen schneiden und ebenfalls dazugeben. Morgens diesen Obstansatz ohne Kerne mit 2 Schnitten Zwieback essen. $^1/_2$ Stunde vorher trinken Sie die erste Tasse Tee. Die zweite am Abend 1 Stunde vor dem Schlafengehen. – Wichtig ist aber eine strenge Diät: Salzarm essen, die Wasserflüssigkeit pro Tag darf $1^1/_2$ l nicht überschreiten. Viel Obst und Gemüse. Das Gemüse unbedingt ohne Einbrenn zubereiten. Mehlspeisen und alle fetten Speisen streichen. Stellen Sie sich täglich zur gleichen Zeit auf die Waage, und kontrollieren Sie Ihr Gewicht. Freuen Sie sich über jedes Kilo, das Sie verlieren. Es ist ein falscher Ehrgeiz, zu rasch abnehmen zu wollen. Zu rasches Abmagern ist nicht nur ungesund, sondern auch gefährlich.

Planetarische Übereinstimmung

Die Echinacea angustifolia steht mit dem Planeten *Saturn* in Übereinstimmung. Dem es nach der Mythologie gelang, als »Himmel-Erd-Sohn« seine Eltern zu trennen. Und so zum »Herrscher der Zeit« wurde.

Pflanzencharakter und Menschentyp

Pflanzencharakter: Der Sonnenhut ist durch seinen pfahlartigen Wurzelstock senkrecht im Boden verankert. Hat also einen festen Stand in der Erde. Holt sich aus einer entsprechenden Tiefe des Bodens das die Nährstoffe lösende Wasser. Strebt als ganzes der Sonne, dem Lichte entgegen. Die Blüte selbst gleicht ihrer Form nach einer Sonnenhälfte. Feine Härchen schützen den Stengel und die Blätter vor zu rascher Verdunstung. Was mit Sorgfalt an wertvoller Flüssigkeit aus der Erde geholt wurde, darf den Sonnenstrahlen nicht zum Opfer fallen. Die Pflanze versteht »hauszuhalten« mit ihren Kräften. Das wäßrige Prinzip tritt hier stark in den Hintergrund. Das zusammenziehende steht im Vordergrund. Festigung, Verdichtung, Härtung der Gewebe, Verdrängung von allem Schädlichen, das ist die Wirkung. Wir sprechen dann von einer entzündungswidrigen, infektionshemmenden, die Abwehrkräfte des menschlichen Körpers fördernden Heilwirkung. *Aufbauen, alle guten Säfte des Körpers fördern und dabei bescheiden bleiben, mit wenig zufrieden sein und gegen alles Falsche und Giftige sich wehren, das ist der Pflanzencharakter des Sonnenhutes.*

Menschentyp: Weg von der Realität des Lebens. Hinein in das Abenteuer. Rückkehr zur Erde. Unkontrolliertes Leben. Zuwenig Selbstachtung, obwohl auf Ansehen und Gutankommen bemüht, bringt den Menschen immer wieder in Konfliktsituationen. In Situationen, welche die Säfte des Körpers vergällen. Vergiften. Infizieren. Anstecken. Belasten. Der Körper selbst ist ja zuviel zukunftsorientiert, nach vorne ausgerichtet. Übersieht die Realität der Gegenwart. Hat zu wenig Abwehrkräfte gegen das Unvorhergesehene parat. Unterliegt. Wird krank. Leidend. *Hier braucht er das aufbauende Element als Gegenpol zu der Kraft, die nach unten zieht. Er braucht die Festigung, das zusammenziehende Element, das der Sonnenhut vermittelt.* Für diesen Menschentyp ist Sonnenhut, Echinacea, das richtige Heilkraut. Nicht nur zum Heilen, sondern vor allem auch zum Vorbeugen.

Pflanzensympathie

Der Sonnenhut liebt alle jene Pflanzen, die wie er nicht viel Wasser brauchen – der im trockenen Sand der Prärie das bißchen Naß noch mit dem Gras teilt. Mag in der Kultur in seiner Nähe besonders die *Sonnenblumenarten (Helianthus)*, dazu gehört auch der *Topinambur (Helianthus tuberosus)* oder die *Erdbirne;* das *Mädchenauge (Coreopsis)*, das *Schmuckkörbchen (Cosmos)*, das aus Mexiko stammt, und das *Sonnenauge (Heliopsis)*. Aber auch die Gesellschaft des *Alants (Inula helenium)*, des *Eibischs (Althaea officinalis)* und der *Nachtkerze (Oenothera biennis)* weiß er zu schätzen.

Pflanzenantipathie

Bitterpflanzen wie *Wermut (Artemisia absinthium), Beifuß (Artemisia vulgaris)* und *Eberraute (Artemisia abrotanum)* mag der Sonnenhut nicht. Gedeiht nicht gut neben der Ratten und Maulwürfe vertreibenden *Kaiserkrone (Fritillaria imperialis)*.

Nebenerscheinungen

Nebenwirkungen sind bei der vorschriftsmäßigen Verwendung *nicht zu befürchten.*

Sonnentau, Rundblättriger

Drosera rotundifolia
Sonnentaugewächse
ausdauernd

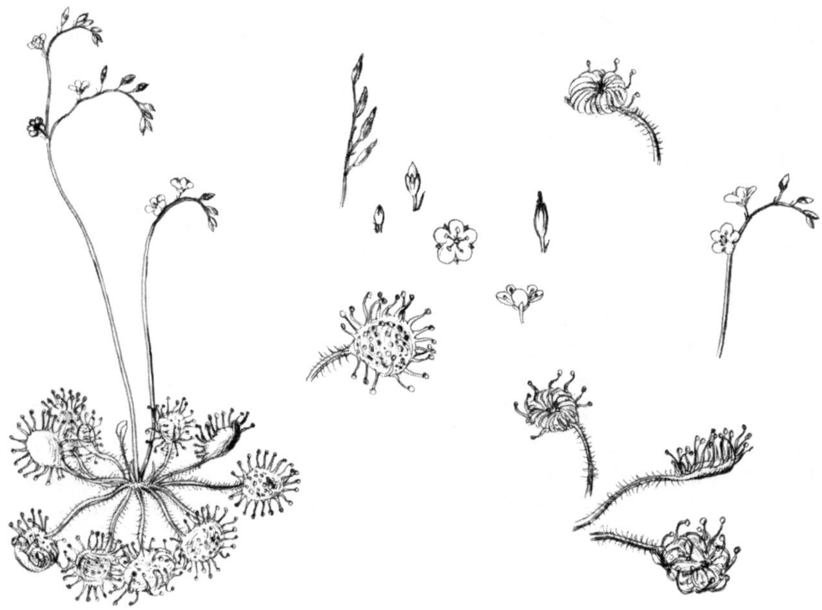

Kurz gefaßt

Aussehen: Unbeblätterter Stengel. 8–20 cm. Kreisrunde, langgestielte Blätter in grundständiger Rosette. Mit rötlichen Drüsenhaaren besetzt. Kleine weiße Blütenähre. 7–8. *Vorkommen:* Moore. *Verbreitung:* Gesamteuropa. *Heilkräftige Pflanzenteile:* Blühendes Kraut ohne Wurzel. *Heilanzeige:* Atemwege, Verdauung, Harnwege, Warzen.

Volkstümliche Bezeichnungen

Bauernlöffel, Blutstropfenkraut, Brechkraut, Bullenkraut, Dauläpelke, Daurose, Echter Widerton, Egelkraut, Engelkraut, Fettkraut, Fettküttke, Fliegenfalle, Fliegenfoll, Foaste Mandeln, Frickthau, Fris mich nich, Frisminit, Gideonswurz, Herrenlöffel, Himmelslöffelkraut, Himmelstau, Hueschdedrooschd, Insektenfressa, Jungfernblut, Jungfernblüte, Jungfernöl, Jungferntröpfle, Kälberblume, Klein Sonnendau, Lofflinkraut, Marienträne, Müggenfangers, Ohrlgras, Oogske, Ossenkruut, Perlknöpf, Rossoli, Schelmfuader, Sindaw, Sinnau, Sinnlöffelkraut, Sinntau, Sinnthau, Sintau, Sofienkraut, Sonnenbrand, Sonnendauwe, Sonnenlöffel, Sonnenlöffelkraut, Sonnenthau, Spöölkruud, Stierkraut, Taulöffelkraut, Thränen der heiligen Maria, Unseres Herren Gottes Löffel, Wettertau, Widdertod, Wider den Tod, Widerton.

Namenerklärung

Der klare Schleimtropfen, der wie Tau in der Sonne glänzt, stand Pate bei der Namensgebung des *Sonnentaus.* – Auf diesem gleichen Grundgedanken beruht auch die botanische Bezeichnung *drosera* = Tau oder *droseros* = taubedeckt. – *Rotundifolia* heißt soviel wie rundblättrig.

Kulturgeschichte

Beim Sonnentau handelt es sich nicht um Tautropfen, wie der Name fälschlich ausdrückt, sondern um Drüsenhaare, welche die Blätter an ihrer Oberseite dicht besetzen. Diese wieder formen an ihren Extremitäten kleine Köpfchen, von einer schleimigen Flüssigkeit umhüllt. Das täuscht einen »in der Sonne schimmernden Tautropfen« vor. Diese glänzenden Drüsenhaare ziehen Insekten an. Nachdem sie sich auf die Blätter gesetzt haben, legen sich die Drüsenhaare um ihren Körper und halten ihn mit ihren klebrigen Fangarmen fest. Ähnlich wie das Pepsin im menschlichen Magen zersetzt eine Drüsenflüssigkeit das tierische Eiweiß in assimilierbaren Stickstoff und Phosphor. Diese beiden Elemente braucht die Pflanze zu ihrem Wachstum und zur Entwicklung. An ihrem natürlichen Standort, das sind die Torfmoore, findet sie diese aber im allgemeinen nicht im Boden. Die Natur in ihrer bewundernswerten weisen Einrichtung behebt diesen Mangel. Der Fangapparat der Sonnentaublätter wird nicht nur von den Drüsenhaaren allein geformt, sondern auch von empfindlichen Borsten, die wie ein Radargerät das Herannahen des Opfers registrieren und weitermelden. – Sind die Sonnentauarten als fleischfressende Pflanzen »grüne Ungeheuer«, die einen gut organisierten Insektenraub betreiben, indem sie diese anlocken, festhalten und mit »Haut und Haar« auffressen? Die aber auch für die Verarbeitung der gemachten Beute bestens eingerichtet sind, indem sie selber eine Art Magensystem besitzen? Der Tierkörper wird vollständig aufgelöst. Nur die unverdaulichen Reste wie Flügel und Chitinplättchen bleiben zurück und werden abgestoßen. Je nach Art und Größe der Pflanze werden Gelsen, Fliegen, Käfer, Libellen und Schmetterlinge »aufgefressen« und zersetzt. Die Drosera-Arten erzeugen eigene Lebenskraft aus der höher als sie stehenden Klasse der Tiere. Eigenartig, ansonsten leben ja Pflanzen von Mineralien und ihrer Umwandlung. – Diese botanische Erläuterung ist Voraussetzung, um das Wesen des Sonnentaus richtig verstehen zu können, ihn richtig anzuwenden und vor allem die Bedeutung dieser Pflanze im Reigen der Jahrhunderte richtig zu interpretieren. – Gerade der »Sonnentau« war es, der die Pflanze im Mittelalter mit einer geheimnisvollen Aureole umhüllte. Man schrieb diesem Heilkraut eine wunderbare Wirkung zu. Die Apotheker stellten aus Blättern und Stengeln ein Lebenselixier her, und die Ärzte gebrauchten den Sonnentau häufig. – Im Altertum war diese Pflanze nicht bekannt. Erst der Arzt Arnoldus de Villanova (1300–1363) zu Barcelona in Spanien unterzog Drosera näheren Untersuchungen. Mit einem Schlag war die Pflanze bekannt geworden. Er stellte davon nämlich einen Extrakt her, den er »Goldwasser« *(Aqua auri)* nannte, das als sicheres Mittel bei vielen Krankheiten angepriesen wurde. Aber nur mit des Teufels und der Hexen Hilfe konnte man dieses Präparat herstellen, meinte man damals. Dieser Aberglaube sollte den Forschungsarbeiten ein jähes Ende setzen. Vom Inquisitionsgericht wurde Arnoldus de Villanova zum Feuertod auf dem Scheiterhaufen verurteilt und seine medizinischen Schriften verbrannt. Er konnte jedoch nach Deutschland fliehen und so dem Tod entkommen. Heute ist der wohlschmekkende Goldwasserlikör *(Aqua d'oro)* nicht nur in Italien gebräuchlich, sondern weltberühmt geworden. – Als im Jahre 1867 Pariser homöopathische Ärzte 300 kg getrocknete Drosera in den Vogesen bestellten, um daraus eine Essenz gegen Keuchhusten herzustellen, begann man sich Gedanken über die Erhaltung oder das Aussterben dieser nun wertvollen Heilpflanze zu machen. Jetzt ist sie in vielen Ländern gesetzlich geschützt. – In Schweden erzeugte man mit Hilfe von Drosera eine Art Sauermilch, Zähmilch oder Langmilch genannt, die sich monatelang frisch hielt und heute noch zum Teil in Finnland, Lappland, Norwegen und Schweden als säuerliches, erfrischendes Getränk von hohem gesundheitlichen Wert gilt. Die ganze frische Pflanze, ohne Wurzel, wird mit frischgemolkener Milch übergossen. Nach einiger Zeit geht dieselbe in Zähmilch über. Heutzutage geschieht dies durch Einimpfen von Mikroben. Versuche aber haben gezeigt, daß in Bayern und Österreich die Langmilcherzeugung auf natürliche Weise mit Sonnentau nicht gelingt. Die notwendigen Mikroben dürften demnach nicht überall auf den Drosera-Blättern vorkommen. – In manchen Gegenden wurde in der Vergangenheit Drosera als Amulett gegen Wahnsinn, Zahnschmerzen und schwere Entbindung getragen. Ebenso gehen heute noch gebietsweise Jäger nicht ohne ihr Sonnentaubüschel in den Wald, »um einen sicheren Schuß zu haben«. »Sie dürfen das aber keinem Nichtjäger verrathen, sonst verliert es die Kraft.« – In den Waldpflanzensagen spielt der »Sonnentau« eine bedeutende Rolle, »weil er den Thau viel länger hält als alle übrigen Kräuter«. Man nannte diesen »Tau«, »Thau« oder »Thränen Friggas«. Das christliche Landvolk sprach von den *»Thränen der heiligen Maria«*. In Erinnerung »an das bethaute Fell Gideons« wurde die Pflanze auch als *»Gideonswurz«* bezeichnet. – Tabernaemontanus († 1590) empfahl den Sonnentau, er nennt ihn »Klein Sonnendau« *(Rorella minor)*, gegen Lungenkrankheiten, Brustkrampf und als Mittel gegen die Unfruchtbarkeit der Frauen. In seinem berühmten Werk »Neu vollkommen Kräuter-Buch« stützt er sich zum Teil auf die Aussagen von Dodonaeus, indem er im Kapitel »Von der Natur / Krafft und Eigenschaft dieser Kräutlein« schreibt: »Es meldet Dodonaeus, daß diß Kräutlein einer scharffen, hitzigen und brennenden Natur seye und trucken im vierten Grad.« – Heute gilt Drosera rotundifolia als offizinelle Heilpflanze.

Herkunft

Der Sonnentau ist eine typische Pflanze der europäischen Hochmoore. Im Mittelmeergebiet kommt sie nicht vor. – Je nördlicher ihr Standort, desto heilkräftiger ist sie. Dies haben Versuche bei Anwendungen als Mittel bei Unfruchtbarkeit der Frauen gezeigt. Der Gebrauch von Drosera ist in dieser Richtung gerade in den skandinavischen Ländern von hoher Erfolgsziffer gekrönt.

Verbreitungsgebiet

Breitet sich über ganz Europa aus, bis in die Subarktis Asiens, in die Mandschurei, bis ins nördliche Japan, bis zum arktischen und gemäßigten Nordamerika und Grönland.

Verbreitungsgrad

Drosera ist *an seinem Standort nicht selten* anzutreffen. Steht *stellenweise* unter *Naturschutz.* So auch in Gesamteuropa.

Standort

An den feuchtesten Stellen der Moore, besonders in Hochmooren, aber ebenso in Torfmooren. Vereinzelt auch auf feuchtem Sand oder Moderholz vorzufinden. Gedeiht jedoch nicht auf Kalkböden und an Stellen, wo salzhältiges Wasser auftritt.

Merkmale

Der Rundblättrige Sonnentau besitzt einen zarten *Wurzelstock* mit feinen Adventivwurzeln, die in jahresweisen Schichten übereinandergelagert sind. Die blütentragenden *Stengel*, von grüner oder rötlicher Farbe, wirken zart, kahl und aufrecht. Die rosettenbildenden, langgestielten, ausgesprochen rundförmigen *Blätter*, wovon sich auch die Artbezeichnung »rundblättrig« ableitet, sind an der Blattoberseite mit rötlichen Drüsenhaaren besetzt. Diese wiederum sondern klebrige Tropfen ab. Von Juli bis August erheben sich mehrere Schäfte mit kleinen weißen, veilchenähnlichen *Blüten*, traubenartig angeordnet. Die *Höhe* der Pflanze schwankt zwischen 8 und 20 cm. Der *Geruch* des Sonnentaus ist kaum wahrnehmbar. Der *Geschmack* eher säuerlich, bitter, zusammenziehend und scharf.

Verwechslungen

Durch sein eigenartiges Gepräge kann der Rundblättrige Sonnentau *(Drosera rotundifolia) kaum* mit Angehörigen anderer Pflanzenfamilien *verwechselt werden.*

Verwandte Arten

Rund 85 Arten zählt die Gattung *Drosera*, zerstreut auf der ganzen Erde. Das Hauptverbreitungsgebiet, das auch die größte Formenmannigfaltigkeit aufzuweisen hat, ist die südliche Halbkugel. In allen stets regenarmen Gebieten sind sie jedoch nicht anzutreffen. Fehlen ebenso in den Regenwaldgebieten Brasiliens, des tropischen Westafrikas, in Polynesien, Abessinien, im pazifischen Amerika, in Mexiko und im eigentlichen Mittelmeergebiet. Die Drosera-Arten brauchen zu ihrer Entwicklung nährstoffarme feuchte Stellen. Sie bevorzugen Moore, Teichränder, feuchten Sand und überrieselte Felsen.

Englischer oder Langblättriger Sonnentau (Drosera anglica vel longifolia): Verträgt im Gegensatz zu den anderen Arten einen geringfügig kalkhaltigen Boden. Bei seinen verwandten Arten bedeutet Kalk soviel wie Tod. Kann auch im Garten am Rande des Sumpfbeetes gepflanzt werden.

Mittlerer Sonnentau (Drosera intermedia): Hat kleinere, langgezogene Fangblätter. Wächst dichtflächig auf saurem Moorboden. Bevorzugt aber Torfmoos als Standort.

Beide genannten Arten sind wie *Rotundifolia* Heilpflanzen. In Europa heimisch, können sie leicht mit dem Rundblättrigen Sonnentau verwechselt werden.

Venusfliegenfalle (Dionaea muscipula): Ist in Nordamerika heimisch und gehört ebenfalls zu den Sonnentaugewächsen. Bei dieser Pflanze bewegt sich das ganze Blatt, wenn sich ein Insekt niederläßt. Die breiten Blätter besitzen eine reizempfindliche, 2klappige Blattspreite; die Mittelrippe funktioniert dabei wie eine Sprungfeder. Das unvorsichtige Insekt wird sofort im zusammengeklappten Blatt gefangen, erstickt und mit Hilfe der Drüsensekretion der feinen Härchen verdaut.

Blütezeit

Der Rundblättrige Sonnentau blüht von Mitte Juli bis Ende August.

Befruchtung

Die unscheinbaren Blüten öffnen sich meist nur am späten Vormittag und werden in der Regel allein durch *Selbstbestäubung* befruchtet.

Samenreife

Drosera rotundifolia reift Ende August.

Erntegut

Für die Droge verwertet und somit geerntet wird das *blühende Sonnentaukraut (Herba Droserae rotundifoliae).* – Da Sonnentau in ganz Westeuropa unter Naturschutz steht, darf nicht gesammelt werden. Eine Ernte ist nur in eigens dafür bepflanzten Anlagen möglich.

Erntezeit

Zur Zeit der Blüte, das ist in den Monaten Juli bis August.

Erntevorschriften

Das Sonnentaukraut, das heißt, die grundständigen Blätter mit den blühenden Blütenschäften, wird vorsichtig geerntet. Da diese Heilpflanze nur in moorigen, sumpfigen oder sehr feuchten Gebieten gedeiht, ist bei der meist schwierigen Ernte Vorsicht geboten. Einsatz von Maschinen ist kaum möglich. Am besten das Kraut mittels einer Baumschere fingerbreit über dem Boden abschneiden. – Achtung! Bei länger andauernder Berührung frischer Pflanzenteile könnten Hautentzündungen auftreten. – Das Sammelgut muß schon beim Einsammeln vorsichtig in Behälter gegeben werden, damit einerseits die einzelnen Teile nicht zerdrückt werden und somit keine wertvollen Inhaltsstoffe verflüchten, andererseits das Erntegut nicht unansehnlich wird. – Nach dem Einbringen von unerwünschten Beimengungen reinigen und bei einer künstlichen Temperatur von 35° C, aber nicht über 40° C, trocknen. Die Blätter nicht zu dicht auflegen, die Blattunterseite nach unten. Beim Trocknungsvorgang darf das Sammelgut nie gewendet werden, damit der Gärungsprozeß nicht unterbrochen und eine schöne Farbe, gute Qualität, erhalten bleibt. – Ist das Kraut getrocknet, vorsichtig sieben. Den Staub, der dabei anfällt, einsammeln, denn er enthält eine Anzahl Samenkörner, die wiederum für die Aussaat zur Verfügung stehen sollen. – Die Aufbewahrung der Droge muß in gutschließenden Gefäßen, vor Licht und eindringender Feuchtigkeit gut geschützt, vorgenommen werden.

Anbau

Sonnentaudroge ist sehr gefragt. Die im Handel erhältliche Ware kommt vorwiegend aus den Oststaaten, weil in allen westlichen Ländern Europas Sonnentau mehr oder weniger und teilweise sogar streng geschützt ist. Das schließt die Beschaffung der Droge durch Sammeln aus. Es bleibt daher zur Drogengewinnung nur der Anbau offen. In Betracht kommt aber lediglich die Halbkultur in Torfmooren, Hochmooren, in Sümpfen und ausgesprochen beständig nassen Wiesen. In bezug auf Boden ist Sonnentau anspruchslos, vorausgesetzt, daß er sauer, kalkarm und genügend naß ist. Wobei stauende Nässe vorgezogen wird. Aussagen, welche die genannten Böden für normale agrarische Erschließung ungeeignet machen. – Da Drosera das Aussterben droht und Absatzmöglichkeiten vorhanden sind, kann der Anbau in Halbkulturen nur wärmstens empfohlen werden. Den Samen darf man bereits im Spätherbst breitspurig mit der Hand ausstreuen. Vermehrung durch Stockteilung ist im Frühjahr möglich. Hierbei bei der Handhabung jeden unnötigen Druck vermeiden. Der Pflanzenstock ist ziemlich druckempfindlich. Die letztgenannte Art führt zur raschen Ernte. – Unter Umständen ist ein Winterschutz erforderlich.

Saatgut

Die gelblichen *Samen* der Drosera-Arten sind durchwegs sehr klein und leicht. Beim Rundblättrigen Sonnentau hat die Samenschale eine mehrschichtige Form, an beiden Enden verlängert und vom Kern weit abstehend. Dadurch sind die Samen im Wasser schwimmfähig. Auf natürliche Weise finden sie durch den Wind Verbreitung. Drosera rotundifolia ist ein Lichtfrostkeimer und keimt sehr leicht. – Die Kapselfrucht wird Ende August gesammelt, im Schatten getrocknet und noch im gleichen Herbst ausgesät. – Beim Ernten und vor allem beim Trocknen des Sonnentaukrautes fallen oft viele Samenkörner aus, die ebenfalls zur Aussaat verwendet werden können. – Es ist angebracht, einige gutentwickelte blühende Pflanzen bis zur Samenreife stehen zu lassen, damit sich die Kultur erneuern und verstärken kann. Der Boden wird kaum »sonnentau-müde«.

Erträge

Ertragswerte sind mir keine bekannt.

Für den Heimgarten

Haben Sie in Ihrem Garten ein Sumpf- oder Moorbeet, dann pflanzen Sie Sonnentau. Graben Sie jedoch die Stöcke nicht in der freien Natur, denn das ist verboten, sondern besorgen Sie sich den Samen und streuen Sie ihn im Spätsommer an Ort und Stelle aus. Der richtige Standort für Sonnentau im Moorbeet ist nicht irgendwo, sondern am vorderen Rand, damit er nicht von anderen Gewächsen überwuchert und somit unsichtbar wird. Sonnentau muß immer feucht gehalten werden. Sein Boden darf nie austrocknen, sonst kommt diese Heilpflanze um. Zu beachten ist hier aber, daß das Wasser weich sein muß und kein Salz enthalten darf, denn schon ein geringer Salzgehalt im Leitungswasser bringt die Pflanze zum Absterben. Ganz besonders heikel diesbezüglich ist Drosera rotundifolia. – Sonnentau kann auch mit winzigkleinen Fleischstückchen mittels einer Pinzette gefüttert werden. Durch diese Zusatznahrung gedeihen die Pflanzen äußerst gut und werden sehr kräftig. – Nach Jahren bilden sich unter günstigen Bedingungen sehr dichte Polster. Sie dürfen geteilt und so neue Pflanzungen angelegt werden. Drosera rotundifolia kann auch ohne weiteres in Töpfen oder Behältern gezogen werden. Bei Töpfen eignet sich Ton und bei Behältern Holz am besten. Alle diese Gefäße bis zur Hälfte mit zerkleinerten Tonscherben füllen. Diese dürfen aber nicht verschrotet werden. Freie Zwischenräume müssen vorhanden sein, denn das ist ja der Sinn der Tonscherben. Weiters ist größter Wert auf die Zusammensetzung der Pflanzerde zu legen. Sie soll aus $^1/_3$ aufgelockertem Torfmoos *(Sphagnum)*, $^1/_3$ gesiebtem Lehm untermischt mit etwas feinem Sand, der salzfrei sein muß, und $^1/_3$ getrockneter und zerkleinerter Farnwurzeln bestehen. In diese gut durchmischte Erde werden die Pflanzen gesetzt. Beim Andrücken der Erde vorsichtig umgehen. Sonnentau ist in der Wurzel druckempfindlich. Aber dennoch dürfen beim Setzen keine Hohlräume bleiben. Der Topf ist noch bis an den Rand mit Torfmoosstecklingen auszufüllen. Die Pflanzen brauchen jetzt Kühle, aber nicht Kälte, Feuchtigkeit und gleichmäßige Temperatur zwischen 8 und 10° C. Versuche haben gezeigt, daß sich das Hineinstellen in eine Wasserschüssel und das Abdecken mit einem Glassturz für die weitere Entwicklung als sehr vorteilhaft erweist, weil dadurch die nötige Luftfeuchtigkeit gewährleistet wird. Das Glas darf die Pflanze nicht berühren. Auch eine Plastikfolie in gewölbter Form nach oben hat sich sehr bewährt, ist unter Umständen sogar der Glasplatte vorzuziehen, besonders dann, wenn die Pflanze heranwächst. Ein sicheres Zeichen für das Gedeihen des Sonnentaus im Gefäß ist die Farbe des vorhandenen Torfmooses. Bleibt es grün und kräftig, ist dieses höchstwahrscheinlich in Ordnung. – Auf die gleiche Weise können im geschützten Treibbeet die zur Teilung bestimmten Mutterstöcke herangezogen werden. Vermehrt wird die Pflanzung durch Stockteilung oder durch Aussäen der Samen auf lebendes Torfmoos. Als Gießwasser eignet sich auch die Abtauflüssigkeit des Kühlschrankes, die vorerst auf Zimmertemperatur erwärmt wird. Dabei aber niemals die Pflanzenblätter begießen, denn diese verfärben sich dann schwarz. – Als Topfpflanze kann die Venusfliegenfalle ebenfalls gezogen werden.

Krankheiten und Schädlinge

Diesbezüglich wurden von mir Nachforschungen eingeleitet. Bis jetzt konnten mir weder Krankheiten noch Schädlinge genannt werden, welche eine Drosera-Pflanzung in nennenswerte Gefahr bringen würden.

Wirkstoffe

Der Hauptwirkstoff des Sonnentaus ist noch unbekannt. An wirksamen Inhaltsstoffen enthält er Naphthochinone (1% Plumbagin), sehr viel Gerbstoff, zahlreiche organische Säuren (wie Ameisen-, Apfel-, Zitronen-, Butter-, Essig- und Gallussäure), das Flavonoid Quercetin und einen Anthocyan-Farbstoff. Geringe Mengen an ätherischem Öl und etwas Fett konnten nachgewiesen werden. In der frischen Pflanze ist auch Vitamin C vorhanden. Diese Wirkstoffe reihen den Sonnentau unter die Pflanzen mit antibiotischer Wirkung ein. – Zählt zu den Brustkräutern.

Heilwirkung

Sonnentau erweist sich als auswurffördernd, krampflösend, antibiotisch, hustenreizmildernd, hustenhemmend, harntreibend, magenstärkend, verdauungsfördernd und entzündungshemmend.

In der Heilkunde

Für die moderne Medizin waren die Untersuchungen des Pharmakologischen Institutes der Universität Bern maßgebend, um über die Inhaltsstoffe des Sonnentaus überzeugend informiert zu sein. Prof. Krahl von diesem Institut gelang es nämlich, im Sonnentau die Substanz Carboxy-oxy-naphthochinon, kurz als CON bezeichnet, festzustellen. Dies ist eine kristallin-gelbe Substanz von krampflösender und hustenhemmender Eigenschaft. So war mit einem Schlag wissenschaftlich nachgewiesen, was die Volksmedizin schon seit Jahrhunderten an Erfahrungswissen (Empirie) zusammengetragen und praktiziert hatte, nämlich daß Thymiandroge mit einem Zusatz von Sonnentau verstärkte Wirkung bei Keuchhusten aufweist. Deshalb verwendet die moderne Medizin bei diesem Leiden hauptsächlich einen kleinen Zusatz von Sonnentau zum Thymianextrakt. Und diese Kombination hat sich praktisch bewährt. – Nach dem Trinken von Sonnentautee färbt sich der Harn dunkel. Sonnentau fällt Eiweiß im Körper aus, das wiederum führt zu einer Phenolbildung. Die Folge: Dunkelfärbung des Harns.

Als Hausmittel

Glitzernde Diamanten im prallen Sonnenschein, so steht der Sonnentau da. Er mußte auf diese Weise die Aufmerksamkeit des leidenden Menschen herausfordern. Und so stürzte sich die Volksmedizin seit dem 18. Jahrhundert mit besonderem Interesse auf diese Heilpflanze. – Verwendet wird vor allem das getrocknete Kraut zur Teezubereitung. 1 Teelöffel Sonnentaudroge wird mit $^1/_4$ l Wasser abgebrüht; 15 Minuten zugedeckt ziehen lassen und abseihen. Als richtige Dosierung gelten 2 Tassen täglich, mit der Beigabe von Honig. Schluckweise und langsam bei Erkrankungen der Atemwege trinken. – Noch wirksamer ist die Mischung: Thymian 3 Teile, Fenchelsamen 2 Teile, Gänsefingerkraut 2 Teile, Sonnentau 2 Teile und Erdbeerblätter 1 Teil. Zubereitung durch Aufguß. 2 Teelöffel der Mischung für $^1/_4$ l kochendes Wasser. Davon täglich 2 Tassen warm und schluckweise einnehmen. Kann auch bei Blasenkatarrh und Wasseransammlung angewandt werden. – Bei Keuchhusten und Bronchialkatarrh ist empfehlenswert: Sonnentau 3 Teile, Spitzwegerich 2 Teile, Ackerstiefmütterchen 1 Teil, Holunderblüten 1 Teil und Thymian 1 Teil. Oder: Sonnentau 3 Teile, Wohlriechendes Veilchen 3 Teile, Andorn 2 Teile, Schwarze Johannisbeerblätter 2 Teile, Salbei 1 Teil und Thymian 1 Teil. Auch hier werden 2 Teelöffel der Mischung mit $^1/_4$ l kochendem Wasser abgebrüht, 15 Minuten ziehen gelassen und täglich 2 bis 3 Tassen langsam und schluckweise getrunken. Eventuell mit Honig süßen. – Aus alten Kräuterbüchern: »Wenn man den Saft aus dem frischen Kraut drückt, mit Zucker vermischt und bisweilen einen Löffel davon nimmt, so wirkt er sehr heilsam bei Engbrüstigkeit und Husten, und soll auch die noch nicht zu stark über Hand genommene Schwind- und Lungensucht aus dem Grunde heilen und in der Wassersucht, in hitzigen Fiebern und allen Krankheiten, die von einem dicken, schleimigen Geblüte herrühren, ausgezeichnete Dienste leisten. Das frische Kraut zerquetscht und aufgelegt, heilt Wunden und Bisse von giftigen Thieren, und soll auf den Puls gebunden das Fieber vertreiben.«

In der Tiermedizin

Schafen darf Sonnentau nicht als Futterbeimischung verabreicht werden. Sie vertragen ihn nicht und leiden an Koliken und Erstikkungsanfällen. Allen anderen Haustieren schaden Sonnentaubeigaben im Futter nicht. Im Gegenteil, sie schaffen Abhilfe bei Geschlechtsträgheit. Das gleiche erreicht man auch, wenn man Sonnentautee einige Zeit hindurch täglich verabreicht. Darf ihn aber dort nicht geben, wo man nicht züchten will.

In der Homöopathie

In der Homöopathie wird gegen Reiz-, Kitzel-, Keuch- und Krampfhusten die *Essenz Drosera* verordnet. Erfahrungsgemäß wurden damit gute Erfolge erzielt. – Die Potenzen D1 bis D6 verwendet man bei nächtlichem krampfhaftem Husten, verbunden mit Schmerzen und manchmal Erbrechen. – Bei Keuchhusten hingegen benütze man die Potenzen D6 bis D10. – Beide homöopathischen Anwendungen sollen nicht ohne ärztliche Aufsicht durchgeführt werden. Normalerweise nimmt man bei solchen Kuren zwischen 5 und 15 Tropfen, 3- bis 5mal täglich. Die quantitative Entscheidung soll aber vom behandelnden Arzt getroffen werden. – Eine homöopathische Tinktur wird bei rheumaartigen Schmerzen und bei Lungentuberkulose empfohlen.

In der Küche

Sonnentau findet in der Küche keinerlei Verwendung.

Für die Körperpflege

Der Stengelsaft des Sonnentaus ist sehr scharf. Werden mehrere Wochen hindurch damit Warzen und Hühneraugen betupft, verschwinden sie allmählich. – So wird Sonnentausaft hergestellt: Man nimmt Ende Juni 15 bis 20 einfache, nackte Stengel – erst im Juli bilden sich an deren Ende einseitige, weiße Blütenähren –, legt sie auf einen flachen Teller und besprüht leicht mit kaltem Wasser. Erst wenn das sparsam gegebene Wasser von den Stengeln absorbiert worden ist, das geschieht nach 3 bis 4 Stunden, werden sie durch einen Fleischwolf gedreht und ausgepreßt. Nun fügt man zu dem so erhaltenen Saft die gleiche Menge reinen Weingeist hinzu, füllt die gesamte Flüssigkeit in ein braunes gläsernes Fläschchen, schüttelt es gut durch. Die zirka 45%ige Lösung ist längere Zeit haltbar. – Mit diesem Inhalt betupft man täglich 3- bis 4mal die in Frage kommenden Hautstellen, bis die Warzen oder Hühneraugen verschwunden sind. Das kann unter Umständen mehrere Wochen dauern. Der Auszug darf auch sparsam gegen Sommersprossen verwendet werden.

Auszüge

Hühneraugen- und Warzentinktur siehe »Für die Körperpflege«. – *Sonnentauauszug* ist auf folgende Weise herzustellen: Das Mischverhältnis beträgt 1 : 5. Die getrocknete zerkleinerte Pflanze wird mit 75%igem Alkohol 8 Tage lang im mäßig warmen Raum in einem gutverschlossenen Glasgefäß ausgezogen und filtriert. Nun wird der Alkoholgehalt durch Beifügen von destilliertem Wasser auf 40% verringert. Nochmals einige Tage stehen lassen. Davon nimmt man bei nervösen Kopfschmerzen, gegen Heiserkeit und Verschleimung der Atemwege täglich 3mal 15 Tropfen auf einem Eßlöffel Wasser ein. – In Rußland stellt man auf die gleiche Weise den *Sonnentauwodka* her. Dazu benötigt man 10 g Sonnentaudroge, ebenfalls getrocknet und zerkleinert, für 100 g Wodka. Dieser alkoholische Auszug findet bei Husten, Keuchhusten und nervösen Störungen Anwendung. Man gebraucht davon täglich 3mal 10 bis 20 Tropfen. – *Sonnentauwein* wird in der Volksmedizin als kopf- und magenstärkendes Mittel angesehen. 1 Teelöffel Sonnentaudroge wird in $^1/_4$ l gutem, naturbelassenem Weißwein aufgekocht, 15 Minuten ziehen gelassen, abgeseiht und während des Tages schluckweise getrunken. Diesen Wein täglich frisch zubereiten.

In der pharmazeutischen Industrie

Drosera wird in der pharmazeutischen Industrie hauptsächlich zu Tinkturen und Fluidextrakten verarbeitet. Er ist Bestandteil vieler Arzneimittel gegen Husten, besonders gegen Reizhusten und Keuchhusten der Kinder, aber auch gegen Asthmaanfälle und gegen krampfartige Schmerzen bei Magen- und Darmbeschwerden. – *Fertigpräparate:* Eupatal, Thymipin, Thymodrosin, Droserin (als Einreibemittel), Asthma-Liquid, Makathorin, Monopax, Bronchiselect, Pertussin, Primotussan, Drosithym, Atmulen Hustensirup, Thymitussin, Cuprum aceticum Homobion K1, Droserapect, Drosera-Homaccord, Cetraria islandica Homobion B6, Lobelia Homobion L2, Droperteel, Pulmonal.

Aus meiner Erfahrung

Sonnentau ist eines unserer wertvollsten Hilfsmittel bei Keuchhusten der Kinder. Hat sich aber auch gegen Sterilität der Frauen als wirkungsvoll erwiesen. 1 Teelöffel der getrockneten Sonnentaudroge wird mit $^1/_4$ l heißer Milch übergossen, 20 Minuten ziehen gelassen; abseihen und den Rückstand auspressen. 1mal täglich warm und schluckweise trinken. Soll es zu Erfolg führen, so muß dies mehrere Monate hindurch täglich genommen werden.

Nicht übersehen

Sonnentaudroge ist in Österreich seit 1960 nach dem Österreichischen Arzneibuch offizinell. – Bei Keuchhusten steht Sonnentaudroge in der Häufigkeit der Anwendung an erster Stelle. Dann erst folgen Thymian und das ausländische Ipecacuanha; an vierter Stelle das Wohlriechende Veilchen. – Sonnentau ist in seinen Wurzeln druckempfindlich. Es darf in seiner unmittelbaren Nähe nicht viel gegangen werden. Vor allem nie auf die Pflanzen treten.

Naturschutz und gesetzliche Bestimmungen

Die insektenfressende Pflanze der Sumpf- und Moorgebiete steht *stellenweise streng unter Naturschutz.* – In der DDR ist sie vollkommen geschützt. Ausgrabungsverbot besteht in Bayern und Hessen. Sammelverbot zu gewerblichen Zwecken in den übrigen Bundesländern der BRD! – Vollkommen geschützt wird sie in der Schweiz in den Kantonen Aargau, Neuenburg, Nidwalden und Schaffhausen. In den anderen Teilen der Schweiz steht Sonnentau nicht unter Naturschutz. – Streng geschützt ist er in Österreich nur im Burgenland. Ausgrabeverbot besteht in Niederösterreich, Kärnten und Wien. In der Steiermark und in Vorarlberg besteht Sammelverbot zu gewerblichen Zwecken. »Frei« ist er in Tirol, Salzburg und Oberösterreich. – Diese herrliche Pflanze, deren Blüten nur vormittags offen, nachmittags aber geschlossen sind; das Heilkraut, welches einst die Alchimisten hoch einschätzten und meinten, dadurch den Schlüssel zum Herstellen des Goldes gefunden zu haben, verdient nicht nur unsere Liebe, sondern auch unseren Schutz und unsere Vorsorge. Ebenso dort, wo es nicht unter gesetzlichem Schutze steht.

Aus meiner Kräuterapotheke

Als Vorbeugung gegen Grippe und Influenza: Sonnentau 3 Teile, Ringelblume 2 Teile und Thymian 1 Teil. Zubereitung durch Aufguß. 2 Teelöffel für $^{1}/_{4}$ l Wasser. 15 Minuten ziehen lassen. Einige Tage hindurch täglich morgens und abends 1 Tasse mit Honig gesüßt und mit etwas Zitronensaft langsam, mäßig warm und schluckweise trinken.

Altbewährte Rezepte

Bei Keuchhusten: Sonnentau 50 g, Thymian 40 g, Holunderblüten 30 g, Spitzwegerich 30 g, Wohlriechendes Veilchen 30 g und Eukalyptusblätter 20 g. 2 Teelöffel für $^{1}/_{4}$ l kochendes Wasser, abbrühen, 15 Minuten ziehen lassen. Abseihen. Früh und abends langsam und schluckweise je 1 Tasse trinken.

Schmerzlindernde Teemischung: Sonnentau 80 g, Pfefferminze 40 g, Johanniskraut 30 g, Lindenblüten 30 g und Malvenblüten 20 g. Zubereitung und Anwendung wie oben.

Für »Krebstypen«, romantisch-materialistisch: Für sie paßt diese Teemischung: Sonnentau 3 Teile, Kamille 2 Teile, Pfefferminze 1 Teil und Thymian 1 Teil. Zubereitung ebenfalls wie oben. Einmal im Monat 1 Woche lang morgens nüchtern trinken, könnte Ihnen helfen, Ihre »Rauhbeinigkeit« abzustreifen, wenigstens zum Teil, wenn Sie möchten. Um zu mögen, sollen Sie 1mal im Monat dieser »Gewaltkur« 1 Woche voraus täglich 2 Stückchen Kalmuswurzeln kauen. Aufgeteilt auf Vormittag und Nachmittag. Wird Ihnen helfen, aus dem »Sumpf« herauszukommen, von der »Verblendung« zum Lichte zu finden.

Planetarische Übereinstimmung

Der Sonnentau steht in Übereinstimmung mit der *Sonne.* – »Sonnenpflanzen« wirken sich im menschlichen Organismus über die Blutzirkulation, das Herz, mit einem günstigen Einfluß bei allgemeinen Schwächezuständen und bei Herzerkrankungen aus. Das Wachstum dieser Pflanzen wird um einen gut sichtbaren Mittelpunkt herum konzentriert und geht rasch vonstatten.

Pflanzencharakter und Menschentyp

Pflanzencharakter: In der Beurteilung eines Rentierzüchters aus den Tundren des Nordens und eines Orangenbauern aus Sizilien werde ich verschiedene Maßstäbe anwenden müssen, wenn es um die Lebensweise, um Lebensgewohnheiten, um Wesen und Charakter geht. Das gleiche gilt bei Tieren. Warum soll es dann bei Pflanzen anders sein? Rosmarin und Sonnentau haben verschiedene Herkunftsländer, eine andere Wesensart und einen divergierenden Pflanzencharakter. Obwohl beide Heilkräuter sind, gehören sie verschiedenen Pflanzenfamilien an und bringen ganz andere Wesenszüge von Natur aus mit. Das eine ist Lippenblütler, im Mittelmeerraum daheim, liebt durchlässigen Lavaaschenboden, der naturgemäß Trockenheit mit sich führt. Das andere gehört zu den fleischfressenden Pflanzen, haßt Kalk, liebt und braucht Moor- und Torfboden. In der Drosera ist alles artbezogen, klar typisch auf Familie, Gattung und Art hin ausgerichtet: *Eindeutige Abgrenzung der Möglichkeiten. Kein Hinauswachsen aus dem eigenen Lebenskreis. Und trotz allem keine schädigende Einschränkung oder Beschneidung in der Wirkungspotenz und Ausstrahlungssphäre. Das ist der Pflanzencharakter des Sonnentaus.* Krampfbeschwerden in der Brust, Krämpfe in den Händen, krampfhaftes Husten, Kratzen und Stechen im Hals, Spasmen, Einschränkung der erlösenden Schlafmöglichkeit, Angst beim Erwachen, Furcht vor der Nacht und vor Geistern, beständige Verfolgungsangst. Ist das nicht eine gewaltsame

Einschränkung, eine gewalttätige Abgrenzung? Hier liegt das hilfreiche Wirkungsfeld von Drosera. Ist es nicht eigenartig? Persönliche Einschränkung im Menschen und sich ganz öffnende Hilfsbereitschaft in diesem Heilkraut?

Menschentyp: Menschen, die ihren Vorteil stets im Auge haben, deren Gerechtigkeitssinn dort anfängt, wo ihr »Wurstzipf« aufhört, die für viele andere Leute zum Problem werden und sich dabei selbst als Verfolgte der anderen betrachten, »zum Wohl der Nation«, ihren Geldbeutel zehnmal umdrehen, bevor sie ihn öffnen, leiden mit ziemlicher Sicherheit an Atembeschwerden, werden von Krämpfen geplagt und von einer ungewissen Angst verfolgt, ohne daß sie es bekennen und zugeben. Sie sollten den Sonnentau als ihren Helfer erküren. *Sie sind der Typ für Drosera. Menschen, die trotz ihrer romantischen Veranlagung vom zu hohen Einschätzen aller materiellen Vorteile hin- und hergerissen werden, dabei stets die Richtung verfehlen, andere beißen, selbst aber von allen gestreichelt werden möchten, benötigen Sonnentau-Droge, um das geistig-seelische Gleichgewicht wieder zu erlangen.*

Pflanzensympathie

Im Halbschatten tiefwurzelnder *Föhren (Pinus)* – die mit der Pfahlwurzel auf die Erdmitte hin ausgerichtet sind, selbst gerne im Trockenen stehen, dabei mit der Krone das volle Licht des Himmels genießen – hat der Rundblättrige Sonnentau sein Lieblingsplätzchen. Als würde der festverankerte Baum, eng an die Wirklichkeit des Lebens gebunden, den der Wind und die Schneelast nur brechen, aber kaum entwurzeln können, ihm moralischen Halt verleihen. – Gebrechlich, wie aus Wachs gegossen, scheint der Sonnentau. In seiner unmittelbaren Nähe die wasserbegierige, weißscheckige *Birke (Betula alba).* Bewacht von der immergrünen *Wacholderstaude (Juniperus communis),* dem Lebenskünstler, der mit wenig auskommt und dabei uralt wird. – Die Gemeinschaft der *Riedgrasarten (Carex-species),* mit scharfkantigen schwertklingenähnlichen Blättern, verschmäht Drosera nicht. Solange sie ihm nur nicht zu nahe kommen und ihm damit die Unabhängigkeit rauben. – Die *Moosbeere (Vaccinum oxycoccos)* darf mit Respektabstand an den Sonnentau heran. – Hingegen schmeichelt sich das *Torfmoos (Sphagnum)* mit seinen dichten Teppichen ganz nahe an ihn. Diese unmittelbare Nähe eines Nachbarn, der bescheiden unten bleibt, scheint ihm besonders zu behagen. – In bezug auf Pflanzenfreundschaft muß bei Drosera rotundifolia zusätzlich auf den Standort Rücksicht genommen werden. Im Hochmoor bevorzugt er die Nachbarschaft vom *Poleiblättrigen Kienporst (Andromeda polyfolia),* des *Heidekrautes (Calluna vulgaris),* der *Heidelbeere (Vaccinium myrtillus)* und der *Rentierflechte (Cladonia rangiferina).* – In Zwischenmooren wächst er gerne neben dem *Moorbärlapp (Lycopodium inundatum).* – Im Flachmoor liebt er das *Blaue Pfeifengras (Molinia coerulea).*

Pflanzenantipathie

Ob eine Pflanze, die ihren Stickstoffbedarf durch den Verzehr lebender Insekten deckt, auch Feinde hat? Pflanzenantipathien? Wer hat nur Freunde auf dieser Welt? Kaum jemand. Warum soll es beim Sonnentau anders sein? – Den *Echten Sturmhut,* den *Venuswagen,* auch *Blauer Eisenhut* genannt *(Aconitum napellus),* mag er nicht, der an und für sich kalkliebend und Stickstoffanzeiger ist, sich aber dennoch manchesmal ins Moor wagt. – Das gleiche gilt vom *Ährigen Christophskraut (Actaea spicata)* und vom *Gemeinen Seidelbast,* dem *Kellerhals (Daphne mezereum).* – Eine ausgesprochene Abneigung hat der Sonnentau zu einem Mineral, dem *Steinsalz.* Einige Tropfen Salzwasser in seiner Nähe können ihn »umbringen«. Hingegen *Kalk,* den er zwar auch nicht besonders gerne mag, verträgt er noch bis zu einem bestimmten Ausmaß.

Nebenerscheinungen

Sonnentau muß *mit Vorsicht angewandt* werden. – Nebenwirkungen sind bei richtiger Dosierung zwar nicht zu befürchten, doch können Übermengen gerade bei jenen Krankheiten, welche man behandeln will, eine Verschlechterung herbeiführen. *Bei zu hohen Dosen treten verstärkte Hustenanfälle auf. – Frische Blätter dürfen nicht gekaut werden,* es könnten so Entzündungen an den Schleimhäuten entstehen. Das Essen der frischen Blätter kann Erbrechen und Durchfall verursachen. – Kommen die *Blätter längere Zeit mit der Haut in Berührung,* führt dies leicht zu *Entzündungen.*

Taubnessel, Weiße

Lamium album
Lippenblütler
ausdauernd

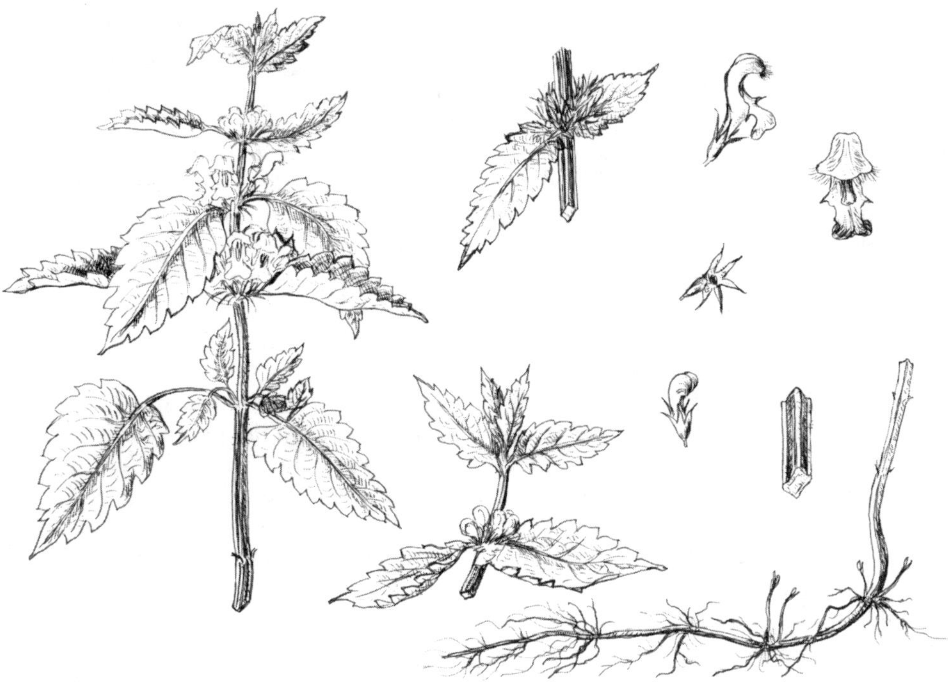

Kurz gefaßt

Aussehen: Brennesselartige, nicht»brennende« Pflanze. 4kantiger, behaarter Stengel. 20–40 cm. Hellgrüne, kreuzgegenständige, gestielte Blätter, fein behaart. Ungleich gesägt. Zugespitzt. 6–16 große weiße Lippenblüten in blattachselständigen Scheinquirlen. 4–8. *Vorkommen:* Stickstoffhältiger Boden, Stickstoffanzeiger. *Verbreitung:* Ganz Europa. *Heilkräftige Pflanzenteile:* Blüten, blühendes Kraut. *Heilanzeige:* Drüsen, Luftwege, Blut, Verdauung, Niere, Unterleib, Frauenleiden, Gebärmutter, Hoden.

Volkstümliche Bezeichnungen

Ackernessel, Alte Buibn, Bienensaug, Bienesaug, Binensug, Blinde Nessel, Blindessl, Blumennessel, Daja, Dangel, Dannessle, Danneßle, Dannettel, Daubnessel, Daubnesszelen weiblin, Dauniäddeln, Daunjäddeln, Dauwe, Dauwe Nettel, Doldtennessel, Donetl, Doofnettel, Dorwettel, Dowe Nettel, Eisblumen, Falsche Brennessel, Gänsla, Gewitterblume, Heitennessel, Heiternessel, Hitternessel, Honigblom, Honigblümle, Hummel, Hummelkutschen, Hummelniettel, Hummel-Sugele, Hummslauch, Immenblume, Katzenkraut, Kraut der lächelnden Mutter, Kuckucksnessel, Löffelblume, Lugerle, Lugnesseln, Lutschblom, Melksbrennessel, Milde Nessel, Milltchergekraidich, Nachtschatten, Nettel, Niettel, Schnurrtche, Seichkraut, Sengeneßle, Sengesselblust, Sofneddel, Sugara, Sugarli, Sugblom, Sügelken, Sügels, Suger, Süügerle, Tagessle, Tam Brenneetel, Taubessle, Todnessel, Tonessel, Tote Nessel, Waiss Branastel, Wäiss Niesseblauf, Weiber-Nessel, Weißa Rossablua, Weiße Briunessel, Weiße Hitternessel, Weiße Nessel, Weiße Nesseln, Weißer Bienensaug, Weißer Ganzert, Weißer Kuckuck, Weiße Spengeletz, Weiss Hinehäft, Wel Pronneasl, Wiißi Essle, Wildi Essle, Wildi Sengenessle, Wissi Sungessle, Wurmnessel, Zahme Essle, Zahme Nessel, Zami Nessle, Zauberkraut, Zuckerblom, Zuckernettel, Zuckerschnuller, Zuller, Zuzeln, Zuzerler.

Namenerklärung

Die Gestalt der Blütenkrone, die einem Schlund, einem Rachen gleicht, gab der Pflanze den Namen. Lateinisch *lama*, griechisch *Lámos.* Aus der gleichen Überlegung heraus wurden der Haifisch und mythologische Gestalten als *lamia* oder *Lamna* bezeichnet. Erst Linné führte diese Benennung der *Lamium-Arten* ein. – Vorher, auf Dioskurides zurückgehend, nannte man sie *Galeopsis* oder *Galiopsis.* – *Album* kennzeichnet die spezifische Weiße Art. – Beim deutschen Wort geht man vom Vergleich der *brennenden* Nessel aus und kommt so auf die *stumpfe*, *nicht brennende*, auf die *taube* Nessel. Dies wegen der Ähnlichkeit der Laubblätter. Hier wird »taub« mit »stumm« gleichgestellt, weil die menschliche Haut bei der Berührung der Pflanze nicht Schmerz = »Brennen« empfindet, nicht reagiert – also »taub« bleibt. Früher nahm man »taub« auch für »törisch«. Dies wieder leitet sich von »Tor« ab. Da sich die Bedeutungen des althochdeutschen *toup* = taub und *tump* = dumm berühren, dürfte der Zusammenhang gegeben sein. So daß *Lamium album* die »dumme Nessel« bleibt, weil sie sich nicht so zu wehren vermag. Ob das aus einer Zeit stammt, wo die Regel galt: »Aug um Aug und Zahn um Zahn«? Auf diese Weise ist auch die volkstümliche Bezeichnung *Todnessel* anstatt Taubnessel zu verstehen.

Kulturgeschichte

Schon in der Antike kannte man verschiedene Nesselarten. Als »Kraut der lächelnden Mutter« wird in der altchinesischen Literatur von einem Heilkraut gesprochen, welches die Weiße Taubnessel sein dürfte. – Nach Plinius bleiben Schlangen wegen des unangenehmen Geruches der frischen Pflanze dem Garten fern. Die heilige Hildegard von Bingen beschreibt Lamium album als Heilpflanze und nennt sie *binensug* = Bienensaug. Die mittelalterlichen Kräuterdoktoren berichten nur spärlich über die Weiße Taubnessel. Otto Brunfels unterscheidet sie bereits von anderen Taubnesselarten als »Taub-Nesselen weiss«. Hieronymus Bock spricht vom »Binsaug mit weißen Blumen«. Gerard, ein englischer Kräuterwissenschaftler des 16. Jahrhunderts, pries ein aus der Weißen Taubnessel hergestelltes »wäßriges Destillat« als Mittel, um »das Herz frühlich zu machen, dem Gesicht frische Farbe zu geben und den Lebensgeist zu erfrischen«. Die Kräuterpfarrer Kneipp und Künzle entrissen sie wieder der Vergessenheit. – Die moderne Phytotherapie weiß die Wirkung der Weißen-Taubnessel-Droge zu würdigen und schreibt diese hauptsächlich den Inhaltsstoffen Gerbstoff, Schleim und Flavonolglucosiden zu. Daraus erklärt sich auch der gegenwärtig erstaunlich große Verbrauch von Weißer-Taubnessel-Droge. – Im Ober-Elsaß werden die weißen Blüten wegen der haubenförmigen Gestalt der Oberlippe »Heubeln« genannt. Sie gelten als ein bekanntes Volkshausmittel.

Herkunft

Die Weiße Taubnessel ist in Eurasien beheimatet. Ein treuer Begleiter des Menschen und der Haustiere. Von Ameisen durch das Verschleppen der Samen verbreitet.

Verbreitungsgebiet

Lamium album tritt im größten Teil des gemäßigten Eurasiens zerstreut auf. Dringt bis in das Himalajagebiet, nach Japan und Korea vor. Steigt im Gebirge bis nahezu 2 300 m empor.

Verbreitungsgrad

Die »Blinde Nessel« ist eine *gesellige*, für die Landwirtschaft, vor allem für den Ackerbau, unerwünschte Pflanze. Gehört zu den *häufig verbreiteten* Heilkräutern. Tritt *stets in Kolonien* auf. – In Deutschland *recht verbreitet*, im nordwestlichen Flachland *allgemein verbreitet.* In den Gebirgsländern Österreichs *verbreitet und häufig.* Im Tiefland der unteren Steiermark *fehlend.* Im Norden und Osten der Schweiz *häufig.* Im ganzen Rhonegebiet *fehlend* und in der Mittelschweiz *selten.*

Standort

Als Stickstoffanzeiger liebt die Weiße Taubnessel frisches, nährstoffreiches, mit Stickstoff gut versorgtes Grünland und entsprechende Bodenfeuchtigkeit. – Wir treffen sie entlang der Wege und Straßen, auf Bahndämmen, auf Schuttplätzen, an Zäunen und Hecken, in Parkanlagen, in Gärten und an alten Mauern. Wächst gerne in der Nähe von Viehställen. Als Ammoniakpflanze mag sie Weideplätze ganz besonders und ist dort oft in großer Menge vorzufinden. Interessant ist die Feststellung, daß sie gerne auch in Großstädten an Bahnhöfen zu finden ist.

Merkmale

Der unterirdisch kriechende *Wurzelstock* ist mehrfach verzweigt. Aufrechter, 4kantiger, behaarter *Stengel* mit gestielten kreuzgegenständigen, herzförmigen, runzeligen, weichbehaarten, nicht brennenden und am Rande stumpfgezähnten *Blättern* von hellgrüner Farbe. Die weißen 2 cm langen, sehr nektarreichen *Blüten* stehen in 6- bis 16zähligen Wirteln in den Blattachseln. Die *Höhe* schwankt zwischen 20 und 40 cm. Die Weiße Taubnessel ist anfangs geruchlos, später aber entwickelt sich ein honigartiger *Geruch.* Der *Geschmack:* schleimig-süßlich, hintendrein aber eher scharf.

Verwechslungen

Verwechslungen sind sehr leicht mit *anderen Lippenblütlern* möglich. – Man achte vor allem auf die quirlartig angeordneten Lippenblüten und auf die reinweiße Farbe derselben, dann kann man sie nicht mit der *Roten (Lamium purpureum), Gefleckten (Lamium maculatum), Stengelumfassenden (Lamium amplexicaule)* oder *Gelben Taubnessel (Lamium Galeobdolon)* verkennen. – Für den oberflächlichen Beobachter hat sie im Vorblütenstadium sogar mit der *Brennessel (Urtica dioica)* eine täuschende Ähnlichkeit. Jeder Zweifel aber wird durch die Berührung behoben.

»Schreist du,
juckt's dich,
zweifle nicht,
taub is' nit.«

Die *Melisse (Melissa officinalis)* kann zwar variable Blütenfarbe aufweisen, ja sogar weiße, aber der Geruch der ganzen Pflanze ist unverkennbar zitronenähnlich. – Beim *Andorn (Marrubium vulgare)* sind der Stengel und die Blätter vor allem unterseits weißfilzig behaart. Der Geschmack der zerriebenen Blätter ist aromatisch bitter. Die Blüten stehen in fast kugeligen, reichblütigen Scheinquirlen in den Achseln der Blätter. – Der *Gemeine Wolfstrapp (Lycopus europaeus),* eine wertvolle Heilpflanze bei Schilddrüsenerkrankungen, in der pharmazeutischen Industrie häufig zu Fertigpräparaten verarbeitet, unterscheidet sich vor allem durch seine gesägten bis tief gezähnten Blätter. Mit anderen Lippenblütlern verglichen, fehlt ihm jedweder Geruch. – Verwechslungen könnten auch mit dem *Hohlzahn (Galeopsis segetum)* vorkommen. Die Pflanze besitzt eiförmig-längliche Blätter. Der Stengel ist abstehend behaart und an den Knoten stark verdickt. Die Blüten erscheinen gelblichweißlich, tragen aber im Unterschied zur Weißen Taubnessel einen deutlich sichtbaren gelben Fleck. Die Unterlippe ist rötlich gezeichnet. Der Geruch wird als balsamisch befunden. Der Hohlzahn stellt ebenfalls ein Heilkraut dar.

Verwandte Arten

Die Weiße Taubnessel gehört zur großen Familie der *Lippenblütler* und zur Gattung der *Taubnesseln,* unterordnet sich hier wieder in etwa 40 Arten, die über Europa, Nordafrika und zum Teil in Asien weitverbreitet sind. – Die in Mitteleuropa am häufigsten vorkommenden Vertreter:

Rote Taubnessel oder Ackertaubnessel, Stinkende Nessel (Lamium purpureum): Das Garten- und Ackerunkraut »Hühnerbiß« = *Morsus gallinae* – eine alte Nennart – von leicht unangenehmem Geruch und eigenartigem Geschmack, wird 10 bis 25 cm hoch. 1- bis 2jährig. Liebt Gemüse- und Hackfruchtfelder, Weingärten, Viehweiden, Zäune und Mauern. Ja selbst auf Kopfweidenstrünken zu finden. Vom Tal bis hinauf auf nahezu 2 500 m anzutreffen, blüht sie von Mai bis

September. – Die junge Pflanze, im April gesammelt, wird als Spinatgemüse verwendet. Hingegen das blühende Kraut ohne Wurzel, im Schatten getrocknet, nur noch in der Volksheilkunde gebraucht. Die Rote Taubnessel ist aber wissenschaftlich noch nicht näher untersucht und erfreut sich vor allem bei der Bauernbevölkerung Deutschlands einer großen Beliebtheit. Frisches Kraut wird zerdrückt und bei Verwundungen von Mensch und Tier als blutstillendes Mittel aufgelegt. Um sicherzugehen, würde ich vor der innerlichen Verwendung, besonders bei Frauenbeschwerden, abraten: wir haben dazu ja die vielfach erprobte Weiße Taubnessel. Hingegen als Gemüse, besonders mit Echtem Spinat und frischen Brennesseln gemischt und zubereitet, kann ihre Wirkung in der Küche als leicht wassertreibend und blutreinigend empfohlen werden. Gerade deswegen, weil sie in manchen Gegenden im Frühjahr im eigenen Garten leicht zu finden ist.

Gefleckte Taubnessel, auch Heckentaubnessel oder Dangel genannt (Lamium maculatum): Wird 15 bis 60, ja sogar bis 100 cm hoch, ist ausdauernd. Die eiförmig 3eckigen bis herzförmigen, 8 cm langen und 3 cm breiten Blätter sitzen an einem bis 4 cm langen Stiel. Wächst gerne in lichten, nicht ganz trockenen Laubwäldern, zwischen Hecken, auf Schuttlagerplätzen, zwischen Mauerresten und entlang der Straßengräben. Steigt im Gebirge bis 2 000 m empor. Ist in Deutschland ziemlich, in Österreich und der Schweiz recht verbreitet. Diese Pflanze ist im Blattbau sehr veränderlich, wie sie überhaupt in ihrem Erscheinungsbild stark variiert. Der Kelch erscheint oft braunviolett, die Krone karminrot, am vorderen Teil der Röhre und auf der Oberlippe befinden sich anliegende weiße Härchen. Die Unterlippe wirkt hellrosa; mit dunkelpurpurnen Flecken gesprenkelt. Die Blütezeit erstreckt sich von März bis September, nicht selten sogar bis Ende September. – Nur die Volksheilkunde lobt ihre Heilwirkung bei Milzerkrankungen und wendet sie ansonsten wie die Rote Taubnessel an.

Rundblättrige Taubnessel, Stengelumfassende Taubnessel (Lamium amplexicaule): Die kalkscheue, nährstoffreiche Lehmböden liebende Taubnesselart erreicht eine Höhe von 15 bis 30 cm, blüht von März bis Oktober auf Hackfruchtäckern, in Gärten und Weinbergen. Mag warmen Standort. In Deutschland, Österreich und der Schweiz ziemlich verbreitet. Überschreitet im Gebirge die 2 500-m-Höhe. Eine 1- bis 2jährige Pflanze, die in tieferen Lagen vereinzelt den Winter übersteht. – Gilt nicht als Heilpflanze, wird aber gelegentlich im Handel als Verfälschung von Gundelrebenkraut *(Herba Hederae terrestris)* beobachtet.

Goldnessel, Gelbe Taubnessel (Lamium Galeobdolon): Ausdauernde, gelbblühende Taubnessel mit braunen Flecken an der Unterlippe. Meist 6 Blüten in blattachselständigen Scheinquirlen an aufrechten oder aufsteigenden Stengeln. Blüht von Mai bis Juni. Wird 20 bis 60 cm hoch. Wächst in fast ganz Europa in Wäldern aller Art. Seltener in Nadelforsten. Häufig verbreitet. Liebt nährstoffreichen, mulligen, leicht feuchten Boden. – Wird nur selten in der Volksheilkunde verwendet, und zwar bei starkem Schnupfen in Teezubereitung durch Aufguß.

Blütezeit

Die Blütezeit währt sehr lange. Man findet die Weiße Taubnessel an manchen Orten bereits im April blühend, aber auch bis August und September.

Befruchtung

Die Blüte der Weißen Taubnessel ist ihrer Form nach den bestäubenden *Insekten* »maßgeschneidert«. Alles vorhanden: Landeplatz – die Unterlippe; Staubbeutel- und Griffelschutz – die Oberlippe. Die gekrümmte Blütenröhre zwingt die Insekten, den Rücken gegen die Staubbeutel und den Griffel zu drücken. Die Größe der Blüte ist an viele Hummelarten genau angepaßt. – Die Weiße Taubnessel heißt volkstümlich *Bienensaug*, weil sie von *Bienen* ebenfalls eifrig beflogen wird. – Bei ausbleibendem Insektenbeflug ist auch *Selbstbestäubung* möglich.

Samenreife

Die Frucht reift je nach der Blütezeit den

ganzen Sommer hindurch bis September und anfangs Oktober.

Ernte- und Sammelgut

Geerntet, gesammelt und als Droge verwendet werden das *Taubnesselkraut (Herba Lamii albi)* und die *Weißen-Taubnessel-Blüten ohne Kelch (Flos Lamii albi sine calycibus).* Interessant ist die Tatsache, daß man laut stichhältigen Angaben für 1 kg getrocknete Weiße-Taubnessel-Blüten ohne Kelch 90 Arbeitsstunden als Zeitaufwand zum Pflücken benötigt. Das würde nach dem heutigen Stundenlohn einer Putzfrau den Betrag von 4 500 Schilling ausmachen. Darin wären die Anbauarbeiten, die Benützung des Grundstükkes und die Trocknung nicht berücksichtigt. Gegenwärtig beträgt jedoch der Preis pro kg 1 858 Schilling in der Apotheke. Dies ist nur daher möglich, weil die Droge zum Großteil aus den Oststaaten importiert wird und dort die Arbeitslöhne verhältnismäßig niedrig sind.

Erntezeit

Das blühende Kraut oder nur die weißen Blütenkronen ohne Kelch können von Frühjahr bis Herbst mehrmals geerntet werden. – In der Volksmedizin wird bisweilen auch der Wurzelstock verwendet und gesammelt.

Ernte- und Sammelvorschriften

Früher war es üblich, nur die Blüten zu sammeln, dies wird heute nur mehr auf Bestellung oder aus Liebhaberei gemacht. Man nimmt die ganze blühende Pflanze, indem man sie einige Zentimeter über dem Boden abschneidet. Dies kann bei kleineren Flächen mittels Schere, Sichel oder Sense geschehen, wird aber im Großflächenanbau maschinell durchgeführt und eventuell durch ein Förderband gleich auf den Lader gebracht. – Die Ernte soll nur bei ganz trockenem, schönem, sonnigem Wetter vorgenommen werden. Das Erntegut darf über Nacht nicht in Steigen oder auf dem Lader liegen bleiben, sondern muß sofort zur Trocknung gebracht werden. Grünlagerung in Masse würde eine Vergärung einleiten, die bereits einen Teil wertvoller Wirkstoffe vermindert, wenn nicht gar zerstört. – Die Trocknung des Krautes erfolgt am besten in überdachten luftigen Räumen. Für den Kleinbetrieb können auch zugige, ruß- und ungezieferfreie Dachböden herangezogen werden. Diese sind selbstverständlich für diesen Zweck staubfrei zu halten. Eine gründliche Nachtrocknung ist erforderlich, wobei die künstliche Wärme 35° C nicht überschreiten darf. Nicht restlos getrocknete Pflanzenteile werden durch die Lagerung unansehnlich, verlieren ihre ursprüngliche Farbe und Heilkraft, werden schimmelig. – Die Aufbewahrung der Droge muß in gut verschlossenen und vor Zutritt des Lichtes geschützten Behältern vorgenommen werden. Die Blüten sollen eine weiße bis elfenbeinweiße Farbe aufweisen. Graue Blüten- und braune Blätterdroge ist nicht absetzbar. – Junge Triebe und Blätter liefern ein wertvolles Wildgemüse. Für diesen Zweck bestimmte Kulturen können mehrere Male während einer Vegetationsperiode abgeerntet werden. Wie oft, das hängt von Klima und Wetter ab. – Weiße-Taubnessel-Kulturen sind für den Imker nicht ohne wirtschaftliche Bedeutung. Da die Pflanze ein weitgestrafftes »Blütezeit-Spektrum« aufweist, in günstiger Lage und bei zutreffenden Witterungsverhältnissen fast das ganze Jahr über blühen kann. Wir heute mehr denn je vom hohen gesundheitlichen Wert des Echten Bienenhonigs überzeugt sind, muß uns natürlich jede »honigende« Pflanze interessieren. Der Anbau von Weißer Taubnessel ist als »bienenfreundlich« einzustufen.

Anbau

Durch die unterirdisch kriechenden Wurzeltriebe vermehrt sich die Weiße Taubnessel von selbst. Hat sie einmal auf einem Grundstück Fuß gefaßt, kann sie ähnlich wie ihre »brennende« Schwester, die Große Brennessel, zum Unkraut werden. Dies ist zu bedenken, wird die Weiße Taubnessel in Kultur genommen. Sie gedeiht auf nährstoffreichen Böden üppig; liebt sonnige bis schattige Stellen. Deswegen kann man sie auch dort noch bauen, wo eine andere landwirtschaftliche Nutzung kaum möglich ist. Wie etwa auf Böschungen, Hängen, an feuchten Stellen oder vor allem auf stickstoffreichen brachliegenden Schutthalden. Nach Anschüttungen leistet eine mehrjährige Weiße-Taubnessel-Kultur vorzügliche Pionierarbeit zur weiteren Benützung des Grundstückes, weil das Wurzelwerk der Pflanze die Erde festhält und so viel zur Konsolidierung des Erdreiches beiträgt, gleichzeitig auch vor der Erdabschwemmung durch das Wasser schützt. – Will man aus Gründen einer rationellen Bearbeitung den Anbau der Weißen Taubnessel auf einem Felde vornehmen, so muß schon von Anbeginn bedacht werden, daß sich die Nutzungsdauer auf mehrere Jahre erstreckt und so das Feld für andere Zwecke blockiert ist. – Die Vermehrung geschieht am besten durch Stockteilung oder durch Abnahme bewurzelter Ausläufer. Die für die Vermehrung vorbereiteten Stöcklinge werden noch im Herbst an Ort und Stelle verpflanzt. Gut überwinterte Jungpflanzen blühen bereits im nächsten Frühjahr. Fürderhin verbreitet sich die Pflanze von selbst und bemächtigt sich des ganzen Bodens um sich herum. – Eine beständige Unkrautkontrolle ist jedes Jahr erforderlich, weil dies die Erntearbeiten erleichtert und nur so saubere Droge erwarten läßt. Hackarbeiten zur Auflockerung des Erdreiches neben den Pflanzen sind für deren Wuchs und für die Rentabilität zwar vorteilhaft, müssen aber vorsichtig durchgeführt werden, um die seicht im Boden kriechenden Wurzelteile nicht zu verletzen. Flüssige Düngergaben, deren Hauptbestandteil Stickstoff ist, fördern Wuchs und Ertrag. Gedüngt soll immer nach einem Regen werden, damit dadurch die Blätter nicht beschädigt und unansehnlich werden. – Eine Weiße-Taubnessel-Kultur kann viele Jahre an der gleichen Stelle belassen werden. »Taubnessel-müde« wird der Boden nicht, wenn die nötige Düngerzufuhr erfolgt.

Saatgut

Die olivgrüne *Frucht* besteht aus vier 3 mm langen Klausen. Ameisen werden vom weißlichen Ölkörper der Nüßchen angelockt. Da die Vermehrung der Weißen Taubnessel ausschließlich oder fast nur auf vegetativem Wege durchgeführt wird, brauchen zum Abschnitt »Saatgut« keine weiteren nützlichen Hinweise mehr gegeben werden.

Erträge

Diesbezüglich liegen dem Autor keine Erfahrungswerte vor. Siehe dazu »Ernte- und Sammelgut«.

Für den Heimgarten

Auf freien Plätzen oder unter Bäumen im Garten lohnt sich das Pflanzen der Taubnessel. Sie bildet dort bald größere Bestände und bedeckt den Boden ganz, was sich unter Gehölzen sehr vorteilhaft auf den Wasserhaushalt des Bodens auswirkt. Zusätzlich steht eine wertvolle Heilpflanze in unmittelbarer Nähe zur Verfügung. – Junge Taubnesselblätter und -triebe sind im Frühjahr eine vitaminreiche Zutat für Gemüse und Salate, bereichern den täglichen Speisezettel, sind jederzeit kostenlos und leicht erreichbar. Tatsachen, die einer Überlegung wert sind. – Weiße Taubnesseln können auch zwischen Obstkulturen als Bodenbedecker gepflanzt werden. Zuvor ist der Boden zu säubern: Von allen Rasenteilchen und Wurzeln befreien und reichlich mit alter Komposterde verbessern. Taubnesseln bewahren den Gartenboden vor übermäßiger Verdunstung, tragen somit zur Bodengare bei, fördern das Gedeihen der Obstkultur und steigern den Ertrag.

Krankheiten und Schädlinge

Die Weiße Taubnessel ist eine sehr widerstandsfähige Pflanze. *Raupenfraß* kann gelegentlich die Blätter verunzieren und für die Drogengewinnung unbrauchbar werden lassen. *Mehltau* macht sich öfters bemerkbar. In diesem Falle müssen die befallenen Pflanzen ausgeschieden werden.

Wirkstoffe

Schleimstoffe, Cholin, Histamin, Tyramin, Methylamin, Isoquerecetin, Kämpherol-3-glucosid, Catechingerbstoff, ätherisches Öl zu 0,5% und ein noch unerforschtes Glykosid. Gerbstoff ist im Kraut zu 14% vorhanden. Die Blätter enthalten in hohem Maße

Xanthophyll; die Wurzel hingegen Saponin, außerdem noch Stachyose, einen Zucker. Die frischen Blätter beinhalten Vitamin C.

Heilwirkung

Auswurffördernd, schleimlösend, reizlindernd, schmerzlindernd, krampflösend, einhüllend, entzündungshemmend, adstringierend, fiebersenkend, harntreibend, verdauungsfördernd, blutbildend, blutreinigend, appetitanregend, nervenstärkend, stuhlregelnd, weißflußhemmend und schlaffördernd. – Die weiße Taubnessel ist ein Lebensverlängerer.

In der Heilkunde

Lamium album wird in der Heilkunde in erster Linie als Mucilaginosum verwendet (= aus Pflanzenstoffen gewonnenes dickflüssiges Arzneimittel). Entsprechend ihrem Gerbstoffgehalt haben *Flos Lamii albi* mäßige, *Herba Lamii albi* hingegen kräftige adstringierende Eigenschaft. Deswegen gebraucht man meist als Droge ein Blatt-Blüten-Gemisch oder *Herba Lamii albi*, also die ganze Weiße-Taubnessel-Pflanze ohne Wurzel. – Der Saponingehalt verleiht dem Heilkraut auch expectorierende Wirkung. Das Dekokt der Blüten führt eine Kontraktion des isolierten Uterus herbei. – Der Einsatz der Weißen-Taubnessel-Droge in der Medizin erfolgt bei *Fluor albus* (Weißfluß der Frauen), unregelmäßiger Menstruation, besonders bei zu schwachen monatlichen Blutungen und bei Frauenleiden im allgemeinen. Man nimmt 2 Teelöffel des frischen oder getrockneten Krautes für $^1/_4$ l Wasser. Aufguß bereiten. 15 Minuten ziehen lassen. Abseihen. Täglich 2 bis 3 Tassen schluckweise und ungesüßt trinken. 3 Wochen lang. – In der Praxis hat sich folgende Teemischung als sehr wirksam erwiesen: Taubnesselkraut 5 Teile, Frauenmantel 4 Teile, Schafgarbe 2 Teile und Melisse 1 Teil. Zubereitung und Anwendung wie bei reinem Taubnesseltee.

Als Hausmittel

Das Anwendungsgebiet der Weißen-Taubnessel-Droge in der Volksmedizin umfaßt die Luftwege, die Nieren, die Blase, den Unterleib, Brandwunden und andere schlechtheilende Wunden, Schlaflosigkeit, aber auch Gicht und Fieber. – Im Laufe der Jahrhunderte hat die Weiße Taubnessel das Prädikat erworben, »letzte Hilfe bei alten Männern zu sein«, die an Harnstauungen und akuten Schwierigkeiten beim Harnlassen klagen. Einige Tassen Weißer-Taubnessel-Tee haben schon sichtbare Erfolge gebracht. Ein Versuch lohnt sich. Man trinke 3 Tage hindurch täglich 3 Tassen von diesem Tee. Dann 3 Tage hindurch täglich 3 Tassen Hauhechelwurzel-Tee: 2 Teelöffel der feingeschnittenen Droge in $^1/_4$ l Wasser 3 Stunden kalt ansetzen, gut aufkochen und 10 Minuten zugedeckt ziehen lassen. Abseihen. Die Tagesration in eine Thermosflasche füllen. Nach diesen 3 Tagen nehme man wieder Weißen-Taubnessel-Tee. Dann kann eine Kur von 3 Teilen Kleinblütigem Weidenröschen, 2 Teilen Frauenmantel und 1 Teil Fenchelsamen folgen. 2 Teelöffel der Mischung mit $^1/_4$ l kochendem Wasser abbrühen, 15 Minuten ziehen lassen, abseihen und davon 3 Tassen täglich trinken. 3 Tage lang. Mehrere Monate hindurch läßt sich diese »Dreier-Kur« durchführen. Verfügt man dabei über Beharrlichkeit, wird der gewünschte Dauererfolg nicht ausbleiben. – Taubnesseltee im Aufguß aus dem ganzen Kraut, frisch oder getrocknet, zubereitet und 2 bis 3 Tassen täglich 3 Wochen hindurch getrunken, wird in der Volksheilkunde bei folgenden Krankheiten geraten: bei Erkrankungen der Atemwege, bei Menstruationsstörungen, bei Weißfluß, bei Beschwerden der Wechseljahre und bei vergrößerter Vorsteherdrüse. – Bei Hämorrhoiden empfiehlt sich neben der Teekur auch eine Badekur: Man fügt dem Badewasser Weißen-Taubnessel-Aufguß bei und nimmt 3mal wöchentlich ein solches Bad. Zu diesem Aufguß benötigt man 50 g Taubnesseldroge für 3 l kochendes Wasser. – Handelt es sich um Frauenleiden, besonders bei Weißfluß, nicht versäumen, den Arzt aufzusuchen. – Bei schlechtheilenden Wunden haben sich Waschungen und Umschläge mit folgendem Mischtee bewährt: Taubnessel 6 Teile, Thymian 5 Teile, Nelkenwurz 4 Teile, Ringelblumenblüten 4 Teile, Beinwellkraut 3 Teile, Dost 3 Teile, Odermennigkraut 3 Teile, Schafgarbe 2 Teile, Spitzwegerichblätter 2 Teile, Johanniskraut 2 Teile und Gänsefingerkraut 1 Teil. 5 Eßlöffel der Mischung für 1 l Wasser; im Aufguß zubereitet, 15 Minuten zugedeckt ziehen gelassen, abgeseiht. In 3 gleiche Teile aufteilen. Einen Teil langsam und schluckweise mäßig warm trinken. Mit dem zweiten die Wunde auswaschen und mit dem letzten eine Auflage aus Leinwand und Watte bereiten, in den Tee eintauchen, leicht ausdrücken, auflegen und ein Tuch darüberbinden. Diese Behandlungsweise ist 3mal täglich durchzuführen. Schon nach einigen Tagen wird man Besserung verspüren. Die Schmerzen lassen nach, und die Wunde beginnt langsam zu heilen. – Das Taubnesselkraut hat sich zu 4 Teilen im Gemisch mit 3 Teilen Roßkastanienblüten, 3 Teilen Steinklee, 2 Teilen Johanniskraut und 1 Teil Buchweizenkraut innerlich als Tee (2 bis 3 Tassen täglich, 3 Wochen lang, dann 1 Woche aussetzen und wiederholen) und äußerlich als Waschung und Umschlag bei Krampfadern als hervorragend erwiesen. (Den warmen Umschlag über Nacht anbringen und morgens mit Taubnesselgeist nachreiben.) Für $^1/_2$ l Tee 3 Eßlöffel der Mischung nehmen, Aufguß bereiten, 15 Minuten ziehen lassen; abseihen. – 50 g Taubnesselwurzeln in 1 l Weißwein abkochen, abseihen, filtrieren, warm in kleinere Flaschen füllen, dunkel und kühl lagern. Davon täglich 2 bis 3 Stamperln getrunken hilft bei Lendenschmerzen. Aber auch bei Nieren- und Blasengrieß.

In der Tiermedizin

Taubnesseltee ist ein erstklassiges Heilmittel für ältere Haustiere, die an Blasenlähmung leiden und nur schwer harnen können. Man stelle den Tieren diesen Tee zum Tranke auf oder schütte ihnen denselben ein. Die Zubereitung bleibt die gleiche wie für den Menschen. Diese Teekur hilft auch bei Blasen- und Nierenentzündung.

In der Homöopathie

Aus frischen Blüten wird die *Essenz Lamium,* D1, D4, D8 oder Urtinktur, zubereitet. Man wendet sie bei Schlaflosigkeit, bei »Bangigkeit«, bei »fixen Ideen«, bei zu früh eintretender Regel, bei Weißfluß der Frauen und bei Nieren-, Blasen- und Harnröhrenentzündungen an. Ganz besonders wirksam ist die homöopathische Essenz bei Harnstauungen.

In der Küche

Das ganze Kraut der blühenden Weißen Taubnessel einige Zentimeter über dem Erdboden abgeschnitten, im Schatten vor- und in der Nähe des Ofens gut nachgetrocknet, läßt sich mit den Handflächen leicht zu Pulver verreiben. Die fasrigen Teile werden herausgenommen und können durch Aufguß als Tee zubereitet werden. Das Pulver dient als wertvolle Beigabe zu Speisen. Nach Pfarrer Kneipp soll davon soviel genommen werden, »daß der Geschmack derselben nicht darunter leidet, eine Köchin kann das am besten beurteilen«. Dieses Kräuterpulver gewinnt besonders in der Winterzeit, wo Knappheit an frischem Gemüse und Gewürzen herrscht, an Wert. – Im Frühjahr werden die jungen Sprosse und Blätter der Weißen Taubnessel mit Spinat, Brennessel- und Löwenzahnblättern, Sauerampfer, Melde und Giersch gemischt und als Gemüse gekocht. Es ist ratsam, diesen Kräutern 1 Handvoll Petersilie beizugeben, alles einmal aufzukochen, auszudrücken, und das Gemüse nach Spinatart fertigzustellen, wobei man das Kochwasser mitverwendet. – Die jungen Blätter eignen sich vorzüglich als Beigabe zu Feldsalat. Dabei soll man auf die Wurzeln der Heilpflanze nicht vergessen. Diese werden ausgegraben, gut gereinigt und weichgedünstet. Dann mit Essig, Öl, einer Prise Salz und einer kleinen Prise Staubzucker mariniert. Noch ein wenig Zitronensaft darüberträufeln und als Salat servieren. – Die blühende junge Pflanze kann fein geschnitten auch Soßen beigefügt werden.

Für die Körperpflege

Will ein Kenner den Gesundheits- oder Krankheitszustand einer Person beurteilen, dann betrachtet er in erster Linie das Antlitz. Der Teint verrät schon alles auf den ersten

Blick. Kranke, schwächliche und geschwächte Menschen zeigen kein strahlendes Äußeres. Hingegen dort, wo körperliches Wohlbefinden und seeliches Gleichgewicht vorhanden sind, findet dies auch in einer gesunden, schönen Haut seinen günstigen Niederschlag. Als »Hautfeinde« müssen mit Recht übermäßiges und unregelmäßiges Essen und Trinken, vor allem aber der übermäßige Genuß von alkoholischen Getränken, Kaffee, Russischem Tee, Tabak und Tabletten angesehen werden. Auch seelischer Kummer, Nervosität und Überarbeitung spielen dabei eine große Rolle. Durch zu wenig Schlaf altert ein Mensch frühzeitig. So wertvoll die Kraft der Sonne ist, so schädlich kann sich eine Übermäßigkeit auf den Körper und besonders auf die Gesichtshaut auswirken. Dies vor allem dann, wenn man den Körper in der Urlaubszeit täglich viele Stunden der Sonnenbestrahlung aussetzt. Regelmäßiger Stuhlgang ist Grundbedingung für eine gesunde und schöne Haut. – Zur innerlichen und äußerlichen Anwendung eignet sich Weißer-Taubnessel-Tee, um das Aussehen der Gesichtshaut zu verbessern. Das blühende Kraut, vor allem im Frischzustand, gibt einen säfteverbessernden Tee, der das Blut reinigt, die Harnsäure abtreibt und auch von leichter stuhlfördernder Wirkung ist. Man kann ihn während einer Kur längere Zeit hindurch als Frühstückstee, gemischt mit Walderdbeerblättern und mit Honigbeigabe, verwenden. Am Abend nehme man 2 Handvoll frischen, blühenden und zerkleinerten Weißen-Taubnessel-Krautes, begieße es mit $^1/_8$ l kochendem Wasser, lasse es 15 Minuten zugedeckt stehen, wobei zu achten ist, daß das ganze Kraut vom Wasser durchdrungen wird. Dann lege man mit dem Kraut eine Gesichtskompresse an, 15 Minuten genügen. Abtrocknen und das Gesicht mit kalt gepreßtem Olivenöl gut einreiben. Nach mehreren Wochen stellt sich eine merkliche Verbesserung des Teints ein.

Auszüge

Als altes Sympathiemittel wird *Heiternessel-Branntwein* empfohlen:

»Gegen schweren Atem
nimm Heiternessel,
schneide sie klein,
tu Branntwein daran
und auch etwas Bohnen,
und nimm morgens und abends ein.«

Taubnesselgeist, $^1/_2$ Stunde vor den Mahlzeiten 1 kleines Stamperl eingenommen, hilft bei Appetitlosigkeit, bei Magenverstimmungen und bei Störungen der Verdauungsorgane. Um damit aber Erfolg zu haben, muß man alle magennervenschädigenden Gifte meiden: den Genuß von Alkohol sowie starken Kaffees und vor allem das Rauchen. Alle diese sogenannten Genußmittel unterdrükken ein gesundes Hungergefühl. Dieses Gefühl muß man wieder gewinnen, um Appetit zu verspüren. Rohkost, frisches Obst, reichlich Gemüse und das Trinken von Sauermilch oder Buttermilch stärken die Magennerven, reinigen Magen und Gedärme. Als guter Aperitif gilt der von mir oftmals erprobte Taubnesselgeist: Von der Weißen Taubnessel werden nur die Blüten in der Vollblüte ausgezupft und davon 250 g in ein weithalsiges Glas gegeben. Von Angelikawurzel, Bibernellenwurzel, der Wurzel des Gelben Enzians und der Kalmuswurzel bereitet man einen Feinschnitt oder ein Pulver und fügt je 20 g hinzu. Vom Tausendguldenkraut 15 g. Schafgarbe, Spitzwegerichblätter und Weinraute je 30 g; Dillkraut, Lavendelblüten, Rosmarinzweige und Salbeiblätter je 10 g; Fenchelsamen, Kümmelsamen und Wacholderbeeren, je 5 g, werden letztlich beigemengt. Das Ganze mit 2 l gutem Obstbrand übergießen. Das verschlossene Glas stellt man 14 Tage in die Sonne. Hernach abseihen, den Rückstand mit $^1/_4$ l abgekochtem und abgekühltem Wasser vermischen, über Nacht zugedeckt stehen lassen, abseihen und die erhaltene Flüssigkeit zur ersten hinzufügen. Anschließend wird 1 kg Rohzucker in 1 l kochendem Wasser aufgelöst, noch einmal zum Sieden gebracht und 3 Minuten gekocht. Abkühlen lassen, dem alkoholischen Auszug beigeben, gut vermengen und das verschlossene Glasgefäß nochmals 2 Wochen ins Fenster eines warmen Raumes stellen. Dann wird filtriert, in Flaschen gefüllt und 6

Monate kühl und dunkel gelagert. Somit ist ein wertvoller Aperitif gebrauchsfertig. – *Taubnesselspiritus:* 250 g frisches Weißes-Taubnessel-Kraut wird in einem weithalsigen Glasgefäß mit 1 l billigem Spiritus oder Brennspiritus übergossen. Das Glas gut abschließen und 14 Tage lang in die Sonne stellen. Täglich schütteln oder umrühren. Dann kühl und dunkel plazieren. Bei Auftreten von Ungeziefer wie Wanzen, Läusen, Flöhen oder Ameisen in der Wohnung die Stelle einige Male während des Tages gut damit anfeuchten oder besprühen. Dieser Extrakt tötet das Ungeziefer, soll aber nur für Gegenstände und nicht am Körper angewandt werden. – *Taubnesselsalbe* und *Taubnesselöl* siehe »Aus meiner Erfahrung«. – *Taubnesselwurzeltinktur:* Der alkoholische Auszug von der Wurzel der Weißen Taubnessel kann zum Färben der Kopfhaare verwendet werden. Die Haare bekommen einen gelblich-blonden Stich, dessen Intensität oder Schwäche von der ursprünglichen Farbe der Haare abhängig ist. Man nimmt 250 g frischer, gesäuberter und zerkleinerter Wurzel, setzt sie in 1 l 70%igem Weingeist an. Schließt das Glasgefäß gut ab und stellt es 3 Wochen in die Sonne. Täglich durchschütteln, dann abseihen. Den Rückstand mit ½ l abgekochtem und ausgekühltem Wasser durchmischen und 3 Stunden lang stehen lassen. Abseihen und der ersten Flüssigkeit beimengen. Damit werden die Haare einige Zeit hindurch am Abend gründlich eingerieben. Auch die Kopfhaut mitbehandeln. Das Nachwaschen muß unterbleiben.

In der pharmazeutischen Industrie

Weiße-Taubnessel-Droge wird in der pharmazeutischen Industrie verwendet, hauptsächlich zur Herstellung von *Fertigpräparaten:* Lamioflur, Entsäuernder Magentee EF-EM-ES, Dysfren, Kreosotum Homobion K11, Hermes Schlaf-Nerven-Tee, Salus Magen-Darm-Tee, Fides-Teekomplex Nr. 31.

Aus meiner Erfahrung

Aus getrockneten Blüten (ohne Kelch) der Weißen Taubnessel wird ein Pulver erzeugt. 1 Eßlöffel davon mit 2 Eßlöffel Bienenhonig oder Apfelmarmelade gut vermischen und je nach Bedarf 2 bis 3 Teelöffel voll pro Tag einnehmen. Anwendung: bei Katarrh der Atem- und Verdauungsorgane, bei Blutarmut, bei Nervosität, bei Schlaflosigkeit und bei Brennen beim Harnlassen. Die fertige Mischung muß kühl aufbewahrt werden. Immer nur geringe Mengen für höchstens 1 Tag zubereiten. – Bei Brandwunden nimmt man 1 Handvoll frischen oder getrockneten Weißen-Taubnessel-Krautes mit Blüten, läßt es zugedeckt ziemlich lange in ½ l Wasser kochen und anschließend einige Stunden ziehen. Dabei bilden sich gallertartige Ablagerungen. Diese legt man auf die Brandwunden auf, befestigt sie mit einem Verband. Die Auflage ist alle 8 Stunden zu erneuern. – Bei Nierenentzündung schafft folgende Teemischung Abhilfe: Weißes-Taubnessel-Kraut 5 Teile, Bibernellenwurzel 4 Teile, Ruprechtskraut 3 Teile, Stechpalmenblätter 2 Teile und Attichwurzel 1 Teil. 2 Teelöffel der Mischung werden kalt zugestellt, in ¼ l Wasser aufgekocht und 15 Minuten zugedeckt ziehen gelassen. Abseihen; täglich mäßig warm und schluckweise 3mal 1 Tasse trinken. – Als Hustentee habe ich oft mit folgender Teemischung sehr gute Erfolge erzielt: Weiße-Taubnessel-Blüten 5 Teile, Eibischwurzel 3 Teile, Huflattichblätter 3 Teile, Königskerzenblüten 3 Teile, Thymian 3 Teile, frisches Andornkraut 2 Teile und Vogelknöterich 1 Teil. 2 Teelöffel der Mischung für ¼ l Wasser, kalt ansetzen, 3 Stunden ziehen lassen. Nicht kochen. Abseihen, leicht anwärmen, mit Honig süßen und täglich 2 bis 3 Tassen schluckweise trinken. Fügt man außerdem noch etwas Zitronensaft hinzu, dient diese Teemischung auch gesunden Menschen zur Löschung des Durstes und kann besonders für die heiße Jahreszeit als Tagestrunk empfohlen werden. Wirkt nicht nur durststillend, sondern trägt zum »Gesundbleiben« beachtlich bei. – Ein altes aufgeschriebenes Hausmittel »gegen den Krampf« heißt: »So ein Mensch den Krampf hat, nimm Heitennessel [Weiße Taubnessel] und reibe damit ein, aber zwerch nicht der längs. Man kann auch davon eine Salb machen.« Diese Salbe wird so zubereitet: Im Mischverhältnis 1 : 4 nimmt man Weiße-Taubnessel-Blüten und Schweinefett, füge aber dem Fett $^1/_3$ echten Bienenwachses bei. Zuerst wird das Fett gut erhitzt, bis es richtig aufprasselt, dann gibt man das Bienenwachs dazu und läßt es zerfließen und vermischen. Nun legt man einen Drahtrost über die heiße Ofenplatte, stellt das Fettgemisch darauf, fügt $^1/_4$ des Gewichtes an Taubnesselblüten bei und läßt es so lange unter beständigem Umrühren auf »sparsamer Flamme« stehen, bis das ganze eine Einheit geworden ist. Noch heiß, wird die fertige *Taubnesselsalbe* in Tiegel gegossen und kühl und trocken aufbewahrt. Unter Krampf versteht man hier vor allem den Muskel- oder Wadenkrampf, der sich während der nächtlichen Ruhephase sehr schmerzhaft bemerkbar macht. Einreiben mit Taubnesselsalbe schafft Abhilfe. Es ist aber erforderlich, täglich wenigstens 2mal einzureiben, und zwar der Quere nach und nicht der Länge nach. So haben es die Alten praktiziert, und es hat ihnen geholfen. Rein verstandsmäßig überprüft, leuchtet eines ein: daß der Quere nach massiert die Muskelpartien besser durchblutet und Verkrampfungen in den Muskeln leichter gelöst werden. Die Schmerzen sind ja auch der Quere nach spürbar. – Die gleiche Salbe dient meiner Erfahrung nach auch gegen Hodenkrämpfe. In solchen Fällen ist das Straffspannen des Hodensackes erforderlich, und es wird von der Leistengegend Richtung Penis hin langsam, ruhig und ohne Druck die Salbe eingestrichen. – Bei Schlafstörungen hat sich die Weiße Taubnessel, gemeinsam mit anderen Kräutern in Öl angesetzt, gut bewährt. *Taubnesselöl:* Weiße-Taubnessel-Blüten 35 g, je 10 g von Anissamen, Baldrianwurzel, Dillsamen, Eisenkraut, Heidekraut, Hopfen, Melisse, Pfefferminze, Waldmeister und Wohlriechendem Veilchen. Alle diese Kräuter werden klein geschnitten, durchgemischt und in einem weithalsigen Glas mit $^1/_2$ l kalt gepreßtem Olivenöl übergossen. Das Glas gut verschlossen 14 Tage in das Fenster des Wohnraumes stellen. Dabei ist zu achten, daß der Ölansatz nicht zu lange der direkten Sonnenbestrahlung ausgesetzt ist. Nach Ablauf der Ansatzzeit kann das Öl bereits verwendet werden. Man schöpft das tägliche Quantum oben ab, ohne die Kräuter zu entfernen. Das fehlende Öl kann von Zeit zu Zeit durch frisches ergänzt werden, bis man für die verwendete Kräutermischung insgesamt 1 l kalt gepreßtes Olivenöl genommen hat. Öfters umrühren oder durchschütteln. Der übrigbleibende Rückstand wird dann gut ausgepreßt und zum Einreiben der Füße am Abend verwendet. Dieses Kräuteröl kann sowohl innerlich als auch äußerlich gebraucht werden. Innerlich: $^1/_2$ Stunde vor dem Schlafengehen 1 Teelöffel davon einnehmen. Äußerlich: 1 Stunde vor dem Zubettgehen führt man ein Fußbad mit Haferstrohabsud durch. Dazu benötigt man 50 g kleingeschnittenes Haferstroh für 1 l Wasser. 1 Stunde kalt ansetzen, gut durchkochen und dem Fußbadewasser ohne Abseihen beifügen. 10 Minuten werden nun die Füße darin gebadet, wobei man abwechselnd mit der Fußsohle des einen Fußes den anderen vom Knöchel bis hinauf zur Kniekehle gut abreibt. Anschließend die Füße 2 Sekunden lang in kaltem Wasser abschrecken, abtrocknen und bis zur Kniekehle zur Gänze mit dem genannten Öl einreiben. Auch das Genick und die Stirne sollen täglich damit gepflegt werden. Diese Behandlung gewissenhaft 3 Wochen lang beständig durchgeführt, hat manchem schon das »Schlafengehen ohne Tabletten« ermöglicht. Es geht hier nicht um ein Geheimrezept, sondern um eine natürliche Reaktion, hervorgerufen durch das Zusammenwirken der in der Mischung enthaltenen Heilkräuter und des Fußbades: Haferstroh löst eine auf den ganzen Organismus einwirkende Entspannung aus. Das Heidekraut erweist sich als leicht narkotisch und desinfizierend. Eisenkraut lindert Erschöpfungszustände und nervliche Verkrampfungen. Baldrian beruhigt das Herz, hat krampflösende und schlaffördernde Eigenschaften. Pfefferminze regt unter anderem die Verdauung an, das heißt, führt die Restverdauung gründlich durch, wirkt keimtötend und beseitigt Schmerzen. Hopfen beruhigt die Nerven und den Sexualtrieb, baut Erregungszustände ab und reguliert Herzstörungen. Anissamen reinigt die Atemwege, den Magen und den Darm. Dillsamen verhindert Aufstoßen und löst den Krampf. Melisse beruhigt. Das Wohlriechende Veilchen wirkt drüsenanregend und reizmildernd. Waldmeister ist ein ausgezeichnetes Beruhigungs- und Schlafmittel. Und schließlich gilt die Taubnessel für sich allein schon als bewährte Schlafhilfe. Es geht aber bei dieser Kräutermischung nicht nur um die Einzelwirkung, sondern um das Zusammenwirken all dieser Kräuter. Eine Eigenschaft, die im Ölextrakt vorhanden ist. Die Erfahrung hat diese Erwartung bestätigt. Anstelle des Öles kann mit der gleichen Kräutermischung im Aufguß ebensogut ein hervorragender Schlaftee angewandt werden. Man nimmt bei der Zubereitung 2 Teelöffel der Droge für 1/4 l kochendes Wasser. Läßt 15 Minuten zugedeckt ziehen, seiht ab und trinkt den Tee 1/2 Stunde vor dem Schlafengehen. Nicht an Diabetes leidende Personen können 1 Teelöffel echten Bienenhonig dazugeben. Die Schlafwirkung wird erhöht, wenn zusätzlich zur »Öleinwirkung« auch noch der Tee getrunken wird. Dies habe ich am eigenen Leibe ausprobiert. Und es hat gewirkt. Vor allem dann, wenn ich abends erregt war und von den Ereignissen des Tages nicht »abschalten« konnte. Obwohl ich als Diabetiker den Honig weggelassen habe, hat mir der Tee geholfen. Warum sollte es nicht auch anderen leidenden Menschen so ergehen? – Junge Mädchen quälen oft Störungen der monatlichen natürlichen Reinigung. Die Regel »muß erst zur Regel werden«. Dies erfordert eine körperliche und geistig-seelische Umstellung im jungen Menschenleib. Die Weiße Taubnessel übt eine heilsame, krampflösende Wirkung auf die Gebärmutter aus. Mädchen leiden oft zur Zeit der Entwicklung an beständiger Müdigkeit, sind schwach und bleich. 3 Wochen hindurch täglich morgens und abends 1 Tasse Weißen-Taubnessel-Tee getrunken, mit 1 Woche Pause und Wiederholung, ist eines Versuches wert. Auf alle Fälle besser, als chemische Mittel zu Hilfe zu nehmen, wo es nicht unbedingt erforderlich ist. Wenn zusätzlich mit Honig gesüßt wird, ist eine verstärkte Wirkung gegeben. (Gilt nicht für Diabetiker!)

Nicht übersehen

Die große Breite der Anwendungsmöglichkeit der Weißen Taubnessel ist noch viel zuwenig bekannt und wird zuwenig ausgenützt. Taubnessel, Kraut mit Blüten, frisch oder getrocknet, zu gleichen Teilen mit Majoran gemischt, 2 Teelöffel davon in 1/4 l kochendes Wasser gegeben, 15 Minuten ziehen gelassen, abgeseiht, davon täglich 3 Tassen getrunken, ist ein altes Hausmittel mit starker wassertreibender Wirkung.

Naturschutz und gesetzliche Bestimmungen

Da alle Taubnesselarten zu den »Un«-Kräutern gezählt werden, mit Ausnahme eigener großblumig gezüchteter, die als Gartenblumen gelten, ist ihr Schutz gesetzlich kaum nötig. Landwirtschaftliche Betriebe vernichten sie ja durch Unkrautspritzungen. – Die Weiße Taubnessel ist zwar eine häufige Pflanze, kommt aber nicht überall vor. Sie gilt mit Recht als gute Bienenweide. Wird deshalb »Bienensaug« geheißen. Ihr Gedeihen erfreut jedes Imkerherz. Dort, wo sie selten ist, soll man trachten, sie zu erhalten. Nicht durch eifriges Einsammeln lokal ausrotten oder dezimieren. Sondern von selbst vermehren lassen. Es gehen durch die Zivilisation sowieso schon viele spezielle Pflanzen verloren. Jede Region wird von Jahr zu Jahr »artenärmer«. Dies zu verhindern oder einzudämmen ist eine edle Aufgabe.

Aus meiner Kräuterapotheke

Bei Blutarmut: Weiße Taubnessel 3 Teile, Brennessel 2 Teile und Wermut 1 Teil. 2 Teelöffel der Mischung mit 1/4 l kochendem Wasser übergießen, 15 Minuten zugedeckt stehen lassen, abseihen. Früh, mittags und abends 3 Wochen hindurch je 1 Tasse trinken. Nicht süßen! – Das Chlorophyll der Pflanzen hat großen Anteil am Aufbau, an der Menge und an der Zusammensetzung des Blutes. Ein alter Lehrsatz heißt: »Aus Blatt wird Blut.« Es ist unrichtig, bei Blutarmut dem Körper nur Eisen zuführen zu wollen, sei es durch Medikamente oder durch Heilpflanzen. Viel Pflanzenkost fördert die

Blutbildung. Hier wieder sind es vor allem die Frischpflanzen.

Altbewährte Rezepte

Bei Weißfluß (Fluor albus) junger Mädchen in den Entwicklungsjahren: Kann ungefährlich sein, aber dennoch den Arzt aufsuchen! Dieser wird durch mikroskopische Untersuchung der Absonderungen die Harmlosigkeit feststellen. – Folgende *Teemischung* hat wiederholt Abhilfe geschaffen: Brennessel 60 g, blühendes Weißes-Taubnessel-Kraut 50 g, Kamille 40 g, Rosmarin 30 g und Eisenkraut 20 g. Im Aufguß zubereitet. 2 Teelöffel der Mischung für 1/4 l kochendes Wasser. 15 Minuten ziehen lassen. Nach Beendigung der Periode bis zu Beginn der nächsten täglich früh und abends je 1 Tasse warm trinken und mit Honig süßen.

Bei verhärteten Brüsten und bei Knotenbildung: Kein Wunder, daß Frauen leicht ängstlich werden, wenn sie Schmerzen in den Brüsten spüren oder sich gar Knoten oder Knötchen bemerkbar machen. Das Aufsuchen eines Arztes und das fachmännische Feststellen der Ursache ist nicht übertrieben, sondern unbedingt notwendig. – Aus meiner Erfahrung hat sich bewährt: 1 Eßlöffel Wundkleeblüten und 1 Eßlöffel Weiße-Taubnessel-Blüten in 1/8 l naturbelassenem Apfelessig aufkochen, kurz ziehen lassen, abseihen und den Rest auspressen. Zu der Flüssigkeit soviel Gerstenmehl hinzufügen, daß ein streichbarer Brei entsteht. Diesen unter beständigem Umrühren und bei mäßiger Flamme kurz aufkochen. Temperieren lassen. Auf zwei Leinenfleckchen streichen und auf beide Brüste legen, mit einem Tuch befestigen, über Nacht darauf lassen. Am Morgen mit lauwarmem Obstessigwasser abwaschen. Nach dessen Eintrocknen mit kalt gepreßtem Olivenöl gut einmassieren. Dies ist solange durchzuführen, bis die Verhärtung oder die Knötchen verschwunden sind. – Während den ganzen Tag 3 Tassen Haferflockentee. 1 gehäufter Eßlöffel Haferflocken wird mit 1/4 l kochendem Wasser abgebrüht. 15 Minuten ziehen lassen; abseihen. Mit Honig süßen und langsam und schluckweise einnehmen.

Planetarische Übereinstimmung

Die Weiße Taubnessel steht unter der Vorherrschaft der *Venus* und beeinflußt die »innere Sekretion«. Besonders die Eierstöcke, die weiblichen Keimzellen und vor allem die Brustdrüsen.

Pflanzencharakter und Menschentyp

Pflanzencharakter: Die Weiße Taubnessel, obwohl ein Lippenblütler, entfernt sich zum Teil von der dieser Familie ureigenen erwärmenden Wirkung. In ihr ist die kräftig entwickelte Blatt-Stengel-Natur typisch zum Durchbruch gekommen und stellt sie mit Recht an die Seite ihrer »brennenden Namensschwester«, der Brennessel. *Der Blattrhythmus und das Blütenhafte erscheinen hier in wohltätiger Symbiose und bewirken im menschlichen Organismus ableitende Vorgänge.*

Menschentyp: Menschen, die unter Stauungen leiden, nicht vom feurigen Grundmotiv primär getragen werden, sondern von einer kühl-feuchten Erdhaftigkeit daran gehindert sind, sollen die Weiße Taubnessel zu ihrer Lieblingsheilpflanze erheben. Ihre einhüllende, schleimlösende und entzündungshemmende Tätigkeit im Leib beschleunigt die Ableitung. Nierenstauungen, Verkrampfungen im weiblichen Geschlechtsapparat und vor allem der Geburtsorgane, Weißfluß, frühzeitige Regel, aber auch Harnzwang, Entzündungen der Harnwege und Harnverhaltungen älterer Personen können als Stauungen und Verkrampfungen angesehen werden. *Die »Blinde Nessel« mit ihren schleimig-süßlich-herben Blüten bringt Ordnung in das Erdhafte, löst Stauungen und Verkrampfungen.*

Pflanzensympathie

Die Weiße Taubnessel ist sehr art- und gattungsverbunden. Liebt fast alle *Taubnesselarten (Lamium-species)*, die *Brennessel (Urtica dioica)* und die *Hohlzahnarten (Galeopsis-species)*. Verschmäht *Sauerklee- (Oxalis acetosella)* und *Waldmeisternachbarschaft (Asperula odorata)* nicht. Bevorzugt ganz besonders Standorte bei *Mentha longifolia, der Roßminze.*

Pflanzenantipathie

Als Kulturbegleiter des Menschen in seine Siedlungsgemeinschaften ist die Weiße Taubnessel in bezug auf Nachbarschaft sehr verträglich. Findet sich leicht mit den angetroffenen Begebenheiten, die der Mensch geschaffen hat, ab. Es scheint, als ob die Liebe zum Menschen prädominant wäre. – Unter ihren Artgenossen kann man feststellen, daß sie die *Gefleckte Taubnessel (Lamium maculatum)* nicht mag. Ebenso besteht eine gewisse Antipathie zu *Moos- (Lichen-species)* und *Heidekrautbeständen (Calluna vulgaris).*

Nebenerscheinungen

Lamium album gehört zu jenen Heilkräutern, bei denen *sowohl äußerlich als auch innerlich* angewandt *keine nachteiligen Wirkungen* zu befürchten sind. – Es gibt Pflanzen, die bei Kurzanwendung fast »schlagartig« wirken, aber bei Langzeitgebrauch nachlassen. Diese Feststellung gilt bei Teemischungen mit Weißen-Taubnessel-Anteil nicht.

Waldmeister, Wohlriechender

Asperula odorata
Rötegewächse
ausdauernd

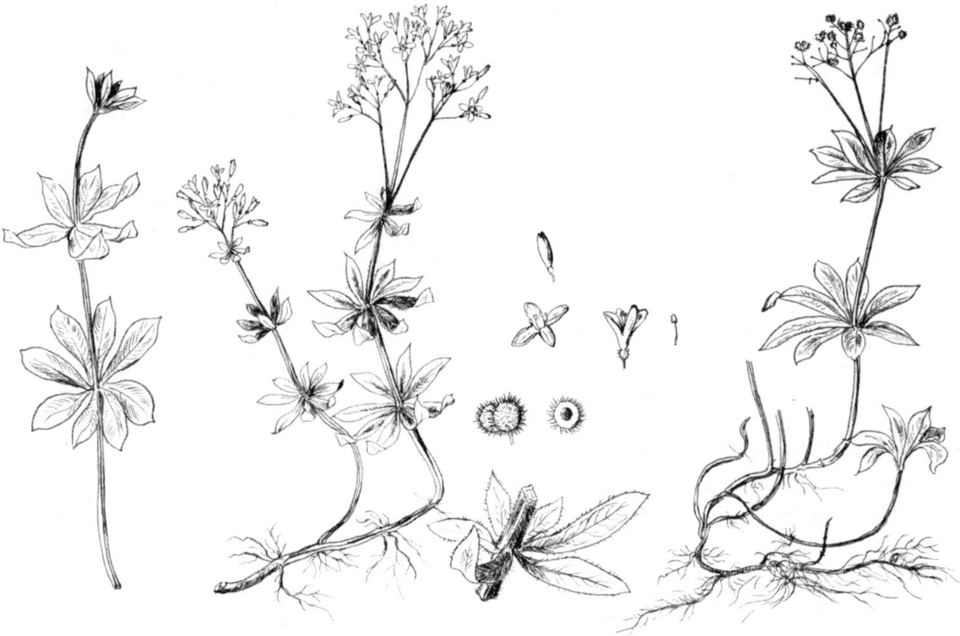

Kurz gefaßt

Aussehen: Aufrechter, 4kantiger Stengel. 10–30 cm. Dunkelgrüne, lanzettliche Blätter, quirlständig. Langgestielte, schneeweiße, glockige, sternförmige Blüten in Trugdolden. 5–6. *Vorkommen:* Nährstoffreicher, lockerer, mullreicher Boden; Laubwälder. *Verbreitung:* Gesamteuropa, Nordasien. *Heilkräftige Pflanzenteile:* Blühendes Kraut ohne Wurzel. *Heilanzeige:* Herz, Leber, Verdauung, Nieren, Nerven, Schlaflosigkeit, Wetterfühligkeit.

Volkstümliche Bezeichnungen

Baschhonchblom, Gleich-Chrut, Gliedergenge, Gliedkraut, Gliedzunge, Guggerblueme, Guggerblume, Halskräutlein, Hertzfreydt, Herzensfreude, Herzfreude, Herzfreund, Herzkraut, Jungfrau-Maria-Kraut, Kuckucksblume, Lebberkrut, Leberkraut, Maaske, Magerkraut, Mähsk, Maiblume, Maichrut, Maikraut, Maisch, Maitee, Maitrank, Maitrankkräutel, Mäschtee, Maßlenkraut, Matrisylvia, Meierchrut, Meier-Chrut, Meischkraut, Meister, Meserig, Meusch, Möhsch, Mösch, Möschen, Möseke, Möserich, Münchentee, Müschen, Negerkraut, Rükemüseken, Schumarkel, Sternekruet, Sternleberkraut, Tabakskraut, Teekraut, Vualmeister, Waldhahnl, Waldleberkraut, Waldmanndl, Waldmännel, Waldmannla, Waldmannli, Waldmannltee, Waldmasta, Waldmeier, Waldmeisterlein, Waldmenche, Waldmösch, Waldtee, Waldwinde, Waltmwyster, Weinkreitche, Weiß Gehonnesblom, Zehrkraut.

Namenerklärung

Asperula gilt als Verkleinerungsform des lateinischen *asper* = rauh – wegen der verhältnismäßig harten, rauhen Blätter. – *Odorata*

= duftend, wohlriechend. Verrät doch die blühende Pflanze schon aus einer gewissen Entfernung durch diese kennzeichnende Eigenschaft ihren Standort. – In alten Kräuterbüchern wird jenes Heilkraut *Matrisylvia* genannt. – Die gegenwärtige deutsche Bezeichnung *Waldmeister* beruht in ihrer Grundform auf der norddeutschen Benennung *Möseke* = Waldmösch, was vom altdeutschen *mösen* = nach Wiesen duften, stammt. Dies wieder ist auf den Cumaringehalt der Pflanze zurückzuführen, welcher dem Wiesenheu ähnlich wahrnehmbar ist. Mit »Meister« in unserem Sinne hat das Wort nichts zu tun.

Kulturgeschichte

Im Altertum war die arzneiliche Verwendung des Waldmeisters nicht bekannt. Im Mittelalter kann das Wissen um diese Heilpflanze auch nicht als sehr ausgiebig bezeichnet werden. In damaligen Berichten wird er als herzstärkendes und schweißtreibendes Mittel geschätzt und ebenso bei Leberleiden und Gelbsucht eingesetzt. – Aus dem Leben des polnischen Königs Stanislaus wird gemeldet, daß er täglich 1 Tasse Waldmeistertee getrunken habe und sich deswegen ausgezeichneter Gesundheit erfreute. Stanislaus heißt übrigens »durch Beständigkeit berühmt«. – Die Herstellung des Maitrankes aus Waldmeisterkraut ist in den Weingegenden Mitteleuropas schon lange bekannt. Im Jahre 854 wird er zum erstenmal in der Eifelstadt Prüm im Zusammenhang mit dem Benediktinermönch Wandalbertus erwähnt. In einem Lied aus der damaligen Zeit heißt es: »Auf das Waldmeisterlein schüttle den perlenden Wein.« So wird uns auch das einfache Rezept des Maitrankes überliefert. – Waldmeister und Volksglaube sind eng miteinander verwoben; den heidnischen Göttern heilig, wurde er in den nördlichen Ländern als Frühlingsbote gefeiert. Später aber der Gottesmutter geweiht, erhielt er den Ehrennamen *Jungfrau-Maria-Kraut.* – Asperula wurde den Frauen vor der Geburt um die Füße gebunden. Die geburtserleichternde Erwartung möchte ich durchaus nicht mit dem abwertenden Wort »Aberglaube« abtun, vorausgesetzt, daß es sich bei der Anwendung um getrocknete und nicht um frische, blühende Pflanzen handelt. Denn nur im getrockneten Zustand kommt der cumarinähnliche Stoff *Asperulosid* zum Durchbruch, der nicht bloß einen angenehmen Geruch ausströmt, sondern auch eine beruhigende Wirkung vermittelt. Den gleichen Zweck, was hygienischer ist, erreicht man ebenso, wenn man die getrocknete Pflanze in ein Kräuterkissen füllt und ins Bett legt. – 1665 wird der Waldmeister in der Pharmakopöe von Jean Schroder wegen seiner beruhigenden Wirkung bei Verstopfung der Gallengänge und bei Leberentzündung gelobt. – Arnoldus de Villanova († 1363), Professor in Barcelona, rühmte die auffrischende, verjüngernde Kraft dieses Heilkrautes.

Herkunft

Der Wohlriechende Waldmeister ist seines Ursprunges nach eine europäische Pflanze. Europa stellt seine Heimat dar.

Verbreitungsgebiet

Mit Ausnahme der arktischen Gebiete ist der Waldmeister in ganz Europa bis Sibirien, aber auch in Nordafrika zu finden. Bevorzugt Mitteleuropa. Von der Tiefebene bis in die Voralpen.

Verbreitungsgrad

Kommt *gesellig wachsend* vor und bildet oft *ansehnliche Kolonien.* Kann als *gebietsweise häufig* betrachtet werden.

Standort

Bevorzugt schattige Buchenwälder. Kommt dort häufig vor. Ist jedoch auch in anderen Wäldern, vor allem Mischwäldern, verstreut anzutreffen. Zeigt gute, nährstoffreiche Böden an. Mag keine Kalkböden.

Merkmale

Dünner, walzenförmiger, kriechender, ausdauernder und rotbrauner *Wurzelstock,* mit aufrechtem, zartem, 4kantigem *Stengel.* Dieser ist glatt, an den Knoten aber leicht behaart. Die stiellosen, dunkelgrünen *Blätter* sind lanzettlich, am Rande rauh und in 6- bis 8teiligen Quirlen angeordnet. Der endständige Blütenstand besteht aus langstieligen, lockeren Trugdolden, mit glockigen und sternförmigen weißen *Blüten*. Der Waldmeister erreicht eine *Höhe* bis 30 cm. Der angenehm aromatische *Geruch* ist auf den Cumaringehalt der ganzen Pflanze zurückzuführen. Ähnlich ist auch der *Geschmack*.

Verwechslungen

Verwechslungen mit *anderen Rötegewächsen (Rubiaceae)* sind sehr leicht möglich, besonders mit dem *Waldlabkraut (Galium silvaticum)*. Dieses kommt zwar an ähnlichen Standorten, ja oft sogar in seiner nächsten Umgebung vor, blüht jedoch später und erreicht eine Höhe von 30 bis 100 cm. Riecht nicht nach Cumarin. Unterscheidet sich vor allem durch seine runden Stengel. Trägt die Blüten nicht nur an der Spitze, sondern ebenso in den Achseln tieferliegender Blattquirlen. Ist medizinisch wertlos.

Verwandte Arten

Die *Rötegewächse* sind eine der größten Pflanzenfamilien. Sie gliedern sich in 500 Gattungen und 6 000 Arten. In der Mehrzahl tropisch, doch auch in der gemäßigten bis zur arktischen Zone vertreten. Sie umfassen Bäume, Sträucher und Kräuter. – Einige Rubiaceaen sind wirtschaftlich gesehen von großer Bedeutung. So *Chinona*, der Lieferant des Chinins; *Coffea*, der Kaffeestrauch, für Kaffee und die *Cephalis*, aus der die Brechwurztabletten gewonnen werden. – Die Gattung *Rubia* gibt der Familie den Namen. *Rubia tinctorum*, die *Färberröte*, stellt die bekannteste Art dar. Aus ihrer Wurzel wird das Krapprot und das Türkischrot hergestellt. Schon seit prähistorischen Zeiten zum Färben verwendet. – Die *Labkrautarten (Galium-species)* sind in unseren Breiten die bekanntesten verwandten Arten des Wohlriechenden Waldmeisters. Unter ihnen ist medizinisch gesehen das *Gelbe Labkraut* von großer Bedeutung. Es wird ausführlich in diesem Band behandelt. Dort werden auch die wichtigsten anderen Arten besprochen.

Hügel-Meister oder Kleiner Waldmeister (Asperula cynanchica): Auf sonnigen, trockenen Hängen und Hügeln wächst der Hügel-Meister. Aber auch im Magerrasen, an Wald- und Wegrändern, auf Wiesen, in Kiefernwäldern, auf Triften und Sandfluren. Ist in Deutschland, Österreich und der Schweiz *verbreitet bis zerstreut*. Fehlt im Norden ganz. Liebt kalkhaltigen Boden und Höhen bis 1 800 m. Blüht von Juni bis September. Als Heilkraut nicht verwendet. Die Wurzeln jedoch liefern eine schöne rote Farbe. Die Kronröhren der Blüten sind außen rosa, innen weiß und treten in lockeren schirmartigen Rispen auf. Wird 10 bis 30 cm hoch. Ist reich verästelt, schwach verholzt. Niederliegender, dann aufsteigender Stengel.

Ackerröte (Sherardia arvensis): 5 bis 30 cm, gilt als Ackerunkraut auf Getreidefeldern. Durch Spritzmittel fast zur Gänze verdrängt, flüchtet es auf Grasplätze, Ödland und Schutt bis 1 000 m Höhe.

Blütezeit

Mai bis Juni.

Befruchtung

Im Grunde der Waldmeisterblüte sondert ein Drüsenring Nektar ab. Wird von *Bienen*, *Fliegen* und *Käfern* ausgebeutet. Viele andere *Insekten* befliegen noch den Waldmeister. Genannt seien *Weißlingsarten* und *Schlammfliegen*. – *Auch Selbstbestäubung* ist neben Fremdbestäubung festzustellen.

Samenreife

Die Samen reifen Mitte bis Ende Juli. Sobald sie sich dunkel zu färben beginnen, ist die Ernte durchzuführen. Es ist aber unbedingt darauf zu achten, daß sie gut nachreifen.

Ernte- und Sammelgut

Gesammelt wird das *ganze Kraut (Herba Asperulae odoratae)*. Die Wurzel findet keine Verwendung.

Erntezeit

Die geeignetste Erntezeit ist kurz vor Beginn der Blüte.

Ernte- und Sammelvorschriften

Geerntet werden erst 2jährige Bestände; 1jähriges Kraut läßt man zur besseren Entwicklung der Wurzelschößlinge stehen. Am geeignetsten ist die Sichel als Schnittinstrument. Das Kraut 2 bis 3 cm über dem Boden nehmen. Soll die Ernte mit der Sense oder mit dem Motormäher durchgeführt werden, bedarf es bereits im zeitigen Frühjahr diesbezüglich eigener Vorbereitungen. In diesem Falle muß das Klaubholz entfernt und der Boden nach der Schneeschmelze niedergewalzt werden. Vor der Ernte ist das Terrain noch einmal gründlich zu kontrollieren. Fallăste einsammeln. Dies hat nicht nur wegen der Schonung der Schneidegeräte zu geschehen, sondern auch um Verunreinigungen der Droge bereits bei der Ernte nach Größtmöglichkeit auszuschließen. Verschmutzte Droge ist nämlich wertlos. Dieselbe erst nach der Ernte zu säubern wäre sehr zeitaufwendig. – Der feine Waldmeisterduft ist zur Zeit der Ernte kaum wahrnehmbar, sondern wird erst bei der Trocknung durch Abspalten von Cumarin frei. – Es ist unbedingt darauf zu achten, daß rechtzeitig geerntet wird, das heißt, knapp vor der Blüte, denn bei Vollblüte entwickelt sich schlagartig ein auffallend starker bitterer Beigeschmack, welcher den Drogenwert sehr mindert. Der Duft des Krautes, der erst beim Welken entsteht, ist bei der Vollblüte am stärksten, wird zunehmend schwächer und verschwindet nach der Vollreife der Früchte fast gänzlich. – Die Trocknung des Krautes erfolgt nicht im Freien, sondern in luftigen Räumen, weil hier die Entwicklung des Cumaringehaltes am besten vor sich geht. In geschlossenen Räumen wird der Cumaringeruch besonders intensiv und führt bei Menschen, die dort arbeiten, leicht zu starken Kopfschmerzen und Übelkeit. Während des Trocknens das Kraut häufig wenden und vor Licht schützen, da sonst rasch eine Braunfärbung eintritt. Wird künstlich getrocknet, muß das Erntegut in einfacher Schicht ausgebreitet werden. Nicht wenden! Die Temperatur soll 35° C betragen. – Bei der Aufbewahrung der getrockneten Droge ist darauf zu achten, daß die Behälter oder Gefäße dicht schließen und vor Licht, Feuchtigkeit und Geruch schützen sollen. Diese stehen jedoch erst nach guter Reinigung und längerer Lüftung wieder für andere Zwecke zur Verfügung.

Anbau

In Reinkulturen hat sich meines Wissens nach Waldmeisteranbau nicht als günstig erwiesen. Hingegen bringen Halbkulturen in Waldungen gute Erfolge. Wird diese Form des Anbaus gewählt, so braucht der Waldboden im Herbst nur flach geschält und gefräst zu werden. Als Saatgut verwendet man die Samen der frischen Ernte. Über den Winter gelagertes Saatgut bringt großen Ausfall. Gesät wird im Herbst. In Waldbeständen am besten breitwürfig, in Reihenabständen gedibbelt. Eines ist aber zu beachten: Die unscheinbaren Samenkerne befinden sich in hakenborstigen Nüßchen, die häufig wirre Knäuel bilden und sich daher nur sehr schlecht aussäen lassen. Reihensaat ist aus diesem Grunde vorzuziehen, wobei alle 5 cm einige Früchte in 1 cm Tiefe kommen. Hernach diese Reihen leicht mit verrottetem Laub, Kompost oder Moos abdecken. Nach Winterende sind Stichproben durchzuführen, um zu sehen, ob die Früchte keimen. Im positiven Falle muß die Decke gelockert werden. Später entfernen und an deren Stelle Fichtenreisig auslegen. Nach einigen Wochen auch dieses weggeben und die Pflänzchen vereinzeln. – Aufkommendes Unkraut soll ohne Hacken des Bestandes beseitigt werden, denn dadurch würde das Verfilzen der Waldmeisterwurzeln, was für das Gedeihen sehr wertvoll ist, gestört werden. – Der Waldmeister ist ein Mesophyt, das heißt, er gehört zu jenen Pflanzen, die Böden mittleren Feuchtigkeitsgrades bevorzugen. Ist deshalb gegen Trockenheit sehr empfindlich. Bestände immer gut feucht halten. Darauf ist besonders im 1. Vegetationsjahr zu achten, weil ansonsten der Ausfall sehr schmerzlich sein kann. – Bei sorgfältiger Pflege bildet Asperula nach einigen Kulturjahren sehr dichte, rasenartige Bestände, die kaum mehr einer Pflege bedürfen und leicht geerntet werden können. – Einfacher als die Vermehrung durch Samen ist die Stockteilung. In diesem Falle werden von Altbeständen Wurzelschößlinge ausgegraben, geteilt, in 5 cm tiefe Rillen gelegt, mit Erde zugedeckt und leicht angewalzt. Eine lockere Abdeckung mit krümeliger Lauberde kann liegenbleiben. Auch hier muß in den ersten Kulturjahren der Bestand unkrautfrei und mäßig feucht gehalten werden. – Eine Düngung der Waldmeisterbestände ist nicht erforderlich. Voraussetzung dafür ist jedoch, daß der Boden aus guter Walderde besteht und einen hohen Anteil von verrottetem Buchenlaub enthält.

Saatgut

Die *Früchte* sind kleine graugrüne bis dunkelbraune klettenartige Nüßchen, bis zu 3 mm dick und oben abgeflacht. Der unauffällige Samen bildet mit der hackborstigen Frucht eine Einheit. – Das *Tausend-Korn-Gewicht* beträgt im Durchschnitt 6,2 g. – Die Früchte sind Frostkeimer, entwickeln sich ohne Kälteeinwirkung nicht, benötigen manchesmal sogar bis zu –20° C. Sie keimen sehr schwer und müssen als Dunkelkeimer behandelt werden. Es soll die Aussaat deshalb im Herbst erfolgen. Waldmeister-Saatgut kann unter Umständen vor dem Keimen bis zu 200 Tage ohne Reaktion im Boden bleiben.

Erträge

Frisches Erntegut und Trockendroge stehen im Verhältnis 7 : 1. Der Ertrag an trockenem Kraut beträgt zirka 15 kg pro a und an Saatgut 0,75 kg pro a.

Für den Heimgarten

Für den Hausgarten ist das Ziehen von Waldmeister sehr zu empfehlen. Entweder durch Aussaat ins Frühbeet oder durch das Einpflanzen von Jungpflanzen oder Wurzelstöcken. Im letzteren Falle werden die Wurzelstöcke im August abgetrennt und in leichte, lockere, humusreiche Erde gesetzt, die geeignetste hiefür ist Buchenlauberde. Die Lage soll halbschattig sein.

Krankheiten und Schädlinge

Waldmeister bleibt fast zur Gänze von Krankheiten und Schädlingen bewahrt. Jedoch kann gelegentlich *Blattlausbefall* auftreten. Ich selbst habe an verschiedenen Beständen *Blattwelke*, die nicht geringen Schaden anrichten kann, festgestellt. Bei dieser Krankheit ist ein beachtlicher Ernteausfall die Folge.

Wirkstoffe

Waldmeisterdroge enthält vor allem Cumaringlykosid. Dieses spaltet Cumarin ab und löst daher besonders beim Verwelken den stark aromatischen Duft des Krautes aus. Beinhaltet außerdem ein kristallisierendes Glucosid Asperulosid zu 0,05% (Rubichlorsäure), Gerbstoffe und Bitterstoffe. Katechus- und Zitronensäure konnten analysiert werden.

Heilwirkung

Der Waldmeister ist ein Sorgenbrecher. Wirkt anregend, herzstärkend, mäßig harntreibend sowie leicht schweißtreibend, keimtötend; außerdem beruhigend, schlaffördernd, blutreinigend, leberstärkend, verdauungsfördernd, schmerzlindernd bei Leibschmerzen und wurmtreibend.

In der Heilkunde

Waldmeisterdroge wird in der Medizin selten allein, sondern meist als Bestandteil von Teemischungen verwendet, vor allem als Beruhigungsmittel bei Leibschmerzen, bei Schlaflosigkeit, bei unregelmäßiger Herztätigkeit. Aber sie wird auch gerne als Unterstützungsmittel bei Leberstauungen und Harnverhaltung herangezogen.

Als Hausmittel

Waldmeister ist heute keine offizinelle Heilpflanze. In der Volksmedizin zählt er aber zu den beliebtesten Heilkräutern. Bei jedem Gebrauch von Asperula odorata muß vorausgeschickt werden, daß nur das getrocknete Kraut zur Anwendung kommt, da sich erst hier die heilkräftigen Inhaltsstoffe entfaltet haben. – Das in der Pflanze enthaltene Cumarin macht den Harn klar und wirkt keimtötend. Dazu folgende Teemischung: Waldmeister 3 Teile, Labkraut (getrocknet) 2 Teile, Weiße Taubnessel 2 Teile und Goldrute 1 Teil. 2 Teelöffel der Mischung mit $^1/_4$ l kochendem Wasser übergießen, 15 Minuten zugedeckt ziehen lassen und abseihen. Täglich 2 Tassen schluckweise trinken. 3 Wochen lang. – Zur Abwechslung kann bei Blasenleiden folgende Mischung empfohlen werden: Waldmeister 5 Teile, Hauhechelwurzel 3 Teile, Bärentraubenblätter 2 Teile, Hagebuttenfrüchte (ohne Samen) 2 Teile, Liebstöckelwurzel 1 Teil. Zubereitung und Anwendung wie oben. – Waldmeister gilt ebenso als wirksames Hausmittel bei Leberstauungen, bei Darmstörungen und krampfhaften Zuständen. Meistens wird er auch hier nicht im Alleingang, sondern gemeinsam mit anderen Kräutern in Teemischungen verwendet. Bei Leberstauungen: Waldmeister 5 Teile, Johanniskraut 3 Teile, Schafgarbe 2 Teile, Wacholderbeeren (zerstoßen) 2 Teile und Andorn 1 Teil. – Bei Darmstörungen: Waldmeister 4 Teile, Pfefferminze 3 Teile, Kamille 2 Teile und Fenchelsamen 1 Teil. – Bei krampfhaften Zuständen im Verdauungstrakt: Waldmeister 3 Teile, Baldrian 2 Teile, Melisse 2 Teile, Koriander 1 Teil. Die Zubereitung dieser 3 Teevorschläge erfolgt durch Aufguß. 2 Teelöffel der Mischung mit $^1/_4$ l kochendem Wasser abbrühen, 15 Minuten zugedeckt ziehen lassen; abseihen und täglich 2 bis 3 Tassen mäßig warm und schluckweise trinken. – Waldmeisterdroge allein angewandt gilt als ausgezeichnetes Schlafmittel, das ganz besonders älteren Leuten empfohlen werden kann. 2 Teelöffel Waldmeisterkraut werden mit $^1/_4$ l kochendem Wasser übergossen und zugedeckt 10 Minuten ausgezogen. Nach dem Abseihen 1 Löffel echten Bienenhonig dazumischen. Dies gilt natürlich nicht bei Diabetikern. Der Schlaftrunk soll kurz vor dem Zubettegehen eingenommen werden. – Waldmeistertee ist aber auch ein hervorragendes Mittel bei Migräne, schmerzhafter Regel und Schwermut. Hier gilt die gleiche Zubereitungsart wie oben, Honigzusatz ist ebenfalls zu empfehlen. Täglich aufgeteilt 2 bis 3 Tassen trinken. – Anstatt des Tees kann Waldmeisterdroge in Pulverform mit Apfelmarmelade oder mit Honig vermischt eingenommen werden. In diesem Falle gibt man 1 Teelöffel Pulver zu 1 Eßlöffel Marmelade oder Honig. – Waldmeistertee gilt in der Volksheilkunde als wurmtreibendes Mittel bei Kindern. Hier 1 Teelöffel der Droge mit $^1/_4$ l Wasser durch Aufguß zubereiten, 15 Minuten ziehen lassen, abseihen und aufgeteilt auf den ganzen Tag schluckweise zu trinken geben. – Auch bei Unterleibsleiden der Frauen wirkt Waldmeistertee sehr beruhigend, schmerzstillend und harntreibend. Das gleiche gilt bei Hodenentzündung der Männer. Man nimmt 2 bis 3 Tassen täglich, mäßig warm und schluckweise.

In der Tiermedizin

Kühe und Ziegen geben mehr Milch, wenn sie zusätzlich zum täglichen Futter frisches Waldmeisterkraut, welches sie gerne fressen, bekommen. – Sehr lebendige, unruhige, freudige Haustiere können den Besitzer oft in schwierige Situationen bringen. Ich denke dabei an Ausstellungen, Vorführungen und Turniere. Ein bewährtes Mittel, das hier leicht Abhilfe schaffen kann, ist die Verabreichung eines Kräutertrunkes. Man muß jedoch schon einige Tage vor dem in Frage kommenden Termin damit beginnen und täglich wiederholen. Es besteht dabei nicht die geringste Gefahr einer Betäubung oder zerebralen oder nervlichen Schädigung, sondern der Effekt ist ein rein beruhigender, der sich auf das Wesen und die Selbstdarstellung des Tieres günstig auswirkt. Als Teemischung hat sich in solchen Fällen bewährt: Waldmeister 5 Teile, Kamillenblüten 4 Teile, Baldrianwurzel 3 Teile, Pfefferminzblätter 2 Teile und Anis 1 Teil. Anzuwenden ist dieser Tee bei allen Haustieren und wird auf folgende Weise zubereitet: In $^1/_2$ l kochendes Wasser gibt man 1 Eßlöffel der Kräutermischung, läßt zugedeckt kurz aufwallen, nimmt das Gefäß von der Herdplatte weg, nach 15 Minuten Ziehen seiht man ab. Richtig temperiert stellt man das benötigte Tagesquantum, das sich nach dem Gewicht des zu behandelnden Tieres richtet, zum Trank auf. Wo es notwendig ist, muß man den Tee mehrmals während des Tages, in angemessene Portionen aufgeteilt, einschütten. Da das Einschütten von Flüssigkeiten bei den Tieren immer ein Problem darstellt, ist es vorteilhaft, den angegebenen Kräutertee mit Honig zu süßen. Dies ist nicht nur zusätzlich nervenberuhigend und nervenstärkend, sondern die Flüssigkeit wird ihrer Süßigkeit wegen gerne angenommen. – Der gleiche Trank kann auch zur Minderung der Ängstlichkeit und Nervosität der Haustiere verabreicht werden.

In der Homöopathie

Das als *Herba Asperulae*, früher als *Matrisylvia* gebräuchliche Kraut wird in der Homöopathie innerlich bei Metritis (Entzündung der [ganzen] Gebärmutter) und bei Colpitis (Entzündung der weiblichen Scheide) angewandt. Von der Essenz D1 und D2 nimmt man 3mal täglich 10 Tropfen. Eine Maximaldosis ist nicht festgesetzt, doch können größere Verabreichungen Kopfschmerzen, ja sogar Erbrechen zur Folge haben. Die homöopathische Essenz wird ebenfalls zur Beruhigung bei nervösen Erscheinungen geraten.

In der Küche

Das noch nicht blühende Kraut des Waldmeisters kann frisch oder getrocknet mäßig als Zusatz zu Salaten, Soßen, Kompotten, Obstsalaten, süßen Suppen und Puddings genommen werden. – Auch als Haustee eignet es sich ausgezeichnet, vorausgesetzt, daß man ihn nicht längere Zeit hindurch täglich trinkt, sondern zur Abwechslung 1- bis 2mal pro Woche. Wirkt sich günstig und gleichzeitig vorbeugend gegen Unterleibs- und Leberleiden aus. Die beste Zubereitungsart als Haustee ist folgende: 2 Teelöffel geschnittenes getrocknetes Kraut mit $^1/_4$ l Wasser kalt ansetzen und 8 Stunden ziehen lassen. Dieser Tee ist aromatischer als bei Auszug mit kochendem Wasser. Vor dem Trinken kann man den Kaltauszug noch kurz leicht erwärmen. Dieser Haustee wirkt zusätzlich blutreinigend. – Zum Aromatisieren von Getränken wie Limonaden, Obstsaft, Weißwein und Milch wird Waldmeisterkraut nie frisch verwendet, sondern muß zuerst wenigstens 1 Tag anwelken, weil sich nur so der typische Geruch und Geschmack des Krautes entwikkelt. Man schneidet dazu den Waldmeister nie wie andere Kräuter fein, sondern taucht das Kraut mehrere Male in die Flüssigkeit, um es dann wieder herauszunehmen.

Für die Körperpflege

Als ein Mittel zur »Schönheitspflege für den Mann« kann Kräuterrasierwasser angesehen werden. Es wirkt erfrischend bei fetter und großporiger Haut. 5 g getrocknetes Waldmeisterkraut, ebensoviel Salbei- und Pfefferminzblätter werden mit $^1/_8$ l Weinessig übergossen und in einem gutverschlossenem Glas 2 Wochen angesetzt. Darauf achten, daß der Raum ziemlich warm ist. Am besten stellt man es ins Wohnzimmerfenster. Später wird filtriert und mit $^1/_{16}$ l destilliertem Wasser verdünnt, $^1/_{16}$ l hochprozentiger Alkohol hinzugefügt, zusätzlich noch 1 Woche lang kühl und dunkel gelagert. Das Kräuterrasierwasser ist verwendungsbereit. – Sehr durchblutungsfördernd wirkt folgendes kalte Fußbad: 20 g Waldmeisterkraut, 10 g Rosmarinblätter und 10 g Roßkastanienblüten werden mit 1 l kochendem Wasser abgebrüht. Zugedeckt 15 Minuten ziehen, abseihen und auskühlen lassen. Noch 1 l kaltes Wasser hinzufügen und damit ein Fußbad nehmen. Die Füße von selbst trocknen lassen. Eventuell noch mit Rosmarinsalbe einmassieren. Dieses Fußbad darf aber nie vor dem Schlafengehen genommen werden, da es Einschlafschwierigkeiten verursachen würde. Bei Schweißfüßen muß das Wasser lauwarm verwendet werden.

Auszüge

Sehr bekannt und beliebt ist die *Waldmeister-Bowle.* Blühendes angewelktes Waldmeisterkraut, zuerst kurz abgewaschen und abgetropft, wird zu einem Sträußchen gebunden, in ein Glasgefäß gehängt und mit gutem Weißwein und 1 l Sekt übergossen. Kalt stellen, nach $^1/_2$ Stunde das Waldmeistersträußchen herausnehmen und das Getränk je nach Geschmack süßen. Nun kann serviert werden. Bei der Zubereitung ist zu achten, daß das Waldmeistersträußchen wirklich nicht länger als $^1/_2$ Stunde in der Flüssigkeit bleibt, da sie sonst zu bitter schmeckt. Um den Geschmack zu verbessern, können zusammen mit dem Waldmeister geschnittene frische Erdbeeren angesetzt werden. Kurz vor dem Servieren abseihen. – Ein altes Rezept zum »*Maitrank*«: »1 Handvoll angewelktes Waldmeisterkraut und ebensoviel junge Walderdbeerblätter, 1/2 Handvoll Blätter von Gundermann und von der Schwarzen Johannisbeere werden benötigt: Man lege alles in eine Porzellanschüssel, streue 250 g Staubzucker darüber und gieße 3 l Rhein- oder Moselwein darauf. Dann decke man das Ganze zu und lasse es 1/2 Stunde und nicht länger stehen, tauche jedoch die Kräuter von Zeit zu Zeit unter. Dann wird der Wein abgeseiht, getrunken oder in Flaschen gefüllt und gelagert.« – *Rasierwasser*: Siehe »Für die Körperpflege«.

In der pharmazeutischen Industrie

Waldmeister wird in der Likörindustrie zum Aromatisieren von Kräuterlikören verwendet. – Waldmeisterdroge ist im Ergänzungsbuch 6 zum DAB aufgenommen. Die in diesem Ergänzungsbuch genannten *Species germanicae* sind weniger als Hausmittel, sondern als »Deutscher Haustee« zu werten. – *Fertigpräparate*: Noricaven, Neuro-Fides, Roha Schlaf- und Nerventee.

Aus meiner Erfahrung

Waldmeister hat sich als besonders wirksam bei Leberleiden erwiesen; aber auch als vortreffliche Stärkung des Gedächtnisses und zum Beheben von Schwermut. So kann er vor allem jenen Menschen, die sich bemühen, gesund zu leben, empfohlen werden. Ihnen ist er als Haustee sehr zu raten, am wirksamsten zu gleichen Teilen abwechselnd mit anderen Kräutern gemischt. Ein alter Spruch sagt:

»Waldmeister stärkt das Gehirn
und erfreut das Herz.«

Um das zu erreichen, muß man den »Herzfreund« längere Zeit hindurch täglich trinken. Auch hier immer mit einem anderen geeigneten Heilkraut mischen – zu gleichen Teilen, um die Wirkung zu steigern. Im Aufguß, 2 Teelöffel für 1/4 l Wasser, 15 Minuten ziehen lassen. Mit Honig süßen. Als abwechselnde Mischkräuter kann ich besonders empfehlen: Ehrenpreiskraut, Heckenrosenblätter, Melissenblätter, Waldbrombeerblätter, Walderdbeerblätter, Waldhimbeerblätter und Weißdornblüten und -blätter.

Nicht übersehen

Getrocknetes Waldmeisterkraut gebündelt oder in kleinen Pölsterchen in den Wäscheschrank gelegt, verleiht der Wäsche einen angenehmen Duft und kann als Ersatz von Lavendel genommen werden. – Waldmeistertee, öfters getrunken, verhindert Grieß- und Steinbildung in den Nieren, im Harnleiter und in der Blase. – Frisches, zerdrücktes Waldmeisterkraut auf frische Wunden und Schnitte gegeben, fördert die Heilung und unterbindet Vereiterungen. – Getrocknete Waldmeisterblätter, zu gleichen Teilen mit getrockneten Huflattich- und Pfefferminzblättern, ebenso Steinkleeblüten gemischt und kleingeschnitten dem Pfeifentabak beigefügt, ergibt ein ausgezeichnetes aromatisches Tabakgemisch für Pfeifenraucher.

Naturschutz und gesetzliche Bestimmungen

»Einfahrt freihalten!« So lese ich es jeden Tag. Beim Vorbeifahren. Ich fahre dort schon ein Vierteljahrhundert vorbei. Und stand dort je ein Wagen? Ich wenigstens habe keinen gesehen. Nun hat das Haus den Eigentümer gewechselt, wurde zur Zweitwohnung für die Großstädter. »Einfahrt freihalten!« Wozu? Zur Selbstbestätigung? Ich möchte fast mit einem klaren Ja antworten. – Dazu in rein natürlicher Folgerung: »Wozu Naturschutz?« Für eine Pflanze, die in Buchen- und Mischlaubwäldern häufig vorkommt. Ist das vielleicht auch nur zur Selbstbestätigung oder Routinearbeit? Diesmal »distinguo«, »hier unterscheide ich«. Denn viele Pflanzen und Tiere, die es einst in Massen gab, sind im Laufe der Jahrhunderte gänzlich ausgerottet worden. Vom Menschen. Aus Profitgier und Verständnislosigkeit. – Waldmeister kommt gesellig vor. Bildet oft dichte Rasenflecke. Weil er unterirdische Ausläufer treibt, sogenannte Rhizome. Seine Kraft kommt aus der Wurzel. Diese aber liegt nicht tief unter der Erde, kann beim unvorsichtigen Sammeln des Krautes leicht mit ausgerissen werden. Deshalb Vorsicht beim Ernten des Waldmeisterkrautes. Pflanzen abschneiden, nicht ausreißen. Damit der Waldmeister weiterhin das Prädikat »häufig« tragen kann. Und nicht unter »bedroht« eingereiht werden muß.

Aus meiner Kräuterapotheke

Waldmeisterdroge fördert durch ihre harntreibende und entzündungshemmende Wirkung die Funktion der Leber. Folgende Teemischung kann bei allen Schädigungen von Leber und Gallenblase, also bei Entzündungen (Hepatitis), Stauungen und Gelbsucht empfohlen werden: Waldmeister 3 Teile, Odermennig 2 Teile, Ringelblume 1 Teil. 2 Teelöffel der getrockneten Mischung mit $1/4$ l kochendem Wasser abbrühen, zugedeckt 15 Minuten ziehen lassen, abseihen und täglich früh und abends 1 Tasse mäßig warm, langsam und schluckweise trinken. Pro Tag nicht mehr als 2 Tassen. – Unbestreitbar wirkt dieser Tee auch stimulierend und nervenstärkend. Aber ebenso prophylaktisch gegen Neurasthenie, Melancholie und trübe Stimmungen. Der gleiche Tee kann Kindern, die unter nächtlichen Ängsten leiden und unruhig schlafen, verabreicht werden, aber nur im halben Quantum.

Altbewährte Rezepte

Zur Blutreinigung: Borretschkraut 3 Teile, Erdrauch (getrocknet) 3 Teile, Weiße Taubnessel 2 Teile, Waldmeister 1 Teil und Brennessel 1 Teil. (Wegen Erdrauch-Anteil rezeptpflichtig!) 2 Teelöffel der Mischung mit $1/4$ l kochendem Wasser aufgießen. 15 Minuten ziehen lassen. Abseihen und täglich früh und abends je 1 Tasse trinken. 1 Woche lang im Monat. So kann diese Kur mehrere Monate hindurch fortgesetzt werden.

Bei Eierstockentzündung (Ovariitis oder Oophoritis): Bei der Entzündung des Eierstockes leiden auch Bauchfell, Eileiter und die angrenzenden Bindegewebe darunter. Fachmännisch spricht man von »Adnexitis«, von Entzündung der Anhangsgebilde der Gebärmutter. – Mit Erlaubnis des behandelnden Arztes kann folgende *Teemischung*, in der Praxis bewährt, genommen werden: Waldmeisterkraut 70 g, blühendes Taubnesselkraut 70 g, Orangenblüten 20 g, Schafgarbe 20 g und Wanzenkraut 20 g. 2 Teelöffel für $1/4$ l kochendes Wasser, 15 Minuten ziehen lassen, abseihen. Früh und abends je 1 Tasse trinken in der Zeit zwischen 2 Regelperioden.

Ein weiterer Rat bei Eierstockentzündung: Teemischung: Frauenmantel 4 Teile, Johanniskraut 3 Teile, Kamille 3 Teile, Hopfen 2 Teile, Waldmeister 2 Teile und Schöllkraut 1 Teil. Zubereitung wie oben. 3 Wochen lang 3mal täglich 1 Tasse trinken. Später auf 1 Tasse pro Tag reduzieren. – Während dieser Teekur sollten Sie auch Eibischdampfbäder anwenden: 1 Handvoll Eibischwurzeln in 2 l Wasser 1 Stunde kalt ansetzen, erhitzen, ohne zu kochen, danach in ein Bidet oder in einen Eimer geben. Daraufsetzen und mit einer Decke zudecken, damit der Dampf nicht entweichen, sondern gut im Unterleib einwirken kann. Es empfiehlt sich eine Dampfbadedauer von 15 Minuten. Dieses Dampfbad abwechselnd an einem Tag mit Eibischtee und am anderen mit Heublumen durchführen. – $1/4$ l Olivenöl und 25 g Eberraute mehrere Minuten kochen, dann kalt werden lassen, auspressen und mit dem Öl den Unterbauch nach dem Dampfbad einmassieren. – Äußerlich öfters einen warmen Kartoffelbrei auflegen: 3 Kartoffeln werden mit der Schale gekocht, zerdrückt und mit 2 Löffeln Weizenkleie und ein wenig Wasser vermischt. Auf die entsprechenden Stellen auftragen und mit Wolltüchern abdecken. – Führen Sie diese Ratschläge exakt durch, werden Sie bald eine Linderung und auch Ausheilung Ihres Leidens finden. Dies bestätigen mir immer wieder Erfolgsmeldungen aus meiner langjährigen Beratungstätigkeit.

Bei Wetterfühligkeit: Besenheide 40 g, Labkraut 40 g, Waldmeisterkraut 30 g, Steinklee 30 g, Königskerze 20 g, Lavendel 20 g und Melisse 20 g. Zubereitung wie oben. Gelegentlich nach Bedarf täglich 3 Tassen, je 1 vor den Mahlzeiten, warm, schluckweise und langsam trinken.

Abendtee für den Waldmeistertyp: Melisse 50 g, Waldmeister 50 g, Thymian 40 g, Lavendel 30 g und Johanniskraut 30 g. 2 Teelöffel der Mischung mit 1/4 l kochendem Wasser abbrühen, 15 Minuten ziehen lassen, abseihen. Nach dem Abendessen täglich 1 Tasse trinken. Das kann man ruhig monatlich 14 Tage hintereinander das ganze Jahr über tun.

Planetarische Übereinstimmung

Als führender Planet gilt die *Venus.* Sie gehört gemeinsam mit dem Merkur zu den »inneren« Planeten, weil ihre Bahn zwischen Erde und Sonne liegt. Beide sind nie mehr als 48° von der Sonne entfernt. Bei Tag und bei Nacht. – Die Venus vermittelt warmes und freundliches Licht. Sie ist Symbol des Menschen »im Streben nach Ausgeglichenheit«.

Pflanzencharakter und Menschentyp

Pflanzencharakter: Wie schaut es daheim beim Waldmeister aus? – Mulliger, milder, humusreicher Boden. Zustandegekommen durch die Verrottung abgefallener Buchenblätter. Vorsichtig, sanft durchhellte Schatten, abgewechselt von halbhellen Lichtflekken schütter bewaldeter Stellen. Hier ist die Heilpflanze Wohlriechender Waldmeister zu Hause. *Er behauptet, erdverbunden, sein Dasein. Der kriechende Wurzelstock schätzt die Erdnähe. Holt sich sein üppiges, wucherndes Gedeihen. Von hier aus geht im Kraut ein Werdeprozeß vor sich, den sonst nur die Blüten vermögen: die Bildung des Cumaringlykosides.* Der Waldmeister versteht es, aus der Umgebung das Beste zu seinem Gedeihen herauszuholen. Er ist situationsbezogen. Der Buchenwald zwingt ihn, sich im Schatten der Großen, der Bäume, zu entfalten. Das tut er »meister«haft. Die Bäume liefern ihm Fallblätter zur Genüge, daraus wird im feuchten Schatten des Waldes mit der Zeit mulliger, guter, nährstoffreicher Boden. Da drinnen kann er seine raumerobernden Wurzelstöcke mit den Sprößlingen und Ausläufern werden lassen. Das macht ihn zur »Grauen Eminenz«, zum »Kleinen König« im »Kaiserreich der Großen«, der Buchen. Hier wird der Waldmeister zum Heilkraut für die Menschheit. Dieser wieder ist es überlassen, es richtig einzusetzen und anzuwenden.

Menschentyp: Der Mensch, der an Schlafstörungen leidet, bekommt zuviel von der »lauten« Welt mit. Beständig mit Reizen überflutet, in Lärm eingehüllt. Dauerstreß wird zum Charakterzeichen. Sorgen und unbewältigte Konflikte lösen nervöse Reizzustände aus. Dabei bleibt ihm keine Zeit, seine Lebensweise zu überdenken und sie nach Vernünftigkeit oder Unvernünftigkeit zu überprüfen. Genußmittelkonsum ohne Kontrolle, Aufregungen vor dem Schlafengehen, wobei Fernsehen und Lektüre nicht immer schuldlos sind, spielen manchmal eine Rolle. In dieser Situation ist es nicht verwunderlich, wenn Silikate und andere unerwünschte mineralische Stoffe am unrichtigen Platz in übermäßigem Ausmaße abgelagert werden. Und das sind die Nieren, die Galle und die Blase. Beginnende Grieß- und Steinbildung findet den besten Start. Gelbsucht kann auftreten. Wassersucht, besonders in den späteren Jahren, kann sehr unangenehm werden. Besonders bei Frauen machen sich Neuralgien bemerkbar; bereits in den jüngeren Jahren könnte es zu Menstruationsbeschwerden führen. *Diese Typen von Menschen, oder genauer ausgedrückt, dieser Menschentyp, ist aufgetan für den Waldmeistercharakter. Er braucht Waldmeister.* In Begleitung von Lavendel, Thymian, Melisse und Johanniskraut.

Pflanzensympathie

Der Waldmeister unterhält freundschaftliche Beziehungen zu den *Buchenarten (Fagus-species),* zum *Immergrün (Vinca minor* oder *major),* zum *Sauerklee (Oxalis acetosella),* zum *Waldlabkraut (Galium silvaticum)* und zur *Weißen Taubnessel (Lamium album).* Er sucht in seinen Quartieren ihre Nähe.

»Willst du Waldmeister finden
unter Buchen,
mußt du Immergrün suchen.«

Pflanzenantipathie

Eine ausgesprochene Abneigung hat der Wohlriechende Waldmeister zu *geschlossenen Fichtenbeständen (Picea excelsa).* Einzelexemplare nimmt er in seiner Nähe noch an, aber ohne Begeisterung im Wachstum und in der Vermehrung. Weiters mag er *Tollkirsche (Atropa Belladonna)*, *Brennessel (Urtica dioica)* und die *Holunderarten (Schwarzen [Sambucus nigra]* und *Roten [Sambucus racemosa]*) nicht.

Nebenerscheinungen

Ausdrücklich möchte ich darauf aufmerksam machen, daß Waldmeisterkraut *Cumarin* enthält, das zwar den Kreislauf günstig beeinflußt, jedoch bei zu langer, zu intensiver Verwendung in größeren Mengen giftig wirkt. Es *kann Kopfschmerzen und Schwindel verursachen.* – Lange Zeit hat man diese ungünstige Eigenschaft nicht erkannt, und heute wird dies zum Teil in einschlägiger Literatur verschwiegen, was ich unverantwortlich finde. Aus diesem Grund und wegen des zusätzlichen Verdachtes, daß übermäßige Mengen von Waldmeisterkraut zur Herstellung von Lebensmitteln verwendet werden, deren häufiger Genuß die Neigung zur Krebserkrankung beeinflussen könnte, ist Waldmeister durch die Lebensmittel-Gesetzgebung in der Bundesrepublik Deutschland seit 1974 als Aromastoff verboten. – Warnung: Unbedingt zu beachten ist, daß *schwangere Frauen Waldmeister meiden sollen*, da die Anwendung Fehlgeburten hervorrufen könnte.

Verzeichnis der Heilwirkungen

geschlechtstrieb-anregend

Kalmus
Sonnenhut

geschlechtstrieb-dämpfend

Hopfen

haarwuchsfördernd

Kalmus

harntreibend

Andorn
Borretsch
Diptam
Goldrute
Hopfen
Huflattich
Kalmus
Labkraut
Meisterwurz
Schlüsselblume
Sonnentau
Taubnessel
Waldmeister

hautfreundlich

Andorn
Dach-Hauswurz
Erdrauch
Goldmelisse
Huflattich
Labkraut
Sonnenhut
Taubnessel

hautreinigend

Augentrost
Erdrauch
Goldmelisse
Goldrute
Kalmus
Labkraut
Meisterwurz
Sonnenhut

hautstärkend

Augentrost
Labkraut

heilend

Erdrauch

herzstärkend

Borretsch
Schlüsselblume
Waldmeister

hustenlindernd

Goldmelisse
Huflattich
Sonnentau

hustenreizmildernd

Andorn
Sonnentau

hustenstillend

Andorn

infektionshemmend

Sonnenhut

keimtötend

Blutweiderich
Huflattich
Mariendistel
Sonnenhut
Waldmeister

kräftigend

Andorn
Erdrauch

krampflösend

Augentrost
Dach-Hauswurz
Diptam
Huflattich
Kalmus
Labkraut
Mariendistel
Sonnentau
Taubnessel
Waldmeister

krebsfeindlich

Dach-Hauswurz
Meisterwurz

krebsheilend

Labkraut

kreislaufstärkend

Labkraut
Mariendistel

kühlend

Borretsch
Dach-Hauswurz

leberanregend

Andorn

leberschützend

Mariendistel

leberspezifisch

Mariendistel

leberstärkend

Mariendistel
Waldmeister

magenanregend

Goldmelisse

magensaftanregend

Augentrost

magenstärkend

Andorn
Augentrost
Erdrauch
Hopfen
Kalmus
Labkraut
Meisterwurz
Sonnentau

menstruations-fördernd

Goldmelisse
Meisterwurz

menstruations-regulierend

Andorn
Blutweiderich
Diptam
Erdrauch
Hopfen
Kalmus
Meisterwurz
Taubnessel

milchbildungs-fördernd

Meisterwurz

milchflußfördernd

Andorn

nervenanregend

Augentrost
Schlüsselblume

nervenberuhigend

Borretsch
Hopfen
Kalmus
Labkraut
Schlüsselblume

nervenstärkend

Borretsch
Diptam
Goldmelisse
Kalmus
Taubnessel
Waldmeister

nierengrieß-abtreibend

Goldrute

nierensteinlösend

Goldrute

nierentätigkeits-fördernd

Goldrute

potenzstärkend

Meisterwurz

pulsbeschleunigend

Erdrauch

regelschmerzen-lindernd

Dach-Hauswurz

regenerierend

Mariendistel

reinigend

Huflattich

reizlindernd

Borretsch
Huflattich
Taubnessel

resistenzsteigernd

Sonnenhut

schlaffördernd

Hopfen
Schlüsselblume
Taubnessel
Waldmeister

schleimfördernd

Diptam

schleimlösend

Borretsch
Goldrute
Huflattich
Labkraut
Meisterwurz
Schlüsselblume
Taubnessel

schmerzlindernd

Augentrost
Dach-Hauswurz
Diptam
Huflattich
Taubnessel
Waldmeister

schmerzstillend

Hopfen
Meisterwurz
Schlüsselblume

schweißtreibend

Borretsch
Huflattich
Labkraut
Meisterwurz
Schlüsselblume
Waldmeister

sehkraftstärkend

Augentrost

stärkend

Erdrauch

steinlösend

Goldrute
Labkraut

stoffwechselanregend

Andorn
Borretsch
Erdrauch
Kalmus

strahlenabweisend

Labkraut

stuhlfördernd

Erdrauch
Taubnessel

stuhlregelnd

Taubnessel

verdauungsfördernd

Augentrost
Borretsch
Diptam
Erdrauch
Goldmelisse
Hopfen
Kalmus
Meisterwurz
Sonnentau
Taubnessel
Waldmeister

wassertreibend

Diptam
Goldrute
Hopfen
Labkraut
Taubnessel

weißflußhemmend

Taubnessel

wundheilend

Andorn
Blutweiderich
Dach-Hauswurz
Goldmelisse
Goldrute
Hopfen
Labkraut
Mariendistel
Meisterwurz
Sonnenhut
Waldmeister

wurmtreibend

Dach-Hauswurz
Diptam
Goldmelisse
Waldmeister

zerteilend

Labkraut

zusammenziehend

Augentrost
Blutweiderich
Dach-Hauswurz
Goldrute
Hopfen
Kalmus
Mariendistel
Taubnessel

Verzeichnis der Krankheiten

Bronchitis
- Borretsch
- Goldmelisse
- Huflattich
- Meisterwurz
- Schlüsselblume
- Sonnentau

Brustfellentzündung
- Huflattich

Brustknoten
- Taubnessel

Brustwarzwunden
- Dach-Hauswurz

Cholesterinspiegel, hoher
- Erdrauch

Darmbeschwerden
- Kalmus
- Sonnentau
- Waldmeister

Darmblutungen
- Goldrute

Darmerkrankungen
- Blutweiderich
- Diptam
- Erdrauch
- Labkraut

Darmkatarrh
- Augentrost
- Blutweiderich
- Taubnessel

Darmkrämpfe
- Erdrauch
- Sonnentau

Darmleiden, chronische
- Meisterwurz

Darmparasiten
- Diptam

Darmpolypen
- Kalmus

Darmträgheit
- Goldmelisse

Depressionen
- Andorn
- Hopfen
- Waldmeister

Dickdarmgeschwüre
- Erdrauch

Diphtherie
- Sonnenhut

Drüsenschwellung
- Goldrute

Drüsenschwellung, skrofulöse
- Labkraut

Drüsensekretion, schwache
- Andorn
- Kalmus

Durchblutungsstörungen
- Goldmelisse
- Kalmus

Durchfall
- Andorn
- Blutweiderich
- Dach-Hauswerz
- Goldmelisse
- Goldrute
- Huflattich

Durstgefühl
- Blutweiderich

Einschlafschwierigkeiten
- Hopfen

Ejaculatio praecox
- Hopfen

Ekzeme
- Erdrauch
- Goldrute
- Labkraut
- Sonnenhut

Engbrüstigkeit
- Huflattich
- Meisterwurz
- Sonnentau

Entzündungen
- Augentrost
- Dach-Hauswurz

Epilepsie
- Dach-Hauswurz
- Diptam
- Labkraut
- Meisterwurz

Erfrierungen
- Sonnenhut

Erkältungen
- Blutweiderich
- Huflattich
- Labkraut
- Schlüsselblume

Erregungszustände
- Hopfen
- Meisterwurz

Erschöpfungszustände
- Hopfen
- Huflattich
- Kalmus
- Schlüsselblume

Extrasystolen
- Andorn

Fettpolster
- Augentrost

Fettsucht
- Labkraut
- Sonnenhut

Fieber
- Borretsch
- Dach-Hauswurz
- Goldmelisse
- Mariendistel
- Sonnenhut
- Sonnentau
- Taubnessel

Flechten
- Andorn
- Dach-Hauswurz
- Erdrauch
- Labkraut

Frostbeulen
- Kalmus

Frühjahrsmüdigkeit
- Borretsch
- Erdrauch

Furunkulose
- Meisterwurz
- Sonnenhut

Füße, müde
- Borretsch
- Huflattich

Gallenbeschwerden
- Andorn
- Erdrauch
- Hopfen
- Kalmus
- Mariendistel

Gallenblasenentzündung
- Erdrauch
- Hopfen
- Mariendistel
- Sonnenhut

Gallenblasenkolik
- Hopfen

Gallenkrämpfe
- Diptam

Gallenleiden
- Erdrauch
- Hopfen
- Mariendistel

Gallensteine
- Erdrauch
- Hopfen
- Labkraut
- Mariendistel

Gebärmutterblutungen
- Diptam

Gebärmutterentzündung
- Dach-Hauswurz
- Sonnenhut
- Waldmeister

Herzschwäche
Borretsch
Schlüsselblume

Herzstörungen
Mariendistel

Herzwassersucht
Blutweiderich
Meisterwurz
Schlüsselblume

Heuschnupfen
Augentrost

Hodenentzündung
Sonnenhut
Waldmeister

Hodenkrämpfe
Taubnessel

Hühneraugen
Dach-Hauswurz
Sonnentau

Husten
Andorn
Augentrost
Goldmelisse
Huflattich
Schlüsselblume
Sonnenhut
Sonnentau
Taubnessel

Hypochondrie
Borretsch
Erdrauch

Hysterie
Augentrost
Diptam
Erdrauch
Labkraut

Infektionen
Blutweiderich
Labkraut
Mariendistel
Sonnenhut

Insektenstiche
Dach-Hauswurz
Huflattich
Sonnenhut

Ischias
Borretsch
Mariendistel

Karbunkel
Sonnenhut

Kehlkopfentzündung
Dach-Hauswurz
Labkraut

Kehlkopfschmerzen
Andorn
Labkraut

Keuchhusten
Andorn
Goldrute
Huflattich
Sonnentau

Kieferhöhlen-entzündung
Sonnenhut

Kopfschmerzen
Hopfen
Huflattich
Mariendistel
Schlüsselblume

Kopfschmerzen, nervöse
Augentrost
Sonnentau

Krampfadern
Andorn
Borretsch
Dach-Hauswurz
Huflattich
Mariendistel
Taubnessel

Krampfhusten
Andorn
Sonnentau

Krätzen
Erdrauch

Krebserkrankungen
Dach-Hauswurz
Hopfen
Labkraut
Meisterwurz

Kreislauf-beschwerden
Goldmelisse
Hopfen
Mariendistel

Kropf
Andorn
Dach-Hauswurz
Labkraut

Kurzatmigkeit
Andorn

Lähmungen
Schlüsselblume

Lebensmittel-vergiftung
Meisterwurz

Leberanschoppung
Erdrauch

Leberentzündung
Mariendistel
Waldmeister

Lebererkrankungen
Andorn
Erdrauch
Waldmeister

Leberleiden
Hopfen
Kalmus
Labkraut
Mariendistel
Waldmeister

Leberschwellung
Andorn
Mariendistel

Leberstauung
Mariendistel
Waldmeister

Lebertumor
Meisterwurz

Leberverfettung
Mariendistel

Leberverhärtung
Erdrauch
Mariendistel

Leberzirrhose
Erdrauch
Mariendistel

Leibschmerzen
Meisterwurz
Waldmeister

Lendenschmerzen
Taubnessel

Lidrandentzündung
Augentrost

Luftschlucken, nervöses
Goldmelisse

Lungenemphysem
Huflattich

Lungenentzündung
Borretsch

Lungenleiden
Hopfen
Huflattich

Lungenschwäche
Andorn
Huflattich
Schlüsselblume

Lungentuberkulose
Huflattich
Sonnentau

Lymphknoten-erkrankungen
Dach-Hauswurz
Erdrauch
Huflattich

Magenbeschwerden
Andorn
Blutweiderich
Diptam
Erdrauch
Hopfen
Kalmus
Labkraut
Meisterwurz
Sonnentau

Magen-Darm-Schleimhaut-Entzündung
Blutweiderich

Nierenkrämpfe
Diptam

Nierenleiden
Andorn
Goldmelisse
Goldrute
Kalmus
Schlüsselblume
Taubnessel

Nierenschwäche
Goldrute
Kalmus

Nierensteine
Diptam
Goldrute
Labkraut
Waldmeister

Nikotinabhängigkeit
Augentrost
Kalmus

Ohrensausen
Dach-Hauswurz

Ohrenschmalz, verhärtetes
Dach-Hauswurz

Ohrenschmerzen
Andorn
Dach-Hauswurz

Parodontose
Sonnenhut

Pfortadersystems, Stockung des
Erdrauch

Podagra
Dach-Hauswurz
Erdrauch
Hopfen
Schlüsselblume

Pollution
Hopfen

Prellungen
Dach-Hauswurz

Prostataleiden
Augentrost
Goldrute
Taubnessel

Quetschungen
Dach-Hauswurz
Huflattich

Rachenkatarrh
Augentrost
Dach-Hauswurz
Goldrute
Meisterwurz
Schlüsselblume

Rachitis
Andorn

Rheumatismus
Andorn
Augentrost
Borretsch
Diptam
Erdrauch
Goldmelisse
Goldrute
Kalmus
Meisterwurz
Schlüsselblume
Sonnentau

Rippenfell-entzündung
Huflattich

Rotlauf
Dach-Hauswurz
Huflattich

Rötungen
Augentrost

Rückenschmerzen
Huflattich
Labkraut

Ruhr
Blutweiderich

Säuferwahn
Meisterwurz

Scharlach
Sonnenhut

Schilddrüsen-überfunktion
Andorn
Dach-Hauswurz
Labkraut

Schilddrüsen-unterfunktion
Andorn
Dach-Hauswurz
Labkraut

Schlaflosigkeit
Augentrost
Dach-Hauswurz
Hopfen
Kalmus
Labkraut
Schlüsselblume
Taubnessel
Waldmeister

Schlafstörungen
Hopfen
Taubnessel

Schlaganfall
Meisterwurz

Schlangenbisse
Dach-Hauswurz
Sonnenhut

Schleimhaut-entzündung
Blutweiderich
Borretsch
Huflattich

Schleimhauterkran-kung
Sonnenhut

Schleimstauung
Meisterwurz
Sonnenhut

Schnupfen
Augentrost
Huflattich
Meisterwurz

Schuppen
Andorn

Schwächeanfälle
Andorn

Schwellungen
Augentrost
Huflattich

Schwerhörigkeit
Dach-Hauswurz

Schwindel
Mariendistel
Schlüsselblume

Schwindsucht
Huflattich
Sonnentau

Sehstörungen
Augentrost

Seitenstechen
Borretsch
Huflattich
Mariendistel

Silikose
Huflattich

Skrofulose
Huflattich

Sodbrennen
Kalmus

Sommerdurchfall
Blutweiderich

Sommersprossen
Dach-Hauswurz
Sonnentau

Sonnenbrand
Huflattich

Star, Grauer
Augentrost

Staublunge
Huflattich

Sterilität der Frau
Sonnentau

Stirnhöhlen-entzündung
Sonnenhut

Stoffwechsel-störungen
Andorn
Borretsch
Erdrauch
Kalmus

Stottern
Augentrost

Stuhlverstopfung
Andorn
Diptam
Erdrauch
Goldmelisse
Meisterwurz

Thrombose
Borretsch

Tollwut
Sonnenhut

Tumor
Sonnenhut

Typhus
Blutweiderich
Sonnenhut

Übelkeit
Goldmelisse

Überanstrengung
Andorn
Hopfen
Huflattich
Kalmus
Sonnenhut
Taubnessel

Übergewicht
Borretsch
Erdrauch
Labkraut

Unruhe, innerliche
Borretsch
Goldmelisse

Unterleibs-erkrankungen
Andorn
Diptam
Erdrauch
Labkraut
Sonnenhut
Taubnessel
Waldmeister

Unterschenkel-geschwüre
Goldrute
Mariendistel

Venenentzündung
Borretsch
Huflattich

Verätzungen
Dach-Hauswurz
Sonnenhut

Verbrennungen
Dach-Hauswurz
Sonnenhut

Verdauungs-beschwerden
Diptam
Goldmelisse
Kalmus

Verdauungsschwäche
Augentrost
Erdrauch
Hopfen

Verdauungs-störungen
Borretsch
Erdrauch
Goldmelisse
Meisterwurz
Sonnentau
Taubnessel
Waldmeister

Verletzungen
Blutweiderich
Dach-Hauswurz

Verrenkungen
Dach-Hauswurz

Verstauchungen
Huflattich

Wadenkrämpfe
Diptam
Taubnessel

Wallungen
Borretsch

Warzen
Dach-Hauswurz
Sonnentau

Wasserstauung
Goldrute

Wassersucht
Blutweiderich
Erdrauch
Goldrute
Labkraut
Meisterwurz
Sonnentau

Wechselbeschwerden
Borretsch
Hopfen
Taubnessel

Wechselfieber
Diptam

Weißfluß
Diptam
Taubnessel

Wetterfühligkeit
Waldmeister

Wunden
Andorn
Augentrost
Blutweiderich
Dach-Hauswurz
Goldmelisse
Goldrute
Hopfen
Labkraut
Mariendistel
Meisterwurz
Sonnenhut
Sonnentau
Taubnessel
Waldmeister

Wurmkrankheiten
Andorn
Dach-Hauswurz
Goldmelisse
Waldmeister

Zähne, lockere
Goldrute

Zahnfleischbluten
Augentrost
Borretsch
Kalmus

Zahnfleisch-entzündung
Kalmus
Sonnenhut

Zahngeschwür
Goldrute

Zittern der Glieder
Schlüsselblume

Zuckerkrankheit
Kalmus

Zungenlähmung
Augentrost
Meisterwurz

Zungen-verhärtung
Dach-Hauswurz

Zwölffingerdarm-geschwüre
Erdrauch

Verzeichnis der deutschen und lateinischen Pflanzennamen

Literaturverzeichnis

A

Adamo, Lonicero, Kreuterbuch. Gedruckt zu Frankfurt am Mayn durch Matthaeum Kempffern. In Verlegung Vincentii Steinmeyers 1630.

Aichele, Dietmar, Was blüht denn da? Wildwachsende Blütenpflanzen Mitteleuropas. Stuttgart 1979.

Anton, Dr. med. C., Der Kräuterarzt. Eine Beschreibung der heilkräftigen Pflanzen und Kräuter und deren Gebrauch bei vorkommenden Krankheiten. Leipzig 1912.

Augustinus, Aurelius, Bekenntnisse. München 1982.

Aus dem Garten in die Küche: Obst und Gemüse selbst anbauen, lecker zubereiten und richtig konservieren. Stuttgart 1979.

B

Bach, Edward, Blumen, die durch die Seele heilen. Die wahre Ursache von Krankheit, Diagnose und Therapie. München 1983.

Bardeau, Fabrice, Die Apotheke Gottes. Heilkräuter einst und jetzt alphabetisch geordnet. Wien 1978.

Bardorff, Wilhelm, Blick ins Buch der Natur. Das große farbige Nachschlagewerk für Pflanzen und Tiere in freier Natur. Berlin 1969.

Bertsch, Dr. Karl und Dr. Franz, Geschichte unserer Kulturpflanzen. Stuttgart 1947.

Besler, Hortus Eystettensis MDCCXIII.

Bianchini, Francesco; Corbetta, Francesco; und Pistoia, Marilena, Der große Heilpflanzenatlas. München 1978.

Bilz, F. E., Das neue Naturheilverfahren, Lehr- und Nachschlagebuch der naturgemäßen Heilweise und Gesundheitspflege. Leipzig 1895.

Binder, Walter, Die Natur – der beste Arzt. Konstanz 1978.

Blumen & Garten. Das praktische Pflanzen-ABC in acht Bänden. Hamburg 1975.

Bock, Hironymus, Kreutterbuch. Gedruckt zu Straßburg durch Josiam Rihel. 1577.

Boros, Georges, Heil- und Teepflanzen. Stuttgart 1980.

– Unsere Küchen- und Gewürzkräuter. Beschreibung, Anbau, Verwendung. Stuttgart 1975.

Bosmans, Phil, Blumen des Glücks mußt du selbst pflanzen. Freiburg im Breisgau 1978.

Brauchle, Prof. Alfred, Das große Buch der Naturheilkunde. Gütersloh 1977.

Braun, Priv.-Doz. Dr. med. Hans, Heilpflanzen-Lexikon für Ärzte und Apotheker. Stuttgart 1981.

Brunnfels, Otho, Kreüterbuch. Zu Straßburg bey Hans Schotten zum Thyergarten M. D. XXXII.

Buchinger, Dr. med. Otto, Das Heilfasten und seine Hilfsmethoden als biologischer Weg. Stuttgart 1981.

C

Candi, Radiästhetische Studien. Briefe an Tschü. Heidelberg 1976.

Carrichter, Bartholomaei, Horn deß heyls Menschlicher Blödigkeit. Oder Kreutterbuch. Getruckt zu Straßburg / bey Anton Bertram. M. DC. VI.

Chang, Chung-ching, Chin-kuei yao-liao fang lun (200 Rezepte aus dem Goldenen Schrein). Peking 1973.

Consilium Cedip. Naturheilweisen. Handbuch für Diagnose und Therapie. München 1982.

D

Das große Lexikon der Natur. 4 Bände. München 1979.

Das Kräuterbuch des Johannes Hartlieb. Eine deutsche Bilderhandschrift aus der Mitte des 15. Jahrhunderts. Mit einer Einführung und Transkription von Heinrich L. Werneck, herausgegeben von Franz Speta. Graz 1980.

Der Gesundheits-Brockhaus. Wiesbaden 1984.

Die Bibel. Altes und Neues Testament. Einheitsübersetzung. Stuttgart 1980.

Dioscurides, Codex Vindobonensis. Medicus craecus 1. Facsimile, Graz 1970.

F

Faber, Stephanie, Das Rezeptbuch für Naturkosmetik. Wien 1974.

Faust, Volker, Wetterfühligkeit. Ein Ratgeber für Gesunde und Kranke. München 1977.

Freitag, Dr. Helmut, Wiesenblumen und Ackerblumen. Stuttgart 1966.

Fröhner, Eugen; und Reinhardt, Dr. med. vet. Richard, Lehrbuch der Arzneimittellehre für Tierärzte. Stuttgart 1946.

Fuchs, Leonhart, Kreüterbuch. Getruckt zu Basell durch Michael Isingrin 1543.

Furlenmeier, Dr. med. Martin, Wunderwelt der Heilpflanzen. Zürich 1978.

G

Gäbler, Hartwig, Apotheker, Arzneipflanzen im Blickpunkt. Karlsruhe 1978.

Gehema, Janus Abrahamus à, Grausame Medicinische Mord-Mittel. Brehmen / Gedruckt im Jahr Christi 1688.

Geßner, Cunrat, Von allerhand kunstlichen und bewerten Oelen / Wassern / und heimlichen Artzneyen. Lindau M.D.LXXXIII.

Gessner, Otto, Gift- und Arzneipflanzen von Mitteleuropa. Hrsg. und neu bearbeitet von Gerhard Orzechowski (apl. Professor der Pharmakologie und Toxikologie). Heidelberg 1974.

Geuder, Melchior Friedrich, Heilsame Medicinische Lebens-Mittel. Stuttgard 1689.

Giesenhagen, Dr. K., Lehrbuch der Botanik. München — Leipzig 1894.

Gräb, Rudolf, Heilpflanzen und ihre medizinische Verwendung. Stuttgart 1968.

H

Heger, Professor Dr. phil. Erich Fürchtegott, Handbuch des Arznei- und Gewürzpflanzenbaues – Drogengewinnung. Berlin 1956.

Hegi, Gustav, Illustrierte Flora von Mitteleuropa. Völlig neu bearbeitete Auflage. 7 Bände, Berlin — Hamburg 1984.

Helm, Eve Marie, Feld-, Wald- und Wiesenkochbuch. Erkennen, Sammeln, Zubereiten und Einkochen von Wildgemüsen und Wildfrüchten. München 1978.

Hertwig, Hugo, Knaurs Heilpflanzenbuch. Ein Hausbuch der Naturheilkunde. München 1976.

Hierzenberger, Gottfried, Die sanfte Therapie. Gesund durch Homöopathie. Wien 1983.

Hildegardis Causae et Curae, editit Paulus Kaiser. Lipsiae MCMIII.

Hildegard von Bingen, Das Buch von den Steinen. Nach den Quellen übersetzt und erläutert von Peter Riethe. Salzburg 1979.

– Gotteserfahrung und Weg in die Welt. Herausgegeben und eingeleitet von Heinrich Schipperges. Olten 1980.

– Heilkunde. Das Buch von dem Grund und Wesen und der Heilung der Krankheiten. Nach den Quellen übersetzt und erläutert von Heinrich Schipperges. Salzburg 1974.

– Welt und Mensch. Das Buch „de operatione Dei". Aus dem Genter Codex übersetzt und erläutert von Heinrich Schipperges. Salzburg 1965.

– Wisse die Wege. Scivias. Nach dem Originaltext des illuminierten Rupertsberger Kodex der Wiesbadener Landesbibliothek ins Deutsche übertragen und bearbeitet von Maura Böckeler. Salzburg 1975.

Höchstetter, Dr. Ferdinand, Großes, illustriertes Kräuterbuch. Eine ausführliche Beschreibung aller für Arzneikunde, Handel und Industrie wichtigen Pflanzen und Mineralien. Heidelberg 1882.

Höfler, Max, Deutsches Krankheitsnamen-Buch. München 1899.

Hohberg, Wolffgang, Helmhard, Freyherr von, Georgica curiosa oder adeliches Landleben. Zweibändige Handschrift. 1682.

– Lust- und Arzeneygarten des Königlichen Propheten Davids. Regensburg 1675.

Hortus Sanitatis 1511. Limitierte deutsche Ausgabe, 2 Bände, Würzburg 1978.

Hoyer, Wulf D., Kneipps Hausschatz der Naturheilkunde, Ein Ratgeber für Gesunde und Kranke. Wien 1976.

Huibers, Jaap, Das Gewicht, das zu Ihnen paßt. Freiburg im Breisgau 1980.

– Kräuter für das Herz. Freiburg im Breisgau 1977.

– Kräuter für die Atmungsorgane. Freiburg im Breisgau 1982.

– Kräuter für Nieren, Haut und Augen. Freiburg im Breisgau 1982.

– Kräuter gegen Kopfschmerzen. Freiburg im Breisgau 1978.

– Überwinde Angst und Furcht mit Kräutern, Edelsteinen und richtiger Ernährung. Freiburg im Breisgau 1982.

– Verhütung und Heilung von Krebs. Freiburg im Breisgau 1982.

Hunnius, Curt, Pharmazeutisches Wörterbuch; unter Mitarbeit von Heinz Walter. Berlin — New York 1975.

K

Kaiser, Dr. med. Josef H., Das neue große Kneipp-Buch, Handbuch der naturgemäßen Lebens- und Heilweise. München 1977.

Kann, Dr. med. M., Der Arzt im Hause. Ein Wegweiser zur Bekämpfung und Verhütung von Krankheiten. Leipzig 1923.

Kent, Prof. Dr. James Tylor, Kent's Arzneimittelbilder, Vorlesungen zur homöopathischen Materia medica. Neu übersetzt und herausgegeben von Med.-Rat Dr. Edward Heits. Heidelberg 1980.

Klever, Eva und Ulrich, Alles hausgemacht in der Stadt und auf dem Lande. München 1979.

Kluge, Friedrich, Etymologisches Wörterbuch der deutschen Sprache. Berlin 1975.

Kneipp, Sebastian, So sollt ihr leben! Winke und Ratschläge für Gesunde und Kranke zu einer einfachen, vernünftigen Lebensweise und einer naturgemäßen Heilmethode. Herausgegeben und bearbeitet von Dr. med. Christian Fey. München 1981.

Koepf — Pettersson — Schaumann, Biologisch-dynamische Landwirtschaft. Stuttgart 1974.

Köhlein, Fritz, Pflanzen vermehren. Stuttgart 1979.

Köhnlechner, Handbuch der Naturheilkunde. 2 Bände. München 1979.

Kölbl, Konrad, Kölbl's Kräuterfibel. Grünwald bei München 1976.

Krafft, Dr. Guido, Illustriertes Landwirtschafts-Lexikon. Berlin 1884.

Kreuter, Marie-Luise, Gesundheit aus dem eigenen Garten. Schön und gesund mit Heil- und Küchenkräutern. München 1981.

– Kräuter und Gewürze aus dem eigenen Garten. Anbau, Ernte, Verwendung. München 1979.

Krüger Lexikon der Pflanzen, von Heinz Jüngling und Siegmund Seybold. München 1977.

Künzle, Johann, Das große Kräuterheilbuch. Ratgeber für gesunde und kranke Tage. Durchgesehen und ergänzt von Dr. med. R. F. Weiss. Olten 1974.

– Chrut und Uchrut. Minusio 1972.

Kurth, Hanns, Rezepte berühmter Ärzte aus 5 000 Jahren. Genf 1975.

L

Leeser, Dr. med. et phil. Otto, Lehrbuch der Homöopathie, B/I und B/II. Heidelberg 1971.

Leibold, Gerhard, Das große Hausbuch der Naturheilkunde. Niedernhausen/Ts. 1978.

– Taschenlexikon der Naturheilkunde. Naturgemäße Heilverfahren, alte und moderne Hausmittel – praktische Anwendung im Krankheitsfall – Gesundheitsvorsorge. München 1981.

Lexikon der Heilpflanzen. Köln 1977.

Lexikon der Küchen- und Gewürzkräuter. München 1977.

Lexikon der Naturheilkunde, Oertel-Bauer. Köln 1962.

Limbach, Dr. R.; und Boshart, Dr. K., Der Anbau von Heil-, Duft- und Gewürzpflanzen. Ein Ratgeber für den erwerbsmäßigen Anbau. Berlin 1937.

Lützner, Dr. med. Hellmut, Wie neugeboren durch Fasten. Abnehmen. Entschlacken. Entgiften. München 1980.

M

Mackwitz, Hanswerner; und Köszegi, Barbara, Zeitbombe Chemie, Strategien zur Entgiftung unserer Welt. Wien 1983.

MacNutt, Francis, Beauftragt zu heilen. Eine praktische Weiterführung. Graz 1979.

Madaus, Gerhard, Lehrbuch der biologischen Heilmittel. 3 Bände. Leipzig 1938.

Marzell, Heinrich, Neues illustriertes Kräuterbuch. Eine Anleitung zur Pflanzenkenntnis unter besonderer Berücksichtigung der in der Heilkunde, im Haushalt und in der Industrie verwendeten Pflanzen sowie ihre Volksnamen. Reutlingen 1935.

– Unsere Heilpflanzen, ihre Geschichte und ihre Stellung in der Volkskunde. Ethnobotanische Streifzüge. Freiburg im Breisgau 1922.

– Wörterbuch der deutschen Pflanzennamen. 5 Bände. Leipzig 1943.

Maurizio, Anna; und Grafl, Ina, Das Trachtpflanzenbuch. Nektar und Pollen – die wichtigsten Nahrungsquellen der Honigbiene. München 1982.

Maury, Dr. Emmerick A., Homöopathie von A–Z für die Familie. Stuttgart 1982.

Mességué, Maurice, Das Mességué Schönheitskräuter-Lexikon. Wien 1980.

– Die Kräuter von Maurice Mességué für Gesundheit und Schönheit. Bearbeitet von Dr. med. Karl Knauer. Karlsruhe 1978.

Meyer-Camberg, Dr. med. Ernst, Das praktische Lexikon der Naturheilkunde. München 1977.

Müller, Dr. Ferdinand, Das große illustrierte Kräuterbuch. Ausführliche Beschreibung aller Pflanzen, ihres Gebrauches, Nutzens, ihrer Anwendung und Wirkung in der Arzneikunde, ihres Anbaus, ihrer Einsammlung, Verwerthung und Verwendung im Handel und Gewerbe. Ulm 1871.

N

Neunteufl, Herta, Hausarzneien im Barock. Graz 1978.

Neuthaler, Univ. med. Dr. Heinrich, Das neue Kräuterbuch. Gesund durch Heilkräuter und moderne Naturheilkunde. Salzburg 1978.

Neuw vollkommentlich Kreuterbuch, Bauhinum Casparum Doctorem. Gedruckt zu Frankfurt am Mayn Durch Paulum Jacobi. In Verlegung Johann Dreutels Anno MDCXXV.

Nielsen, Harald; und Hancke, Verner, Heilpflanzen in Farbe. Finden und erkennen, sammeln und anwenden. München 1977.

O

Oertel-Bauers Heilpflanzen-Taschenbuch. Ratgeber für naturgemäße Heil- und Lebensweise. Bonn am Rhein 1935.

P

Pahlow, Mannfried, Apotheker, Das große Buch der Heilpflanzen. Gesund durch die Heilkräfte der Natur. München 1979.

Paul, Heinz, Waldblumen. Gräser, Farne. Stuttgart 1971.

P'ei, Chien; und Chon T'ai-yen, Chung-kuo yao yung chih-wu chik (Die in der Pharmakologie verwendeten chinesischen Heilpflanzen). 2 Bände. Peking 1976.

Pelikan, Wilhelm, Heilpflanzenkunde, Der Mensch und die Heilpflanzen, 3 Bände. Dornach 1977.

Perger, H. Ritter von, Deutsche Pflanzensagen. Stuttgart 1864.

Perry, Frances, Blumen der Welt. Freiburg im Breisgau 1977.

Pharmazeutische Biologie, 4 Bände. Stuttgart 1982.

Pschyrembel, Professor Dr. med. Dr. phil. Willibald, Klinisches Wörterbuch. Mit klinischen Syndromen und einem Anhang Nomina Anatomica. Berlin — New York 1977.

R

Reckeweg, Dr. med. Hans-Heinrich, Homoeopathia antihomotoxica. 2 Bände. Baden-Baden 1981.

– Homotoxikologie. Ganzheitsschau einer Synthese der Medizin. Baden-Baden 1978.

rororo Pflanzenlexikon, in 5 Bänden. Gütersloh 1980.

Rothmaler, Werner, Exkursionsflora, Band 2 und 4. Berlin 1978.

Ryffius, H., Reformierte Deutsche Apotheke. Straßburg 1573.

S

Schafer, Edward H., China. Das Reich der Mitte. Reinpek bei Hamburg 1973.

Schauenberg, Paul; und Paris, Ferdinand, Heilpflanzen. Erkennen – Anwenden. München 1975.

Schauer, Dr. Thomas; und Caspari, Claus, Der große BLV-Pflanzenführer. Über 1 500 Pflanzenarten Deutschlands und der Nachbarländer. München — Wien — Zürich 1982.

Scheffer, Mechthild, Die Bach-Blütentherapie. Theorie und Praxis. München 1982.

Schicht, Peter, und Küchler, Ulla und Johannes, China. Luzern — Frankfurt am Main 1978.

Schmidsberger, Peter, Knaurs Buch der Heilpflanzen. Die Kräfte der Natur selber nutzen. München — Zürich 1980.

Schneider, Dr. med. Ernst, Nutze die Heilkraft unserer Nahrung. Hamburg 1975.

Schoenenberger, Walther, Gesund durch natürliche Säfte. Möglichkeiten und Erfolg der Frischpflanzentherapie. Düsseldorf — Wien 1976.

Schönfelder, Peter und Ingrid, Der Kosmos-Heilpflanzenführer. Europäische Heil- und Giftpflanzen. Stuttgart 1980.

Schrödter, Willy, Pflanzengeheimnisse. Eschwege 1978.

Seidenschwarz, Lorenz, Die häusliche Naturheilkunde. Salzburg 1978.

Selawry, Dr. med. A. und Dr. med. O., Die Kupferchlorid-Kristallisation in Naturwissenschaft und Medizin. Stuttgart 1957.

Shen Nung pen-ts'ao ching (Das klassische Buch der Materia Medica, dem legendären Kaiser Shen Nung zugeschrieben). Peking 1955.

Stoffler, Hans-Dieter, Der Hortulus des Walahfrid Strabo. Aus dem Kräutergarten des Klosters Reichenau. Sigmaringen 1978.

Surya, G. W., Die verborgenen Heilkräfte der Pflanzen. Freiburg im Breisgau 1978.

Synonyma-Lexikon der Heil- und Nutzpflanzen. Hrsg. von Franz Berger. Wien 1981.

T

Tabernaemontanus, Jakob Theodor, Neu vollkommen Kräuterbuch. Basel 1731.

Thurneysser, Leonhardt, zum Tuhrn, Beschreibung Influentischer / Elementischer vnnd Natürlicher Wirckungen / Aller fremden vnd heimischen Erdgewechssen. M.D.LXXVIII.

Tompkins, Peter; und Bird, Christopher, Das geheime Leben der Pflanzen. Pflanzen als Lebewesen mit Charakter und Seele und ihre Reaktionen in den physischen und emotionalen Beziehungen zum Menschen. Frankfurt am Main 1979.

U

Unschuld, Paul Ulrich, Pen-ts'ao, 2 000 Jahre traditionelle pharmazeutische Literatur Chinas. München 1973.

V

Vaerst, Eugen von, Gastrosophie oder Lehre von den Freuden der Tafel. 2 Bände. Leipzig 1851.

Vogel, A., Der kleine Doktor. Hilfreiche Ratschläge für die Gesundheit. Teufen AR, 1983.

Volksheilkunde. Zusammenstellung erprobter und bewährter Haus- und Heilmittel. Fürth in Bayern 1910.

Voss, Gerhard, Astrologie christlich. Regensburg 1980.

W

Waldegg, Michael, Gesund durch Gewürze. Innsbruck 1968.

Wallnöfer, Univ. med. Dr. Heinrich, Besser als tausend Pillen. Ratgeber der Gesundheitspflege. Mittel und Methoden zur gefahrlosen Selbstbehandlung im Krankheitsfall. Hamburg 1979.

– Glück und Gesundheit, Das moderne Hausbuch für die ganze Familie. El'tville 1980.

Weiss, Dr. med. Rudolf Fritz, Lehrbuch der Phytotherapie. Stuttgart 1980.

Weymar, Herbert, Lernt Pflanzen kennen. Exkursionsführer zum Bestimmen mitteleuropäischer Pflanzen. Stuttgart 1981.

Wie funktioniert das? Der Mensch und seine Krankheiten. Mannheim, 1977.

– Medikamente, Gifte, Drogen. Mannheim 1972.

Wiener Medizinal-Kalender und Rezept-Taschenbuch für Praktische Ärzte. Wien 1921.

Willfort, Richard, Gesundheit durch Heilkräuter. Erkennung, Wirkung und Anwendung der wichtigsten einheimischen Heilpflanzen. Linz 1978.

Withalm, Berthold, Naturgemäßes Volksheilbuch. Homöopathischer Hausarzt, Altbewährte Kräuterrezepte. Graz 1955.

Wong, Ming, Handbuch der Chinesischen Pflanzen-Heilkunde. Freiburg 1978.

Z

Zander, Robert, Handwörterbuch der Pflanzennamen. Stuttgart 1980.

Zimmerer, E. M., Kräutersegen. Donauwörth 1978.